Schilddrüse 2003

# Schilddrüse 2003

Henning-Symposium

## Zufallsbefund Schilddrüsenknoten
## Latente Schilddrüsenfunktionsstörungen

16. Konferenz über die menschliche Schilddrüse
Heidelberg

Wissenschaftliche Fortbildungsveranstaltung der
Sektion Schilddrüse der Deutschen Gesellschaft für Endokrinologie

Unter Beteiligung der

Arbeitsgemeinschaft Schilddrüse
der Deutschen Gesellschaft für Nuklearmedizin

Chirurgischen Arbeitsgemeinschaft Endokrinologie
der Deutschen Gesellschaft für Chirurgie − CAEK −

Sektion Angewandte Endokrinologie
der Deutschen Gesellschaft für Endokrinologie

Herausgegeben von
M. Dietlein, H. Schicha

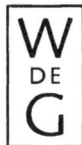

Walter de Gruyter
Berlin · New York

*Herausgeber*

Priv.-Doz. Dr. med. M. Dietlein
Klinik und Poliklinik für Nuklearmedizin
der Universität zu Köln
50924 Köln

Professor Dr. med. H. Schicha
Klinik und Poliklinik für Nuklearmedizin
der Universität zu Köln
50924 Köln

⊗ Gedruckt auf säurefreiem Papier, das die US-ANSI-Norm über Haltbarkeit erfüllt.

ISBN 3-11-018147-9

*Bibliografische Information Der Deutschen Bibliothek*

Die Deutsche Bibliothek verzeichnet diese Publikation in der Deutschen
Nationalbibliografie; detaillierte bibliografische Daten sind im Internet
über http://dnb.ddb.de abrufbar.

Lektorat: Dr. Annika Meyer, Berlin – Textkonvertierung: META Systems, Wustermark – Druck: Gericke GmbH,
Berlin – Buchbinderische Verarbeitung: Lüderitz & Bauer GmbH, Berlin – Umschlagentwurf: Rudolf Hübler, Berlin
Printed in Germany.

# Anschriften der Autoren

Dr. med. P. Andermann
Klinik für Nuklearmedizin des Universitätsklinikums Würzburg
Josef-Schneider-Str. 2/ Bau 9
97080 Würzburg

Dr. med. Y. Bayer
Medizinische Klinik und Poliklinik III des
Universitätsklinikums Leipzig
Philipp-Rosenthal-Str. 27
04103 Leipzig

Prof. Dr. med G. Brabant
Abteilung Klinische Endokrinologie
Medizinische Hochschule Hannover
Carl-Neuberg-Straße 1
30625 Hannover

Prof. Dr. med. H. G. Bohnet
BKS
Postfach 500266
22702 Hamburg (Altona)

Dr. med. V. Brauer
Klinikum Fulda
Medizinische Klinik III
Pacelliallee 4
36043 Fulda

Dr. med. J. Calvi
Endokrinologikum Hamburg
Lornsenstr. 6
22467 Hamburg

Prof. Dr. med. K.-M. Derwahl
Medizinische Klinik und Institut für klinische
Forschung und Entwicklung Berlin
St. Hedwig Kliniken
Große Hamburger Straße 5−11
10115 Berlin

Dr. med. M. Diehl
Klinik für Nuklearmedizin
Universitätsklinikum Frankfurt a. M.
Theodor-Stern-Kai 7
60590 Frankfurt a. M.

Priv.-Doz. Dr. med. M. Dietlein
Klinik und Poliklinik für Nuklearmedizin
Universitätsklinikum Köln
Joseph-Stelzmann-Straße 9
50924 Köln

Prof. Dr. med. H. Dralle
Klinik für Allgemeine-, Viszeral- und
Gefäßchirurgie
Martin-Luther-Universität
Ernst-Grube-Straße 40
06112 Halle

Prof. Dr. med. U. T. Egle
Klinik für Psychosomatische Medizin und
Psychotherapie
Universitätsklinikum Mainz
Untere Zahlbacher Straße 8
55131 Mainz

Prof. Dr. med. J. Farahati
Klinik für Nuklearmedizin
Bethesda Essen
Bocholder Str. 11
45355 Essen

Dr. med. R. Felbinger
Klinik für Nuklearmedizin
des Universitätsklinikums Würzburg
Josef-Schneider-Str. 2/ Bau 9
97080 Würzburg

Dr. med. L. S. Freudenberg
Klinik für Nuklearmedizin
des Universitätsklinikums Essen
Hufelandstr. 55
45122 Essen

Frau Dr. med. E. Fricke
Institut für Molekulare Biophysik,
Radiopharmazie und Nuklearmedizin
HDZ NRW
Georgstr. 11
32545 Bad Oeynhausen

Prof. Dr. med. R. Gärtner
Medizinische Klinik Innenstadt
Ludwig-Maximilians-Universität München
Ziemssenstraße 1
80336 München

Prof. Dr. rer. nat. G. Glaeske
Zentrum für Sozialpolitik
Universität Bremen
Parkallee 39
28209 Bremen

Priv.-Doz. Dr. med. R. Görges
Klinik für Nuklearmedizin
des Universitätsklinikums Essen
Hufelandstr. 55
45122 Essen

Prof. Dr. med. P. E. Goretzki
Klinik für Allgemein-, Viszeral-, Gefäß- und
Thoraxchirurgie
Städt. Kliniken Neuss – Lukaskrankenhaus
Preußenstraße 84
41456 Neuss

Dr. med. D. Graf
Endokrinologisch-nuklearmedizinische
Praxisgemeinschaft Lüneburg
Auf dem Meere 9
21335 Lüneburg

Prof. Dr. med. M. Grußendorf
Hospitalstr. 34
70174 Stuttgart

Dr. med. S. Hahn
Zentrum für Innere Medizin
Klinik für Endokrinologie der Univ. Essen
Hufelandstr. 55
45122 Essen

Priv.-Doz. Dr. med. A. Hamann
Abteilung Innere Medizin I, Endokrinologie
Universitätsklinikum Heidelberg
Bergheimer Straße 58
69115 Heidelberg

Prof. Dr. med. R. Hampel
Abteilung für Endokrinologie
Universitätsklinikum Rostock
Ernst-Heydemann-Straße 6
18057 Rostock

Priv.-Doz. Dr. med. C. Heckmann
Praxis für Endokrinologie
Hofaue 91–93
42103 Wuppertal

Prof. Dr. med. R. Hehrmann
Abteilung I der Medizinischen Klinik
Diakonissenkrankenhaus
Rosenbergstraße 38
70176 Stuttgart

Dr. med. B. L. Herrmann
Zentrum für Innere Medizin
Klinik für Endokrinologie der Univ. Essen
Hufelandstr. 55
45122 Essen

Prof. Dr. med. R. Hörmann
Klinik für Allgemeine Innere Medizin,
Gastroenterologie und Endokrinologie
Klinikum Lüdenscheid
Paulmannshöher Straße 14
58515 Lüdenscheid

Priv.-Doz. Dr. med. O. E. Janssen
Klinik für Endokrinologie
Zentrum für Innere Medizin
Universitätsklinikum Essen
Hufelandstraße 55
45122 Essen

Prof. Dr. med. F. Jockenhövel
Medizinische Abteilung
Evangelisches Krankenhaus Herne
Wiescherstr. 24
44623 Herne

Prof. Dr. med. G. Kahaly
Klinik und Poliklinik für Innere Medizin
Endokrinologie und Stoffwechsel-
erkrankungen
Universitätsklinikum Mainz
Langenbeckstraße 1
55131 Mainz

Frau Dr. N. Körber-Hafner
Nuklearmedizinische Praxis Fulda
Paulustor 10
36037 Fulda

Dr. med. M. Langkafel
Klinik für Psychotherapie und
Psychosomatik
Rheinische Kliniken Essen am
Universitätsklinikum Essen
Virchowstraße 174
45147 Essen

Dr. med. M. Luster
Klinik und Poliklinik für Nuklearmedizin
Universitätsklinikum Würzburg
Josef-Schneider-Straße 2
97080 Würzburg

Prof. Dr. med. K. Mann
Klinik für Endokrinologie
Zentrum für Innere Medizin
Universitätsklinikum Essen
Hufelandstraße 55
45122 Essen

Dr. med. S. Massoudi
Klinik für Nuklearmedizin des
Universitätsklinikums Schleswig-Holstein
Arnold-Heller-Str. 9
24105 Kiel

Prof. Dr. med. W. Meng
Abteilung für Endokrinologie und
Stoffwechsel
Klinikum der Ernst-Moritz-Arndt-Universität
Friedrich-Löffler-Straße 23
17489 Greifswald

Prim. Dr. med. F. Messenbäck
Abteilung Chirurgie
Krankenhaus Schwarzach
Kardinal Schwarzenberg Str. 2−6
A-5620 Schwarzach im Pongau
Österreich

Prof. Dr. med., Dr. rer. nat., Dr. h.c. E. Moser
Abteilung für Nuklearmedizin
Universitätsklinikum Freiburg
Hugstetter Straße 55
79106 Freiburg

Frau Dr. med. E. Ostwald-Lenz
Abt. Nuklearmedizin II des BwZKrhs im
Klinikum Kemperhof
Koblenzer Str. 115−155
56065 Koblenz

Prof. Dr. med. R. Paschke
Medizinische Klinik III
Universitätsklinikum Leipzig
Philipp-Rosenthal-Straße 27
04103 Leipzig

Prof. Dr. med. J. Pfeilschifter
Medizinische Klinik und Poliklinik
Berufsgenossenschaftliche Klinik
Bergmannsheil
Universitätsklinikum Bochum
Bürkle-de-la-Camp-Platz 1
44789 Bochum

Dr. med. B. Quadbeck
Zentrum für Innere Medizin
Klinik für Endokrinologie der Univ. Essen
Hufelandstr. 55
45122 Essen

Prof. Dr. med. F. Raue
Endokrinologische Gemeinschaftspraxis
Brückenstraße 21
69120 Heidelberg

Prof. Dr. med. Chr. Reiners
Klinik und Poliklinik für Nuklearmedizin
Universitätsklinikum Würzburg
Josef-Schneider-Straße 2
97080 Würzburg

Dr. med. D. Robinson
Klinik für Innere Medizin − Endokrinologie
Universität Greifswald
Friedrich-Loeffler-Str. 23
17489 Greifswald

Dr. med. C.-O. Sahlmann
Abteilung für Nuklearmedizin
des Universitätsklinikums Göttingen
Robert-Koch-Str. 40
37075 Göttingen

Dr. med. J. Schönberger
Klinik und Poliklinik für Nuklearmedizin
Universitätsklinikum Regensburg
Franz-Josef-Strauß-Allee 11
93053 Regensburg

Prof. Dr. med. P.-M. Schumm-Draeger
III. Medizinische Abteilung
Krankenhaus München-Bogenhausen
Englschalkinger Straße 77
81925 München

Dr. med. B. Soudah
Institut für Pathologie
Medizinische Hochschule Hannover
Carl-Neuberg-Straße 1
30623 Hannover

Prof. Dr. C. A. Spencer, Ph.D., F.A.C.B.
University of Southern California
Edmondson Building, Room 11
1840 North Soto St.
Los Angeles, CA 90032

Prof. Dr. med. Th. Strowitzki
Gynäkologische Endokrinologie, Frauenklinik
Universitätsklinikum Heidelberg
Voßstraße 9
69115 Heidelberg

Dr. med. A. Teubner
Klinik für Innere Medizin II
Klinikum Chemnitz
Postfach 948
09009 Chemnitz

Dr. med. P. Theissen
Klinik für Nuklearmedizin
der Universität zu Köln
Joseph-Stelzmann-Str. 9
50924 Köln.

Dipl.-Ök. C. Vauth
Universität Hannover
Fachbereich Wirtschaftswissenschaften
Institut für Versicherungsbetriebslehre
Forschungsstelle für Gesundheitsökonomie
und Gesundheitssystemforschung
Königsworther Platz 1
30167 Hannover

Prof. Dr. med. R. Wahl
Chirurgische Klinik
Bürgerhospital Frankfurt am Main
Nibelungenallee 37—41
60318 Frankfurt am Main

Dr. med. C. S. Weisser
Chirurgische Abteilung
Diakonie-Klinikum
Rosenbergstr. 38
70176 Stuttgart

Dr. med. K. Witzel
Abteilung für Chirurgie
HELIOS St. Elisabeth Klinik
Schillerstr. 22
36088 Hünfeld

Dr. med. M. Wolf
Innere Medizin I
Stadtkrankenhaus Worms
Lehrkrankenhaus der Universität Mainz
Gabriel-von-Seidl-Straße 81
67550 Worms

Dr. S. R. Zakavi
Clinic for Endocrinology and Nuclear
Medicine
University of Mashad
Iran

# Vorwort

Die 16. Veranstaltung des Henning-Symposiums über die menschliche Schilddrüse in Heidelberg befasste sich mit den aktuellen Themen des zufällig entdeckten Schilddrüsenknotens und der latenten Schilddrüsenfunktionsstörung. Schilddrüsenknoten und Strumen sind in Deutschland nach wie vor sehr häufig, da es über Jahrzehnte nicht gelungen ist, den hier herrschenden Iodmangel durch rechtliche Vorgaben vollständig auszugleichen. Die aktuelle Iodversorgung der Bevölkerung ist derzeit äußerst heterogen, einerseits besteht ein Ioddefizit, andererseits aber führt die Eigeninitiative der Bevölkerung zu einer Überversorgung mit Iod. Eine bundesweite Ultraschall-Screening-Untersuchung (Schilddrüsen-Initiative Papillon I der Firma Henning/Sanofi-Synthelabo) hat gezeigt, dass Strumen und/oder Schilddrüsenknoten etwa bei jedem 3. Menschen, der als schilddrüsengesund gilt, gefunden werden. Im jüngeren Alter ist etwa jeder Fünfte, im höheren Alter etwa jeder Zweite betroffen. Abhängig von der Knotengröße müssen Schilddrüsenknoten weiter abgeklärt werden, um ein Schilddrüsenkarzinom nicht zu übersehen. Neben den etablierten Verfahren der Szintigraphie und der Feinnadelpunktion steht die Bestimmung des Calcitonins bei Schilddrüsenknoten zur Diskussion.

Während in der offiziellen Todesursachenstatistik Schilddrüsenerkrankungen nahezu nicht auftauchen, und heute nur noch wenige Menschen unmittelbar an einer Schilddrüsenerkrankung sterben, führen jedoch latente Schilddrüsenfunktionsstörungen zu Beeinträchtigungen der Befindlichkeit und Lebensqualität (Unruhe, Reizbarkeit, Gefühlsschwankungen, Depression, Libido- und Potenzstörungen) und darüber hinaus zu Folgeerkrankungen, z.B. Arteriosklerose, Herzrhythmusstörungen, Osteoporose sowie zu Sterilität oder Fehlgeburten. Hiermit sind erhebliche Kosten im Gesundheitswesen verbunden. Erste Ergebnisse der Schilddrüsen-Initiative Papillon II zeigen, dass die Rate bislang unentdeckter latenter oder manifester Schilddrüsenfunktionsstörungen bei 10 % liegt. Bei Befindlichkeitsstörungen, unerfülltem Kinderwunsch und bei allen älteren Menschen muss routinemäßig durch einfache Labordiagnostik eine Schilddrüsenfunktionsstörung ausgeschlossen werden. Die latente Schilddrüsenfunktionsstörung wird heute von allen Fachdisziplinen als behandlungsbedürftig angesehen. Zudem zeichnet sich in der Bewertung des hoch-normalen TSH-Spiegels in Verbindung mit erhöhten Schilddrüsenantikörpern ein Wandel ab.

Mit unverwechselbarer Präzision und Einsatz haben erneut die Mitarbeiter der Firma Henning Berlin die Planung und Durchführung der Veranstaltung mitgetragen, um ein umfangreiches praxisrelevantes und zugleich wissenschaftlich fundiertes Programm umzusetzen. Ohne die großzügige Unterstützung der Firma Sanofi-Synthelabo/Henning Berlin wäre die Realisierung einer solchen Veranstaltung nicht möglich gewesen. Allen Beteiligten, Organisatoren, Referenten und Diskutanten sei für das Gelingen der in Deutschland größten Schilddrüsenkonferenz herzlich gedankt.

Die gute Zusammenarbeit mit den Autoren und mit dem Verlag Walter de Gruyter in Berlin ermöglichte es, dass der Buchband über die 16. Konferenz über die menschliche Schilddrüse frühzeitig erscheinen konnte. Für die großzügige Unterstützung bei der Drucklegung danken wir der Firma Sanofi-Synthelabo/Henning Berlin.

M. Dietlein, Köln
H. Schicha, Köln

# Inhalt

# 4 Latente Schilddrüsenfunktionsstörungen

# 1 Vorsymposium PAPILLON

## 1.1 Gesamtergebnis Papillon I – Neues zur Schilddrüsenepidemiologie

*P.-M. Schumm-Draeger*

## Schilddrüseninitiative Papillon

Die Schilddrüseninitiative Papillon wurde von Henning Berlin/Sanofi-Synthelabo Ende des Jahres 2000 ins Leben gerufen. Sie wird von verschiedenen Fachgesellschaften (Deutsche Gesellschaft für Endokrinologie, Deutsche Gesellschaft für Nuklearmedizin, Deutsche Gesellschaft für Arbeitsmedizin und Umweltmedizin e. V.), Verbänden (Berufsverband Deutscher Nuklearmediziner e. V., Bundesverband Deutscher Krankenhausapotheker) sowie der Bundesapothekerkammer und weiteren Partnern unterstützt.

Erklärtes Ziel der Schilddrüseninitiative Papillon ist es, das Bewusstsein der Bevölkerung für die Volkskrankheit „Iodmangelkropf" zu schärfen und über Ursachen und vorbeugende Maßnahmen aufzuklären. Dadurch soll eine verbesserte Vorsorge bzw. frühzeitige Diagnostik und Therapie der Kropferkrankung erreicht werden.

## Studienaufbau

Im Rahmen einer bundesweit durchgeführten Aufklärungskampagne über unentdeckte Schilddrüsenerkrankungen wurde durch die Schilddrüseninitiative Papillon von Januar 2001 bis Dezember 2002 eine cross-sektionale Studie durchgeführt.

Durch die Studie sollten bei einer repräsentativen Gruppe der arbeitenden Bevölkerung (n = 96.278 Angestellte in insgesamt 114 Unternehmen, privaten oder öffentlichen Institutionen; Alter 18 bis 65 Jahre) die Größe und Beschaffenheit der Schilddrüse bestimmt werden. Experten untersuchten die Schilddrüse der freiwilligen Probanden mit Ultraschall.

Um die Prävalenz verschiedener pathologischer Befunde der Schilddrüse bei der Ultraschalluntersuchung in Relation zum Alter sowie Geschlecht der Probanden zu bewerten, wurden deskriptive statistische Analysen und der Kruskal-Wallis-Test angewandt.

Die Untersuchungsbefunde von Probanden, die bereits eine bekannte Schilddrüsen-erkrankung hatten (13% der gesamten Stichprobe) wurden nicht in die statistische Analyse einbezogen.

## Studienergebnisse

Pathologische Befunde (Struma und/oder Schilddrüsenknoten > 0,5 cm) wurden bei 33,1% (32% Männer, 34,2% Frauen) der untersuchten Population gefunden. Eine vergrößerte Schilddrüse ohne knotige Veränderungen fand sich in 9,7% (11,9% Männer, 7,6% Frauen). Ein pathologischer Befund im Sinne von Schilddrüsenkno-ten ohne eine Vergrößerung der Schilddrüse wurde bei 14,3% der untersuchten Per-sonen nachgewiesen (11,5% Männer, 17,0% Frauen). Ein Knotenkropf, d. h. Schild-drüsenknoten mit einer Schilddrüsenvergrößerung ließen sich in 9,1% der untersuch-ten Männer und Frauen nachweisen (8,6% Männer, 9,6% Frauen).

Schilddrüsenknoten (mit oder ohne Schilddrüsenvergrößerung) mit einer Größe zwi-schen 0,5 und 1,0 cm wurden bei 10% der untersuchten Personen gefunden, Schild-drüsenknoten, die größer als 1,0 cm im Durchmesser waren, wurden bei 11,9% der untersuchten Population gesichert. Die pathologischen Befunde nahmen sowohl bei Männern als auch bei Frauen mit dem Alter deutlich zu. Eine Schilddrüsenvergröße-rung wurde häufiger bei Männern gefunden, hingegen ließen sich Schilddrüsenkno-ten häufiger bei Frauen nachweisen.

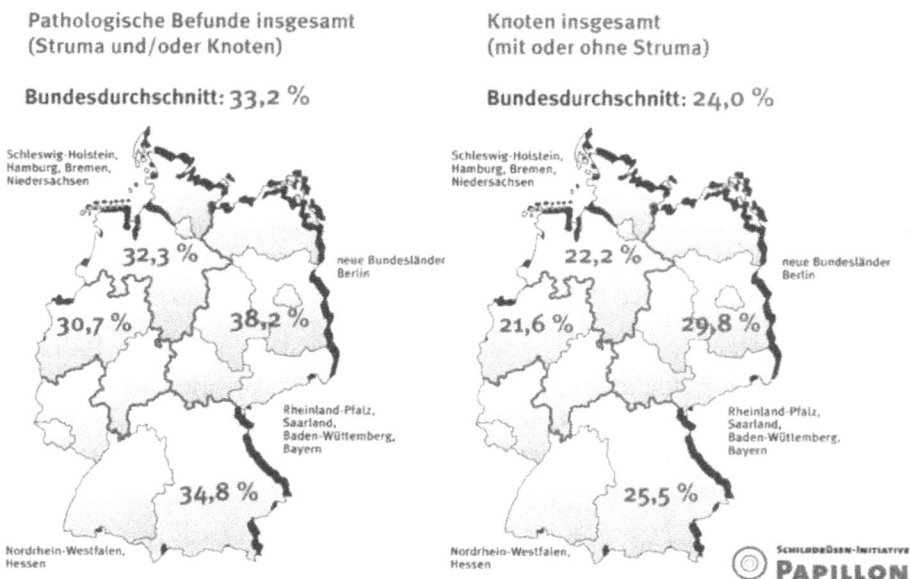

Abb. 1: Regionale Aufteilung von pathologischen Befunden in der Bundesrepublik Deutschland

**Befunde gesamt**

**18,9 % Strumen insgesamt**
(mit oder ohne Knoten)
**24,0 % Knoten insgesamt**
(mit oder ohne Strumen)

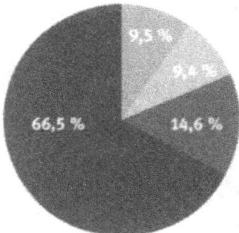

**Befunde Frauen:**
**(53,9 %)**

**17,3 % Strumen insgesamt**
(mit oder ohne Knoten)
**27,3 % Knoten insgesamt**
(mit oder ohne Strumen)

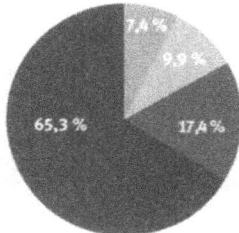

**Befunde Männer:**
**(46,1 %)**

**20,7 % Strumen insgesamt**
(mit oder ohne Knoten)
**20,6 % Knoten insgesamt**
(mit oder ohne Strumen)

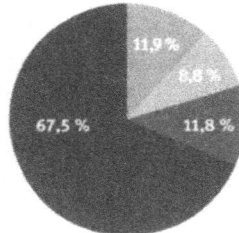

n = 83.155          n = 42.172          n = 40.983

Struma diffusa      ▨ nur Knoten
Knotenstruma        ▨ ohne Befund

SCHILDDRÜSEN-INITIATIVE
◎ PAPILLON

Abb. 2: Pathologische Schilddrüsenbefunde nach Geschlecht

## Frauen ohne Vorbehandlung

18 – 30 Jahre:

6,0 % Strumen insgesamt
(mit oder ohne Knoten)
11,5 % Knoten insgesamt
(mit oder ohne Strumen)

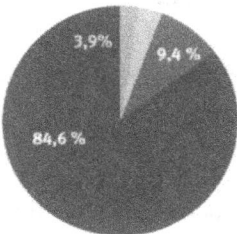

31 – 45 Jahre:

17,7 % Strumen insgesamt
(mit oder ohne Knoten)
25,5 % Knoten insgesamt
(mit oder ohne Strumen)

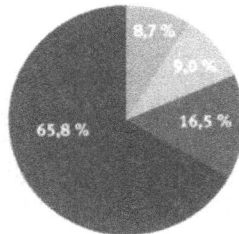

46 – 65 Jahre:

24,3 % Strumen insgesamt
(mit oder ohne Knoten)
40,6 % Knoten insgesamt
(mit oder ohne Strumen)

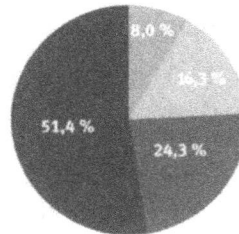

n = 9.115          n = 19.561          n = 13.496

Struma diffusa      ▨ nur Knoten
Knotenstruma        ▨ ohne Befund

SCHILDDRÜSEN-INITIATIVE
◎ PAPILLON

Abb. 3: Pathologische Schilddrüsenbefunde nach Alter (Frauen)

Die Ergebnisse der Schilddrüseninitiative Papillon bezüglich der Häufigkeit von Schilddrüsenvergrößerung und/oder Schilddrüsenknoten unter besonderer Berücksichtigung von Geschlecht und Alter sind in den Abbildungen 1–4 ausgewiesen.

Mit der Schilddrüseninitiative Papillon konnte innerhalb von zwei Jahren ein bisher für Deutschland und den europäischen Raum einzigartiges Datenmaterial ermittelt

## Männer ohne Vorbehandlung

18 – 30 Jahre:

6,9 % Strumen insgesamt
(mit oder ohne Knoten)
7,5 % Knoten insgesamt
(mit oder ohne Strumen)

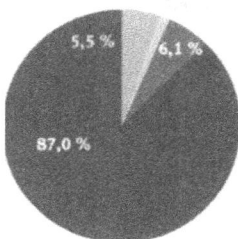

31 – 45 Jahre:

18,4 % Strumen insgesamt
(mit oder ohne Knoten)
16,9 % Knoten insgesamt
(mit oder ohne Strumen)

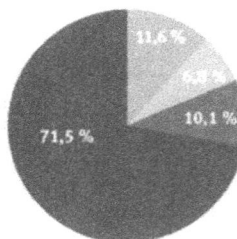

46 – 65 Jahre:

27,9 % Strumen insgesamt
(mit oder ohne Knoten)
29,2 % Knoten insgesamt
(mit oder ohne Strumen)

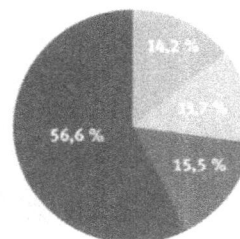

n = 5.219                    n = 19.778                    n = 15.986

- Struma diffusa       ■ nur Knoten
- Knotenstruma       ■ ohne Befund

© PAPILLON
SCHILDDRÜSEN-INITIATIVE

Abb. 4: Pathologische Schilddrüsenbefunde nach Alter (Männer)

werden. Zusammenfassend ist festzustellen, dass auf Grund der vorliegenden Ergebnisse der Schilddrüsen-Screeninguntersuchung jeder dritte Bürger der Bundesrepublik einen sonographisch gesicherten pathologischen Schilddrüsenbefund aufweist. Ab dem Alter von 45 Jahren hat sogar nahezu jeder zweite Deutsche einen pathologischen Schilddrüsenbefund, Männer und Frauen sind gleichermaßen häufig betroffen. Jeder 4. Bundesbürger hat einen Schilddrüsenknoten.

Die Ergebnisse der Untersuchung Schilddrüseninitiative Papillon machen mit Nachdruck deutlich, dass:

1. die seit Jahrzehnten durch den Arbeitskreis Iodmangel und die entsprechenden Fachgesellschaften und Sektionen vorangetriebenen Maßnahmen zur Prävention des Iodmangelkropfes weiter intensiviert, abgesichert und mit einem erneuten Iodmonitoring überprüft werden müssen;
2. zielgerichtete Aktionen zur Früherkennung von pathologischen Schilddrüsenbefunden im Sinne eines Screenings etabliert werden müssen und
3. in Anbetracht der hohen Zahl von Männern und Frauen mit pathologischen Schilddrüsenbefunden in Deutschland eine neu zu formulierende sinnvolle und rationelle Behandlungsstrategie von den zuständigen Fachgesellschaften etabliert werden muss.

## 1.2 Ergebnisse des Schilddrüsen-Screenings Papillon I in Köln: Morphologie und Funktion

*P. Theissen, F. Jockenhövel, T. Lind, R. Vaupel, G. Herold, H. Schicha*

## Einleitung

Berichte von Schilddrüsenreihenuntersuchungen zur Erhebung von Morphologie und Schilddrüsenfunktionsstörungen vom Beginn der neunziger Jahre in Deutschland zeigen eine Strumahäufigkeit zwischen 30 und 50%. In der ausgedehntesten deutschlandweiten Studie von Hampel und Mitarbeitern [4] wurden seinerzeit für 50% der Bevölkerung eine Struma und für 30% der Frauen sowie 20% der Männer knotige Schilddrüsenveränderungen konstatiert. Es wurden also mehr als 20 Mill. Strumapatienten in Deutschland geschätzt. Schaaf und Mitarbeiter prüften anhand eines TSH-Screening bei mehr als 6000 Mitarbeiter der BASF-Werke in Ludwigshafen, mit welcher Häufigkeit Schilddrüsenfunktionsstörungen in der arbeitenden Bevölkerung auftraten [8]. Hierbei zeigte sich, dass abhängig vom TSH-Grenzwert 5–10% unerkannt veränderte Funktionswerte aufwiesen. Die WHO bescheinigte für Deutschland in der ersten Hälfte der neunziger Jahre einen leichten bis mäßigen Iodmangel Grad I (50–100 µg Iod/g Kreatinin) [5]. Mit 100.000 Schilddrüsenoperationen und etwa 60.000 Radioiodtherapien jährlich wurden die Kosten in Folge einer fehlenden bzw. unzureichenden Iodid-Supplementierung auf eine Mrd € geschätzt [6], wobei die Kosten der sich als Folge entwickelnden Erkrankungen nicht mitgerechnet waren.

Obwohl man sich in Deutschland nicht wie in vielen anderen Ländern zu einer staatlich geregelten Iodsupplementierung entschließen konnte, führte die Öffentlichkeitsarbeit verschiedener Interessensverbände zu einer steigenden Iodversorgung seit der 2. Hälfte der neunziger Jahre [2]. Verschiedene aktuelle regionale Untersuchungen zeigen die auf Werte von 120 bis 150 µg gestiegene Iodausscheidung. Als Folge der verbesserten Iodversorgung wird von u. a. Hampel [3] und Rendl [7] von einer steigenden Iodausscheidung und von sinkenden Schilddrüsenvolumina bei Schulkindern berichtet.

Die deutschlandweit angelegte Aktion Papillon I hatte zum Ziel, die aktuelle Epidemiologie von morphologischen Schilddrüsenveränderungen bei der gestiegenen Iodversorgung aufzuzeigen, um so die Häufigkeit von Schilddrüsenerkrankungen bezüglich der Ausweitung präventiver Maßnahmen in breiterer Öffentlichkeit erneut zu diskutieren.

Die in Köln durchgeführte Teilstudie hatte zum Ziel, die aktuelle Häufigkeit von morphologischen und funktionellen Schilddrüsenveränderungen in der arbeitenden Bevölkerung zu erfassen.

## Teilstudie Köln
## Probanden und Methoden

Die Unterstützung der Firma Sanofi-synthelabo, Geschäftseinheit Henning Berlin, und der Fordwerke in Köln erlaubte es, 3349 Mitarbeiter aus allen verschiedenen Abteilungen der Automobilwerke Ford Köln bezüglich Schilddrüsenmorphologie und zum Teil auch bezüglich der Schilddrüsenfunktion zu untersuchen.

Von den 3349 Probanden waren 2280 männlich und 1069 weiblich. Das mittlere Alter betrug 46,4 ± 14,6 Jahre, das Alter der Männer 46,0 ± 12,2 Jahre und das der Frauen 47,3 ± 15,2 Jahre. Von den Probanden, die sich entschlossen hatten, eine Ultraschalluntersuchung der Schilddrüse durchführen zu lassen, willigten 856 Ford-Mitarbeiter (63 % männlich, 37 % weiblich) in eine zusätzliche Blutabnahme zur Bestimmung der Schilddrüsenfunktionsparameter ein. 11,8 % aller Probanden machten anamnestische Angaben bezüglich einer bekannten Schilddrüsenveränderung bzw. einer Schilddrüsenmedikation. Die Ergebnisse dieser Probanden sind aus den im Folgenden dargestellten Ergebnissen ausgeschlossen.

Die Schilddrüsenuntersuchungen erfolgten sowohl im Gesundheitszentrum der Ford-Werke in Köln als auch in den Erste-Hilfe-Stationen in den verschiedenen Abteilungen der Fertigungsbetriebe der Ford-Werke, um keinen Selektionsbias, zum Beispiel zwischen Mitarbeitern der Fertigung und der Administration, zuzulassen.

Die Schilddrüsensonographie erfolgte durch nur einen in der Schilddrüsendiagnostik und besonders in der Schilddrüsensonographie erfahrenen Arzt (T. L.), welcher die Sonographie-Befunde schriftlich, mittels Video und per Ausdruck dokumentierte und zur Supervision drei weiteren erfahrenen Ärzten (P. T., F. J., G. H.) vorlegte. In allen Fällen wurde dem Probanden ein Bericht für den behandelnden Arzt erstellt. Dem behandelnden Arzt wurde die Entscheidung über das weitere Vorgehen bezüglich Diagnostik und ggf. Therapie überlassen. Die weitere epidemiologische Analyse der Daten erfolgte anonym.

Für die Sonographie wurde ein mobiles Ultraschallgerät (SonoSite 180 plus) mit einem linearen Schallkopf (5–10 MHz) eingesetzt. Die Grenzwerte für die Schilddrüsenvolumina waren < 18 ml für Frauen und < 25 ml für Männer. Schilddrüsenknoten wurden als solche ab einem Durchmesser von 10 mm definiert. Es wurden zudem gut abgrenzbare kleinere nodulär-regressive Veränderungen zwischen 5 und 10 mm erhoben.

Die Analyse der Serumproben erfolgte für fT3, fT4 und TSH, Peroxidase- und Rezeptorantikörper (TPO/TRAK) mit der in Tabelle 1 aufgeführten Testbestecken und Normbereichen.

Tabelle 1: Testbestecke und Normbereiche für die Analyse von fT3, fT4 und TSH, Peroxidase- und Rezeptorantikörper (TPO / TRAK)

| | | |
|---|---|---|
| fT3 | Chemolumineszenz (BayerVital) | 2,0−4,6 pg/ml |
| fT4 | Chemolumineszenz (BayerVital) | 0,6−1,8 ng/100 ml |
| TSH | Chemolumineszenz (BayerVital) | 0,4−4,0 µlE/ml |
| TRAK | RIA (BRAHMS) | < 2,0 U/l |
| TPO | Chemolumineszenz (BayerVital) | < 100 U/ml |

## Ergebnisse
## Schilddrüsenmorphologie

Strumen wurden bei insgesamt 35,5% der Probanden und in nahezu gleicher Verteilung für Frauen (35%) und Männer (36%) registriert.

Tabelle 2: Häufigkeit von Schilddrüsenknoten, aufgeschlüsselt nach Klassen steigender Schilddrüsenvolumina

| Männer | | | Frauen | | |
|---|---|---|---|---|---|
| ml | n | % mit Knoten | ml | n | % mit Knoten |
| < 25 | 1464 | 6,7 | < 18 | 696 | 12,7 |
| 26−35 | 465 | 15 | 19−30 | 263 | 31,2 |
| 36−50 | 239 | 24,6 | 31−50 | 88 | 48,8 |
| > 50 | 112 | 52,6 | > 50 | 22 | 77,3 |
| | 2280 | 12,5 | | 1069 | 21,6 |
| | | (15,0) | | | (28,0) |

Es fanden sich überwiegend geringere Strumen mit Volumina zwischen 19 und 30 ml bei Frauen und zwischen 26 und 35 ml bei Männern zu 25% bzw. 20%. Mäßiggradige Strumen zwischen 31 bzw. 36 ml und 50 ml wurden bei Frauen in 8% und bei Männern in 11% gemessen. Größere Strumen von über 50 ml fanden sich seltener, bei Frauen in 2% und bei Männern in 5%. Aus der Tabelle 2 geht hervor, dass die Häufigkeit von Knoten sowohl bei Frauen als auch bei Männern mit steigendem Schilddrüsenvolumen zunimmt. Zudem lässt sich ablesen, dass Knoten bei Frauen bei allen Strumengrößen häufiger vorkommen als bei Männern. Die Knotenhäufigkeit insgesamt lag bei 15,4%, bei Frauen betrug sie 21,6% und bei Männern 12,5%.

Werden die nodulären Veränderungen mit einer Größe zwischen 5 und 10 mm hinzu-
gerechnet, so lag die Knotenhäufigkeit bei insgesamt 19,1 %, 28,0 % bei Frauen und
15,0 % bei Männern. Die Abbildung 1 zeigt, dass die Strumen- und die Knotenhäufigkeit mit dem Alter zunehmen. Soweit beurteilbar, nimmt die Strumenhäufigkeit
mit zunehmendem Alter weniger stark zu als die Knotenhäufigkeit.

## Schilddrüsenfunktion

Bei den aktuell akzeptierten TSH-Grenzwerten von 0,4 bis 4,0 µIE/ml zeigten 8 %
der Untersuchten eine bisher unbekannte Schilddrüsenfunktionsstörung. Wie aus
Tabelle 3 ersichtlich ist, lagen zumeist latente Funktionsstörungen vor, nur bei je
einer Probandin fand sich eine manifeste Hyperthyreose und eine manifeste Hypothyreose. Hingegen war die latente Hyperthyreose die führende Funktionsveränderung mit 6,2 %. Bei Frauen war sie nur wenig häufiger als bei Männern (6,8 vs.
5,7 %). Die seltenere latente Hypothyreose kam dagegen bei Frauen erwartungsgemäß wesentlich häufiger vor (3,2 % vs. 0,6 %). Unter den Patienten mit hyperthyreoter Stoffwechsellage fanden sich nur 15 % mit einer unauffälligen Schilddrüsenmorphologie. Bei 83 % von ihnen zeigte sich eine Struma und bei 57 % Schilddrüsenknoten. Auch die Frequenz pathologischer Antikörpertiter rangierte bei Frauen
deutlich höher als bei Männern. TPO-Antikörper-positiv waren 11,9 % der Probanden insgesamt, 21,9 % der Frauen und nur 6,9 % der Männer, TRAK-positiv waren
1,6 % insgesamt, 2,6 % der Frauen und 1,1 % der Männer.

Tabelle 3: Häufigkeiten von Schilddrüsenfunktionsstörungen

|                   | Gesamt | |
|-------------------|--------|-------|
|                   | % | n |
|                   | n = 755 | |
| Euthyreose        | 92,0 | 695 |
| Lat. Hyperthyreose | 6,2 | 46 |
| Man. Hyperthyreose | 0,1 | 1 |
| Lat. Hypothyreose | 1,6 | 12 |
| Man. Hypothyreose | 0,1 | 1 |

Latente (Lat.)/manifeste (Man.) Hyperthyreose/Hypothyreose

## Schlussfolgerung

Die vorliegenden Daten zeigen, dass sich die aktuelle Prävalenz weder von morphologischen noch von funktionellen Veränderungen von der zu Beginn der neunziger

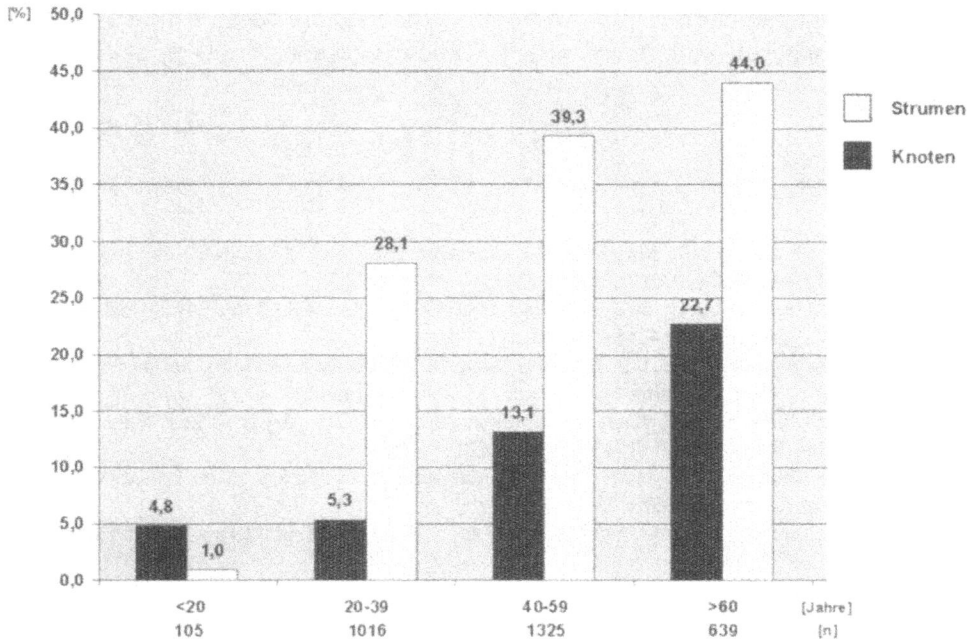

Abb. 1: Häufigkeit von Strumen und Schilddrüsenknoten, aufgeschlüsselt nach Altersklassen. „% mit Knoten" = prozentualer Anteil von Schilddrüsen mit Knoten bei Probanden mit den verschiedenen Klassen von Schilddrüsenvolumina; Knoten definiert ab einem Durchmesser von 10 mm; Wert in Klammern = knotige Veränderungen zwischen 5 und 10 mm einbezogen werden.

Jahre unterscheidet [4,8]: 35,5 % der Probanden zeigen Strumen und 15,4 % Schilddrüsenknoten, davon 6,9 % in noch normal großen Schilddrüsen. Damit wiesen 42,4 % des Stichprobenkollektivs bisher unbekannte morphologische und 8,0 % unerkannte funktionelle Schilddrüsenveränderungen auf, wobei der Antikörperstatus nicht berücksichtigt ist. Bei der unverändert hohen Strumaprävalenz unterscheiden sich die Geschlechter nicht. Bei der Prävalenz von Schilddrüsenknoten sind Frauen in höherem Maße betroffen. Bei älteren Personen liegt eine höhere Prävalenz für morphologische und funktionelle Veränderungen vor. Erwartungsgemäß wiesen Frauen deutlich häufiger erhöhte Antikörpertiter auf, wobei die TPO-Antikörper weit im Vordergrund standen. Unter den Funktionsstörungen der Schilddrüse erwiesen sich die latenten als weit überwiegend. Beruhend auf der jahrzehntelangen Einwirkung des Iodmangels in Deutschland ist die unerkannte latente Hyperthyreose aufgrund von Schilddrüsenautonomien weiterhin das führende Problem. Autoimmunerkrankungen der Schilddrüse mit latenter Hypothyreose spielen im Gegensatz zu Regionen mit schon lange Zeit ausgeglichenem Iodmangel eine geringere Rolle [1]. Die vorliegenden Ergebnisse machen deutlich, dass trotz einer verbesserten, über weite Regionen in Deutschland nahezu normalisierten Iodversorgung eine kontinuierliche und optimierte Prävention sowie eine Frühdiagnose der so häufig unerkannten morphologischen und funktionellen Schilddrüsenveränderungen weiter unabdingbar sind.

## Literatur

[1] Canaris GJ, Manowitz NR, Mayor G, Ridgway EC: The Colorado thyroid disease prevalence study. Arch Intern Med (2000) 160: 526−534.
[2] Delange F. Iodine deficiency in Europe and its consequences: an update. Eur J Nucl Med Mol Imaging (2002) 29 Suppl 2: S404−416.
[3] Hampel R, Beyersdorf-Radeck B, Below H, Demuth M, Seelig K: Urinary iodine levels within normal range in German school-age children. Med Klin, Munich (2001) 96:125−128.
[4] Hampel R, Kulberg T, Klein K, et al.: Goiter incidence in Germany is greater than previously suspected. Med Klin, Munich (1995) 90: 324−329.
[5] Hampel R, Kuhlberg T, Zollner H, et al: Current state of alimentary iodine deficiency in Germany. Z Ernahrungswiss (1996); 35: 2−5.
[6] Kahaly GJ, Dietlein M: Cost estimation of thyroid disorders in Germany. Thyroid (2002) 12: 909−914.
[7] Rendl J, Juhran N, Reiners C: Thyroid volumes and urinary iodine in German school children. Exp Clin Endocrinol Diabetes (2001) 109: 8−12.
[8] Schaaf L, Pohl T, Schmidt R, et al.: Screening for thyroid disorders in a working population. Clin Investig (1993) 71: 126−131.

## 1.3 Okkulte Schilddrüsenkarzinome entdeckt durch die Initiative Papillon

*Chr. Reiners, P.-M. Schumm-Draeger, M. Geling, C. Mastbaum, J. Schönberger, A. Laue-Savic, K. Hackethal, R. Hampel, U. Heinken, W. Kullak, R. Linke, W. Uhde*

## Methodik

Im Rahmen der Schilddrüsen-Initiative Papillon wurde den Mitarbeitern von großen deutschen Unternehmen, darunter Produktionsbetriebe, Dienstleistungsunternehmen, Banken, Verlage, Verwaltungen, Krankenhäuser, Universitäten mit Unterstützung der Firma Henning Berlin − Unternehmen der Sanofi-Synthelabo − in den Jahren 2001 und 2002 kostenlose Ultraschalluntersuchungen der Schilddrüse angeboten. Partner der Initiative waren die Deutschen Gesellschaften für Endokrinologie, Nuklearmedizin, Arbeitsmedizin und Umweltmedizin, der Berufsverband Deutscher Nuklearmediziner, die Bundesapothekerkammer und der Bundesverband Deutscher Krankenhausapotheker.

Im Rahmen der Screening-Initiative setzten Schilddrüsenexperten aus der Inneren Medizin, Arbeitsmedizin oder Nuklearmedizin Ultraschallgeräte der Firma Siemens vom Typ Sonoline Adara mit 7,5 MHz Schallkopf ein. Neben einer volumetrischen Bestimmung der Schilddrüsengröße wurde das Organ sorgfältig auf Herdbefunde hin untersucht. Auffälligkeiten − wie fokale Läsionen größer 0,5 cm Durchmesser − wurden auf einem speziellen Erfassungsbogen grafisch dokumentiert. Die untersuchenden Ärzte empfahlen Probanden mit auffälligen Befunden eine weitergehende Diagnostik beim Spezialisten, wobei der Dokumentationsbogen zur Informationsübermittlung mitgegeben wurde.

## Ergebnisse

Hier soll über 15 Fälle von okkulten Schilddrüsenkarzinomen berichtet werden, die in einem aus 75.980 Berufstätigen bestehenden Subkollektiv der Gesamtgruppe von 99.278 Berufstätigen erfasst wurden. Unter den hier zur Diskussion stehenden 75.980 Probanden hatten 64.123 keine Vorerkrankungen der Schilddrüse in der Anamnese. Bei insgesamt 23,1 % dieser Gruppe fanden sich Schilddrüsenknoten (definiert als sonographisch detektierbare Herdbefunde mit einem Durchmesser > 5 mm). Es bestand eine deutliche Abhängigkeit der Knotenhäufigkeit von Geschlecht und Lebensalter (Tab. 1).

Tabelle 1: Schilddrüsen-Initiative Papillon: Mit Ultraschall festgestellte Häufigkeit von Schilddrüsenknoten in Abhängigkeit von Geschlecht und Lebensalter

| Alter / Geschlecht | 18−30 Jahre | | 31−45 Jahre | | 46−65 Jahre | |
|---|---|---|---|---|---|---|
| Frauen | n = 6.765 | 10,9 % | n = 14.637 | 24,8 % | n = 10.394 | 39,5 % |
| Männer | n = 4.139 | 7,6 % | n = 15.375 | 16,3 % | n = 12.813 | 27,8 % |
| Gesamt | n = 10.904 | 9,6 % | n = 30.012 | 20,4 % | n = 23.207 | 33,0 % |

Die Charakteristika der 15 zufällig im Rahmen der Schilddrüseninitiative Papillon entdeckten Schilddrüsenkarzinome sind in Tabelle 2 zusammengestellt. Es handelt sich um 6 Frauen und 9 Männer im Alter von 19 bis 80 Jahren; das mittlere Alter betrug 43,1 ± 13,6 Jahre (Mittelwert ± Standardabweichung). Das mittlere Schilddrüsenvolumen lag bei 37,1 ± 30,4 ml (Spannweite 14−116 ml). In 12 Fällen wurden papilläre Karzinome, in 3 Fällen follikuläre Karzinome diagnostiziert. Zwei der papillären Karzinome waren onkozytär differenziert.

Tabelle 2: Charakteristika von 15 zufällig im Rahmen der Schilddrüsen-Initiative Papillon entdeckten Schilddrüsenkarzinomen

| Nr. | Geschl. | Alter (Jahre) | Histolo- gischer Typ | Tumor- stadium pTNM | größter Tumor- durch- messer (cm) | Sono- graphi- scher Knoten- befund | Szinti- graphi- scher ten-befund | Schild- drüsen- Kno-volumen (ml) |
|---|---|---|---|---|---|---|---|---|
| 1 | weibl. | 25 | papillär | T2N1M0 | 1,5 | echoarm | kalt | > 18 |
| 2 | weibl. | 40 | papillär | T2bN0M0 | 1,5 | echoarm | kalt | 35 |
| 3 | männl. | 39 | papillär | T2N0M0 | 2,5 | echoarm | kalt | 23 |
| 4 | weibl. | 44 | papillär | T2bN0M0 | 2 Knoten à 2,0 | echoarm | kalt | 45 |
| 5 | männl. | 38 | follikulär | T3N0M0 | 4,5 | echoarm | kalt | 116 |
| 6 | männl. | 37 | papillär | T2N1M0 | 2,6 | echoarm | kalt | 16 |
| 7 | weibl. | 41 | papillär- onkozytär | T2N0M0 | 2,4 | echoarm | kalt | 33 |
| 8 | männl. | 19 | papillär | T2N1M0 | 1,5 | echoarm | warm | 25 |
| 9 | männl. | 49 | papillär | T2N0M0 | – | – | kalt | – |
| 10 | männl. | 49 | papillär | T4N1bM0 | 1,3 | echoarm | kalt | 14 |
| 11 | männl. | 80 | papillär- onkozytär | T2bN1bM1 | 3,2 | echoarm | kalt | 36 |
| 12 | weibl. | 54 | papillär | T4N1M1 | 2,3 | echoarm | kalt | 24 |
| 13 | weibl. | 33 | papillär | T4N1bM0 | 1,3 | echoarm | kalt | 14 |
| 14 | männl. | 53 | papillär | T2N0M0 | 3,6 | echoarm | kalt | 20 |
| 15 | männl. | 45 | papillär | T2bN0M0 | 1,3 | echoarm | kalt | 100 |

Das Tumorstaging nach dem TNM-System (UICC 1997) führte bezüglich des Lokalbefunds zu folgender Klassifikation: 11 × pT2, 1 × pT3, 3 × pT4; in 4 Fällen wurden die Tumoren als multizentrisch eingestuft. Lymphknotenmetastasen waren zum Zeitpunkt der Operation in 7 Fällen zu diagnostizieren. In zwei Fällen ergab die Ganzkörperszintigraphie nach Thyreoidektomie bereits eine Fernmetastasierung. Der größte Durchmesser der Tumoren lag bei durchschnittlich 2,2 ± 0,9 cm. Der kleinste Tumor hatte einen Durchmesser von 1,3 cm.

## Diskussion

Entgegen den Erwartungen fanden sich die im Rahmen der Schilddrüsen-Initiative Papillon entdeckten Schilddrüsenkarzinome häufiger bei Männern als bei Frauen. Diese Beobachtung korreliert allerdings mit der Erfahrung, dass Schilddrüsenknoten bei Frauen zwar häufiger sind (vgl. Tab. 1), ein Schilddrüsenknoten beim Mann aber eine höhere Malignitätswahrscheinlichkeit aufweist.

Hervorzuheben ist, dass es sich bei den zufällig entdeckten Tumoren nicht um meist harmlose sog. Mikrokarzinome mit einem Tumordurchmesser kleiner 1–1,5 cm im

Stadium pT1 nach VICC 1997 handelt (Tab. 2). Vielmehr waren elf Fälle als pT2 (Durchmesser 1−4 cm), ein Fall als pT3 (Durchmesser > 4 cm) und drei Fälle sogar als pT4 (Wachstum organüberschreitend) zu klassifizieren, wobei in vier Fällen multizentrisches Tumorwachstum vorlag. Der größte Tumordurchmesser lag bei durchschnittlich 2,2 cm.

Auch die Häufigkeit der Lymphknotenmetastasierung in 7 Fällen (3 × bilateral) und der Fernmetastasierung in 2 Fällen belegt, dass die im Rahmen der Screening-Aktion zufällig entdeckten Karzinome nicht mit prognostisch kaum relevanten sog. okkulten Schilddrüsenkarzinomen gleichzusetzen sind. In 8 von 15 Fällen wurden die Karzinome in vergrößerten Schilddrüsen entdeckt, wobei das mittlere Schilddrüsenvolumen bei rund 32 ml lag.

Die Schilddrüsen-Initiative Papillon belegt den hohen Stellenwert, den die Sonographie für die Erkennung von Schilddrüsenerkrankungen hat. Papini et al. [1] wiesen bei einer Auswertung der Feinnadelpunktionen von 449 Knoten im Durchmesser von 8−15 mm nach, dass diese mit einer Prävalenz von 9,2% bösartig sein können, wobei in 36% der Fälle ein organüberschreitendes Stadium pT4 vorlag und in 19% Lymphknotenmetastasen detektiert wurden. Während amerikanische Autoren nicht tastbare, sonographisch entdeckte Herdbefunde in der Schilddrüse mit einem Durchmesser bis 1,5 cm als harmlos betrachten, empfehlen sie bei einem Durchmesser größer 1,5 cm und sonographischen Auffälligkeiten (Echoarmut, echoarmer Randsaum, zentrale Verkalkungen) auf jeden Fall eine punktionszytologische Klärung [2]. Der prädiktive Wert der genannten sonographischen Kriterien bei Malignität lässt sich auch durch Studien aus Japan [3] und Italien [1] sowie deutsche Erfahrungen belegen [2]. Alle 15 Karzinome, die bei der Schilddrüsen-Initiative Papillon entdeckt wurden, stellten sich sonographisch echoarm dar.

Bei der Vielzahl der im Rahmen der Schilddrüsen-Initiative Papillon diagnostizierten Knoten, deren Prävalenz in Abhängigkeit vom Alter und Geschlecht zwischen 7,6% und 39,5% variiert (vgl. Tab. 1), stellt die Szintigraphie ein zusätzliches Selektionskriterium für die Feinnadelpunktion dar: „Punktionswürdig" sind in erster Linie szintigraphisch kalte Knoten [2]. Nur in einem Fall entsprach ein im Rahmen der Schilddrüsen-Initiative Papillon entdecktes Karzinom anscheinend speicherndem Gewebe (Fall 8 aus Tab. 2).

Nimmt man den von Tan und Gharib [4] publizierten Durchschnittswert von rund 4% zur Prävalenz von Malignität in asymptomatischen Schilddrüsenknoten und überträgt diesen auf die im Rahmen der Schilddrüsen-Initiative Papillon diagnostizierten 14.812 Probanden mit zufällig entdeckten Knoten, so wären in diesem Kollektiv rund 600 Fälle bisher nicht erkannter Schilddrüsenkarzinome zu erwarten. Tatsächlich sind durch die der Screening-Aktion nachfolgende Diagnostik bisher nur 15 Karzinome verifiziert worden. Dies wird in erster Linie daran liegen, dass die Compliance der Probanden, denen eine weitergehende Diagnostik empfohlen wurde, gering ist. Darüber hinaus wurden aber auch im Rahmen der Screening-Aktion Rückmeldungen zu den nachgehenden Untersuchungen nicht systematisch erfasst. Die Schilddrüsen-Initiative Papillon erlaubt damit keine Aussage zur tatsächlichen Prävalenz von Schilddrüsenkarzinomen.

## Schlussfolgerungen

Die Erfahrungen der Schilddrüsen-Initiative Papillon geben Anlass, einen Vorschlag zum diagnostischen Vorgehen bei durch Sonographie (aber auch CT oder MRT) in der Schilddrüse entdeckten „Inzidentalomen" zu machen:

- Hat der Herdbefund einen Durchmesser < 1 cm und ist er glatt begrenzt, so kann − das Fehlen einer Strahlenexposition in der Anamnese vorausgesetzt − der Verlauf unter sonographischen Kontrollen in 6−12-monatigen Abständen beobachtet werden.
- Weist der Herdbefund einen Durchmesser von mehr als 1 cm auf, so sollte eine Szintigraphie angeschlossen werden. Sonographisch echoarme und insbesondere szintigraphisch kalte Knoten sind zu punktieren.
- Echoarme Herdbefunde mit unregelmäßiger Begrenzung und zentralen Verkalkungen bedürfen unabhängig von der Größe und dem Speicherverhalten besonderer Aufmerksamkeit. Auch auf vergrößerte Lymphknoten ist bei der Ultraschalluntersuchung der Schilddrüse zu achten.
- Knoten, die während der Verlaufsbeobachtung − insbesondere unter Medikation mit Iodid und/oder Levothyroxin − an Größe zunehmen, sollten sofort der histologischen Klärung zugeführt werden.

## Literatur

[1] Papini E, Guglielmi R, Bianchini A, Crescenzi A, Taccogna S, Nardi F, Panunzi C, Rinaldi R, Toscano V, Pacella C: Risk of Malignancy in Nonpalpable Thyroid Nodules: Predictive Value of Ultrasound and Color-Doppler-Features. J Clin Endocrinol Metab (2002) 87: 1941−1946.
[2] Reiners C: Die Diagnose des Schilddrüsenkarzinoms. Nuklearmediziner (2001) 24: 149−154.
[3] Yamashita H, Noguchi S, Watanabe S, Uchino S, Kawamoto H, Toda M, Murakami N, Nakayama I, Yamashita H: Thyroid Cancer Associated with Adenomatous Goiter: An Analysis of the Incidence and Clinical Factors. Jpn J Surg (1997) 27: 495−499.
[4] Tan GH, Gharib H: Thyroid incidentalomas: Management Approaches to None-palpable Nodules Discovered Incidentally on Thyroid Imaging. Ann Intern Med (1997) 126: 226−231.

## 1.4 Unerwartet hohe Rate kalter Knoten beim sonographischen Schilddrüsen-Screening

*M. Diehl, N. Döbert, N. Hamscho, N. Wördehoff, K. Zaplatnikov, C. Menzel, P.-M. Schumm-Draeger, R. Vaupel, F. Grünwald*

### Einleitung

Die Strumaprävalenz in Deutschland beträgt derzeit zwischen 20 und 40% [1, 2]. Bereits bei Schulkindern wurde in bis zu 4% der Fälle ein vergrößertes Schilddrüsenvolumen nachgewiesen [2, 3]. Gleichzeitig wiesen 15,4% der untersuchten Kinder eine Iodkonzentration < 100 µg/l im Urin auf [3]. Der Zusammenhang zwischen einem Iodmangel und der Strumaentwicklung ist bereits länger bekannt. So betragen die durch Iodmangelstruma verursachten Kosten 1 Milliarde Euro jährlich [2]. Schilddrüsenmalignome hingegen kommen mit einer Inzidenz von 1,2 bis 3,8 pro 100.000 Einwohner vor [4].

Da Schilddrüsenerkrankungen lange klinisch stumm verlaufen und erst bei entsprechender Strumagröße oder Veränderungen der Schilddrüsenstoffwechsellage zu Beschwerden führen, bleiben sie zunächst meist unerkannt.

Im Rahmen einer bundesweiten Ultraschall-Screening Aktion der Sanofi-Synthelabo Gruppe (Firma Henning Berlin) wurden bisher 91.681 Erwachsene untersucht. Ziel dieser Arbeit ist eine differenzialdiagnostische Aufarbeitung der pathologischen Befunde, die im Rahmen dieses Screenings bei insgesamt 1081 Mitarbeitern in Frankfurt erhoben wurden.

### Patienten und Methode

Bei 72 Patienten (14 m, 58 w) ergab sich die Indikation zu einer leitliniengemäßen Schilddrüsenszintigraphie, da sie Knoten mit einem Durchmesser von mindestens einem Zentimeter aufwiesen. Die Ergebnisse dieser Patienten werden im folgenden dargestellt. Das Alter betrug zwischen 26 und 61 Jahre (im Mittel 43,9 Jahre). Nach Erhebung der Anamnese wurde bei allen Patienten eine Sonographie (7,5 MHz Schallkopf) durchgeführt. Darüber hinaus erfolgte eine quantitative Schilddrüsenszintigraphie mit im Mittel 63,7 MBq $^{99m}$Technetium-Pertechnetat. Die Schilddrüsenhormonparameter (fT3, fT4 und TSH basal) sowie Schilddrüsenperoxidase-Antikörper (TPO), Thyreoglobulin-Antikörper (TAK) und TSH-Rezeptor-Antikörper (TRAK) wurden bestimmt.

## Ergebnisse
## Sonographie

Zwanzig Patienten gaben insgesamt 37 schilddrüsentypische Symptome an. Abbildung 1 gibt einen Überblick über die Beschwerden.

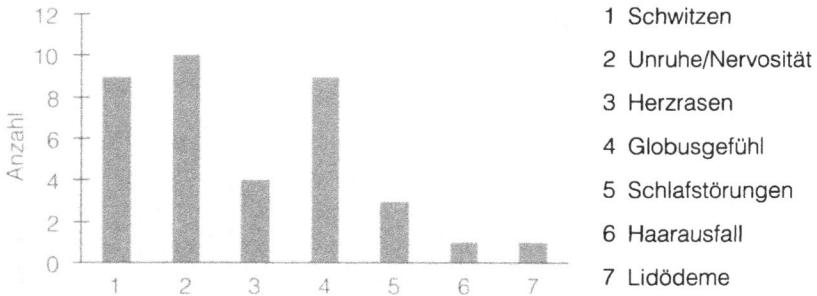

1 Schwitzen
2 Unruhe/Nervosität
3 Herzrasen
4 Globusgefühl
5 Schlafstörungen
6 Haarausfall
7 Lidödeme

Abb. 1: Übersicht über die angegebenen Beschwerden

Das Schilddrüsenvolumen der Patienten betrug zwischen 7 und 41 ml (im Mittel 15,9 ml). Vierzehn Patienten zeigten eine Struma (Frauen > 18 ml, Männer > 25 ml Schilddrüsen-Gesamtvolumen). Bei 64 Patienten wurden sonographisch insgesamt 118 Knoten detektiert. Die übrigen acht Patienten wiesen einen diffus knotigen Umbau auf. Das Knotenvolumen betrug im Mittel 0,89 ml, wobei alle Patienten mindestens einen Knoten mit einem Durchmesser größer als einen Zentimeter zeigten.

## Szintigraphie

Zweiunddreißig Patienten zeigten insgesamt 41 hypofunktionelle Knoten. Bei diesen Patienten wurde eine weitere Abklärung zur Dignitätsbeurteilung der Knoten angestrebt. Drei Patienten wurden einer Schilddrüsenoperation zugeführt. Es ergaben sich hierbei ausschließlich benigne Schilddrüsenveränderungen. Sechs Patienten erhielten Feinnadelpunktionen, die keinen Hinweis auf Malignität ergaben. Bei drei weiteren Patienten wurde die Durchführung einer Feinnadelpunktion empfohlen, steht aber noch aus. Die Ergebnisse der hypofunktionellen Knoten sind in Tabelle 1 aufgeführt. Die übrigen 20 Patienten wurden im Verlauf in drei-monatigen Abständen sonographisch kontrolliert. Zwölf Patienten zeigten insgesamt 14 hyperfunktionelle Knoten. Davon wiesen sieben Patienten einen Technetium-Uptake kleiner als 0,5% unter TSH-Suppression auf. Ein Patient zeigte eine therapeutisch relevante Schilddrüsenautonomie und erhielt eine Radioiodtherapie. Bei den übrigen vier Patienten steht die Suppressionsszintigraphie noch aus. Die Ergebnisse der hyperfunktionellen Knoten sind in Tabelle 2 dargestellt. Die übrigen 28 Patienten zeigten insgesamt 63 indifferente Knoten. Eine Übersicht über die szintigraphischen Ergebnisse ist in Abbildung 2 dargestellt.

Tabelle 1: Ergebnisse der hypofunktionellen Knoten

| | |
|---|---|
| Patienten mit kalten Knoten | 32 |
| OP (benigne) | 3 |
| FNP (benigne) | 6 |
| FNP steht aus | 3 |
| Sonographische Kontrolle | 20 |

Tabelle 2: Ergebnisse der hyperfunktionellen Knoten

| | |
|---|---|
| Patienten mit heißen Knoten | 12 |
| Suppressionuptake < 0,5 % | 7 |
| Radioiodtherapie | 1 |
| Suppressionsszintigraphie steht aus | 4 |

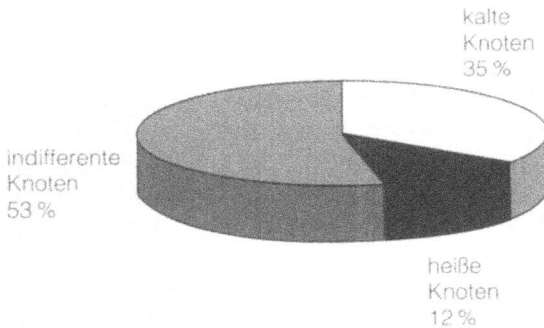

Abb. 2: Szintigraphische Ergebnisse

## Labor

Alle Patienten zeigten eine peripher euthyreote Stoffwechsellage. Ein erniedrigtes TSH basal fand sich bei 3 Patienten. Ein Patient erhielt eine Radioiodtherapie (siehe Ergebnisse der Szintigraphie), bei einem Patienten ergab die Verlaufskontrolle eine Euthyreose und ein weiterer Patient wies nur eine grenzwertige TSH-Erniedrigung bei unauffälligem szintigraphischen Befund auf. Zwei Patienten zeigten ein erhöhtes TSH basal. Bei beiden Patienten fand sich auch ein echoarmes Schallmuster sowie positive Schilddrüsenantikörper (TPO, TAK). Die TSH-Rezeptor-Antikörper waren bei allen Patienten normal. Die TPO und TAK waren bei insgesamt 21 Patienten erhöht. Die Schilddrüsenperoxidase-Antikörper betrugen im Median 496 U/ml, die Thyreoglobulin-Antikörper im Median 224 U/ml. Von den Patienten mit Antikörpererhöhung zeigten zwei auch eine latente Hypothyreose sowie ein echoarmes Schallmuster, was zu der Diagnose einer Autoimmunthyreoiditis führte. Sie erhielten eine Substitutionstherapie mit Schilddrüsenhormonen. Bei weiteren drei Patienten fand sich ein echoarmes Schallmuster bei jedoch normaler Stoffwechsellage und die Patienten erhielten Verlaufskontrollen. Die übrigen 16 Patienten wiesen sowohl eine normale Stoffwechsellage als auch ein unauffälliges sonographisches Muster auf und die Antikörpererhöhung wurde als unspezifisch beurteilt. Die Ergebnisse der Schilddrüsenantikörper sind in Tabelle 3 aufgeführt.

Tabelle 3: Ergebnisse der Schilddrüsenantikörper

| | |
|---|---|
| Patienten mit TPO/TAK-Erhöhung | 21 |
| TSH erhöht und echoarmes Schallmuster (Autoimmunthyreoiditis) | 2 |
| Euthyreose und echoarmes Schallmuster (Kontrolle) | 3 |
| Kein Korrelat im Sonogramm oder TSH | 16 |

## Schlussfolgerung

Im Rahmen der Ultraschall-Screening-Untersuchung wurden vor allem kleine, asymptomatische Schilddrüsenknoten detektiert. Jedoch fanden sich auch in 12 % der Fälle hyperfunktionelle Knoten. Insbesondere die mit 35 % unerwartet hohe Rate kalter Knoten bestätigt die Notwendigkeit einer Screening-Untersuchung. Darüber hinaus wiesen 7 % der Patienten eine pathologische Stoffwechsellage auf und bei 29 % der Patienten fanden sich erhöhte Schilddrüsenantikörper. Somit zeigt sich, dass neben dem sonographischen Screening häufig auch eine Labordiagnostik einschließlich der Bestimmung der Antikörper sinnvoll ist. Dabei sollte, insbesondere wenn Forderungen nach einer Iodprophylaxe mit Focus auf eine Iodsupplementierung gestellt werden, auch bedacht sein, dass ein Ultraschall-Screening ebenfalls eine prophylaktische Maßnahme zur gegebenenfalls vorbeugenden Behandlung relevanter Schilddrüsenerkrankungen darstellt.

## Literatur

[1] Gruning, T., Zophel, K., Wunderlich, G., W. G. Franke: Prevalence of goiter and iodine deficiency in Saxony is less than previously assumed. A study 6 years after discontinuation of general iodinization of table salt. Med Klin (2002) 96: 1−8.
[2] Kahaly, G., M. Dietlein: Cost estimation of Thyroid Disorders in Germany. Thyroid (2002) 12: 909−914.
[3] Rendl, J., Juharan, N., C. Reiners: Thyroid volumes and urinary iodine in German school children. Exp Clin Endocrinol Diabetes (2001) 109: 8−12.
[4] Nagataki, S., E. Nystrom: Epidemiology and primary prevention of thyroid cancer. Thyroid (2002) 12: 889−896.

## 1.5 Teilergebnisse des Papillon-Screenings in Regensburg

*J. Schönberger, Chr. Eilles*

Im Rahmen der Initiative Papillon wurden in einer als bisher klassisches Iodmangel-gebiet bekannten Region an drei Standorten Untersuchungen der Schilddrüse mittels Sonographie durchgeführt (Angestellte der Siemenswerke Cham und Amberg sowie Beschäftigte und Studenten der Universität Regensburg). Am Standort Regensburg wurde zusätzlich zur Sonographie eine Bestimmung der Schilddrüsenhormonpara-meter den Probanden angeboten. Tabelle 1 zeigt zusammenfassend die Ergebnisse der Sonographieaktion aller drei Standorte:

Tabelle 1: Gesamtergebnisse (Universität Regensburg mit Siemens Amberg und Cham)

| | |
|---|---|
| Anzahl der gescreenten Personen: | 3077 |
| Davon: Frauen: | 1749 (57 %) |
| Männer: | 1328 (43 %) |
| Pathologische Befunde: | |
| vergrößerte Schilddrüse oder Knoten: | 1371 (44 %) |
| vergrößerte Schilddrüse: | 890 (29 %) |
| Knoten: | 975 (32 %) |
| vergrößerte Schilddrüse und Knoten: | 494 (16 %) |

Verglichen mit den im Rahmen der Initiative Papillon bundesweit erhobenen Daten finden sich keine wesentlichen Unterschiede weder im Hinblick auf die Gesamtzahl der pathologischen Befunde noch auf die Häufigkeit von Knoten oder Struma dif-fusa.

Auch ein Vergleich zwischen den Standorten zeigt keine signifikanten Unterschiede. Ein sog. Bildungsfaktor, was bedeutet, dass im Kollektiv der Universitätsangestellten niedrigere Werte für Häufigkeit von Struma oder Knoten bzw. beidem zu finden wäre verglichen mit den beiden anderen Standorten, ließ sich nicht nachweisen. Ebenso war keine Bevorzugung eines der Geschlechter bzgl. Struma diffusa oder Knoten zu beobachten. Festhalten lies sich allerdings, dass sowohl Struma- als auch und Knotenhäufigkeit eindeutig altersabhängig waren. Eine Beobachtung, die an allen drei Standorten in identischer Weise zu machen war.

Tabelle 2 gibt einen Überblick bzgl. „Bildungsfaktor" und Altersabhängigkeit der sonographisch pathologischen Befunde.

Tabelle 2: Vergleich Cham/Amberg versus Regensburg („Bildungsfaktor")

|            | < 30 Jahre  |            | ab 30 Jahre |            |
|------------|-------------|------------|-------------|------------|
|            | Cham/Amberg | Regensburg | Cham/Amberg | Regensburg |
| Anzahl:    | 298         | 286        | 1761        | 249        |
| Knoten:    | 44 (15 %)   | 33 (12 %)  | 609 (35 %)  | 76 (30 %)  |
| Struma:    | 30 (10 %)   | 26  (9 %)  | 623 (35 %)  | 73 (29 %)  |

Am Standort Regensburg erfolgte zusätzlich bei 543 Personen eine Bestimmung von basalem TSH (bTSH; Normwert: 0,3−3,5 mU/l), freiem T3 (fT3) sowie freiem T4 (fT4). Als Maximalwert für bTSH wurde 38,1 mU/l gemessen. In 93 % der Fälle (505 Probanden; 366 weiblich, 139 männlich) fand sich ein bTSH-Wert im Referenzbereich. Lediglich 38 Probanden wiesen einen pathologischen Wert auf, wobei sich in 24 Fällen (16 Frauen, 8 Männer) ein bTSH < 0,3 mU/l und in 14 Fällen (13 Frauen, 1 Mann) ein bTSH > 3,5 mU/l fand.

Unter Berücksichtigung der freien Hormonwerte fT3 und fT4 ergaben sich schließlich 33 latente (23 latente Hyperthyreosen, 10 latente Hypothyreosen) und 5 manifeste Funktionsstörungen (4 manifeste Hypothyreosen, 1 manifeste Hyperthyreose).

Auffallend bei den oben angeführten Daten ist, dass die Mehrzahl der sowohl latenten als auch manifesten hypothyreoten Störungen in den jüngeren Jahrgängen anzutreffen ist; inwiefern hier eine frühere Manifestation einer Autoimmunthyreopathie bei genetischer Disposition vorliegt, ist derzeit noch unklar.

Sicherlich muss bei der Auswertung der Daten eine Vorselektion der Personen berücksichtigt werden, sog. „healthy worker effect". Bei den Teilnehmern der Studie

Tabelle 3: Aufteilung der Altersgruppen auf Hypo- und Hypertyreosen

|            | Hypothyreose latent | Hypothyreose manifest | Hyperthyreose latent | Hyperthyreose manifest |
|------------|---------------------|-----------------------|----------------------|------------------------|
| Alter in J | n                   | n                     | n                    | n                      |
| 15−25      | 3                   | 2                     | 2                    | 1                      |
| 26−30      | 2                   | −                     | 1                    | −                      |
| 31−35      | 1                   | −                     | 5                    | −                      |
| 36−40      | −                   | 1                     | 2                    | −                      |
| 41−45      | 1                   | −                     | 7                    | −                      |
| 46−50      | −                   | 1                     | 1                    | −                      |
| 51−55      | 2                   | −                     | 4                    | −                      |
| 56−60      | 1                   | −                     | 1                    | −                      |
| 61−72      | −                   | −                     | −                    | −                      |
| Summe      | 10                  | 4                     | 23                   | 1                      |

handelte es sich überwiegend um gesunde berufstätige Personen bzw. Studenten. Ein Rückschluss auf die Gesamtbevölkerung einer Region ist damit nur begrenzt möglich.

Weiterhin anzumerken ist, dass unter den 3077 untersuchten Personen bei drei Probanden letztendlich ein maligner Befund vorlag. Im einzelnen handelte es sich um eine 25-jährige Patientin mit einem papillärem Schilddrüsenkarzinom (pT2, N1a, R0), eine 40-jährige Patientin mit multifokalem follikulär gebautem papillärem Schilddrüsenkarzinom (pT2b, N0, R0) sowie eine 44-jährige Patientin mit beidseitigem papillärem Schilddrüsenkarzinom (pT2b, N0, R0). Alle Karzinome imponierten sonographisch echoarm und szintigraphisch kalt.

Zusammenfassend lässt sich feststellen, dass beim Vergleich mit früher zum Teil bundesweit durchgeführten Studien ein erfreulicher Rückgang der Strumaprävalenz vor allem bei jüngeren Personen zu beobachten ist. Dieser Umstand scheint Folge einer verbesserten Versorgung der Bevölkerung mit Iod zu sein, eine Zunahme von Schilddrüsenfunktionsstörungen hingegen lässt sich anhand der erhobenen Daten zum momentanen Zeitpunkt nicht feststellen.

Der Rückgang der durch Iodmangel bedingten Strumen vor allem bei jüngeren Personen erfordert allerdings ein Umdenken in der Bewertung der Schilddrüsenvergrößerung bzw. dem Vorhandensein von Knoten. Waren in früheren Zeiten der Iodmangel die überwältigende Hauptursache der Schilddrüsenvergrößerung bzw. knotigen Veränderung und nur in ca. 3−5% andere Ursachen der Grund, ist zu fordern, dass heute eine um so intensivere Abklärung der Ursache der Struma diffusa bzw. Struma diffusa et nodosa erfolgen muss.

## 1.6 Sonomorphologische und biochemische Auffälligkeiten der Schilddrüse beim Krankenhauspersonal – eine prospektive Studie an 600 Mitarbeitern im Rahmen der Initiative Papillon

*M. Luster, A. Stinzing, Chr. Reiners*

Im Rahmen der multizentrischen Schilddrüsen-Reihenuntersuchung (Papillon-Initiative) wurden am Universitätsklinikum Würzburg 572 Mitarbeiter untersucht, 465 (81 %) davon waren nicht schilddrüsenspezifisch vorbehandelt (m 127, w 338, Alter: 42,2 ± 10,6 Jahre). Neben einer standardisierten Anamnese wurden folgende Parameter erhoben: Schilddrüsenvolumen; Zahl und Größe von Schilddrüsenläsionen; Schilddrüsenhormone; Schilddrüsenautoantikörper; Tg; Lipidprofil, Iodbestimmung im Urin. Mittels eines strukturierten Interviews befragten wir die Probanden detailliert nach ihren Lebensgewohnheiten.

Tabelle 1: Alterstruktur der Probanden

| Frauen | | | Männer | | |
|---|---|---|---|---|---|
| 18−30 Jahre | n = 57 | (16,8 %) | 18−30 Jahre | n = 16 | (12,6 %) |
| 31−45 Jahre | n = 144 | (42,5 %) | 31−45 Jahre | n = 57 | (44,9 %) |
| 46−65 Jahre | n = 138 | (40,7 %) | 46−65 Jahre | n = 54 | (42,5 %) |

Pathologische Ultraschallbefunde fanden sich bei 31 % der untersuchten Frauen, Männer zeigten in insgesamt 24 % der Fälle Auffälligkeiten, d. h. Schilddrüsenknoten und/oder eine Struma. In Übereinstimmung mit den bundesweit erhobenen Daten bestand eine Zunahme der Häufigkeit mit steigendem Lebensalter. So zeigte keiner der untersuchten unter 30-jährigen Männer sonographisch fassbare Veränderungen, während in der Altersgruppe der 45−65-Jährigen etwa 40 % betroffen waren. Die korrespondierenden Zahlen für das weibliche Geschlecht betragen 5 % und 45 %.

Im Rahmen der zusätzlichen Blutuntersuchungen konnten nur vereinzelt TSH-Werte über 3 mU/l gefunden werden, sodass in Zukunft die oberen Grenzen der bisherigen Referenzbereiche überdacht und ggf. nach unten korrigiert werden sollten. Zudem wurde eine Altersabhängigkeit mit tendenziell niedrigeren Werten im höheren Alter beobachtet.

Bei allen untersuchten Personen wurde die Iodausscheidung im Urin anhand einer entsprechenden Probe getestet. Unter zu Grunde Legung der Kriterien der WHO bestand zum Untersuchungszeitpunkt eine ausreichende Versorgung mit einem Medianwert von 105 µg/l.

Tabelle 2: Kriterien der WHO für die Iodurie

| Iodurie | |
| --- | --- |
| Median (µg/l) | 100–300 |
| Anteil < 10 µg/dl | < 50 % |
| Anteil < 5 µg/dl | < 20 % |
| Anteil > 300 µg/dl | 0 % |

Eine Überversorgung mit Iodid lag bei 2,6 % der Probanden vor. Bei etwa der Hälfte der Probanden bestand weiterhin ein leichter bis mittelschwerer Iodmangel, hiervon scheint insbesondere der weibliche Teil der Bevölkerung betroffen. Eine Korrelation zwischen der aktuellen Iodversorgung und dem Organvolumen ließ sich anhand der vorliegenden Daten nicht nachweisen. Vielmehr scheint hier eine Volumenzunahme altersbedingt mit einer gewissen „Plateaubildung" in der 5. bis 6. Lebensdekade.

Die schilddrüsenspezifischen Antikörpertiter waren bei etwa jedem zehnten Probanden erhöht (TPO-AK 12 %, Tg-AK 10 %). Auch hier schien das Alter und nicht die aktuelle Iodversorgung der entscheidende Einflussfaktor.

Relevante Funktionsstörungen traten selten auf, so wurden manifeste Hyperthyreosen nur bei 2 (0,4 %) Probanden diagnostiziert (latente 21 (4,5 %)), latente Unterfunktionen bestanden bei 13 (2,3 %) der Untersuchten, manifeste Hypothyreosen wurden nicht beobachtet.

Weiterer wichtiger Aspekt der Studie war die Betrachtung der „Compliance". Bei 184 Patienten wurde eine weitere Abklärung wegen des Ultraschallbefundes und/ oder der Laborparameter von uns empfohlen. Ein entsprechender Rücklauf aus kooperierenden Fachpraxen lag bei 82 dieser Patienten vor, diesbezüglich werden weitere gemeinsame Anstrengungen unternommen, um die Therapietreue langfristig zu erfassen.

Schließlich bot die beschriebene Untersuchung die Möglichkeit, ein „Normalkollektiv" (n = 125) zu definieren. Folgende Kriterien wurden hierzu herangezogen: keine schilddrüsenspezifische Vorbehandlung, unauffälliger Ultraschallbefund, negativer Antikörperstatus, Iodausscheidung im Normbereich. Diese Probandengruppe bietet die Grundlage für weitere Betrachtungen im Hinblick auf die Überprüfung der Referenzbereiche von Schilddrüsenlaborparametern.

## 1.7 Papillon II: Wie häufig sind unentdeckte Schilddrüsenfehlfunktionen in Deutschland?

*F. Jockenhövel, M. Haring, K. Wegscheider, R. G. Bretzel*

### Einleitung

Die Erhebung Papillon I erfasste bei annähernd 100.000 Probanden mittels sonographischer Untersuchung die Schilddrüsengröße und morphologische Veränderungen, insbesondere die Häufigkeit von Knoten in der Schilddrüse. Zur Ergänzung dieser Ergebnisse soll mit der Initiative Papillon II die Schilddrüsenfunktion bei einer Stichprobe von 10.000 Probanden untersucht werden. Neben der Erfassung der Schilddrüsenfunktion anhand des basalen TSH soll ein eventueller Zusammenhang zwischen Schilddrüsenfunktion und Lipidstatus, dem Körpergewicht und dem Alter untersucht werden.

### Probanden und Methoden

Wie bei Papillon I werden in enger Kooperation mit den betriebsärztlichen Diensten berufstätige Probanden nach Aufklärung über Sinn und Zweck der Erhebung, gebeten, einen Fragebogen zur Erfassung von Alter, Größe, Gewicht, aktueller Medikation, eventueller bekannter Schilddrüsenerkrankung, vorangegangener Schilddrüsentherapie (Operation, Radioiodtherapie), letzter Nahrungsaufnahme und aktueller Befindlichkeit (MDBF) auszufüllen. Ferner werden zusätzlich zur betriebsärztlich notwendigen Blutabnahme 10 ml Blut zur Bestimmung von TSH, Cholesterin, LDL-Cholesterin, HDL-Cholesterin und Triglyceriden abgenommen. Die Bestimmung der Laborparameter erfolgt mit Standardmethoden in einem kommerziellen Labor. Für die Bestimmung des TSH wird der Elektrochemilumineszenz Assay der Fa. Roche auf dem Analyseautomat Elecsys 2010 eingesetzt. Für dieses Verfahren wird ein Normbereich von 0,27−4,2 mU/l vom Hersteller angegeben. Der Variationskoeffizient lag bei TSH-Werten von 1,88 und 9,63 mU/l bei 1,2 bzw. 0,8 %.

### Interimsanalyse

Eine vorläufige explorative Zwischenanalyse mit Stand von August 2003 basiert auf den Daten von 6380 Probanden, die bundesweit in 18 Zentren eingeschlossen wur-

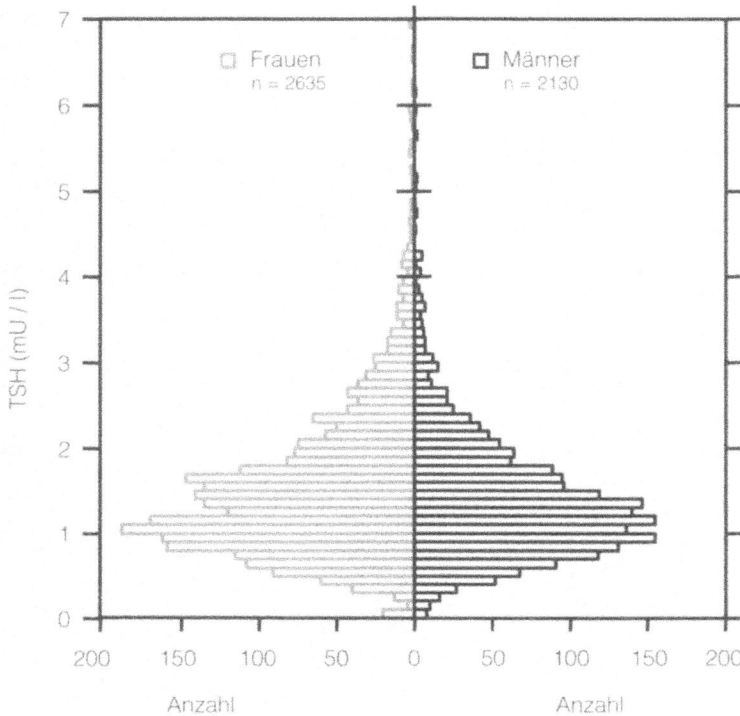

Abb. 1: Häufigkeitsverteilung der TSH-Werte von 4766 Probanden ohne schilddrüsenspezifische Vorbehandlung

den. Die einzelnen Zentren rekrutierten zwischen 52 bis 1021 Probanden. Von 5805 Probanden liegen Auswertungen der Laborwerte und der Fragebögen vor.

4766 (82,1%) Probanden gaben an, bisher keine Schilddrüsenbehandlung erfahren zu haben, 959 (16,5%) Probanden bejahten eine Schilddrüsen-spezifische Therapie und 80 Probanden machten hierzu keine Angaben. 1631 (28,1%) Probanden gaben an, eine Schilddrüsenerkrankung aufzuweisen, 4118 (70,9%) Probanden verneinten dies, und 56 machten hierzu keine Angaben. Von den 4766 unbehandelten Probanden sind 2130 (44,7%) Männer und 2635 (55,3%) Frauen. Das mittlere Alter beträgt 41,7 Jahre.

Die Analyse der TSH-Werte ergab erwartungsgemäß eine schiefe Verteilung zu höheren Werten (Abb. 1). Jeweils 1,3% der Probanden wiesen TSH-Werte außerhalb des Normbereichs (0,27–4,2 mU/l) des Assays auf. Das TSH überschritt bei 5,4% der Probanden 3,0 mU/l, und bei 10,5% 2,5 mU/l. 95% aller TSH-Werte lagen zwischen 0,48 und 3,6 mU/l.

Bei Berücksichtigung des Lebensalter, wird eine signifikante (p < 0,001) negative Korrelation zwischen TSH und dem Alter für Männer deutlich (Abb. 2). Der Median

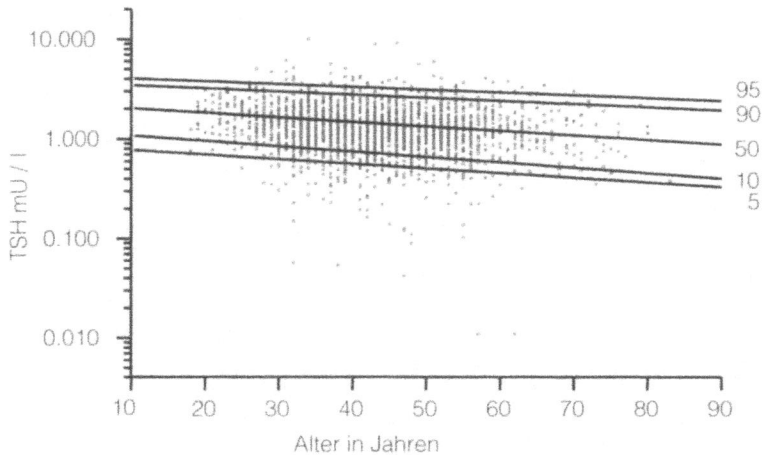

Abb. 2: Darstellung der TSH-Werte von Männern in Abhängigkeit zum Lebensalter. Die Geraden geben die 5., 10., 50. (Median), 90. und 95. Perzentile an

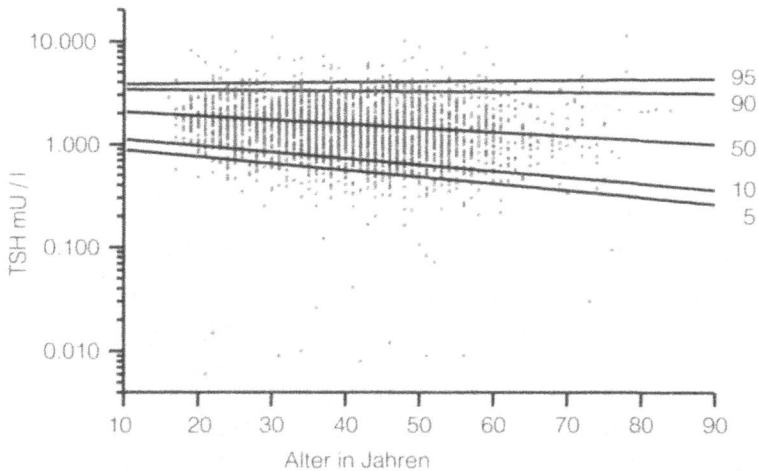

Abb. 3: Darstellung der TSH-Werte von Frauen in Abhängigkeit zum Lebensalter. Die Geraden geben die 5., 10., 50. (Median), 90. und 95. Perzentile an

des TSH wie auch alle anderen Perzentilen nehmen mit dem Lebensalter ab. Bei Frauen hingegen zeigt sich nur eine signifikante Korrelation zwischen der 5., der 10. und 50. Perzentile mit dem Alter (Abb. 3). Der 95%-Bereich des TSH nimmt mit zunehmendem Alter bei Frauen zu, allerdings ohne statistische Signifikanz.

## Diskussion

Aufgrund der enormen Datenfülle kommt einer Erhebung im Umfang von Papillon II eine große Bedeutung zu, auch wenn es sich nicht um eine Untersuchung nach strengen epidemiologischen Kriterien handelt. Ferner sind auch immer die Limitationen einer solchen Untersuchung zu berücksichtigen. So ist unklar, in wie weit die nicht überprüften Angaben des Patienten zu Medikation und Vorerkrankungen tatsächlich korrekt sind. Andererseits entspricht die Angabe von 28,1 % der Probanden, eine Schilddrüsenerkrankung aufzuweisen, erstaunlich gut der Struma-Prävalenz in Deutschland.

Die vorläufigen Daten deuten an, dass die bisher allgemein üblichen Grenzen des Normbereichs für TSH überdacht werden müssen. Regelhaft wird ein Normbereich zwischen 0,4 mU/l bis 4,0 mU/l angenommen, mit geringgradigen methodenabhängigen Abweichungen. Hier wurde jetzt ein 95 %-Bereich zwischen 0,48 – 3,6 mU/l festgestellt. Wird bei der endgültigen Auswertung noch eine Bereinigung der Daten durch den Ausschluss von eindeutig pathologischen TSH-Werten (z. B. < 0,1 und > 8 mU/l) vorgenommen, wird der 95 %-Bereich noch etwas enger.

Für Männer besteht eindeutig eine signifikante Verminderung des TSH mit dem Lebensalter, und zwar für die 5. und 95. Perzentile ebenso wie für den Median. Bei Frauen zeigt sich nur eine Absenkung der 5. Perzentile, geringeren Ausmaßes auch des Medians. Die 95. Perzentile bleibt im Wesentlichen unverändert. Ob die altersunabhängige Konstanz der oberen Normgrenze bei Frauen Folge der bei ihnen häufiger anzutreffenden Autoimmunthyreoiditiden mit konsekutiver Neigung zur Hypothyreose und höheren TSH-Werten ist, muss bei der endgültigen Analyse diskutiert werden. Ferner muss die ungleiche Verteilung der Altersklassen Berücksichtigung finden. Bei beiden Geschlechtern sind weniger als 6 % der Probanden älter als 60 Jahre, wohingegen die Altersklassen zwischen 30 und 40 Jahren bzw. 40 und 50 Jahre jeweils über 30 % der Probanden ausmachen.

Weiterhin wird zu diskutieren sein, ob selbst nach Ausschluss aller TSH-Werte von Probanden mit positiven Angaben zu Schilddrüsenvorerkrankungen und -therapien, die altersabhängige Absenkung der 5. Perzentile nicht Ausdruck der im Alter speziell in Deutschland zunehmenden Prävalenz von Autonomien ist, die den Probanden eben noch nicht bekannt sind.

Zusammenfassend offenbart bereits diese Interimsanalyse, dass Papillon II außerordentlich interessante Ergebnisse liefern wird. Sollte sich tatsächlich die Notwendigkeit einer Anpassung des TSH-Normbereiches oder eventuell sogar altersabhängige Normbereiche ergeben, so hätte dies weitreichende Konsequenzen. Die Analyse und Interpretation der Daten erfordert daher eine besondere Sorgfalt und Transparenz.

## 1.8  Erste Ergebnisse einer pharmakoökonomischen Studie zu Schilddrüsenerkrankungen in Deutschland

*Chr. Vauth, W. Greiner, J.-M. Graf von der Schulenburg*

## Hintergrund

Iodmangelbedingte Schilddrüsenerkrankungen gehören weltweit zu den am weitesten verbreiteten Krankheiten, von denen wiederum die Schilddrüsenvergrößerung den weitaus größten Anteil mit bis zu 70% stellt. Neben einer persönlichen oder familiären Disposition ist der Zusammenhang zwischen Iodmangel und der Ausbildung einer Schilddrüsenvergrößerung (Kropf/Struma) im Sinne einer Anpassungshyperplasie seit langem bekannt. Iodmangel wird demzufolge als wichtigste Ursache für die Ausbildung einer Struma angesehen.

Nach Angaben der WHO (1999) leiden weltweit ca. 740 Millionen Menschen in 130 Staaten an iodmangelbedingten Struma. Eine hohe Prävalenz für iodmangelbedingte Struma liegt im östlichen Mittelmeerraum (32%), in Afrika (20%) und Europa (15%) vor. Gemäß der WHO-Definition (Kropf-Inzidenz > 10%) zählt Deutschland zu den Endemiegebieten. Die Angaben zur Epidemiologie von Schilddrüsenerkrankungen in Deutschland schwanken in der Literatur und werden mit bis zu 50% und darüber angegeben.

Nach den Daten der Schilddrüseninitiative Papillon, welche im Rahmen der bundesweit größten Screeninguntersuchung über 91.000 berufstätige Personen sonographisch untersucht hat, beträgt die Prävalenz in der erwachsenen Bevölkerung in Deutschland im Bundesdurchschnitt 33%. Dabei ist zu beobachten, dass die Struma-Prävalenz mit dem Alter auf bis zu über 50% ansteigt. Ein ausgeprägtes Süd-Nord-Gefälle der Strumahäufigkeit ist in diesem Zusammenhang entgegen früherer klinischer Studienergebnisse nicht mehr festzustellen.

In Deutschland werden jährlich ca. 95.000 Menschen aufgrund einer Schilddrüsenerkrankung operiert. Die Entwicklung der Schilddrüsenoperationen im Zeitverlauf ist nach Angaben des statistischen Bundesamtes seit 1994 annähernd konstant.

Werden die Subpopulationen wie in Abb. 1 analysiert so zeigt sich, dass sich die Zahl der Operationen bei Patienten ab 55 Jahre teilweise deutlich erhöht haben, während die Zahl der Operationen insbesondere bei den unter 35-Jährigen um bis zu 35% abnahmen.

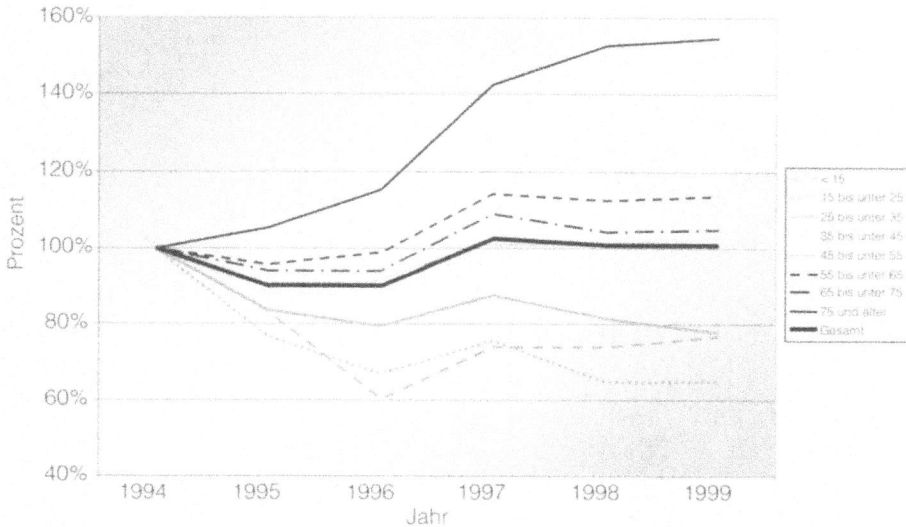

Abb. 1: Veränderung der Schilddrüsenoperationen 1994−1999

## Methodik

### Studienperspektive und Studienpopulation

Diese Studie soll dazu dienen, die Krankheitskosten der iodmangelbedingten Schilddrüsenerkrankung pro Jahr zu ermitteln. Dabei wird die Kostenbetrachtung aus den unterschiedlichen Perspektiven der Krankenkassen sowie aus gesamtgesellschaftlicher Sicht vorgenommen. Eine weitere Unterteilung in Gesetzliche und Private Krankenversicherung erfolgt aufgrund der Dominanz der Anzahl der Versicherten in den gesetzlichen Krankenkassen (ca. 90 % der Bevölkerung) nicht.

Bisher liegen der Literatur im Wesentlichen Schätzungen aufgrund von Top-Down erhobenen und bewerteten Daten zugrunde. Das Ziel dieser Studie ist eine den tatsächlichen Gegebenheiten entsprechende Abbildung der real anfallenden Kosten der iodmangelbedingten Schilddrüsenerkrankungen mittels eines Bottom-Up-Ansatzes. Um dieses Ziel zu erreichen, wurde eine retrospektive Datenauswertung des Versichertenbestandes einer großen bundesweit geöffneten Krankenkasse durchgeführt.

Insgesamt wurden für den Zeitraum Januar 2000 bis Dezember 2003 die Daten von ca. 1,63 Millionen Versicherten nach den Parametern (1) schilddrüsenspezifische Arzneimittelverordnung, (2) schilddrüsenspezifische Arbeitsunfähigkeitsdiagnose sowie (3) schilddrüsenspezifische Diagnose bei stationärem Aufenthalt analysiert. Abb. 2 verdeutlicht die regionale Verteilung der Versicherten auf das Bundesgebiet.

Aus dieser Grundgesamtheit wurde anhand schilddrüsenspezifischer Arzneimittelverordnungen die Subgruppe der Schilddrüsenpatienten isoliert. Die als typisch an

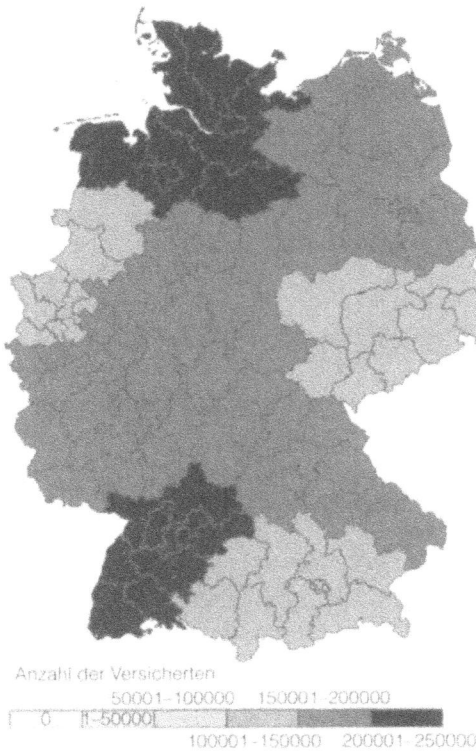

Abb. 2: Regionale Verteilung der Grundgesamtheit

gesehenen Therapeutika lassen sich in drei Gruppen einteilen und basieren auf den ATC-Code H03:

- Hormone (Levothyroxin-Natrium, Liothyronin-Natrium) sowie Kombinationspräparate
- Thyreostatika (Carbimazol, Thiamazol, Perchlorate, Diiodtyrosin) sowie Kombinationspräparate
- Iod- und Iodkombinationspräparate

Als Ergebnis wurden die so identifizierten Schilddrüsenpatienten nach weiteren soziodemographischen Merkmalen wie Alter, Geschlecht und Wohnregion unterteilt.

## Prävalenzannahmen

Auf Basis der retrospektiv ermittelten Schilddrüsenpatienten wurde die Prävalenz im Mitgliederbestand der analysierten Krankenkasse je Altersklasse ermittelt.

Tabelle 1: Prävalenz-Vergleich: Studienpopulation vs. Papillon bzw. Hampel

| Altersklasse | männlich | | weiblich | |
|---|---|---|---|---|
| | Studienpopulation | Papillon (Hampel 1995)* | Studienpopulation | Papillon (Hampel 1995)* |
| 0−< 10 Jahre | 0,010 | (0,200) | 0,011 | (0,230) |
| 10−< 20 Jahre | 0,018 | 0,126 (0,480) | 0,037 | 0,147 (0,550) |
| 20−< 30 Jahre | 0,008 | 0,126 | 0,053 | 0,147 |
| 30−< 40 Jahre | 0,016 | 0,279 | 0,098 | 0,334 |
| 40−< 50 Jahre | 0,035 | 0,279 | 0,156 | 0,334 |
| 50−< 60 Jahre | 0,055 | 0,424 | 0,212 | 0,476 |
| 60−< 70 Jahre | 0,068 | 0,424 (0,510) | 0,234 | 0,476 (0,490) |
| 70−< 80 Jahre | 0,078 | (0,620) | 0,220 | (0,640) |
| 80−< 90 Jahre | 0,071 | (0,620) | 0,220 | (0,640) |
| > 90 Jahre | 0,061 | (0,620) | 0,081 | (0,640) |
| Gesamt | 0,031 | 0,318 | 0,109 | 0,340 |

* Die Papillondaten liegen nur klassiert für die Jahre 18−30, 31−45 sowie 46−65 vor. In Klammern die Werte nach Hampel

Grundlage der weiterführenden Berechnungen ist die tatsächlich festgestellte Prävalenz innerhalb der Studienpopulation für die einzelnen gebildeten Altersklassen. Auf Basis dieser Annahme kann die tatsächliche Versorgungssituation von Schilddrüsenpatienten in Deutschland abgebildet werden.

## Berücksichtigte Kosten

Die Studie berücksichtigt sowohl direkte als auch indirekte Kosten von Schilddrüsenerkrankungen. In einer ersten Phase wurden nur die Arzneimitteltherapie sowie die stationären Aufenthalte als direkte Kosten sowie Arbeitsunfähigkeitstage als indirekte Kosten erfasst. Weitere direkte Kosten, die sich aus der ambulanten Arztbehandlung ergeben, werden in einer späteren Phase der Studie ergänzt. Die Arzneimittelkosten wurden anhand tatsächlicher Verschreibungsmuster berechnet. Die Kosten eines stationären Aufenthaltes basieren auf dem durchschnittlichen Kostensatz der untersuchten Krankenkasse von 250 Euro pro Tag. Der durch Arbeitsunfähigkeit verursachte Produktivitätsausfall aus Perspektive der Volkswirtschaft ist der folgenden Formel zu entnehmen:

$$\text{Produktivitätsverlust} = \text{Arbeitsunfähigkeit} \times \frac{\text{Bruttoeinkommen aus unselbständiger Arbeit}}{\text{Zahl abhängig Erwerbstätiger} \times 365 \text{ Tage}}$$

Die Diskontierung der Kosten ist in dieser Studie nicht notwendig, da der Beobachtungszeitraum ein Jahr nicht übersteigt.

## Erste Ergebnisse

### Direkte Kosten

Bereits die Ergebnisse der Prävalenzbetrachtung in Tab. 1 (Seite 31) zeigen, dass in der Realität bei Frauen häufiger die Diagnose eine Schilddrüsenerkrankung gestellt wird als bei Männern. Entsprechend konsistent fallen bei Frauen höhere direkte Kosten an als bei Männern (Verhältnis der direkten Kosten Frauen gegenüber Männer etwa fünf zu zwei). Tab. 2 verdeutlicht die Verteilung der direkten Kosten auf die Altersklassen der beiden Geschlechter.

Tabelle 2: Direkte Kosten in Mio. Euro im Jahr 2002

| Altersklassen \ Kosten | männlich | weiblich |
|---|---|---|
| 0−< 10 Jahre | 1,35 | 1,75 |
| 10−< 20 Jahre | 1,77 | 4,56 |
| 20−< 30 Jahre | 2,02 | 12,73 |
| 30−< 40 Jahre | 7,81 | 42,14 |
| 40−< 50 Jahre | 21,43 | 68,13 |
| 50−< 60 Jahre | 30,89 | 75,84 |
| 60−< 70 Jahre | 38,41 | 92,97 |
| 70−< 80 Jahre | 22,13 | 65,54 |
| 80−< 90 Jahre | 5,60 | 30,48 |
| > 90 Jahre | 0,18 | 1,44 |
| Gesamt | 132 | 396 |

Die Analyse der Kostenverteilung auf die einzelnen Altersklassen zeigt, dass Schilddrüsenerkrankungen zwischen 40 und 80 Jahre mit insgesamt ca. 416 Mio. Euro (ca. 79%) die höchsten direkten Kosten verursachen. Davon entfallen wiederum ca. 73% auf weibliche und ca. 27% auf männliche Patienten.

Abb. 3 skizziert die prozentuale Verteilung der direkten Kosten auf die einzelnen Altersklassen. Es wird deutlich, dass die Altersklasse der 60 bis unter 70-Jährigen mit insgesamt ca. 25% den höchsten Anteil an den gesamten direkten Krankheitskosten von Schilddrüsenerkrankungen besitzt.

Arzneimittelkosten: Die medikamentöse Therapie von Schilddrüsenerkrankungen verursacht in Deutschland ca. 192 Mio. Euro jährliche Kosten zu Lasten der Kostenträger. Der weitaus größte Anteil mit ca. 45% entfällt auf den Patientenkreis der 50 bis unter 70-Jährigen. Der Anteil der Patientengruppe bis unter 30 Jahre an den gesamten Arzneimittelkosten beträgt hingegen nur ca. 5%.

Stationäre Kosten: Der stationäre Aufenthalt aufgrund einer Schilddrüsenerkrankung verursacht in Deutschland ca. 335 Mio. Euro jährliche Kosten. Auch hier ent-

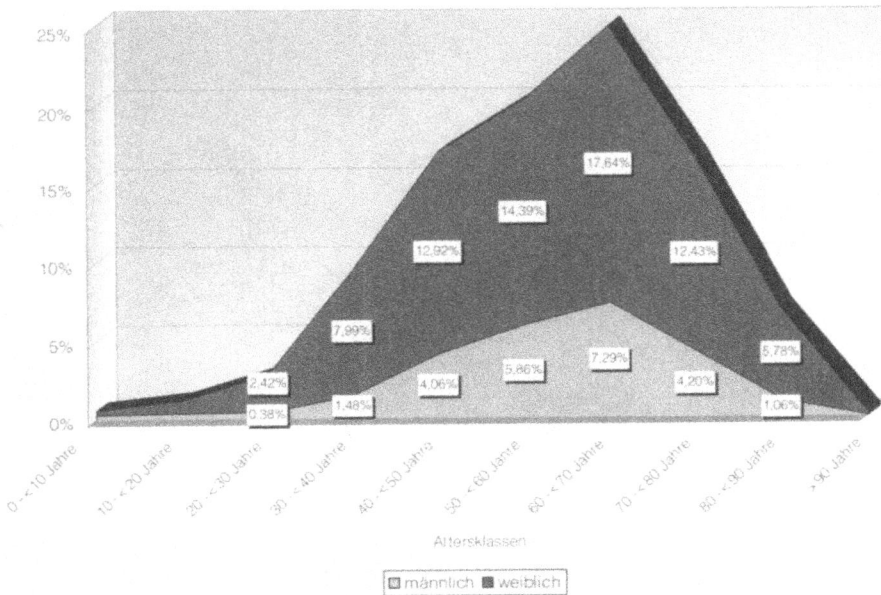

Abb. 3: Prozentuale Verteilung der direkten Kosten

fällt mit ca. 46 Prozent der größte Anteil auf die 50 bis unter 70-Jährigen. Bei den jüngeren Patientenjahrgängen bis unter 30 Jahre fallen nur ca. 4 % der stationären Kosten an.

## Indirekte Kosten

Bei Berücksichtigung indirekter Kosten in Form des Produktivitätsausfalls bei Arbeitsunfähigkeit wird das Ergebnis der Kostenbetrachtung leicht in Richtung der jüngeren (d. h. arbeitstätigen) Altersklassen verschoben. Abb. 4 zeigt die Verteilung berücksichtigter Kostenarten auf die Altersklassen aus gesamtwirtschaftlicher Perspektive.

Bei Analyse der Kostenverteilung auf die einzelnen Altersklassen fällt auf, dass auf die Patientengruppe der 50 bis unter 60-Jährigen mit insgesamt ca. 167 Mio. Euro annähernd ein Viertel aller Kosten bei iodmangelbedingten Schilddrüsenerkrankungen entfallen.

Kosten des Produktivitätsausfalls: Iodmangelbedingte Schilddrüsenerkrankungen verursachen in Deutschland einen Produktivitätsausfall von ca. 182 Mio. Euro jährlich. Davon entfallen ca. 37 % auf männliche und ca. 63 % auf weibliche Patienten

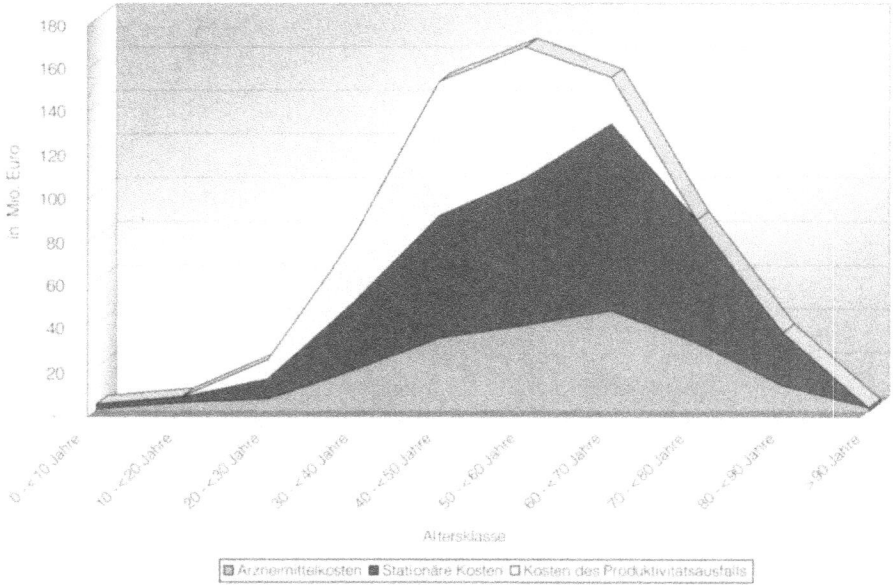

Abb. 4: Verteilung der Kostenarten 2002

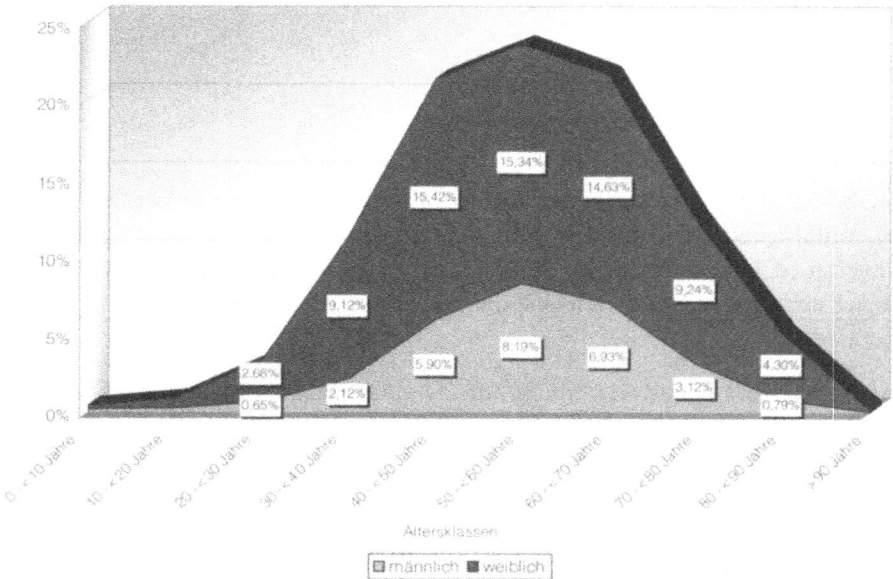

Abb. 5: Prozentuale Verteilung der direkten und indirekten Kosten

(Abb. 5). Eine Analyse der Kostenverteilung auf die Altersklassen ergibt, dass ca.67% der gesamten Kosten aufgrund des Produktivitätsausfalls auf die Patientengruppe der 40 bis 60-Jährigen entfällt.

## Weiterführende Studieninhalte

Wie bereits erläutert, stellt dieser Forschungsbericht erste Ergebnisse einer umfassenderen pharmakoökonomischen Studie zu Schilddrüsenerkrankungen in Deutschland dar. Ziel ist, neben den bereits berücksichtigten direkten Kosten der Arzneimitteltherapie und den stationären Kosten zusätzlich die Kosten der ambulanten Inanspruchnahme von medizinischen Diensten gemäß dem Einheitlichen Bewertungsmaßstab (EBM) abzubilden. Ferner ist geplant, Komorbiditäten, die eindeutig aufgrund einer Schilddrüsenerkrankung auftreten, mit in die Kostenbetrachtung einzubeziehen.

Daneben wird die weiterführende Analyse des Datensatzes hinsichtlich einzelner Subgruppen weitere Transparenz über die Krankheitskosten von Schilddrüsenerkrankungen liefern. Insbesondere die Aufteilung der Arzneimittelkosten hinsichtlich einzelner Wirkstoffe und Wirkstoffkombinationen wird einen wesentlichen Erkenntnisgewinn hinsichtlich der Art des spezifischen Krankheitsbildes ermöglichen. Die Analyse der Verschreibungsmuster nach einzelnen Facharztgruppen wird die derzeitige Versorgungsstruktur der Schilddrüsentherapie verdeutlichen.

In einer weiteren Phase des Projektes wird anhand einer repräsentativen Patientenkarriere ein entscheidungsanalytisches Modell entwickelt, welches Aussagen zur Kosteneffektivität einer frühzeitigen Diagnostik mit paralleler Arzneimitteltherapie auf Basis aktueller pharmazeutischer Erkenntnisse ermöglichen wird.

## Diskussion

Bei der Analyse der drei betrachteten Kostenarten (Arzneimittelkosten, stationäre Kosten sowie Kosten des Produktivitätsausfalls) fällt auf, dass die stationären Kosten insgesamt annähernd 50% der berücksichtigten Krankheitskosten aus gesamtwirtschaftlicher Perspektive ausmachen. Unter Berücksichtigung der Daten des statistischen Bundesamtes zu den Operationen bei Schilddrüsenerkrankungen (vgl. Abb. 1) erscheint die Annahme plausibel, dass bei frühzeitigerer Arzneimitteltherapie die Notwendigkeit von Schilddrüsenoperationen nicht nur in höhere Altersklassen hinausgezögert, sondern auch insgesamt signifikant gesenkt werden könnte. Eine weiterführende Analyse mit Hilfe eines entscheidungsanalytischen Modells ist für eine spätere Phase dieser Studie vorgesehen.

Als ein Ergebnis dieser Studie ist die festgestellte Prävalenz innerhalb der untersuchten Grundgesamtheit von besonderem Interesse. Während große Feldstudien wie die Papillon-Studie bei weit über 77.000 sonographisch untersuchten Personen bei durchschnittlich 33% einen pathologischen Befund feststellen konnten, so ergibt die Analyse innerhalb dieser retrospektiven Beobachtungsstudie nur eine durchschnittliche Prävalenz von ca. 6,5%. Inwieweit aus dieser sehr großen Abweichung eine hohe Dunkelziffer von Schilddrüsenpatienten abgeleitet werden kann, bleibt als Fragestellung für weiteren Forschungsbedarf bestehen.

Die Analyse der Kostenverteilung auf die verschiedenen Altersklassen hat zum Ergebnis, dass über 40% der gesamtwirtschaftlichen Kosten (d. h. direkte und indirekte Kosten) bei der Patientengruppe der ab 60-Jährigen anfallen. Dieses korrespondiert mit der festgestellten Prävalenz, die mit zunehmendem Alter auf bis zu 13,9% innerhalb der Gesamtpopulation ansteigt (männlich: 7,8%; weiblich: 23,4%). Auch hier sei auf eine spätere Phase dieser Studie verwiesen, wo insbesondere die Auswirkung einer frühzeitigen Arzneimitteltherapie analysiert werden soll.

Des Weiteren fällt bei der Zusammensetzung der Patientenpopulation auf, dass innerhalb der Studienpopulation der Anteil weiblicher Patienten mit ca. 73% deutlich höher ausfällt als in der Papillon-Studie. Die Frage, ob dieses mit einer systematischen Unterschätzung des Krankheitsbildes bei männlichen Patienten einhergeht, bleibt einer weiterführenden Studie überlassen.

## Literatur

[1] Delorme, S: Diagnostik der Schilddrüse. Teil 1: Diffuse Erkrankungen, Epithelkörperchen. Radiologe (2002) 42: 309−327.

[2] Eberlein, G: Iodmangelstruma und Hypothyreose − Erkrankungen der Schilddrüse − Teil 1, Ars Medici: Zeitschrift für praktische Medizin, Nr. 6 (2002), 16−19.

[3] Forum Schilddrüse e. V. (2003) http://www.forum-schilddruese.de [Stand 23.08.2003]

[4] Gärtner, G; Dugrillon, A: Vom Iodmangel zur Struma, Pathophysiologie der Iodmangelstruma, Internist (1998) 39: 566−573.

[5] Gesundheitsberichterstattung des Bundes (2003) Anzahl der Patienten mit Operationen gemäß ICD-9 Ziffern 240−246, http://www.gbe-bund.de [Stand 16.09.2003]

[6] Grüning, T; Zöphel, K; Wunderlich, G; Franke, WG: Strumaprävalenz und Ioddefizit in Sachsen geringer als bisher angenommen. Eine Untersuchung sechs Jahre nach Abschaffung der generellen Speisesalziodierung. Med Klin (2001) 96: 1−8.

[7] Hampel, R: Strumaprävalenz in Deutschland größer als bisher angenommen. Med Klin (1995) 90: 324−329.

[8] Hörmann, R: Schilddrüsenkrankheiten, Leitfaden für Praxis und Klinik, 3. Auflage (2001), Berlin.

[9] Kahaly, GJ; Dietlein, M: Cost Estemination of Thyroid Disorders in Germany, Thyroid (2002) 12: 909−914.

[10] Köhrle, J; Schmutzler, C: Wie kommt das Iod in die Schilddrüse? Neues zum Natrium-Iodid-Symporter (NIS), Internist (1998) 39: 560−565.

[11] Lauven, PM: Überfunktion und Unterfunktion der Schilddrüse, Editorial, AINS (1999) 34: 33.

[12] Meng, W; Reiners, C; Farahati, J; Grußendorf, M; Schindler, A: Schilddrüsenerkrankungen, 4. Auflage (2002), München, Jena.

[13] Pfannenstiel, P: Schilddrüsenreport, (1992) Darmstadt.
[14] Schadé, JP: Lexikon Medizin und Gesundheit, (2001) München.
[15] Schilddrüsen-Initiative Papillon (2002) Schilddrüsen-Ultraschall-Screening.
[16] Schulenburg, JM; Greiner, W; Lauterbach, KW, Leidl, R et al.: Deutsche Empfehlungen zur gesundheitsökonomischen Evaluation − Revidierte Fassung des Hannoveraner Konsens, Gesundheitsökonomie und Qualitätsmanagement (1999) 4: A62−A65.
[17] WHO (2000) Nutration for health and development, a global agenda for combating malnutration, WHO/NHD/00.6.

# 1.9 Gesundheitsökonomische Aspekte von Papillon − Überlegungen unter Berücksichtigung des 5. Sozialgesetzbuches −

*G. Glaeske*

## Qualität und Effizienz in der GKV

Die Gesundheitsversorgung in Deutschland wird letztlich bestimmt durch die Rahmenbedingungen der Gesetzlichen Krankenversicherungen (GKV), die im 5. Sozialgesetzbuch (SGB V). Dies kann schon deshalb nicht erstaunen, weil etwa 90 % aller Einwohner in der GKV versichert sind, nur 10 % sind Mitglieder in einer privaten Krankenversicherung und/oder beihilfeberechtigt (wie z. B. Beamte). Das SGB V legt auch die Anforderungen für die Leistungen festgehalten, die im Rahmen der GKV für Patientinnen und Patienten im ambulanten Bereich angewendet werden dürfen (siehe die §§ 2, 12, 70): Voraussetzung ist danach der allgemein anerkannte Kenntnisstand in der Medizin und damit die Evidenz, wie sie sich zum jeweils aktuellen Zeitpunkt auf der Basis der publizierten Literatur darstellt, zusätzlich die Berücksichtigung des therapeutischen Fortschritts, der Effizienz und Qualität der Leistungen sowie die Humanität (Lebensqualität) in der Behandlung. Der § 12 weist zusätzlich auf eine weitere Verpflichtung der Beteiligten hin: Danach dürfen nämlich Ärztinnen und Ärzte andere als solche evidenzbasierten Leistungen nicht veranlassen, Patienten dürfen sie nicht fordern und Kassen dürfen sie nicht bezahlen − auch für die Vorstände der Kassen existiert wie für Ärzte eine Regressandrohung, wenn sie im vorgenannten Sinne unwirtschaftliche Leistungen zulassen.

Es werden nun immer wieder Mutmaßungen darüber angestellt, wer denn in der GKV die Evidenz oder den allgemein anerkannten Kenntnisstand bestimmt. Unterstellt wird dabei ab und an, dass dies entweder von den Kassen selber oder gar von der Politik beansprucht würde. Diese Annahme ist allerdings grundfalsch: Der allgemein anerkannte Kenntnisstand wird wie auch sonst in der Medizin von der ‚medical scientific community' bestimmt – durch medizinische Studien und Prüfergebnisse sowie durch die in der Lehre vermittelten Forschungserkenntnisse. Die Evidenz spiegelt daher auch den Stand der Diskussion in der Literatur wider, von Leitlinien und Therapieempfehlungen, von Konsensus-Konferenzen und Behandlungserfahrungen. All das „läuft zusammen" im Begriff des allgemein anerkannten Kenntnisstandes in der Medizin, der zusätzlich ergänzt wird um den aktuellen therapeutischen Fortschritt. Diese Anforderung wird letztlich in der GKV zum Prinzip und zur Basis jedweder medizinischen Intervention, ob in Prävention, Diagnostik, Therapie oder Rehabilitation.

## Mangelhafte Iodprophylaxe schon lange in der Kritik

Nun kann aber kein Zweifel daran bestehen, dass wir in unserem Gesundheitsversorgungssystem ein Nebeneinander von guter und evidenzbasierter Behandlung, aber auch von Unter- Über- und Fehlversorgung beobachten können. Solche Versorgungsdefizite kommen zumeist aufgrund von Defiziten in der Struktur- und Prozessqualität zustande, nicht ausreichende Qualifikation der Akteure ist dabei ebenso zu beklagen wie falsch gesetzte ökonomische Anreize, die eine Mengenausweitung einzelner Leistungen provozieren, nicht aber mit dem gleichen Anreiz die Qualität in der Versorgung honorieren. Eine schwache Struktur- und Prozessqualität, die sich auch in einer verbesserungsbedürftigen Ergebnisqualität fortsetzt, zwingt aber geradezu die GKV zu Reaktionen und Interventionen: Im Arzneimittelbereich werden z. B. umstrittene Arzneimittel von zweifelhaftem Nutzen über Negativlisten von der Versorgung der GKV-Patienten ausgeklammert. In der Behandlung sollen Therapieempfehlungen der Arzneimittelkommission der Deutschen Ärzteschaft, die auch in die sog. Arzneimittelrichtlinien (AMR) für die vertragsärztliche Versorgung eingehen (Punkt 14) oder Leitlinien, die in den Disease Management Programmen – vertraglich geregelt – beachtet werden müssen, die eher allgemein formulierten Anforderungen des SGB V konkretisieren und zur Umsetzung bringen.

Ein wesentlicher Begriff im SGB V ist das Wirtschaftlichkeitsgebot. Es verlangt die Berücksichtigung von Kosten-Nutzen-Bewertungen, damit die Effizienz in der medizinischen Versorgung umgesetzt, und da, wo es möglich ist, Strategien zur Effizienzoptimierung genutzt werden. Damit wird das Ziel verfolgt, mit weniger eingesetzten Ressourcen das gleiche und mit den gleichen Ressourcen ein besseres Outcome zu erreichen. Substitution durch kostengünstigere Arzneimittel oder Verfahren, wenn es möglich ist, insgesamt Verzicht, wenn keines der in Frage kommenden Verfahren oder Arzneimittel Evidenz für einen Therapieerfolg gezeigt hat, Bevorzugung von innovativen Verfahren oder Arzneimitteln, wenn ein therapeutischer Fortschritt oder ein klinisch relevantes höherwertiges Therapieziel erreicht werden kann – das sind die drei typischen „Fallkonstellationen" bei der Entscheidung im therapeutischen Alltag.

Da diese Überlegungen für alle medizinischen Interventionen gelten, sind sie auch auf die Prophylaxe, die Diagnostik und die Therapie von Schilddrüsenerkrankungen anzuwenden.

Der Sachverständigenrat für die Konzertierte Aktion im Gesundheitswesen (SVR) hat bereits im Jahre 1994 die Ausgangssituation beschrieben und Vorschläge zur Veränderung unterbreitet [1]: Damals wies der SVR auf jährlich etwa 90.000 Krankenhausfälle wegen Schilddrüsenerkrankungen hin und auf 1,5 Mio. Arbeitsunfähigkeitstage, Gesamtbelastung für die Volkswirtschaft ca. 2 Mrd. DM. Die vorgeschlagene „Therapie" für diese vermeidbaren Belastungen unseres Systems: Die Iodprophylaxe muss flächendeckend eingeführt werden, weil nur so die entstehenden Strumen vermieden werden können, die letztlich die Hauptursache für die genannten Operationshäufigkeiten sind.

Diese Mahnungen sind auch heute noch aktuell. Adam hat soeben eine Publikation vorgelegt, nach der noch immer erhebliche Ioddefizite zu beklagen sind – mit auffälligen regionalen Unterschieden: Die Unterversorgung reicht von 30,7 % der Bevölkerung in Nordrhein-Westfalen und Hessen bis hin zu 37,9 % in Berlin und den Neuen Bundesländern [2].

Eine ausreichende Iodversorgung könnte die Schilddrüsenvergrößerung und die damit einhergehenden Belastungen und nachfolgenden medizinischen Interventionen weitgehend und außerordentlich kostengünstig verhindern – die Prävention muss in diesem Bereich dringend gefördert werden, weil damit die bei weitem effizienteste Möglichkeit gegeben ist, operationsbedürftige Schilddrüsenerkrankungen zu verhindern.

## Iodprophylaxe versus Screening

Wendet man nun dieser Erkenntnisse unter dem Aspekt der Anforderungen des SGB V auf die notwendigen Effizienzüberlegungen an, so ist die Maßnahme einer flächendeckenden Iodprophylaxe ohne Zweifel die wichtigste Empfehlung. Bereits 1994 hatte nämlich der SVR darauf hingewiesen, dass bei 16 % einer nach epidemiologischen Kriterien repräsentativen Gruppe erwerbstätiger Versicherter kleine Unregel-

mäßigkeiten im Schallbild der Schilddrüse festgestellt worden seien. Dieser Anteil ist
im aktuellen Papillon-Projekt auf 33% angestiegen [3] — möglicherweise auch als
Folge einer weiterentwickelten und dadurch verfeinerten Diagnostik. Aber schon im
Lichte der seinerzeit gefundenen 16% merkte der SVR kritisch an, ob denn alle
Folgeaufwendungen, die nach diesem Screening in Frage kämen, überhaupt gerechtfertigt seien, dies selbst unter dem Aspekt des theoretisch ableitbaren Nutzens der
frühzeitigen Entdeckung kleinster Herde von Schilddrüsenkrebs, der doch insgesamt
weniger als 1% aller Malignomfälle in Deutschland ausmacht. Und ist es wirklich
zu verantworten, dass nun mit hohem diagnostischen Aufwand ein flächendeckendes
Schilddrüsen-Screening gefordert wird, um die Konsequenzen einer nicht systematisch durchgeführten Iodprophylaxe entdecken und behandeln zu können — Diagnostik mit anschließender Therapie statt der überaus kostengünstigen Prophylaxe?
Ist es unter gesundheitsökonomischen Aspekten vertretbar, wenn Ärztinnen und
Ärzte die Ausweitung von Screeningmaßnahmen fordern und es als Skandal der
Gesundheits- und Kassenpolitik bezeichnen, wenn hierfür keine ausreichenden Fi-
nanzmittel zur Verfügung gestellt werden, statt mit der gleichen Entrüstung und dem
gleichen Engagement die Öffentlichkeit und vor allem die behandelnden Ärztinnen
und Ärzte dazu auffordern, die Iodprophylaxe nun endlich ernst zu nehmen und bei
jedem Besuch eines Patienten in der Praxis darauf hinzuweisen? In anderen Bereichen haben Ärzte jahrzehntelang vermeintliche Prävention mit dem Rezeptblock betrieben — erinnert sei in diesem Zusammenhang an die unselige, nahezu obligatori-
sche Empfehlung in der Gynäkologie, Hormonpräparate in den Wechseljahren zu
schlucken, um Infarkten, Schlaganfällen oder Osteoporose vorzubeugen. Dort hat
diese Empfehlung — leider, wie man heute im Lichte der neueren Studien weiß,
die ein erhöhtes Krebs-, Infarkt- und Schlaganfallrisiko nach längerer Einnahmezeit
bestätigt haben — erheblichen Erfolg gehabt: Nahezu 45% aller Frauen ab dem
50. Lebensjahr bekamen z. T. über 10 Jahre und länger solche Mittel verschrieben.
Warum wird eine nachgewiesenermaßen segensreiche medikamentöse Prävention mit
Kaliumiodid-Tabletten nicht entsprechend über Rezept verbreitet? Ist der finanzielle
Anreiz für ein Screening oder für diagnostische Methoden möglicherweise höher als
die konsequente Verordnung eines Arzneimittels zur Vermeidung von Schilddrüsenerkrankungen?

Die Leitlinie der Sektion Schilddrüse der Deutschen Gesellschaft für Endokrinologie
hat im Übrigen darauf hingewiesen, dass auch ein gewisses Restrisiko akzeptiert
werden müsse und dass die Forderung nach einem flächendeckenden Screening zur
Entdeckung aller, auch noch so kleinster Veränderungen an der Schilddrüse nicht
vertretbar ist. Erkennbare und tastbare Veränderungen der Schilddrüse sollten daher
zunächst vorzugsweise mit Iodid behandelt werden, eine diagnostische Ausweitung
sei erst dann erforderlich, wenn nach 3 Monaten eine Verkleinerung der Struma aus-
bleibt.

## Anmerkungen zu den vorgelegten Daten

Die Auswertung der Krankenkassendaten durch die Hannoveraner Arbeitsgruppe um Herrn Greiner zeigt eine erhebliche Diskrepanz zwischen der behandelten und auf Grund der Sonographie entdeckten „Prävalenz": Nach den Verordnungsdaten der Gmünder Ersatz Kasse GEK werden 5,6% aller Versicherten mit Schilddrüsenpräparaten im weitesten Sinne behandelt, im Screening-Programm Papillon wurde bei 33% der untersuchten Menschen ein behandlungsbedürftiger Befund festgestellt. Andererseits ist der Anteil der behandelten Frauen in der GEK deutlich höher als der in Papillon gefundene Anteil – ca. 75% zu 55%. Außerdem ist erkennbar, dass die Häufigkeit von Schilddrüsenoperationen in den vergangenen Jahren vor allem bei den jüngeren Versicherten gesunken ist – möglicherweise bereits ein erster erkennbarer Erfolg der häufigen Nutzung von Iodsalz in der Ernährung und der gesamten Umstellung der Ernährungsgewohnheiten: Der Konsum von iodreichem Fisch ist in den letzten Jahren deutlich angestiegen und nicht mehr nur auf den kulturell und religiös „verbindlichen" Freitag begrenzt.

Auffällig bleibt aber nach wie vor der im internationalen Vergleich erhebliche Unterschied der Struma-Häufigkeit: In Deutschland sollen es 30–50% der Einwohner sein, bei denen eine Struma erkennbar ist, in Europa im Schnitt 15%, in Afrika 20%. Sprechen diese Zahlen möglicherweise auch dafür, dass in Deutschland durch die bisher beschriebenen Screeningmaßnahmen allzu häufig ein Befund konstatiert wird, der aber ohne Krankheitswert für den einzelnen bleibt, während in den übrigen Ländern nicht der Befund, sondern die Behandlungsnotwendigkeit in diese Prävalenzschätzungen eingehen? Fast könnte man meinen, dass die hohe Krankheitshäufigkeit auch die Verordnungen von bestimmten Schilddrüsenhormonpräparaten legitimieren und fördern soll: Diese Präparategruppe hält in Deutschland im Vergleich mit anderen europäischen Ländern einen Spitzenplatz unter den meist verordneten Mitteln und fällt zudem durch einen besonders hohen Anteil bei den Frauen auf (siehe Abbildung 1 aus Schwabe, Paffrath 1996). Rund 920 Mio. Tagesdosierung wurden 2001 verordnet, mehr als Beta-Rezeptorenblocker und CSE-Hemmer (Cholesterolsyntheseenzym) [4, 5].

## Ausblick und Fazit

Die Papillon-Screeningergebnisse sind ohne jeden Zweifel ein wichtiges Signal für die Häufigkeit von Schilddrüsenbefunden, die erneut die Notwendigkeit einer schon jahrelang bestehenden, aber noch nicht ausreichend erfolgreichen Anstrengung zur Umsetzung einer bevölkerungsweiten Iodprophylaxe unter Beweis stellen. An der Vermittlung dieser unverzichtbaren Prävention sollten sich aber auch alle Ärztinnen

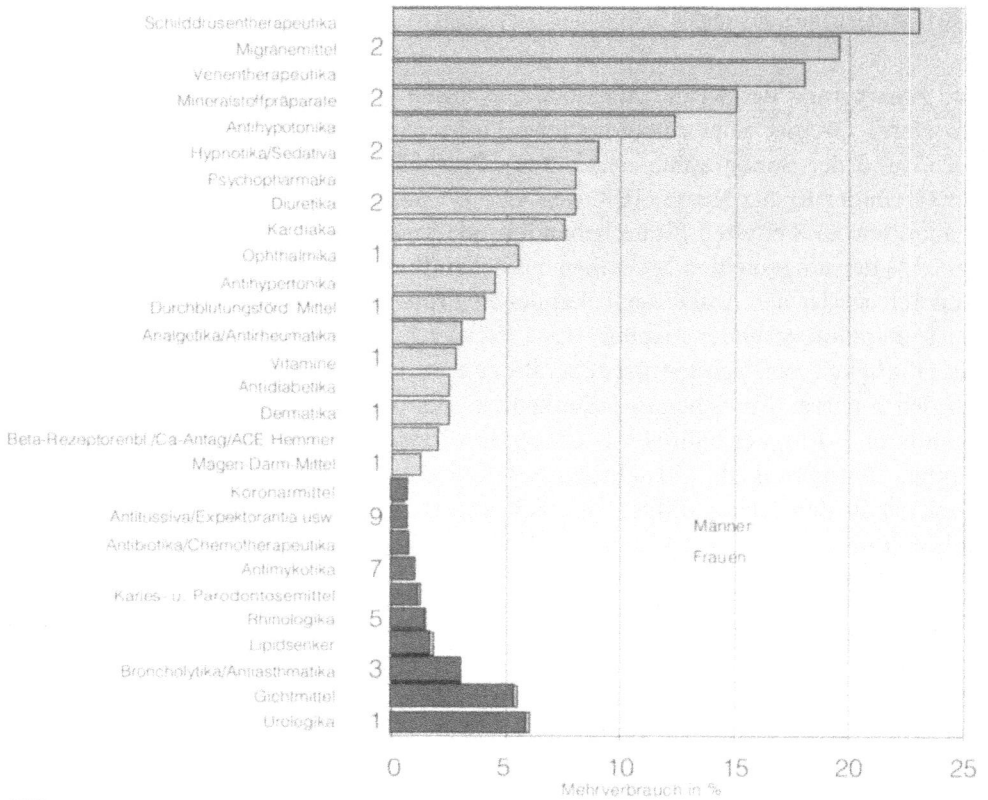

Universität Bremen - Zentrum für Sozialpolitik - Arzneimittelversorgungsforschung

Abb. 1: Mehrverbrauch an DDD je Versicherter gegenüber dem anderen Geschlecht 1995 (gesamte Bundesrepublik). DDD: defined daily dose, definierte Tagesdosis nach WHO

und Ärzte beteiligen, die doch über das Jahr mit mindestens 80−90 % aller Einwohner zumindest einmal Kontakt in ihren Praxen haben. In der Gesundheitsreform war geplant, dass die allgemeinärztliche Versorgung über eine Pauschale pro „betreutem" Patienten honoriert werden soll − dies hätte den Raum für Beratungen und Empfehlungen zur Veränderung der Lebens- und Ernährungsgewohnheiten geschaffen, ohne befürchten zu müssen, dass diese „Gesprächsleistungen" im Vergleich mit den Leistungen im Rahmen der kurativen Medizin nicht ausreichend bezahlt würden. Leider hat sich dieses Honorarmodell nicht durchsetzen können.

Die Iodprophylaxe ist aus gesundheits- und pharmako-ökonomischer Sicht in der Effizienz allen anderen Maßnahmen überlegen, die erst bei der Entdeckung der durch Ioddefizite entwickelten Schilddrüsenerkrankungen ansetzen. Es kann nicht sein, dass bei einer derart vorliegenden stringenten Evidenz für eine Iodprophylaxe finanzielle Mittel für eine flächendeckende Diagnostik angemahnt werden, bevor nicht mit dem gleichen Enthusiasmus, verbunden mit einem ähnlich hohen finanziellen Einsatz, die Prävention mit Kaliumiodid-Verordnungen oder mit der Propagierung von iodhaltiger Ernährung vorangetrieben wird. Wenn sich die Medizin nicht den Vorwurf gefallen lassen will, ökonomisch interessantere Leistungen wie Diagnostik, Therapie und Operationen eher zu fordern statt die Iodprophylaxe mit allen ihr doch sonst zur Verfügung stehenden Mitteln zu fördern, sollte möglichst rasch ein großangelegtes Programm zur Beseitigung der Ioddefizite in Deutschland auf den Weg gebracht werden, auch übrigens von den pharmazeutischen Herstellern, die vordergründig von der erhöhten Befundrate in Screeningprogrammen profitieren, da die Verordnungsmenge für Schilddrüsentherapeutika auf diesem Wege gefördert wird. Die wissenschaftlichen Fachgesellschaften sind hier ebenso in der Verantwortung wie die pharmazeutischen Hersteller, die Kassen ebenso wie die Gesundheitspolitiker. Hierzu sind auch Konzepte wie Disease Management Programme geeignet, die auf Beratung und Vermeidung von Krankheiten setzen − „Disease-Finding-Programme" sind in diesem Bereich nun wirklich nicht mehr erforderlich. Und wenn schon über die Kosten-Effektivität von Screeningmaßnahmen geurteilt werden soll, sind Outcome-Studien unerlässlich: Hier müssten dann iodprophylaxe- und nicht iodprophylaxe-„behandelte" Bevölkerungsgruppen mit Blick auf die Verringerung von Schilddrüsenmortalität und −morbidität mit den Screening-Patienten verglichen werden − eine wahrhaft große Herausforderung, die fast unnötig erscheint aufgrund der vorliegenden erdrückenden Evidenz zugunsten der Iodprophylaxe. Absolute Ergebnisse aus Screeningmaßnahmen ohne solche Vergleiche taugen letztlich wenig für Kosten-Effektivitätsüberlegungen, wenn sich auch für den einzelnen Patienten durch die rasche Therapie und damit wegen der Vermeidung von Operationskosten Vorteile ergeben können. Vergleichende und kontrollierte Endpunktstudien sind auch hier das Maß aller Dinge.

Zwei Ansätze gilt es also nach den Kriterien des GKV und des SGB V zu vergleichen, zwei Ansätze mit dem Ziel der Reduzierung von vermeidbaren Struma-Operationen: Im Vergleich der Effizienz der beiden Ansätze „schlägt" die Prophylaxe und die Prävention durch ein flächendeckendes Screening „um Längen". Daher müssen alle Anstrengungen intensiviert werden, die Iodprophylaxe „mit Macht" zu fördern, nicht aber flächendeckende Screenings zu fordern! Die kurative Medizin ist in solchen Fällen nur ein inadäquates und auch ineffizientes Substitut für die Prävention − kein Wunder, dass sich weder Kassen noch die Politik für eine solche diagnostische Kampagne „erwärmen" können, die finanziellen Ressourcen wären nicht gut angelegt in unserem System! Wir sind daher gespannt auf weitere Auswertungen und Ergebnisse zu diesem Thema, hoffentlich auch verbunden mit Berichten über Erfolge in der Prävention.

## Literatur

[1] Sachverständigenrat für die Konzertierte Aktion im Gesundheitswesen: Sachstandsbericht 1994. Gesundheitsversorgung und Krankenversicherung 2000. (1994) 122–132. Nomos Verlagsgesellschaft, Baden-Baden.

[2] Adam, O.: Notwendigkeit von Nahrungsergänzungsmitteln am Beispiel Iod. Ernährungs-Umschau (2003) 50: 352–356.

[3] Reiner, C., Schumm-Dräger, P.-M., Geling, M. et al.: Schilddrüsenultraschallscreening (Initiative Papillon). Internist (2003) 44: 412–419.

[4] Schwabe, U., Paffrath, D. (Hrsg): Arzneiverordnungs-Report 1996. Berlin, Heidelberg (1997).

[5] Schwabe, U., Paffrath, D. (Hrsg): Arzneiverordnungs-Report 2002. Berlin, Heidelberg (2003).

# 2 Zufallsbefund Schilddrüsenknoten

## 2.1 Pathogenese der Knotenstruma und molekulare Grundlagen

*M. Derwahl, H. Gerber*

## Einleitung

Die Knotenstruma ist eine vorwiegend endemische Schilddrüsenerkrankung, die weltweit verbreitet ist und deren Entwicklung (aber nicht Entstehung) im Wesentlichen durch eine unzureichende Iodaufnahme mit der Nahrung erklärt ist (jüngste Übersicht bei Derwahl und Studer, 2000 [1]). In Abhängigkeit von dem Schweregrad des Iodmangels entwickelt ein großer oder sogar der überwiegende Anteil der jeweiligen Bevölkerung eine Knotenstruma. Die Knotenstruma steht am Ende eines pathogenetischen Spektrums, das mit einer diffusen Vergrößerung der Schilddrüse im Kindesalter beginnt und mit einer progressiven nodulären Umwandlung der Schilddrüse im höheren Alter endet. Die Strumaentwicklung und die morphologische Umwandlung in eine Knotenstruma ist in zahlreichen Tierversuchen nachgewiesen und in ihren Einzelheiten studiert worden. Zahllose klinische und experimentelle Untersuchungen haben im letzten Jahrhundert dabei die enge Beziehung zwischen dem Iodmangel und der Entwicklung einer Knotenstruma nachgewiesen. Daher ist es nicht erstaunlich, dass die Knotenstruma vielfach unzutreffend als einfache Folge einer unzureichenden Iodversorgung betrachtet wird [2−4].*

## Die Bedeutung des Iodmangels für die Pathogenese

Schilddrüsenknoten und die Knotenstruma sind nicht nur in Ländern mit Iodmangel häufig sondern auch in Ländern mit guter oder ausreichender Iodversorgung, wo Schilddrüsenknoten ebenfalls die häufigsten endokrinen Tumore sind. Nachdem die Palpation der Schilddrüse in vielen Ländern zunehmend durch eine Ultraschalluntersuchung ergänzt worden ist, werden auch in Regionen mit ausreichender Iodversorgung in hohem Maß (altersabhängig bis zu 60% der Schilddrüsen) Knoten nachgewiesen [5, 6]. Dies stellt den Begriff der „sporadischen" Struma im Allgemeinen

---

* Herrn Professor Hugo Studer, einem der größten Pioniere in der Erforschung der Knotenstruma, zum 75. Geburtstag in Dankbarkeit gewidmet.

Entstehung des Schilddrüsenknotens und der Struma nodosa

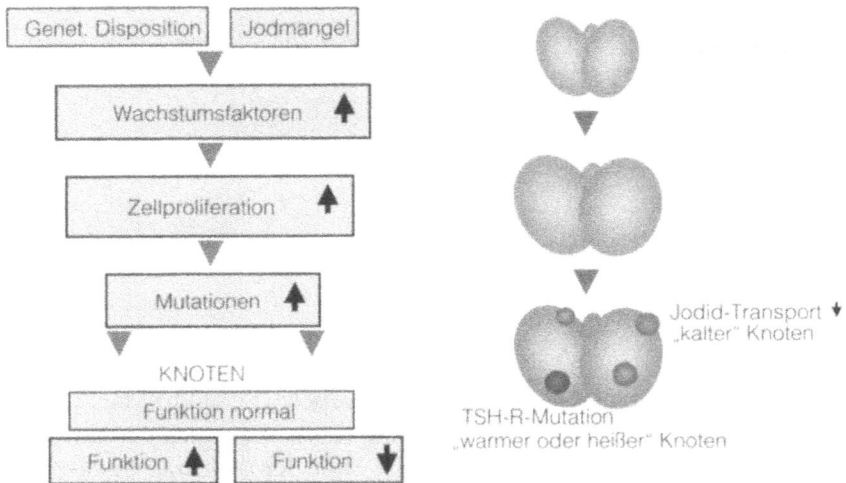

Abb. 1: Iodmangel als Verstärker in der Pathogenese der Knotenstruma. Bei Patienten mit genetischer Disposition führt ein Iodmangel zur Entwicklung einer diffusen Struma und verstärkt und beschleunigt die Umwandlung in eine Knotenstruma. Der Iodmangel ist aber nicht die Ursache der Knotenstruma. Auch in Regionen mit ausreichender Iodversorgung entwickeln sich bei bis ⅔ der Bevölkerung sonographisch nachweisbare Knoten und Tumore in der Schilddrüse. Der Iodmangel ist also nur ein Verstärker und Akzelerator eines Alterungsprozesses der Schilddrüse, der zu einer knotigen und tumorösen Umwandlung eines endokrinen Organs (analog z. B. der Prostata) führt.

verwandt für Strumen und Knotenstruma in Gebieten mit ausreichender Iodversorgung in Frage und lässt vermuten, dass auch nach Beseitigung des Iodmangels in Deutschland Schilddrüsenknoten weiterhin zu den häufigsten endokrinen Tumoren zählen werden.

Welche Bedeutung kommt aber dann dem Iodmangel zu?

In den folgenden Abschnitten sollen die wesentlichen Befunde dargestellt werden, die dafür sprechen, dass der Iodmangel als Verstärker in der Pathogenese der Knotenstruma wirksam wird und als Akzelerator den Prozess der Knotenentstehung beschleunigt, der in Gebieten ohne Iodmangel verzögert abläuft (Abb. 1). Auf die Bedeutung einer genetischen Disposition für die Entstehung einer Knotenstruma wird an anderer Stelle eingegangen.

Eine ausführliche Darstellung der Pathogenese der Knotenstruma findet sich in verschiedenen Übersichtsarbeiten [1, 4, 7].

Im Prozess der Strumagenese führt ein Iodmangel, dem alle Follikelzellen ausgesetzt sind, zu einer diffusen und homogenen Vergrößerung der Schilddrüse, charakterisiert durch hyperplastische Follikel mit einem geringen Kolloidgehalt, wie dies experimentell häufig gezeigt wurde. Diese iodmangelbedingten Änderungen erklären jedoch nicht die Entstehung der Knotenstruma, die aus gut abgegrenzten und miteinander verwachsenen Knoten unterschiedlicher Größe und Struktur, weitgehend normalem, unstimulierten Schilddrüsengewebe und bindegewebigen Strukturen mit nur wenigen intakten Follikeln aufgebaut ist [8]. Dieser makroskopischen Heterogenität steht eine Mikrostruktur gegenüber, die aus mikrofollikulären, makrofollikulären oder sogar soliden Gewebsanteilen aufgebaut ist. Zwischen den Zellelementen finden sich bindegewebige, degenerative oder sogar nekrotische Veränderungen, die pseudonoduläre Strukturen generieren können [8]. Diese makroskopischen und mikroskopischen Veränderungen in der Knotenstruma sind Folge eines unkoordinierten, teilweise autonomen Wachstums, das unabhängig von dem primär einwirkenden Iodmangel ist.

## Funktionelle Heterogenität

Der bekannten funktionellen Heterogenität des Radioiod-Uptakes im Szintigramm einer Knotenstruma steht eine sehr viel ausgeprägtere mikroskopische Funktions-Heterogenität gegenüber, die ein buntes Muster vermehrt und vermindert speichernder Areale − sogar über makroskopisch nachweisbare Knotengrenzen hinaus − aufweist [9, 10]. Autographien mikroskopischer Schnitte haben diese inter- und sogar intrafollikuläre Heterogenität des Iod-Uptakes sehr eindrücklich nachgewiesen [11, 12]. Diese Analysen machten deutlich, dass es in der Regel keine Beziehung zwischen Morphologie auf der einen Seite und Wachstum und Funktion auf der anderen Seite gibt.

Schon Anfang der 90er Jahre konnte gezeigt werden, dass die funktionelle Heterogenität mit einer Störung des Iodidtransports und der Organifizierung des Iodids einhergeht [13].

Nach Klonierung der Iodidtransporter, des Natrium-Iodid-Symporters (NIS) und des vom Pendred-Gens kodierten Iodidtransporters stellte sich heraus, dass auch diese Transporter sehr heterogen exprimiert werden und dass bei weitem nicht alle Schilddrüsenzellen diese Transporter besitzen [14, 15].

Eine funktionelle Heterogenität ist aber nicht auf den Iodidtransport beschränkt, sondern umfasst ebenfalls die Thyreoglobulinsynthese, den Peroxydasegehalt der Zelle, die endozytotische Aktivität und die TSH-Sensitivität der Schilddrüsenzelle [16].

## Das Wachstum der Knotenstruma ist weitgehend TSH-unabhängig

Die über Jahre kontrovers diskutierte Frage, ob TSH ein Wachstumsfaktor für die normale Schilddrüse, die Struma und die Knotenstruma ist, ist heute weitgehend beantwortet [17]. TSH ist der zentrale Regulator der Schilddrüsenfunktion und ist an der Regulation des normalen Schilddrüsenwachstums beteiligt, in dem TSH mit Wachstumsfaktoren, z. B. dem Insulin-ähnlichem Wachstumsfaktor (IGF1) interagiert und auch die Expression und Synthese verschiedener Wachstumsfaktoren und wachstumsassoziierter Proteine beeinflusst. Das Wachstum der Knotenstruma ist hingegen weitgehend TSH-unabhängig. Es ist charakterisiert durch ein fokales Wachstum von Herden proliferierender Follikelzellen, die disseminiert in der gesamten wachsenden Struma verteilt sind [18]. Durch Transplantation von Knotenstrumenanteilen auf Nacktmäuse konnte das fokale, TSH-unabhängige Wachstum in all seinen Variationen und seiner Heterogenität mikroskopisch dargestellt werden und die Heterogenität des Wachstums und der Funktion als unterschiedliche Prozesse durch Isotopenuntersuchungen mit Radioiod und 3H-Thymidin belegt werden (Übersicht bei [19]). Immunhistochemische und in späteren Jahren in situ-Hybridisierungsexperimente konnten in der Folge zeigen, dass verschiedenste Wachstumsfaktoren und wachstumsassoziierte Proteine das noduläre Wachstum in einer Struma beeinflussen und zur Entstehung neuer nodulärer Strukturen führen.

## Autonomie des Wachstums und der Funktion

Die Autonomie der Funktion, klinisch definiert als eine im Szintigramm nachweisbare, umschriebene Radioiodanreicherung (autonomes Adenom), eine multifokale Anreicherung (multifokale Autonomie) oder eine diffuse Anreicherung (disseminierte Autonomie) ohne nachweisbare TSH-Stimulation (supprimiertes TSH) hat jenseits der Auflösung des Szintigramms seine Entsprechung in der nodulären, follikulären oder sogar intrafollikulären Anreicherung von radioaktivem Iod, wie es autoradiographisch am histologischen Schnitt sichtbar gemacht werden kann. Davon unabhängig besteht eine Autonomie des Wachstums, die ihre Basis in dem jeder einzelnen Zelle eigenen (intrinsischen) Wachstumspotential hat, das durch endokrine, parakrine und autokrine Wachstumsstimulationen verstärkt werden kann und so die Basis des fokalen Wachstums und der Knotenentstehung darstellt (Übersicht bei [7].

## Klonalität und Polyklonalität von Strumaknoten

1. Pseudoknoten
   Durch Nekrosebildung und Bindegewebsvermehrung entstehen in einer Knotenstruma Netzwerke von Bindegewebe, in die eingebettet verbliebene Follikelzellverbände oft schlecht voneinander abgegrenzt sind und knotige Formationen bilden, die als Pseudoknoten bezeichnet werden.
2. Polyklonale Knoten
   Deutlich abgegrenzte Knoten mit und ohne Kapsel können polyklonaler Herkunft, d. h. aus unterschiedlichen Ursprungszellen entstanden sein. Die morpho-

logische Architektur erlaubt dabei keine Aussage über die Klonalität eines Knoten [20]. Typische polyklone Knoten finden sich in einer Rezidivstruma [21].

3. Klonale Knoten

Gut abgegrenzte homogen aufgebaute Knoten mit Kapsel sind typischerweise – aber nicht immer – klonaler Herkunft, d. h., aus einer Ursprungszelle hervorgegangen. Zellbiologisch handelt es sich bei diesen Knoten um benigne Tumoren. Typische Beispiele sind die Adenome; aber auch Knoten ohne Kapsel können klonal und damit echte Tumore sein. Sekundär können diese klonalen Knoten eine erhebliche morphologische Heterogenität ausbilden [20]. In ein und derselben Knotenstruma finden sich typischerweise klonale und polyklonale Knoten [22], wobei quantitativ die klonalen Knoten bzw. Tumore überwiegen.

## Molekulare Grundlagen der Pathogenese der Knotenstruma

Wie bereits oben ausgeführt, hat die Heterogenität der normalen Schilddrüsenfollikelzelle eine genetische Basis [19]. In den letzten Jahren haben sich Zellbiologen sehr intensiv mit der Frage beschäftigt, welche molekularen Mechanismen der Diversifizierung und Streuung verschiedener biologischer Eigenschaften (z. B. Wachstum oder Funktion) benachbarter Zellen in verschiedenen Organen und in wachsenden Tumoren zugrunde liegen [23]. Neben diesen Zellinteraktionen, die die Differenzierung und das Wachstum beeinflussen, sind ferner epigenetische Mechanismen wirksam, z. B., Veränderungen in der DNA-Methylierung, die für die normale Heterogenität verantwortlich sind.

## Molekularer Aspekt der Pathogenese

Wie bei vielen anderen Tumoren beziehen sich auch die molekularen Veränderungen in Schilddrüsenknoten und -tumoren auf die Rezeption und Transkription von wachstumsstimulierenden Signalen, ihre Regulation (einschließlich der Expression von Wachstumsfaktoren und ihrer Rezeptoren), auf die mutationalen Aktivierung der Expression von Signalproteinen und auf regulatorische Veränderungen interagierender Signalwege (Übersicht bei [17, 24]).

Am besten untersucht und trotzdem am kontroversesten diskutiert sind Mutationen des TSH-Rezeptors und des an den TSH-Rezeptor gekoppelten $G_s$-$\alpha$ Signalproteins in autonomen Adenomen und hyperthyreoten Knotenstrumen und ihre Relevanz für die Regulation von Wachstum und Funktion dieser Tumoren und Knoten (Übersicht [25−27]). Während unzweifelhaft diese Mutation zu einer Überfunktion dieser Adenome und Knoten und damit zu einer Hyperthyreose beitragen, wurde die Bedeutung dieser Mutationen für das Wachstum und die Entwicklung dieser Knoten gleichermaßen vehement postuliert wie bestritten. Eine jüngste Untersuchung spricht allerdings dafür, dass sich diesbezüglich die Standpunkte annähern werden, indem zumindest bei einigen dieser Adenome und Knoten eine wachstumsstimulierende Funktion von TSH-Rezeptormutationen nicht nachweisbar ist [28].

## Sexualhormone und das Wachstum von Schildddrüsenknoten

Zahlreiche epidemiologische Studien haben eindeutig nachgewiesen, dass Schilddrüsenknoten und auch -karzinome viel häufiger bei Frauen als bei Männern sind [29] (Papillon-Studie in Deutschland). In Deutschland dürfte bekanntermaßen zu dieser Häufung von Schilddrüsenknoten unbestritten auch der Iodmangel in der Schwangerschaft beitragen, der zu einer vermehrten Knotenbildung führt. Andererseits sind Schilddrüsenknoten auch bei Frauen in Gebieten mit hoher Iodversorgung häufiger als bei Männern [6]. Auch haben Frauen, die wegen einer gynäkologischen Erkrankung mit Östrogenen behandelt werden, häufiger Schilddrüsenknoten [30] (u. a. Persson et al. 1996). Diese epidemiologischen Daten sprechen für einen direkten wachstumsstimulierenden Effekt von Östrogenen, der auch experimentell in normalen und Schilddrüsentumorzellen nachgewiesen werden konnte [31]. Östrogene stimulieren nicht nur das Wachstum der Schilddrüsenzelle, sondern sie verstärken auch die Wachstumsfaktor-abhängige Signalübertragung in Schilddrüsenzellen [32]. Einen ähnlichen wachstumsstimulierenden, synergistischen Effekt zu Östrogen weisen die Gestagene auf [32]. Testosteron und 5-α-Dihydrotestosteron haben dagegen einen wachstumshemmenden Effekt auf die Schilddrüse [33].

## Literatur

[1] Derwahl M., Studer H.: Multinodular goitre: ‚much more to it than simply iodine deficiency'. Baillieres Best Pract Res Clin Endocrinol Metab. (2000) 14: 577–600.

[2] Delange F., Ermans A. M.: Iodine deficiency. In: Braverman LE, Utinger R, (Hg.): The Thyroid. 6th ed. Lippincott, J. B., Philadelphia (1991) 368–390.

[3] Medeiros-Neto G.: Iodide deficiency disorders. In: DeGroot LJ, (Hg.): Endocrinology. Vol. 1. Saunders, W. B., Philadelphia (1995) 811–833.

[4] Derwahl M., Studer H.: Nodular goiter and goiter nodules: Where iodine deficiency falls short of explaining the facts. Exp Clin Endocrinol Diabetes (2001) 109: 250–260.

[5] Mazzaferri E. L.: Management of a solitary thyroid nodule. N Engl J Med (1993) 328: 553–559.

[6] Welker M. J., Orlov D.: Thyroid nodules. Am Fam Physician (2003) 67: 559–566.

[7] Derwahl M., Studer H.: Pathogenesis and treatment of multinodular goitre. In: Fagin J, (Hg.): Thyroid cancer. Kulwer Academic Publisher, Boston (1998) 580–589.

[8] Studer H., Ramelli F.: Simple goiter and its variants: euthyroid and hyperthyroid multinodular goiters. Endocr Rev (1982) 3: 40–61.

[9] Tonacchera M., Vitti P., Agretti P., und Mitarbeiter: Activating thyrotropin receptor mutations in histologically heterogeneous hyperfunctioning nodules of multinodular goiter. Thyroid (1998) 8: 559–564.

[10] Tonacchera M., Agretti P., Chiovato L., und Mitarbeiter: Activating thyrotropin receptor mutations are present in nonadenomatous hyperfunctioning nodules of toxic or autonomous multinodular goiter. J Clin Endocrinol Metab (2000) 85: 2270–2274.

[11] Peter H. J., Studer H., Forster R., Gerber H.: The pathogenesis of „hot" and „cold" follicles in multinodular goiters. J Clin Endocrinol Metab (1982) 55: 941–946.

[12] Peter H. J., Gerber H., Studer H., Smeds S.: Pathogenesis of heterogeneity in human multinodular goiter. A study on growth and function of thyroid tissue transplanted onto nude mice. J Clin Invest (1985) 76: 1992–2002.

[13] Schurch M., Peter H. J., Gerber H., Studer H.: Cold follicles in a multinodular human goiter arise partly from a failing iodide pump and partly from deficient iodine organification. J Clin Endocrinol Metab (1990) 71: 1224–1229.

[14] Jhiang S. M., Cho J. Y., Ryu K. Y., und Mitarbeiter: An immunohistochemical study of Na+/I-symporter in human thyroid tissues and salivary gland tissues. Endocrinology (1998) 139: 4416–4419.

[15] Royaux I. E., Suzuki K., Mori A., und Mitarbeiter: Pendrin, the protein encoded by the Pendred syndrome gene (PDS), is an apical porter of iodide in the thyroid and is regulated by thyroglobulin in FRTL-5 cells. Endocrinology (2000) 141: 839–845.

[16] Studer H., Peter H. J., Gerber H.: Natural heterogeneity of thyroid cells: the basis for understanding thyroid function and nodular goiter growth. Endocr Rev (1989) 10: 125–135.

[17] Derwahl M., Broecker M., Kraiem Z.: Clinical review 101: Thyrotropin may not be the dominant growth factor in benign and malignant thyroid tumors. J Clin Endocrinol Metab (1999) 84: 829–834.

[18] Studer H., Gerber H., Zbaeren J., Peter H. J.: Histomorphological and immunohistochemical evidence that human nodular goiters grow by episodic replication of multiple clusters of thyroid follicular cells. J Clin Endocrinol Metab (1992) 75: 1151–1158.

[19] Studer H., Derwahl M.: Mechanisms of nonneoplastic endocrine hyperplasia--a changing concept: a review focused on the thyroid gland. Endocr Rev (1995) 16: 411–426.

[20] Aeschimann S., Kopp P. A., Kimura E. T., und Mitarbeiter: Morphological and functional polymorphism within clonal thyroid nodules. J Clin Endocrinol Metab (1993) 77: 846–851.

[21] Harrer P., Brocker M., Zint A., Derwahl M., Barbera L., Zumtobel V.: The clonality of nodules in recurrent goiters at second surgery. Langenbecks Arch Surg (1998) 383: 453–455.

[22] Kopp P., Kimura E. T., Aeschimann S., und Mitarbeiter: Polyclonal and monoclonal thyroid nodules coexist within human multinodular goiters. J Clin Endocrinol Metab (1994) 79: 134–139.

[23] Skipper M., Lewis J.: Getting to the guts of enteroendocrine differentiation. Nat Genet (2000) 24: 3–4.

[24] Bidey S. P., Hill D. J., Eggo M. C.: Growth factors and goitrogenesis. J Endocrinol (1999) 160: 321–332.

[25] Derwahl M.: TSH receptor and Gs-alpha gene mutations in the pathogenesis of toxic thyroid adenomas-a note of caution. J Clin Endocrinol Metab (1996) 81: 2783–2785.

[26] Derwahl M., Hamacher C., Russo D., und Mitarbeiter: Constitutive activation of the Gs alpha protein-adenylate cyclase pathway may not be sufficient to generate toxic thyroid adenomas. J Clin Endocrinol Metab (1996) 81: 1898–1904.

[27] Holzapfel H. P., Fuhrer D., Wonerow P., Weinland G., Scherbaum W. A., Paschke R.: Identification of constitutively activating somatic thyrotropin receptor mutations in a subset of toxic multinodular goiters. J Clin Endocrinol Metab (1997) 82: 4229–4233.

[28] Fuhrer D., Lewis M. D., Alkhafaji F., und Mitarbeiter: Biological activity of activating thyroid-stimulating hormone receptor mutants depends on the cellular context. Endocrinology (2003) 144: 4018–4030.

[29] Henderson B. E., Ross R. K., Pike M. C., Casagrande J. T.: Endogenous hormones as a major factor in human cancer. Cancer Res (1982) 42: 3232–3239.

[30] Persson I., Yuen J., Bergkvist L., Schairer C.: Cancer incidence and mortality in women recei-
ving estrogen and estrogen-progestin replacement therapy--long-term follow-up of a Swedish
cohort. Int J Cancer (1996) 67: 327−332.
[31] Manole D., Schildknecht B., Gosnell B., Adams E., Derwahl M.: Estrogen promotes growth
of human thyroid tumor cells by different molecular mechanisms. J Clin Endocrinol Metab
(2001) 86: 1072−1077.
[32] Manole D., Gosnell B., Harland J., Düntsch U., Derwahl M.: Synergistic and antagonistic
effects of sex hormons in the regulation of thyroid tumor growth. Exp Clin Endocrinol Diabetes
(2001) 109: 4.
[33] Rossi R., Zatelli M. C., Franceschetti P., und Mitarbeiter: Inhibitory effect of dihydrotestoste-
rone on human thyroid cell growth. J Endocrinol (1996) 151: 185−194.

## 2.2 Aktuelle Iodversorgung in Deutschland

*R. Hampel*

Deutschland verkörpert, bezogen auf den Bevölkerungsdurchschnitt, immer noch,
eine „Kropfnation" (Abb. 1). Im Schilddrüsen-Screening 2001−2002 (Initiative Papillon der Firma Henning Berlin) wiesen von 96.000 Beschäftigten deutscher Groß-
unternehmen im Alter zwischen 18−65 Jahren 18,7 % eine Struma und 23,3 % mindestens einen Schilddrüsenknoten auf. Mit zunehmendem Lebensalter nahmen sowohl die Kropf- als auch die Knotenprävalenz zu [28]. Zu einem ähnlichen Resultat
kam bereits die erste gesamtdeutsche Erhebung von 1994 [11]. Vergleicht man die
altersgleichen Subgruppen der genannten Untersuchungen von 1994 und 2002, so
fällt bei den 18−30-Jährigen ein deutlicher Rückgang der diffusen Strumen auf, der
bei den 46−65-Jährigen nur noch marginal erkennbar ist. Dagegen gibt es sowohl
bei den jungen als auch den älteren Erwachsenen keine signifikanten Unterschiede
in der Knotenhäufigkeit (Abb. 2). Das Ergebnis bestätigt die bekannte mangelnde
Wirksamkeit einer verbesserten Iodidversorgung auf lange vorbestehende Strumen
älterer Menschen. Vorhandene Schilddrüsenknoten bleiben darüber hinaus generell
weitgehend unbeeinflusst. Die hohe Struma- und Knotenprävalenz in der älteren
Generation (Initiative Papillon) hat seine Wurzeln in den länger zurückliegenden
Jahren, als Deutschland noch ein Iodmangelgebiet I.−II. Grades (der früheren
WHO-Definition) war und darf nicht als Ausdruck der aktuellen Iodversorgung in
Deutschland gewertet werden.

Ein Individuum ist laut WHO-Empfehlung optimal mit Iod versorgt, wenn es täglich
150−300 µg Iodid aufnimmt oder 100−200 µg Iodid pro Liter Urin ausscheidet. Eine

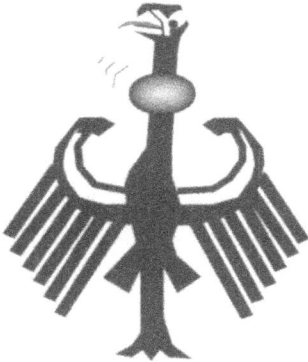

Abb. 1: Kropfnation Deutschland.

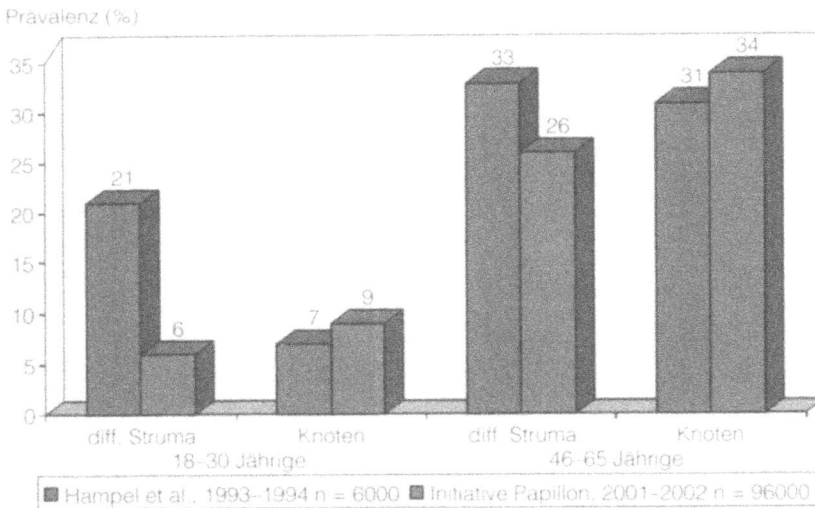

Abb. 2: Vergleich der Kropf- und Knotenprävalenz jüngerer und älterer Erwachsener in Deutschland zwischen 1994 und 2002.

Population ist optimal mit Iod versorgt, wenn die in Tabelle 1 aufgelisteten Kriterien erfüllt sind [8, 31]. Seit der „zweiten Iodverordnung" vom 12. 12. 93 [5] wurde in Deutschland der Weg für das ungehinderte Einbringen iodierten Speisesalzes in die Nahrungskette frei. Der Iodidgehalt im Paketsalz und in den Großgebinden beträgt einheitlich 32 mg Kaliumiodat entsprechend 20 mg Iodid/kg NaCl. Nach anfänglich deutlicher Steigerung der Anteile iodierten Salzes am Paketsalz und an den Großgebinden fällt seit Mitte der 90er Jahre eine Stagnation auf. Die Akzeptanz von iodiertem Speisesalz im Haushalt liegt bei über 80 %, im Ernährungshandwerk zwischen 60−85 %, in der Lebensmittelindustrie 35−40 % und in der Gemeinschaftsverpfle-

Tabelle 1: Kriterien für die optimale Iodversorgung einer Population

|                                   |                 | Ziel     |
| --------------------------------- | --------------- | -------- |
| Verwendung Iodsalz                | im Haushalt     | > 90 %   |
| mediane Iodidurie 6−12-Jähriger   | > 100 µg/l      | > 50 %   |
|                                   | <  50 µg/l      | < 20 %   |
| SD-Volumen 6−12-Jähriger          | >  97. Perzentile | <  5 %  |
| TSH > 5 mE/l                      | Neugeborene     | <  3 %   |

(WHO, UNICEF, ICCIDD 1994)

gung sowie der Gastronomie 70−80 %. Die Bäcker und Fleischer im mittel- und süddeutschen Raum verwenden häufiger Iodsalz als ihre norddeutschen Kollegen. Valide Informationen über den Anteil iodierter Mineralstoffgemische in der Nutztierhaltung (10 mg Iodid/kg Futter [bei Pferden 4 mg]) fehlen [3]. Trotz der Stagnation des offiziellen Iodideintrags in die Nahrungskette konnte ein Ansteigen der Iodidurie zwischen 1994 und 2003 sowohl in zahlreichen regionalen Studien als auch in den deutschlandweiten Erhebungen nachgewiesen werden (Tab. 2, Abb. 3) [2, 14, 15, 20, 22−26, 29, 30, 32]. Während 1994 die 18−70-Jährigen nur zu 10 % optimal mit Iodid versorgt waren und zu 75 % im milden bis mäßigen Iodmangel lebten (Gesamtmedian 73 µg/g Kreatinin) [12], betrug die Iodidurie der Gleichaltrigen im Jahr 2003 bei 63 % mehr als 100 µg/l und nur 13 % hatten eine geringere Iodidausscheidung

Tabelle 2: Wichtige regionale Erhebungen zur alimentären Iodversorgung in Deutschland im Zeitraum von 1992 bis 2000

| Autor         | Untersuchungsjahr | Region              | Iodid (µg/g Kreatinin) |
| ------------- | ----------------- | ------------------- | ---------------------- |
| Greil         | 1992              | Bayern              | 70                     |
| Hampel        | 1993              | Meckl.-Vorp.        | 73                     |
| Hampel        | 1995              | Meckl.-Vorp.        | 95                     |
| Pfaff         | 1995              | Potsdam             | 99                     |
| Willgerodt    | 1995              | Leipzig             | 114                    |
| Meng          | 1996              | Meckl.-Vorp., Thür. | 101                    |
| Liesenkötter  | 1996              | Berlin              | 116                    |
| Zabransky     | 1997              | Saarland            | 124                    |
| Hampel        | 1997              | Meckl.-Vorp.        | 133                    |
| Willgerodt    | 1998              | Leipzig             | 127                    |
| Meng          | 1998              | Meckl.-Vorp., Thür. | 106                    |
| Altenvoerde   | 1998              | Göttingen           | 75 µg/l                |
| Rendl         | 1999              | Würzburg            | 200 µg/l               |
| Hampel        | 1999              | Meckl.-Vorp.        | 130 µg/l               |
| Feldkamp      | 2000              | Düsseldorf          | 173 µg/l               |
| Meng          | 2000              | Meckl.-Vorp., Thür. | 120 µg/l               |
| Hampel        | 2000              | Paderborn           | 116 µg/l               |
| Zöllner       | 2000              | Vorpommern          | 124 µg/l               |

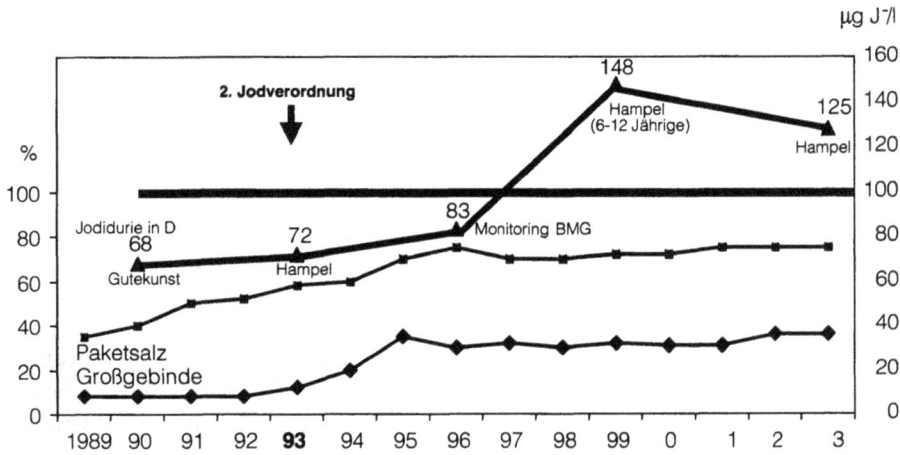

Abb. 3: Anteilsentwicklung von iodiertem Salz und Iodidurie in Deutschland 1989 bis 2003.

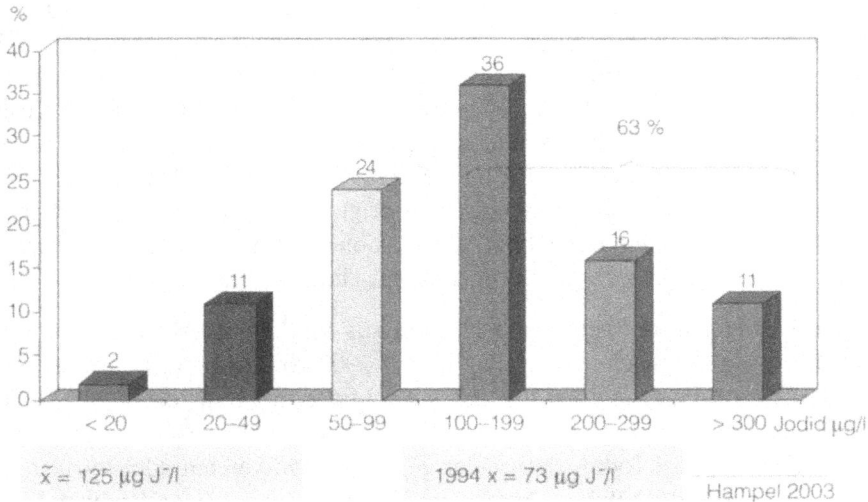

Abb. 4: Iodidurie klinisch gesunder 18−70-Jähriger in Deutschland 2003 (n = 1174).

als 50 µg/l. Der Gesamtmedian lag bei 125 µg Iodid/l Urin (Abb. 4). Nach WHO-Empfehlung stellen die 6−12-jährigen Kinder die geeignetste Zielgruppe zur Beurteilung des Iodidversorgungszustandes einer Population dar. 1999 untersuchten wir an 128 Standorten Deutschlands 3065 Schüler der genannten Altersspanne. 73 % schieden mehr als 100 µg Iodid/l Urin aus und 7 % weniger als 50 bei einem Gesamtmedian von 147 µg Iodid/l. Statistisch signifikante Unterschiede zwischen den einzelnen Bundesländern sowie den Regionen Nord, Mitte, Süd sowie Ost und West bestanden

Tabelle 3: Regionale Untersuchungen, in denen bei präpuberalen Kindern in weniger als 5 % zu große
Schilddrüsen gefunden wurden

| Liesenkötter | Berlin | 1996 |
|---|---|---|
| Hampel | Meckl.-Vorp. | 1997 |
| Willgerodt | Leipzig | 1998 |
| Altenvoerde | Göttingen | 1998 |
| Rendl | Würzburg | 1999 |
| Hampel | Paderborn | 2000 |
| Meng | Meckl.-Vorp., Thüringen | 2000 |

nicht [15]. Somit kann dokumentiert werden, dass bereits 1999 die präpuberalen Kinder eine optimale Iodidversorgung aufwiesen. Parallel dazu konnten die in Tab. 3 aufgelisteten Arbeitsgruppen in regionalen Erhebungen bei präpuberalen Kindern nur noch in weniger als 5 % ein Schilddrüsenvolumen oberhalb der altersbezogenen 97. Perzentile finden [2, 14, 20, 23, 26, 30].

Über die Iodversorgung Schwangerer gibt es nur eine aktuelle Untersuchung aus dem Jahre 2000 in Berlin. Die Arbeitsgruppe Bühling [7] untersuchte 103 Frauen jenseits der 21. SSW. Das Schilddrüsenvolumen lag bei 12,6 % oberhalb von 18 ml. Die mediane Iodidurie betrug 156 μg Iodid/g Kreatinin. Mehr als 80 % schieden mehr als 100 μg Iodid/g Kreatinin aus, 20 % 50−99 und 0 % < 50. 58 % der Graviden führten eine Iodidtablettensupplementierung durch, wovon 67 % 200μ g Iodid täglich einnahmen. Eine Iodidurie über 100 μg/g Kreatinin wiesen 85 % der Frauen mit und 73 % ohne Iodidtabletteneinnahme auf. Das zeigt, dass trotz anamnestischer Angaben zur Iodidtabletteneinnahme diese Informationen offensichtlich nicht ausreichend verlässlich sind. Die Akzeptanz von Iodsalz im Haushalt lag bei 91 %.

Über den Iodidgehalt der Muttermilch liegen aus der Jenaer Arbeitsgruppe aus dem Raum Thüringen Vergleiche zwischen 1992 bis 2002 vor (Abb. 5). Bemerkenswert ist der sprunghafte Anstieg des Iodidgehaltes der Muttermilch im Jahr 2002 auf 169 μg Iodid/l. Die Arbeitsgruppe führt das im Wesentlichen auf die ebenfalls im Jahr 2002 deutliche Zunahme des Iodidgehaltes der gepoolten Molkereienmilch zurück, der im Median 178 μg Iodid/l beträgt. Analog zu den Graviden in der Berliner Untersuchung von 2000 wiesen die Thüringer Wöchnerinnen sowohl mit als auch ohne Iodidtablettensupplementierung keine Unterschiede des Iodidgehaltes der Muttermilch auf [4, 19].

Die jüngsten Erhebungen zur Uriniodidausscheidung von Neugeborenen stammen von der Arbeitsgruppe Hesse aus dem Raum Berlin und Randgebieten 2001 [17, 18]. Der Median beträgt 101 μg Iodid/l. 80 % der Neugeborenen liegen oberhalb von 50 μg/l, 23 % oberhalb von 200. Lediglich 7 % scheiden weniger als 20 μg Iodid/l aus. Im Vergleich zu 1994 (Median 44 μg Iodid/l) hatte sich die Uriniodidausscheidung der Neugeborenen mehr als verdoppelt.

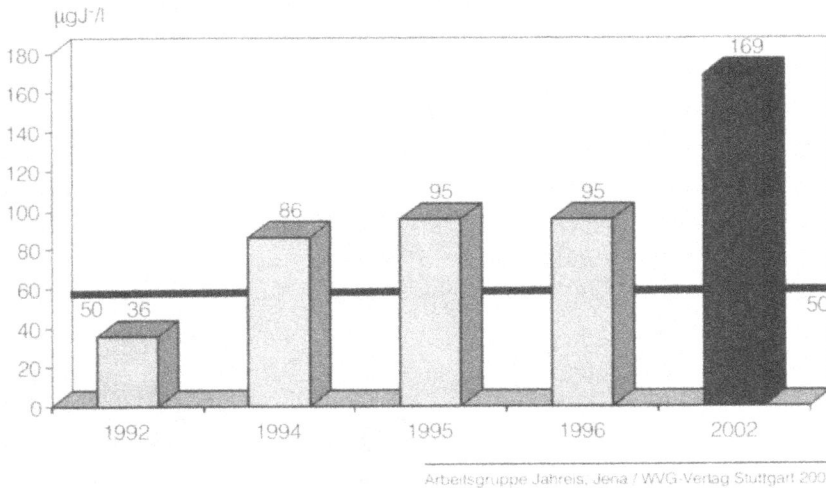

Abb. 5: Iodidgehalt der Muttermilch in Thüringen zwischen 1992 und 2002.

Tabelle 4: Vergleich der Iodidurie definierter Altersgruppen in Deutschland zwischen 1994 und 2003

|  | 1994 | 2000−03 | Region |
| --- | --- | --- | --- |
| Neugeborene | 44 | 101 | Berlin |
| Schulkinder (6−12 Jahre) | 75 | 147 | D |
| Erwachsene (18−70 Jährige) | 73 | 125 | D |
| Schwangere | 53 | 156 | Berlin |
| Muttermilch | 86 | 169 | Jena |

Vergleicht man die Iodidurie der verschiedenen deutschen Alterspopulationen zwischen 1994 und nach 2003, lässt sich ein Anstieg um ca. 100 % als Ausdruck der wesentlich verbesserten alimentären Iodversorgung registrieren. Lediglich bei Schwangeren bleibt trotz Verdreifachung der Iodidurie noch eine Unterversorgung auffällig (Tab. 4). Die strumigenen Noxen Thiozyanat und Nitrat haben auf die Strumaendemie in Deutschland keinen Einfluss [13, 16].

Da trotz stagnierendem Iodsalzanteils die Iodidurie bei Neugeborenen, Adoleszenten, Erwachsenen und in der Muttermilch in das WHO-Optimum gestiegen sind, erhebt sich die Frage nach der Herkunft des Iodideintrages in die Nahrungskette. Mögliche Quellen sind in Tabelle 5 aufgelistet. Abbildung 6 zeigt die verkauften Packungen von iodhaltigen Nahrungsergänzungsmitteln 2001−2003. Die Abkaufraten weisen steigende Tendenz auf. Aus einer Fülle verschiedener solcher Iodidträger sind in Tabelle 6 die häufigsten aufgelistet. Neben frei verkäuflichen Nahrungsergänzungsmitteln und dem deutlich angehobenen Iodidgehalt der Molkereimilch

Tabelle 5:  Nicht kalkulierbare Iodidquellen

- Diagnostika und Medikamente
- Nahrungsergänzungsmittel
- hoher Anteil an Nichtinnungsmitgliedern im Ernährungshandwerk in den NBL
  (Salzkauf von „fliegenden Händlern")
- Landwirtschaft (iodidhaltiges Tierfutter, Iodophore)
- „Iodnester" in Lebensmitteln

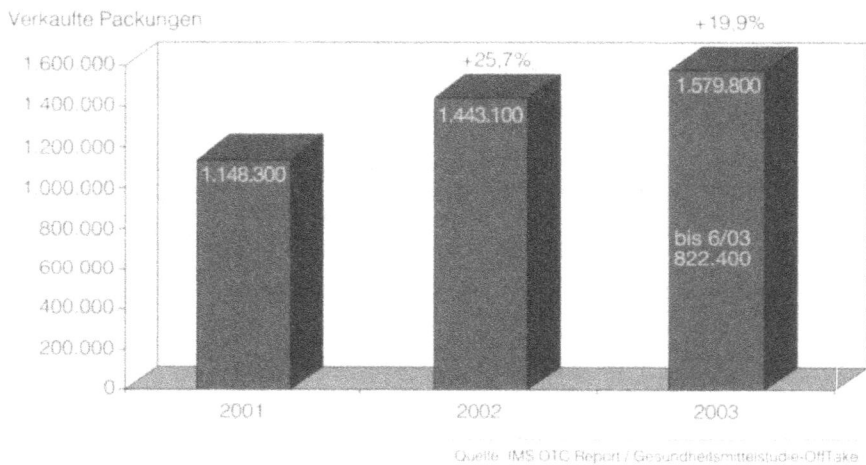

Abb. 6:  Verkaufte Packungen iodidhaltiger Nahrungsergänzungsmittel in Deutschland 2001 bis 2003.

Tabelle 6:  Die auf dem deutschen Markt häufigsten iodidhaltigen Nahrungsergänzungsmittel

| Präparat | Packungsgröße | I⁻ pro Einzeldosis [µg] |
|---|---|---|
| Additiva Jod Brause Tabl. | 20 | 118 |
| Algasam V Tabl. | 120/360 | 50 |
| Alsikelp Meeresalgen Tb. | 200/500 | 150 |
| Centraum Caplette | 60 | 100 |
| Fembion Fols. + Jod | 30/60/120 | 200 |
| Folio-Tablette | 100 | 200 |
| Kelp Jod Tablette | 225/250 | 225 |
| Meeresalgen Kaps. | 60 | 100 |
| Neomed Algenkapseln | 90 | 150 |
| Orthomol Immun Gran. | 15/30 | 200 |
| Vitaverlan Tabletten | 30/100 | 150 |
| | | $\bar{x} = 149,4$ |

Tabelle 7: Iodidgehalt häufiger Getränke

|                                           | µg I⁻/l |
|-------------------------------------------|-------|
| Multivitaminsaft Vital fit (Wesergarten)  | 550   |
| Orangensaft                               | 336   |
| Kirschsaft                                | 298   |
| Apfelsaft                                 | 281   |
| Eistee                                    | 263   |
| Multivitaminsaft (10-Fruchtnektar Albi)   | 185   |

Dr. Rutz, Klin. Nukl. Med. Uni Rostock

Tabelle 8: Iodidgehalt diverser Lebensmittel

|                            | µg I⁻/g  |
|----------------------------|--------|
| Kiwi                       | 1,5    |
| Weinbeeren                 | 1,3    |
| Toastbrot (Golden Toast)   | 6,0    |
| Marmelade (Göbber)         | 5,0    |
| Honig (Dr. Krieger)        | 11,0   |
| Markenschokolade           | 0,3–2,0 |

Dr. Rutz, Klin. Nukl. Med. Uni Rostock

(Iodophore?, iodierte Mineralstoffgemische in der Nutztierhaltung?) gelangt u. a. über verschiedene Getränke und diverse Nahrungsmittel eine nicht zu unterschätzende Iodidmenge in die Nahrungskette (Tab. 7, 8).

Es darf zusammengefasst werden, dass Neugeborene, präpuberale Kinder und Erwachsene nach den geltenden WHO-Kriterien eine optimale Iodversorgung aufweisen. Die Muttermilch ist sehr gut (zumindest im Thüringer Raum) iodidhaltig. Ein Defizit scheint noch bei den Graviden zu bestehen, weshalb hier die tägliche Iodidsupplementierung in Form von Tabletten à 100 µg empfehlenswert bleibt. Vor einem pauschalen Einsatz ist allerdings zu warnen. Zum Beispiel können gesundheitsbewusste Schwangere reichlich Milch trinken, gynäkologischerseits 200 µg Iodid/d als Tablette empfohlen bekommen und zusätzlich von sich aus „Vitaminzusätze" mit unbeabsichtigt hohem Iodidgehalt einnehmen und somit deutlich mehr als 500 µg Iodid/d aufnehmen. Eine generelle Iodstrumaprophylaxe bei Kindern sollte nicht mehr erfolgen. Bei Pubertierenden aus „Kropffamilien" macht die zusätzliche Iodidprophylaxe mit 100 µg täglich Sinn. Wichtig bleibt die individuelle Iodidversorgung des jeweiligen Individuums vor einer Supplementierung so gut wie möglich abzuschätzen.

Das Hauptaugenmerk zur Kontrolle der Iodidversorgung der deutschen Bevölkerung sollte auf der Optimierung des offiziellen Iodideintrags in die Nahrungskette liegen. Hier gilt es, die Lebenmittelindustrie zu einer höheren Akzeptanz von Iodsalz zu bewegen. Das Problem von Handelsbeschränkungen aufgrund einer fehlenden Harmonisierung der Supplementierung von Nahrungsmitteln mit Iodid in der EU stellt gegenwärtig noch ein Hindernis dar.

Zukünftig gilt es, die Kontrolle über den unkalkulierbaren Iodideintrag in die Nahrungskette zu erlangen. Dazu sind gesetzliche Regelungen über den Iodidzusatz in Nahrungsergänzungsmitteln (expandierender Markt!), über den Einsatz iodierter Mineralstoffgemische in der Nutztierhaltung und über den Gebrauch von Iodophoren im Rahmen der Milchproduktion notwendig. Wie wichtig darüber hinaus ein regelmäßiges Iodmonitoring ist, das in Deutschland bisher nur einmal 1996 durchgeführt wurde [21], zeigt das Absinken der alimentären Iodidzufuhr bzw. der Iodidurie in den Pionierländern der Iodidprophylaxe Schweiz und USA [1, 6, 9], wo kein oder zu selten ein Monitoring erfolgte.

## Literatur

[1] Als, C., Gerber, H.: Erneut leichter Iodmangel in der Schweiz: Grund zur vierten Erhöhung des Iodgehalts im Salz. In: Bauch, K.-H. (Hrsg.), 3. Interdisziplinäres Iodsymposium. Aktuelle Aspekte des Iodmangels und Iodüberschusses. Blackwell Wissenschafts-Verlag Berlin-Wien (2000) 16−20.

[2] Altenvoerde, G., Meller, J., Gratz, S. et al.: Schilddrüsenvolumina und Iodausscheidung bei Schulkindern in Göttingen. In: Bauch, K.-H. (Hrsg.). 3. Interdisziplinäres Iodsymposium. Aktuelle Aspekte des Iodmangels und Iodüberschusses. Blackwell Wissenschafts-Verlag Berlin-Wien (2000) 72−78.

[3] Arbeitskreis Iodmangel: Pers. Mitteilung. September 2003.

[4] Bader, N., Möller, U., Leiterer, M., Franke, K., Jahreis, G.: Der Iodgehalt der Muttermilch und die geschätzte Iodaufnahme Jenaer Wöchnerinnen. In: Rükgauer (Hrsg.), Signalwirkung von Mineralstoffen und Spurenelementen. Wissenschaftliche Verlagsgesellschaft mbH Stuttgart (2003) 118−122.

[5] BGB Teil I Nr. 68 22. 12. 93, Zweite Verordnung zur Änderung der Vorschriften über iodiertes Speisesalz.

[6] Braverman, L. E.: Recent data on iodine nutrition in the USA. In: Morreale de Escobar, G., de Vijlder, J., Butz, S., Hostalek, U. (eds.). The thyroid and brain. Schattauer Verlag Suttgart-New York (2002) 13−17.

[7] Bühling, K., Schaff, J., Bertram, H. et al.: Iodversorgung in der Schwangerschaft − eine aktuelle Bestandaufnahme in Berlin. Z.Geburtsh.Neonatol (2003) 207: 12−16.

[8] Delange, F., De Benoist, B., Bürgi, H., & The ICCIDD working group: Determining median urinary iodine concentration that indicates adequate iodine intake at population level. Bulletin of the World Health Organization (2002) 80: 633−636.

[9] Delange, F.: The status of iodine nutrition in Europe. In: Morreale de Escobar, G., de Vijlder, J., Butz, S., Hostalek, U. (Hrsg.), The thyroid and brain. Schattauer Verlag Suttgart-New York (2002) 3−12.

[10] Gutekunst, R., Magiera, U., Teichert, H.-M.: Iodmangel in der Bundesrepublik Deutschland. Med.Klin (1993) 88: 525−528.

[11] Hampel, R., Kühlberg, T., Klein, K., Jerichow, J., Pichmann, E., Clausen,V., Schmidt, I.: Strumaprävalenz in Deutschland größer als bisher angenommen. Med.Klin (1995) 90: 324−329.

[12] Hampel, R., Kühlberg, T., Zöllner, H., et al.: Aktueller Stand der alimentären Iodversorgung in Deutschland. Z.Ernährungswiss (1996) 35: 2−5.

[13] Hampel, R., Zöllner, H., Demuth, M., Kühlberg, T., Kramer, A.: Die Bedeutung von Thiocyanat für die Strumaendenmie in Deutschland. Deutsche Lebensmittel-Rundschau (1999) 95: 236−240.

[14] Hampel, R., Gordalla, A., Zöllner, H., Klinke, D., Demuth, M.: Continuous rise of urinary iodine excretion and drop in thyroid gland size among adolescents in Mecklenburg-West-Pomerania from 1993 to 1997. Exp.Clin.Endocrinol.Diabetes (2000) 108: 197−201.

[15] Hampel, R., Beyersdorf-Radeck, B., Below, H., Demuth, M., Seelig, K.: Iodidurie bei Schulkindern in Deutschland 1999 im Normbereich. Med.Klin (2001) 96: 125−128.

[16] Hampel, R., Zöllner, H., Glass, Ä. et al.: Kein relevanter Zusammenhang zwischen Nitraturie und Strumaendemie in Deutschland. Med.Klin (2003) 98: 547−551.

[17] Hesse, V., Böttcher, M., Herlinghaus, C. et al.: Monitoring der Uriniodidausscheidung von Neugeborenen als Kriterium der Wirkung einer Iodprophylaxe − Verlaufsbeobachtung von 1980 bis 1998. In: Bauch, K.-H. (Hrsg.). 3. Interdisziplinäres Iodsymposium. Aktuelle Aspekte des Iodmangels und Iodüberschusses. Blackwell Wissenschafts-Verlag Berlin-Wien (2000) 41−50.

[18] Hesse, V.: (Klinik für Kinder- und Jugendmedizin Lindenhof des Krankenhauses Berlin Lichtenberg − persönliche Mitteilung, September 2003).

[19] Jahreis, G.: Iodstoffwechsel und Iodversorgung. Aktuelle Übersicht. Ernährungsforsch (1997) 42: 197−214.

[20] Liesenkötter, K. P., Kiebler, A., Stach, B. et al.: Small thyroid volumes and normal iodine excretion in Berlin schoolchildren indicate full normalization of iodine supply. Exp.Clin.Endocrinol.Diabetes 105, Suppl.4 (1997) 46−50.

[21] Manz, F., Böhmer, Th., Gärtner, R. et al.: Quantification of iodine supply: Representative data on intake and urinary excretion from the German population in 1996. Ann.Nutr.Metab (2002) 46: 128−138.

[22] Meng, W., Schindler, A., Horak, St. et al.: Renale Iodausscheidung bei Schülern in Ostdeutschland. Eine prospektive Studie von 1989−1996. Med.Klin (1998) 93: 347−351.

[23] Meng, W., Scriba, P.: Iodversorgung in Deutschland. Dtsch.Ärztebl (2002) 99: A 2560−2564 [Heft 39].

[24] Metges, C., Greil, W., Gärtner, R. et al.: Influence of knowledge on iodine content in foodstuffs and prophylactic usage of iodised salt on urinary iodine excretion and thyroid volume of adults in southern Germany. Z.Ernährungswiss (1996) 35: 6−12.

[25] Pfaff, G., Hesse, V., Oehler, K. et al.: Stand der alimentären Iodversorgung im Raum Potsdam. Z.Ernährungswiss (1997) 36: 225−228.

[26] Rendl, J., Juhran, N., Reiners, C. et al.: Thyroid volumes and urinary iodine in German school children with optimal iodine supply. In: Peter, F., Wiersinga, W., Hostalek, U. (eds.). The thyroid and environment. Schattauer Verlag Stuttgart-New York (2000) 67−68.

[27] Rutz, W.: (Zentrum für Radiologie, Klinik für Nuklearmedizin, Universität Rostock − persönliche Mitteilung, September 2003)

[28] Schilddrüsen-Ultraschall-Screening Initiative Papillon 2001−2002: Informationsschrift der Firma Henning Berlin (Unternehmen von Sanofi-Synthelabo) 2003.

[29] Willgerodt, H., Keller, E., Perschke, C. et al.: The status of iodine nutrition in newborn infants, schoolchildren, adolescents and adults in former East Germany. Exp.Clin.Endocrinol.Diabetes, Suppl. 4 (1997) 105: 38−42.

[30] Willgerodt, H., Baldauf, T., Dannenberg, C. et al.: Aktueller Stand der Iodversorgung und Schilddrüsenvolumina von Leipziger Schulkindern. Endokrinol.Inform (2000) 24: 29−31.

[31] WHO, UNICEF, ICCIDD: Indicators for assessing iodine deficiency disorders and their control through salt iodization. WHO/ NUT / 94 (1994 ) 6: 28−36.

[32] Zöllner, H., Below, H., Franke, M. et al.: Gegenwärtige alimentäre Iodversorgung in Vorpommern – Ergebnisse der Study of Health in Pomerania (SHIP). Dt.Lebensmittel-Rundschau (1001) 97: 376–380.

## 2.3 Epidemiologie und Häufigkeit der Knotenstruma heute und in der Zukunft

*R. Hörmann*

## Einleitung

Der alimentäre Iodmangel gilt als der entscheidende ätiologische Faktor, der bei genetischer Disposition zur Entstehung einer Struma führt. Seit der durch die letzte Eiszeit herbeigeführten Iodverarmung der Böden in Europa weisen die meisten natürlichen Nahrungsmittel einen relativ niedrigen Iodgehalt auf. Der Zusammenhang der Kropfentstehung mit der Ernährung insbesondere der Iodaufnahme ist seit Alters her bekannt. Auch wurde bereits vor 5.000 Jahren eine Behandlung mit iodhaltigen Nahrungszusätzen in China durchgeführt, bevor im 19. Jahrhundert in Europa erstmals von Coindet die Iodidtherapie eingeführt wurde [5].

In der Neuzeit haben schließlich zahlreiche Staaten eine gesetzlich geregelte Iodprophylaxe eingeführt und überwiegend auf dem Wege der Salziodierung realisiert, um ihre Bevölkerungen vor den Auswirkungen des Iodmangels zu schützen. Deutschland hat bisher als eines der wenigen Länder auf eine gesetzliche Regelung oder staatlich organisierte Iodprophylaxe verzichtet [14]. In den letzten Jahren wurde dennoch von den wissenschaftlichen Gesellschaften und Gremien, insbesondere dem Arbeitskreis Iodmangel, eine öffentlichkeitswirksame intensive Aufklärungskampagne zur Einführung einer allgemeinen Iodprophylaxe auf freiwilliger Basis unternommen, die auch zu einer hohen Akzeptanz in der Bevölkerung (z. B. Verwendung von iodiertem Speisesalz in 80 % der Haushalte) geführt hat und in letzter Zeit nachweislich – wie andere Autoren in diesem Symposiumsband berichten werden – die Iodversorgung verbessern konnte.

Folgekrankheiten des Iodmangels sind abgesehen von der euthyreoten diffusen Iod-mangelstruma die euthyreote Struma nodosa, der Schilddrüsenknoten, die funktio-nelle Autonomie der Schilddrüse, die Hyperthyreose bei Autonomie der Schilddrüse und die iodinduzierte Hyperthyreose. Bei ausgeprägtem Iodmangel – der in Deutschland seit Jahren allerdings nicht mehr vorkommt – kommen eine Iodman-gelhypothyreose, der endemische Kretinismus und extrathyreoidale Auswirkungen wie eine erhöhte Abortrate und ein Entwicklungsrückstand des Feten hinzu.

Mit einer Verbesserung der Iodversorgung ist über die Jahre ein langsamer Wandel des Krankheitsbildes und ein Rückgang aller Folgeerkrankungen des Iodmangels zu erwarten, wie die Erfahrungen von Ländern mit gesetzlich geregelter Iodprophylaxe gezeigt haben.

## Aktuelle Situation

Trotz der bereits angesprochenen deutlich erkennbaren Verbesserung der aktuellen Iodversorgung der deutschen Bevölkerung hat gerade eine deutschlandweite Unter-suchung der arbeitsfähigen Bevölkerung im Rahmen der Papilloninitiative – zu der Sie mehrere Publikationen in diesem Band finden – gezeigt, dass jeder dritte Teil-nehmer an den freiwilligen Untersuchungen in den Betrieben einen sonographisch gesicherten Schilddrüsenbefund aufweist, ab dem 45. Lebensjahr nahezu jeder zweite von einer Schilddrüsenpathologie betroffen ist und bei jedem vierten ein Schilddrü-senknoten vorliegt. Bei der ganz überwiegenden Zahl der Untersuchten war der Schilddrüsenbefund nicht vorbekannt und wurde auch bisher keine Therapie durch-geführt. Wenn auch diese große repräsentative Untersuchung mit über 90.000 berufs-tätigen Teilnehmern nicht den strengeren Kriterien einer epidemiologischen Studie genügt, gibt sie dennoch einen guten Überblick und hat entscheidend zur erhöhten Aufmerksamkeit für dieses Problem in der öffentlichen Diskussion beigetragen.

Epidemiologische Daten im eigentlichen Sinne sind in Deutschland bundesweit nicht verfügbar. Auf regionaler Ebene ist eine Studie aus Mecklenburg-Vorpommern, die kürzlich von Völzke und Mitarbeitern publiziert wurde, hervorzuheben [18]. In dieser Studie betrug die Strumaprävalenz 35,9% und die Prävalenz von Schilddrüsenkno-ten 20,2%. Der Median der Iodausscheidung wurde mit 12,4 µg/dl gemessen. Wäh-rend die älteren Bevölkerungsgruppen eine hohe Strumaprävalenz von 40–50% auf-wiesen, lag sie bei 25–29-Jährigen bei 21% und bei 20–24-Jährigen bei 6 (Männer)–10% (Frauen). Auch die Knotenfrequenz zeigte eine deutliche Zunahme von 4–7% bei den jüngeren Lebensaltern auf 30–50% bei der über 60-Jährigen, ebenfalls mit Bevorzugung des weiblichen Geschlechtes [18]. Im Vergleich zu diesen regionalen epidemiologischen Daten hatte die bundesweite Papillonstudie bereits einen Rück-gang der diffusen Strumen im Vergleich zu den Schilddrüsenknoten gezeigt (Tab. 1).

Bezüglich weiterer Details der Studie wird auf andere Beiträge in diesem Symposiumsband verwiesen.

Im Vergleich zu der von Hampel und Mitarbeiter 1995 berichteten Strumaprävalenz in Deutschland von 52% diffusen Strumen bei den 11–18-Jährigen, 2,5% fokalen Läsionen in dieser Altersgruppe und 50% diffusen Strumen der 18–70-Jährigen sowie 20–30% fokaler Läsionen in diesem Alter fällt bei den neueren Daten (Tab. 1) eine Reduktion der diffusen Strumen insbesondere in den jüngeren Altersgruppen bei nahezu unveränderter Häufigkeit des Schilddrüsenknotens auf [6].

Damit ergibt sich die erste Schlussfolgerung, nach der die Knotenstruma und der Schilddrüsenknoten heute bereits häufiger anzutreffen sind als die Struma diffusa.

Tabelle 1: Häufigkeit von Struma und Schilddrüsenknoten in der arbeitenden Bevölkerung (Daten der Papillon-Studie)

| Alter | Anzahl | Struma | Knoten |
|---|---|---|---|
| 31–45 Jahre | 17.999 | 17,4% | 24,6% |
| 46–65 Jahre | 12.635 | 23,8% | 29,3% |

## Knotenstruma versus diffuse Struma

Die unterschiedliche Entwicklung der Häufigkeiten der diffusen Struma und der Knotenstruma – wahrscheinlich auch der echten Prävalenzen – lässt darauf schließen, dass es sich bei der Knotenstruma trotz des ätiologisch gemeinsamen Iodmangels pathophysiologisch und auch klinisch um eine eigene Entität im Vergleich zur Struma diffusa handelt. Die Molekulargenetik und Pathogenese der Struma nodosa wird an anderer Stelle abgehandelt und soll hier nicht vertieft werden [10, 11, 17]. Von klinischer Bedeutung ist jedoch die heterogene Natur der Schilddrüsenknoten [7]. Dabei handelt es sich sowohl um polyklonale als auch monoklonale Tumoren, solide, regressive bzw. zystische Läsionen, szintigraphisch warme oder kalte Knotenbildungen und nicht zuletzt uni- oder multinodöse Strumen.

Wichtig erscheint, dass sich die Knotenstruma auch klinisch als eigene Entität gegenüber der Struma diffusa abgrenzen lässt. So konnte anhand eigener Daten gezeigt werden, dass die Knoten in der Struma eines Patienten ein relativ höheres Wachstumspotential besitzen als die Schilddrüse selbst und damit eine raschere Wachstumstendenz zeigen als die Struma (Abb. 1) [15]. Insgesamt war das Wachstumsverhalten von Schilddrüsenknoten in dieser Studie durch eine langsame, jedoch stetige Progression der Mehrzahl der Knoten im Verlauf von mehreren Jahren gekennzeichnet. Nach drei Jahren war etwa die Hälfte der Schilddrüsenknoten signifikant (Volumenzunahme > 30%) gewachsen [15].

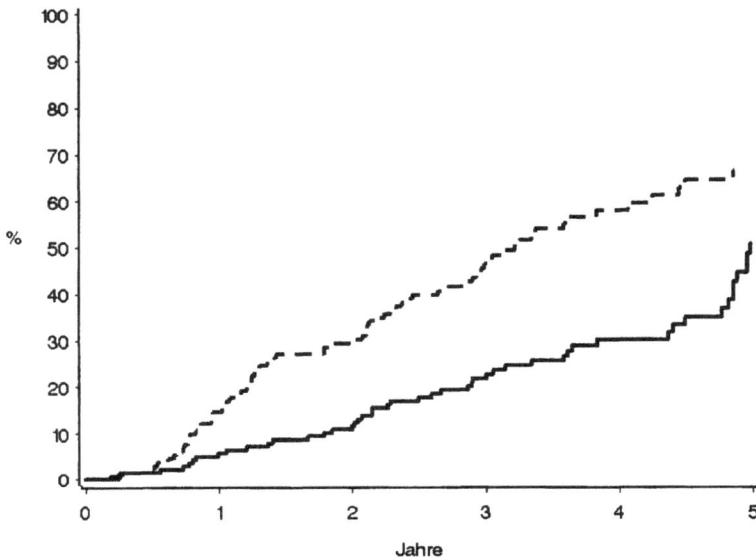

Abb. 1: Unterschiedliches Wachstumsverhalten der Struma und des Schilddrüsenknotens (nach [15]). Die Knoten (obere Linie) zeigen ein rascheres Wachstum als die Strumen (untere Linie) derselben Patienten. % gibt die prozentuale Häufigkeit der Knoten (n = 139) bzw. Strumen (n = 109) an, die im Beobachtungszeitraum signifikant (> 30 %) gewachsen sind.

Eine kurze Beobachtungszeit, wie sie in zahlreichen publizierten Studien gewählt wurde, wird damit dem echten Wachstum (Proliferation) nicht gerecht und spiegelt lediglich Veränderungen im Bereich der Hypertrophie wieder [12]. Für aussagekräftige Studien ist eine Beobachtungszeit von mindestens drei Jahren zu empfehlen.

Interessanterweise zeigten warme und kalte Knoten keinen Unterschied in ihrer Proliferationskinetik, obgleich ein deutlicher funktioneller Unterschied bestand [15].

Auch war der Verlauf des Knotenwachstums überwiegend endogen und weniger durch exogene Faktoren einschließlich einer Therapie mit Levothyroxin beeinflusst. Auch eine bestehende bzw. nicht bestehende TSH-Suppression war bezüglich des weiteren Wachstumsverhaltens nicht bedeutsam [15].

Vergleichbare Daten zum natürlichen Verlauf der Schilddrüsenknoten wurden von Alexander und Mitarbeiter aus einer ausreichend iodversorgten Region vorgelegt [1]. Die Autoren berichten über eine Inzidenz der Volumenzunahme (> 15 %) von 85 % nach 5 Jahren. Weiterhin wurde der Nachweis eines Schilddrüsenkarzinoms auf 74 Knoten angegeben [1].

Bezüglich des therapeutischen Einflusses einer TSH-suppressiven Levothyroxinbehandlung sei weiterhin auf eine kürzliche Metaanalyse von Castro und Mitarbeitern verwiesen, die dieser Therapieform keine signifikante Effektivität zur Therapie des Schilddrüsenknotens attestieren konnte [4, 7], wie sie sich auch bei M. Basedow nicht wirksam erwiesen hatte [8]. Wenn überhaupt Levothyroxin als Monotherapie eingesetzt werden soll, scheint auch eine nicht-suppressive Dosierung ausreichend [9]. Möglicherweise ist eine Iodidbehandlung oder Kombinationstherapie von Levothyroxin und Iodid vorzuziehen oder Levothyroxin bei ausreichender Iodversorgung wirksamer, insofern als zumindest die ungehemmte weitere Wachstumsprogression gestoppt wird, wenn auch keine Rückbildung der Knoten zu erwarten ist. Zu aktuellen Daten dazu sei auf eine eigene prospektive Studie verwiesen, deren erste Zwischenergebnisse im Rahmen dieses Symposiums vorgestellt wurden [16].

In Anbetracht der Häufigkeit des Krankheitsbildes der Knotenstruma ist jedoch die Datenlage für weitreichende Therapieempfehlungen viel zu spärlich.

Als Fazit lässt sich festhalten:

Der durch den Iodmangel begünstigte Übergang einer Struma diffusa in eine Knotenstruma stellt sich als Quantensprung dar, der molekulargenetisch durch Auftreten einer Mutation mit der Konsequenz eines weitgehend unregulierten autonomen stetigen Wachstums erklärbar ist und aus klinischer Sicht einen Wachstumsvorteil mit Vermehrungs- und Vergrößerungstendenz der autonomen Zellen und Areale begründet. Es erscheint daher sinnvoll die Knotenstruma gegenüber der diffusen Struma als separate Entität aufzufassen, zumal auch die therapeutische Beeinflussbarkeit der Knotenstruma deutlich geringer erscheint als die der diffusen Struma.

## Zukunftsperspektiven

Die vorgeschlagene Abgrenzung der Knotenstruma als pathogenetische und klinisch separate Entität mit konservativ-medikamentös geringerer Heilungschance als die Struma diffusa lässt Maßnahmen einer Krankheitsprävention der Knotenbildung um so sinnvoller und wichtiger erscheinen. Im Gegensatz zu der relativ geringen therapeutischen Beeinflussbarkeit bereits existenter präformierter Schilddrüsenknoten durch Levothyroxin und Iodid lässt sich durch die Iodidprophylaxe eine einfache und effektive Vorsorgemaßnahme zur Verhinderung der Knotenentstehung treffen.

Jede erfolgversprechende Schilddrüsentherapie hat daher drei Aspekte zu berücksichtigen

- die Verkleinerung der Struma,
- die Verhinderung bzw. Reduzierung des weiteren Knotenwachstums und
- die Prävention der Bildung neuer Schilddrüsenknoten.

Aus der Sicht einer Knotenprophylaxe ist die auf freiwilliger Basis erreichte Verbesserung der Iodversorgung in Deutschland erfreulich. Zu beachten sind jedoch schwer kontrollierbare Einflussgrößen und regionale Unterschiede, so dass auf eine ärztliche Selektion von Risikogruppen und gezielt eingesetzte Gabe von Iodid ($100\,\mu g$/Tag) noch nicht verzichtet werden kann. Wünschenswert wären regelmäßige und bundesweite epidemiologische Überprüfungen der Iodversorgung in fünf Jahresabständen.

Aufgrund der sich aktuell abzeichnenden Verbesserung der Iodversorgung in Deutschland lassen sich als Zukunftsprognose ähnliche Entwicklungen voraussagen, wie sie auch unsere Nachbarländer Österreich und Schweiz nach Einführung einer gesetzlichen Iodprophylaxe erlebten.

So konnte in Österreich bei der jüngeren Bevölkerungsgruppe unter 40 Jahren die Strumaendemie völlig überkommen werden und eine Abnahme der Strumaprävalenz auf $< 5\%$ erreicht werden [13]. Nur bei den älteren Männern und Frauen über 60 Jahre beträgt der Anteil noch 30 bzw. $50\%$. Mit der Iodsupplementierung in Österreich zeigte sich auch eine Verschiebung der histologischen Typen des Schilddrüsenkarzinoms zu Gunsten des weniger aggressiven papillären Schilddrüsenkarzinoms gegenüber dem follikulären Schilddrüsenkarzinom [13].

Bezüglich der Knotenstruma, Autonomie und der damit verbundenen Häufigkeit von Hyperthyreosen zeigen die Schweizer Daten nach Ausgleich des Iodmangels initial in den ersten beiden Jahren einen geringen Anstieg der Hyperthyreoserate mit anschließend konsekutivem stetigem Rückgang der Hyperthyreosen über die nächsten 10 Jahre. Bemerkenswert ist dabei, dass sowohl die Zahl der durch eine Knotenstruma (Autonomie der Schilddrüse) bedingten Hyperthyreosen als auch die Zahl der Basedow-Hyperthyreosen und damit die Gesamtzahl der Hyperthyreosen stark rückläufig waren [3].

Eine jüngste dänische Studie berichtet ebenfalls über interessante funktionelle Auswirkungen einer höheren Iodversorgung. Bei bereits geringer Zunahme der mittleren Iodurie von 45 auf 61 $\mu$g/l war die Hyperthyreoseinzidenz rückläufig und zeigte dafür die Inzidenz an Hypothyreosen eine Zunahme [2].

Eine völlige Elimination des Schilddrüsenknotens ist allerdings auch bei optimaler Iodversorgung nicht zu erwarten, da nicht alle Knoten rein durch den Iodmangel bedingt sind, sondern auch primär iodunabhängige benigne und selten maligne Neoplasien in einer Haüfigkeit von $5-10\%$ vorkommen.

Zusammenfassend sich folgende Perspektiven und Aussichten für die Zukunft in Deutschland zu erwarten:

- eine Abnahme der Iodmangelstruma, jedoch Zunahme der Autoimmunerkrankungen der Schilddrüse,
- eine geänderte Altersverteilung und relativ höhere Prävalenz der Struma im Alter,
- eine Zunahme des Schilddrüsenknotens im Vergleich zur Strumahäufigkeit, d. h. des Knotens ohne Struma,
- eine Verschiebung des Hyperthyreose−Hypothyreoseverhältnisses,

- eine relative Zunahme des Anteils maligner Knoten bei Abnahme der Gesamtzahl der Knoten und
- eine relative (nicht absolute) Zunahme des Anteils an weniger aggressiven papillären Schilddrüsenkarzinomen gegenüber dem follikulären Schilddrüsenkarzinom.

## Zusammenfassung

Die sich abzeichnende verbesserte Iodversorgung der deutschen Bevölkerung wird die Epidemiologie und Häufigkeit der Knotenstruma in unserem Lande entscheidend beeinflussen und verändern. Schon heute sind bei jüngeren Patienten die Knotenstruma und der Schilddrüsenknoten häufiger anzutreffen als die Struma diffusa. Trotz des ätiologisch gemeinsamen Iodmangels erscheint es sowohl aus pathophysiologischer Sicht als auch aus dem klinischen Verlauf gerechtfertigt, die Struma diffusa und Struma nodosa als getrennte Entitäten aufzufassen. Auch sind das Wachstum der diffusen Struma und des Schilddrüsenknotens therapeutisch unterschiedlich beeinflussbar. Schilddrüsenknoten zeigen im Langzeitverlauf überwiegend ein autonomes stetiges, wenn auch langsames Wachstum. Gezielten und überwachten Maßnahmen der Prävention, die wirksam durch die Verbesserung der Iodversorgung möglich ist, wie die Erfahrungen aus den Nachbarländern Österreich und der Schweiz gezeigt haben, kommt daher eine entscheidende Bedeutung zu. Die Aussichten, auch in Deutschland in den nächsten Jahrzehnten das Volksleiden Struma zu eliminieren, scheinen besser als jemals zuvor.

## Literatur

[1] Alexander, E. K, S. Hurwitz, J. P. Heering, C. B. Benson, M. C. Frates, P. M. Doubilet, E. S. Cibas, P. R. Larsen, E. Marqusee: Natural history of benign solid and cystic thyroid nodules. Ann. Intern. Med. (2003) 138: 315−318.

[2] Pedersen, I., N. Knudsen, T. Jorgensen, H. Perrild, L. Ovesen, P. Laurberg: Large differences in incidences of overt hyper- and hypothyroidism associated with a small difference in iodine intake: a prospective comparative register-based population survey. J. Clin. Endocrinol. Metab. (2002) 87: 4462−4469.

[3] Burgi, H., Z. Supersaxo, B. Selz: Iodine deficiency diseases in Switzerland one hundred years after Theodor Kocher's survey: a historical review with some new goitre prevalence data. Acta Endocrinol. (Copenh.) (1990) 123: 577−590.

[4] Castro, M. R., P. J. Caraballo, J. C. Morris: Effectiveness of thyroid hormone suppressive therapy in benign solitary thyroid nodules: a meta-analysis. J Clin Endocrinol Metab. (2002) 87: 4154−4159.

[5] Coindet, J. R: Decouverte d'un nouveau remede contre le goitre. Annales de Chimie et de Physique. (1821) 16: 252−265.

[6] Hampel, R., T. Külberg, K. Klein, J. U. Jerichow, E. G. Pichmann, V. Clausen, I. Schmidt: Goiter incidence in Germany is greater than previously suspected. Med. Klin. (1995) 90: 324−329.

[7] Hoermann, R: Thyroid-hormone suppressive therapy in benign thyroid nodules − is it effective? Lancet. (2002) 360: 1899−1900.

[8] Hoermann, R, B. Quadbeck, U. Roggenbuck, et al.: Relapse of Graves' disease after successful outcome of antithyroid drug therapy: results of a prospective randomized study on the use of levothyroxine. Thyroid. (2002) 12: 1119−1128.

[9] Koc, M., H. O. Ersoz, I. Akpinar, D. Gogas-Yavuz, O. Deynell, S. Akalin: Effect of low- and high-dose levothyroxine on thyroid nodule volume: a crossover placebo-controlled trial. Clin. Endocrinol. (2002) 57: 621−628.

[10] Kopp, P., E. T. Kimura, S. Aeschimann, M. Oestreicher, A. Tobler, M. F. Fey, H. Studer: Polyclonal and monoclonal thyroid nodules coexist within human multinodular goiters. J. Clin. Endocrinol. Metab. (1994) 79: 134−139.

[11] Krohn, K,. R. Paschke: Somatic mutations in thyroid nodular disease. Mol. Genet. Metab. (2002) 75: 202−208.

[12] Lima, N., M. Knobel, H. Cavaliere, C. Sztejnsznajd, E. Tomimori, G. Medeiros-Neto: Levothyroxine suppressive therapy is partially effective in treating patients with benign, solid thyroid nodules and multinodular goiters. Thyroid. (1997) 7: 691−697.

[13] Lind, P., G. Kumnig, M. Heinisch, I. Igerc, P. Mikosch, H. J. Gallowitsch, E. Kresnik, I. Gomez, O. Unterweger, H. Aigner: Iodine supplementation in Austria: methods and results. Thyroid. (2002) 12: 903−907.

[14] Meng, W., P. C. Scriba: Iodversorgung in Deutschland. Probleme und erforderliche Maßnahmen: Update 2002. Dtsch.Ärztebl. 99 (2002) A 2560−2564.

[15] Quadbeck, B., J. Pruellage, U. Roggenbuck, H. Hirche, O. E. Janssen, K. Mann, R. Hoermann: Long-term follow-up of thyroid nodule growth. Exp. Clin. Endocrinol. Diabetes. (2002) 110: 348−354.

[16] Quadbeck, B., U. Roggebbuck, D. Graf, B. Helmich-Kapp, R. Hoermann, K. Mann: Therapie der euthyreoten Iodmangelstruma (Struma diffusa et nodosa) − Zwischenergebnisse einer prospektiven randomisierten Anwendungsstudie. In: Schilddrüse 2003, Berlin: de Gruyter; 2003.

[17] Studer, H., M. Derwahl: Mechanisms of nonneoplastic endocrine hyperplasia − a changing concept: a review focused on the thyroid gland. Endocr. Rev. (1995) 16: 411−426.

[18] Völzke, H., J. Ludemann, D. M. Robinson, K. W. Spieker, C. Schwahn, A. Kramer, U. John, W. Meng: The prevalence of undiagnosed thyroid disorders in a previously iodine-deficient area. Thyroid. (2003) 13: 803−810.

## 2.4 Familiarität und genetische Prädisposition der Schilddrüsenknoten

*R. Paschke, M. Eszlinger, Y. Bayer, K. Krohn*

Schilddrüsenerkrankungen sind trotz verbesserter Iodversorgung zahlreich und treten familiär gehäuft auf. In je einer Familie wurden durch Kopplungsanalysen und biostatistische Auswertestrategien 2 Kandidatenregionen MNG-1 [1] und Xp22 [2] ermittelt, die mit dem Phänotyp einer euthyreoten Struma co-segregierten. Die Region MNG-1 auf Chromosom 14 wurde in einer weiteren Familie bestätigt [3]. In einer folgenden Studie, welche 5 Strumafamilien einschloss, konnten für die o. g. Genorte keine signifikanten Kopplungsergebnisse erzielt werden [4]. Daher ist für euthyreote Strumen eine genetische Heterogenität sehr wahrscheinlich. Unter Nutzung ganzgenomischer Kopplungsanalysen und parametrischer sowie nichtparametrischer Analysestrategien wurde die Hypothese der genetischen Heterogenität bestätigt und vier weitere neue Regionen auf den Chromosomen 2, 3, 7 und 8 wurden in insgesamt 7 von 18 Familien aus Dänemark, Deutschland und der Slowakei beschrieben [5].

Screeninguntersuchungen zu palpablen Schilddrüsenknoten in Iodmangelgebieten im Vergleich zu iodsupplementierten Regionen zeigen, dass in iodarmen Gebieten häufiger kalte als heiße Knoten zu beobachten sind [6]. Somatische TSH-Rezeptormutationen konnten in heißen Knoten [7], jedoch bereits auch in autoradiographisch mehrspeichernden Arealen euthyreoter Strumen identifiziert werden [8]. Diese Mutationen werden höchstwahrscheinlich durch die in den Knoten gesteigerte Proliferation, freie Radikale bzw. $H_2O_2$, welche durch Iodmangel induziert werden, verursacht und führen zu einer Struma mit mutierten Zellklonen. Die Expansion dieser Zellklone mit proliferationstimulierenden Mutationen erklärt die Entstehung heißer und kalten Schilddrüsenknoten [14]. Eine erhöhte Proliferation konnte sowohl in kalten Knoten (670–1909 % in n = 38) als auch in heißen Knoten (7–192 % in n = 19) nachgewiesen werden [9, 10].

DNA-Microarray-Untersuchungen zur differentiellen Genexpression [11] in autonomen Adenomen mit und ohne TSHR-Mutationen und deren Umgebungsgewebe zeigten eine verminderte TGFβ1 Signaltransduktion, welche durch eine verminderte Expression des TGFβIIIR, aktivierender Smad Proteine und eine erhöhte Expression inhibierender Smad-Proteine gekennzeichnet ist. Auf mRNA-Ebene wurde außerdem eine verminderte Expression von TGFβ1 nach Aktivierung der cAMP-Kaskade in vitro gezeigt [12]. Weiterhin konnte in heißen Knoten eine verminderte TGFβ1- und TGFβIIIR-Proteinexpression nachgewiesen werden [11, 13]. Diese Daten zeigen, dass es sich bei dem Expressionsmuster der TGFβ-assoziierten Gene um einen Sekundäreffekt der Aktivierung der cAMP-Kaskade handelt, der die erhöhte Proliferation in heißen Schilddrüsenknoten unterstützt. Weiterhin weisen die Array-Ergebnisse auf eine bisher nicht bekannte Bedeutung der Sialyltransferase 1 in heißen Knoten hin. In nachfolgenden Untersuchungen konnte gezeigt werden, dass der TSHR durch die Sialyltransferase 1 modifiziert wird, was zu einer verbesserten Oberflächenexpression des TSHR und somit zu einer verbesserten Rezeptor-Ligand-Interaktion führt. Ausserdem zeigen Unterschiede im Expressionsmuster heißer Knoten mit Mutationen im TSHR (p21 aktivierte Kinase 2, Janus Kinase 1, Protein Kinase C) im Vergleich zu heißen Knoten ohne Mutationen (proliferationsassoziierte 2G4, G-Protein gekoppelte Kinase 2) distinkte Unterschiede in der Signaltransduktion, die in weiteren Untersuchungen zu klären sind.

Zusammenfassend weist die Familiarität von Schilddrüsenerkrankungen auf eine genetische Prädisposition hin. Erste Ansätze dienen der Aufklärung von Signalkaskaden sowie der Kandidatengenkartierung. Zusätzlich wechselwirken Umweltfaktoren wie Iodmangel, Nikotinkonsum, Alter und Geschlecht der Individuen mit der genetischen Veranlagung, so dass Schilddrüsenknoten und Strumen als komplexe genetische Erkrankung charakterisiert werden können.

## Literatur

[1] Bignell GR., Canzian F., Shayeghi M., Stark M., Shugart Y. Y., Biggs P., Mangion J., Hamoudi R., Rosenblatt J., Buu P., Sun S., Stoffer SS., Goldgar DE., Romeo G., Houlston RS., Narod SA., Stratton MR., Foulkes WD.: Familial nontoxic multinodular thyroid goiter locus maps to chromosome 14q but does not account for familial nonmedullary thyroid cancer. Am J Hum Genet (1997) 61: 1123−1130.
[2] Capon F, Tacconelli A, Giardina E, Sciacchitano S, Bruno R, Tassi V, Trischitta V, Filetti S, Dallapiccola B, Novelli G: Mapping a dominant form of multinodular goiter to chromosome Xp22. Am J Hum Genet (2000) 67: 1004−1007.
[3] Neumann S., Willgerodt H., Ackermann F., Reske A., Jung M., Reis A., Paschke R.: Linkage of familial euthyroid goiter to the multinodular goiter-1 locus and exclusion of the candidate genes thyroglobulin, thyroperoxidase, and Na+/I-symporter. J Clin Endocrinol Metab (1999) 84: 3750−3756.
[4] Neumann S., Bayer Y., Reske A., Tajtakova M., Langer P., Paschke A.: Further indications for genetic heterogeneity of euthyroid familial goiter. J Mol Med, in press.
[5] Bayer Y., Neumann S., Meyer B., Rüschendorf F., Reske A., Brix T., Hegedüs L., Langer P., Nürnberg P. and Paschke R.: Genome-wide linkage analysis reveals suggestive evidence for four new susceptibility loci for familial euthyroid goiter, J Clin. Endocrinol. Metabol. in revision.
[6] Belfoire A., La Rosa GL., Padova G., Sava L., Ippoloito O., Vigneri I.: The frequency of cold thyroid nodules and thyroid malignancies in patients from an iodine-deficient area. Cancer. 1987 Dec 15; 60 (12): 3096−102.
[7] Paschke R., Ludgate M.: The thyrotropin receptor in thyroid diseases. N Engl J Med. 1997 Dec 4; 337 (23): 1675−81.
[8] Studer H., Ramelli F.: Simple goiter and its variants: euthyroid and hyperthyroid multinodular goiters. Endocr Rev. 1982 Winter; 3 (1): 40−61.

[9]  Krohn K., Emmrich P., Ott N., Paschke R.: Increased thyroid epithelial cell proliferation in
     toxic thyroid nodules. Thyroid. 1999 Mar; 9 (3): 241−6.
[10] Krohn K. et al. 2003, in press.
[11] Eszlinger M., Krohn K., Frenzel R., Kropf S., Tönjes A., Paschke R.: Gene expression reveals
     evidence for inactivation of the TGFβ signaling cascade in autonomously functioning thyroid
     nodules. Oncogene (2004) 23: 795−804.
[12] Gärtner R., Schopohl D., Schaeffer S., Dugrillon A., Erdmann A., Toda S., Bechtner G.: Regu-
     lation of transforming growth factor beta 1 messenger ribonucleic acid expression in porcine
     thyroid follicles in vitro by growth factors, iodine, or delta-iodolactone. Thyroid. (1997) Aug;
     7 (4): 633−40.
[13] Eszlinger M., Krohn K., Paschke R.: Complementary DNA expression array analysis suggests
     a lower expression of signal transduction proteins and receptors in cold and hot thyroid nodu-
     les. J Clin Endocrinol Metab. (2001) Oct; 86 (10): 4834−42.
[14] Krohn K., Paschke R.: Clinical review 133: Progress in understanding the etiology of thyroid
     autonomy. J Clin Endocrinol Metab. (2001) Juli; 86 (7): 3336−45.

## 2.5  Diagnostik der Knotenstruma

*M. Dietlein, H. Schicha*

Die diagnostischen Standardverfahren bei der Abklärung der Knotenstruma bzw.
des solitären Schilddrüsenknotens sind neben der Anamnese und Palpation die Sonographie, die Szintigraphie sowie die Feinnadelpunktion, als Laborparameter stehen die Schilddrüsenfunktionsparameter, die Schilddrüsenautoantikörper, das Calcitonin und das Thyreoglobulin zur Verfügung. Aufgrund der hohen Prävalenz an
morphologischen Schilddrüsenveränderungen stellt sich die Frage der Über- oder der
Unterdiagnostik bei einem kleinen Schilddrüsenknoten < 10 mm, bei einem nicht-
palpablen Knoten oder bei einem zystischen Knoten. Wegen der hohen Sensitivität
der Sonographie im Vergleich zur Palpation, wegen der inzwischen unbestrittenen
Therapiebedürftigkeit einer latenten Schilddrüsenfunktionsstörung und wegen der
guten kurativen Behandlungschance des frühzeitig erkannten medullären Schilddrüsenkarzinoms ist ferner zu hinterfragen, inwieweit der Schilddrüsen-Sonographie,
der Bestimmung des TSH bzw. im Falle eines Schilddrüsenknotens der Messung des
Calcitonins die Rolle von Screening-Parametern zukommt oder ob der Einsatz dieser
Verfahren erst bei klinischem Verdacht gezielt erfolgen sollte.

## Anamnese, Palpation

Bei Patienten mit einer Knotenstruma können zunächst anamnestische und klinische
Daten Hinweise liefern, ob ein erhöhtes Risiko für ein Schilddrüsenkarzinom vor-

Tabelle 1: Kriterien, die zur Risikostratifikation/Dignitätsbeurteilung der Knotenstruma eingesetzt werden können. Treffen bereits 2 der verdächtigen Kriterien zu, ist die Malignomwahrscheinlichkeit sehr hoch [30]. MTC, medullary thyroid cancer, medulläres Schilddrüsenkarzinom

| verdächtig |
| --- |
| Familienanamnese eines MTC oder MEN |
| rasches Knotenwachstum (besonders unter Levothyroxin) |
| sehr derber Knoten |
| Fixation an Nachbarschaftsstrukturen |
| Recurrensparese (Laryngoskopie) |
| lokoregionäre Lymphadenopathie |
| Fernmetastasen (Lunge, Skelett) |

| Gering verdächtig |
| --- |
| Alter < 20 Jahre oder > 60 Jahre |
| männlich |
| großer solitärer Knoten ≥ 3 cm (?) |
| perkutane Bestrahlung der Halsregion, insbesondere im Kindesalter |
| hohe Konsistenz des Knotens, mögliche Fixierung |
| Knotendurchmesser > 4 cm und partiell zystisch |
| mechanische Symptome: Dysphagie, Dyspnoe, Heiserkeit, Husten |

| Kein gesteigerter Verdacht |
| --- |
| alle anderen anamnestischen Daten |

liegt (Tab. 1). Es darf aber nicht solange zugewartet werden, bis sich die Zeichen eines fortgeschrittenen Schilddrüsenkarzinoms zeigen. Aufgrund der Anamnese und der Palpation wird in der überwiegenden Mehrzahl der Schilddrüsenknoten eine Differenzierung der einfachen Knotenstruma gegen eine Knotenstruma mit einem Malignom nicht gelingen.

Die Sensitivität der Palpation ist relativ niedrig und liegt in der Größenordnung um 30 % [65]. Wird ein einzelner Schilddrüsenknoten palpiert, erfolgt durch die zusätzliche Anwendung der Sonographie häufig eine Reklassifikation dieses Knotens als prominenter oder dominanter Knoten in einer multinodulären Struma. Andererseits verändert die Differenzierung einer multinodulären Struma gegen einen Solitärknoten nicht die Malignomwahrscheinlichkeit in dem dominanten Knoten. Bei einem Schilddrüsenknoten über 1 cm Durchmesser ist die Frage der Dignität unabhängig davon, ob der Knoten palpiert werden konnte oder nur sonographisch erkennbar war, zu klären [18; 68]. Die Grenze von 1 cm wurde pragmatisch gewählt, da die Beurteilung des Speicherverhaltens in der Szintigraphie und die Verlässlichkeit der Feinnadelpunktion bei einem kleineren Knotendurchmesser problematisch werden. Grundsätzlich ist das Malignomrisiko in Schilddrüsenknoten unter oder über 10 mm identisch; allerdings verbergen sich hinter den Karzinomen unter 10 mm Durchmesser gehäuft „Inzidentalome" mit niedriger biologischer Aggressivität. Anamnestische

Angaben zum Wachstumsverhalten sind zurückhaltend zu bewerten. Hochgradig differenzierte Schilddrüsenkarzinome können extrem langsam über Jahre wachsen. Eine plötzliche Größenzunahme eines Knoten beruht meistens auf der Einblutung in einen zystischen Knoten. Ein rapides Wachstum wird aber auch bei anaplastischen Schilddrüsenkarzinomen und bei malignen Lymphomen beobachtet.

Zur Dignität des kleinen, nicht-palpablen Schilddrüsenknotens liegen Studien aus Schilddrüsenzentren vor, die hierbei ermittelten Malignomwahrscheinlichkeiten sind aber keinesfalls mit epidemiologischen Daten gleichzusetzen: In der Studie von Hagag et al. [26] lag die Malignomwahrscheinlichkeit bei 7% (8/108 Patienten) für nicht-palpable Knoten (mittlerer Durchmesser 19 mm) und bei 12% (16/151 Patienten) für palpable Knoten (mittlerer Durchmesser 32 mm). Allerdings war eine Selektion durch die Szintigraphie erfolgt, so dass der Anteil an „kalten" Knoten unter den nicht-palpablen Knoten bei 83% und unter den palpablen Knoten bei 75% lag. Papini et al. [57] fanden ein Schilddrüsenkarzinom in 6% der nicht-palpablen Schilddrüsenknoten von 8 – 15 mm in multinodulären Strumen bzw. bei 9% der Solitärknoten gleichen Durchmessers. Die Daten über ein Malignomrisiko in nicht-palpablen kleinen Knoten sind konsistent mit der Studie von Leenhardt et al. [42]. Die in Tab. 2 beschriebene Malignomrate liegt in der gleichen Größenordnung wie die der okkulten Schilddrüsenkarzinome in Autopsiestatistiken, wobei die biologische Aggressivität der meisten kleinen Schilddrüsenkarzinome (Mikrokarzinome) gering

Tabelle 2: Malignomraten in nicht-palpablen Knoten in Schilddrüsenzentren. Aus der Zuweisung und den begleitenden Risikofaktoren ergibt sich eine Selektion; es handelt sich nicht um epidemiologische Daten.

| Erstautor, Jahr, Land | Knotendurchmesser (mm) | Szintigraphie Kovariable | Anzahl der Malignome (n) | Malignomrisiko % |
|---|---|---|---|---|
| Papini, 2002, I [57] | 8 – 10 <br> 11 – 15 | indifferent, kalt <br> indifferent, kalt | 12/131 <br> 19/271 | 9 <br> 7 |
| Leenhardt, 1999, F [42] | < 10 <br> ≥ 10 | keine Angabe <br> bei 26% kalt | 8/115 (Op 24) <br> 12/335 (Op 70) | 7 <br> 4 |
| Hagag, 1998, Israel [26] | > 10 | bei 83% kalt und bei 7% Radiatio | 8/108 | 7 |

Tabelle 3: Malignomrate in nicht-palpablen Schilddrüsenknoten in einem Schilddrüsenzentrum mit einer Malignomrate von 7,7% unter 402 Patienten [57]. TNM-Klassifikation nach UICC 1997.

| Durchmesser (mm) | Malignome n | pT1 % | pT2 % | pT4 % | pN %1 | M1 % |
|---|---|---|---|---|---|---|
| 8 – 10 | 12/131 | 67 | – | 33 | 25 | -- |
| 11 – 15 | 19/271 | – | 63 | 37 | 16 | -- |

ist. Im Einzelfall können sich aber hinter einem Schilddrüsenknoten um 1 cm Durchmesser durchaus aggressive Tumoren mit Kapselinfiltration und lymphogener Metastasierung verbergen (Tab. 3), was eine konsequente Folgediagnostik der Schilddrüsenknoten ab 1 cm Durchmesser rechtfertigt.

## Labordiagnostik (Schilddrüsenfunktion, Antikörper)

Die Bestimmung des basalen TSH-Spiegels ist mit Abstand der am häufigsten eingesetzte Labortest bei der initialen Abklärung der Knotenstruma (Tab. 4). Zusätzliche Bestimmungen der Schilddrüsenhormon-Spiegel werden von etwa der Hälfte der Experten routinemäßig durchgeführt, wenngleich die Zusatzinformation bei einem normwertigen TSH-Spiegel in einer Standardsituation gering ist.

Beim Nachweis einer Knotenstruma wird die Bestimmung der TPO-Antikörper von der Hälfte der europäischen und amerikanischen Experten durchgeführt. TPO-Antikörper finden sich häufig in einer Population und eine Knotenstruma kann mit einer begleitenden Autoimmunthyreopathie einhergehen. Therapeutische Konsequenzen können sich für die medikamentöse Strumatherapie (Levothyroxin, Iodid, Kombination) ergeben. Auch beim Nachweis eines hoch-normalen TSH-Spiegels > 2,5 mU/l gewinnt der Nachweis erhöhter TPO-Antikörper zunehmende Bedeutung hinsichtlich des Beginns einer Levothyroxin-Substitutionstherapie. Ferner ist die Kenntnis des TPO-Antikörper-Status relevant vor einer Radioiodtherapie, da erhöhte TPO-Antikörper einen Risikofaktor für die posttherapeutische Entwicklung einer immunogenen Hyperthyreose oder einer Hypothyreose darstellen [52].

Tabelle 4: Umfragen unter amerikanischen (ATA) und europäischen (ETA) Schilddrüsenexperten über die routinemäßige Bestimmung von Laborparametern beim Nachweis eines solitären Schilddrüsenknotens oder einer multinodulären Knotenstruma ohne Malignitätsverdacht bei einem Standardpatienten [7, 8, 10, 11]. Angegeben sind Prozentwerte, Zusammenstellung nach [33].

|  | Solitärer Knoten | | Multinoduläre Struma | |
|---|---|---|---|---|
|  | ATA (n = 142) | ETA (n = 110) | ATA (n = 140) | ETA (n = 120) |
| TSH | 99 | 99 | 100 | 100 |
| T4 gesamt | 12 | 20 | 21 | 17 |
| T3 gesamt | 9 | 25 | 23 | 23 |
| Freies T4/Index | 49 | 53 | 54 | 74 |
| Freies T3/Index | 6 | 31 | 11 | 43 |
| TPO-Antikörper | 30 | 41 | 61 | 65 |
| Mikrosomale Antikörper | 6 | 11 | 17 | 10 |
| Tg-Antikörper | 18 | 26 | 34 | 49 |
| TSH-Rezeptor-Antikörper | 0 | 6 | 0 | 8 |
| Calcitonin | 5 | 43 | 4 | 32 |
| Thyreoglobulin (TG) | 4 | 14 | 2 | 8 |

## Calcitonin

Die routinemäßige Bestimmung des Serum-Calcitonins ist Gegenstand kontroverser Diskussionen. Dieses Hormon ist ein Tumormarker für das medulläre Schilddrüsenkarzinom. Mit modernen Assays liegt der Calcitonin-Spiegel unter 10 pg/ml bei Gesunden [27], bei Männern etwas höher als bei Frauen [25]. Neben einem medullären Schilddrüsenkarzinom oder einer C-Zell-Hyperplasie können eine Niereninsuffizienz, ein Pseudohypoparathyreoidismus, eine Medikation mit einem Protonen-Pumpen-Inhibitor (Omeprazol), ein anderes Malignom (paraneoplastisches Syndrom) oder eine Autoimmunthyreoiditis für einen erhöhten Calcitonin-Spiegel ursächlich sein. Der obere Grenzwert des Serum-Calcitonins nach einer Stimulation durch Pentagastrin liegt bei etwa 40 pg/ml [25]; Spiegel über 100 pg/ml sind hochgradig verdächtig auf das Vorliegen eines medullären Schilddrüsenkarzinoms. Die C-Zell-Hyperplasie gilt bei genetischer Disposition als ein Carcinoma in situ. Ansonsten ist die klinische Bedeutung einer C-Zell-Hyperplasie, die in höherem Alter bei 20 % der Autopsien gefunden wurde [23], unklar. Es liegen 7 Langzeitstudien zur routinemäßigen Calcitonin-Bestimmung bei einer Knotenstruma vor (Tab. 5–7).

Tabelle 5: Studien zur routinemäßigen Messung des Calcitonin-Spiegels. MTC, medullary thyroid cancer, medulläres Schilddrüsenkarzinom. Angabe der Prävalenz in Prozent. Zusammenstellung modifiziert nach [33].

| Erstautor, Jahr | Patienten | Pentagastrin-Test | Prävalenz eines MTC |
|---|---|---|---|
| Pacini, 1994 [56] | 1385 | falls basales Calcitonin erhöht | 0,57 |
| Rieu, 1995 [64] | 469 | falls basales Calcitonin erhöht | 0,84 |
| Niccoli, 1997 [51] | 1167 | bei 121 Pat. mit basal normalem Calcitonin | 1,37 |
| Vierhapper, 1997 [71] | 1062 | falls basales Calcitonin erhöht | 1,13 |
| Özgen, 1999 [54] | 773 | ohne zusätzlichen Test | 0,52 |
| Hahm, 2001 [27] | 1448 | bei 39 Pat. mit basal erhöhtem Calcitonin oder bei Disposition | 0,69 |
| Iacobone, 2002 [36] | 7276 | bei 56/70 Pat. mit basal erhöhtem Calcitonin | 0,62 |

Die Studien unterscheiden sich im diagnostischen Algorithmus und in den Grenzwerten zur Operationsindikation. In der französischen Studie von Niccoli et al. [51] erreichte die Prävalenz des medullären Schilddrüsenkarzinoms 1,4 % und 41 % der 34 Patienten mit einem erhöhten basalen Calcitonin-Spiegel hatten histologisch ein medulläres Schilddrüsenkarzinom. In der Studie von Halm et al. [27] hatten 56 von 1448 (3,9 %) der Patienten mit Schilddrüsenknoten einen basalen Calcitonin-Spiegel über 10 pg/ml. Bei 10 Patienten (0,7 %) konnte ein medulläres Schilddrüsenkarzinom nachgewiesen werden, wobei die Hälfte dieser Patienten einen basalen Calcitonin-Spiegel über 100 pg/ml aufwies. Vierhapper et al. [71] fanden bei 3 von 1062 Patienten ein basales Calcitonin über 100 ng/ml, verursacht durch ein medulläres Schild-

Tabelle 6: Datenlage zur Spezifität des basalen Calcitonins bei einem Grenzwert von 10 pg/ml. Angegeben ist die Zahl der Patienten mit einem Calcitonin-Spiegel zwischen 10 und 100 pg/ml bzw. über 100 pg/ml, die Zahl der operierten Patienten mit nachfolgender histologischer Diagnose eines medullären Schilddrüsenkarzinoms (MTC, medullary thyroid cancer), einer C-Zell-Hyperplasie (CCH, C-cell hyperplasia), eines differenzierten Schilddrüsenkarzinoms (DTC, differentiated thyroid cancer) oder einer benigen Knotenstruma. [a] Calcitonin 10–30 pg/ml, [b] Calcitonin $\geq$ 30 pg/ml.

| Erstautor, Jahr | Calcitonin 10–100 pg/ml (n) | Calcitonin > 100 pg/ml (n) | Op (n) | MTC (n) | CCH (n) | DTC (n) | benigne (n) |
|---|---|---|---|---|---|---|---|
| Pacini, 1994 [56] | 2 | 6 | 8 | 8 | – | – | – |
| Rieu, 1995 [64] | 2 | 2 | 4 | 4 | – | – | – |
| Niccoli, 1997 [51] | 26 | 8 | 34 | 14 | 9 | 4 | 7 |
| Vierhapper, 1997 [71] | 31 | 3 | 13 | 6 | 6 | – | 1 |
| Özgen, 1999 [54] | 0 | 4 | 4 | 4 | – | – | – |
| Hahm, 2001 [27] | 51 | 5 | 25 | 10 | – | 5 | 10 |
| Iacobone, 2002 [36] | 28[a] | 38[b] | 66 | 45 | 16 | – | 5 |

Tabelle 7: Datenlage zur Spezifität des Pentagastrintests mit einem Anstieg des Calcitonins (CT) auf $\geq$ 100 pg/ml. Angegeben ist die Zahl der mit dieser Laborkonstellation operierten Patienten mit nachfolgender histologischer Diagnose eines medullären Schilddrüsenkarzinoms (MTC, medullary thyroid cancer), einer C-Zell-Hyperplasie (CCH, C-cell hyperplasia), eines differenzierten Schilddrüsenkarzinoms (DTC, differentiated thyroid cancer) oder einer benigen Knotenstruma.

| Erstautor, Jahr | nach Pentagastrin Calcitonin $\geq$ 100 pg/ml (n) | OP (n) | MTC (n) | CCH (n) | DTC (n) | benigne (n) |
|---|---|---|---|---|---|---|
| Pacini, 1994 [56] | 8 | 8 | 8 | – | – | – |
| Rieu, 1995 [64] | 4 | 4 | 4 | – | – | – |
| Niccoli, 1997 [51] | 2 (basales CT o. B.) | 2 | 2 | – | – | – |
| Vierhapper, 1997 [71] | 14 | 13 | 6 | 6 | – | 1 |
| Özgen, 1999 [54] | nicht durchgeführt | – | – | – | – | – |
| Hahm, 2001 [27] | 12 | 11 | 10 | – | – | 1 |
| Iacobone, 2002 [36] | 52 | 52 | 41 | 10 | – | 1 |

drüsenkarzinom. Bei 10 von 31 Patienten mit einem basalen Calcitonin-Spiegel zwischen 10 und 100 pg/ml stiegt nach Pentagastrin-Stimulation das Calcitonin über 100 pg/ml. Ein medulläres Schilddrüsenkarzinom fand sich bei 3 Patienten, weitere 6 Patienten hatten eine C-Zell-Hyperplasie. Die Bestimmung des basalen oder des stimulierten Calcitonins war in allen Studien empfindlicher als die Feinnadelpunktion zum Nachweis eines medullären Schildddrüsenkarzinoms und alle Autoren schlussfolgerten die routinemäßige Bestimmung des Calcitonins beim Schilddrüsenknoten. Nach den Daten von Iacobone et al. [36] ist bei basalen Calcitonin-Spiegeln < 30 pg/ml bzw. bei stimulierten Calcitonin-Spiegels < 200 pg/ml keine Differenzierung zwischen einem medullären Schilddrüsenkarzinom im Stadium I und einer C-Zell-Hyperplasie möglich. In Abhängigkeit von den Grenzwerten des basalen und des stimulierten Calcitonins ist mit einem Überlappungsbereich für benigne und maligne Differenzialdiagnosen sowie mit der Konsequenz einer retrospektiv unnötigen oder einer verzögerten Indikationsstellung zur Thyreoidektomie zu rechnen [27, 36, 51], so dass ein Calcitonin-Screening nur in erfahrenen Schildddrüsenzentren durchgeführt werden sollte.

## Sonographie

Mit der verbreiteten Anwendung der Sonographie ist der Nachweis von Schilddrüsenknoten inzwischen zum häufigsten Schilddrüsenbefund geworden. Mit der Sonographie werden fünfmal so viele Knoten wie mit der Palpation entdeckt [72]. Bei einem Viertel der Individuen, die palpatorisch eine normale Schilddrüse aufwiesen, entdeckte die Sonographie Knoten [12, 69]. Dabei stieg die Nachweisrate mit dem Patientenalter an, so dass bei Personen über 50 Jahren Prävalenzen von 42 % beobachtet wurden [13]. Bis zu 50 % der Individuen besaßen noduläre Veränderungen unterhalb einem Zentimeter [47, 70]. Abhängig von einer muskulösen oder adipösen Konstitution der Halsweichteile, der Lokalisation des Knotens innerhalb der Schilddrüse und der Knotenkonsistenz können selbst Knoten von 2 cm Durchmesser dem palpatorischen Nachweis entgehen. So verdoppelt die Sonographie die Nachweisrate selbst bei Schilddrüsenknoten über 2 cm Durchmesser [72]. Die weitere Diagnostik wird für Schilddrüsenknoten ≥ 1 cm gefordert. Für Schilddrüsenknoten < 1 cm ohne Risikofaktoren empfiehlt sich eine Verlaufskontrolle.

## Dignität

Es existieren zwar zahlreiche sonographische Kriterien, die eher für Gutartigkeit oder eher für Bösartigkeit eines Schilddrüsenknotens sprechen können (Tab. 8). Eine zuverlässige Dignitätsbeurteilung wird aufgrund der Knotengröße, der Echogenität, dem sonographischen Nachweis eines Halos, der Art der Kalzifikation und der Vaskularisation im Einzelfall aber nicht gelingen [34]. Der positive Vorhersagewert der

Tabelle 8: Sonographische Befunde, die zur Dignitätsbeurteilung von Schilddrüsenknoten herangezogen werden

| Hinweis auf Benignität | Hinweis auf Malignität |
| --- | --- |
| iso-, hyperechogen | hypoechogen |
| grobschollige Verkalkungen | Mikroverkalkungen |
| feiner, gut abgrenzbarer Halo | breiter, unregelmäßiger oder fehlender Halo |
| glatte Berandung | irreguläre Berandung |
| kein infiltrierendes Wachstum | infiltrierendes Wachstum |
| keine Lymphknotenvergrößerung | regionäre Lymphknotenvergrößerung |
| niedriger intranodulärer Blutfuss (Doppler) | hoher intranodulärer Blutfluss (Doppler) |

Tabelle 9: Sonographische Kriterien und ihr positiver Vorhersagewert für Malignität in einem selektierten Patientenkollektiv (n = 402 Patienten) mit einer Malignomrate von 7,7 % [57]. Bei nicht-selektierten Patienten liegt der positive Vorhersagewert entsprechend der geringeren Malignomprävalenz (Vortestwahrscheinlichkeit) deutlich niedriger.

|  | prädiktiver Wert für Malignität (%) | |
|  | isolierter Befund | in Kombination mit Echoarmut |
| --- | --- | --- |
| solitärer Knoten | 10 | 12 |
| echoarmer Knoten | 12 | – |
| Knoten > 10 mm | 7 | 13 |
| irreguläre Begrenzung | 30 | 39 |
| zentrale Vaskularisation | 24 | 26 |
| Mikroverkalkungen | 33 | 36 |

Tabelle 10: Echogenität und Dignität in einem selektierten Patientenkollektiv (n = 402 Patienten) mit einer Malignomprävalenz von 7,7 % [57]. Bei nicht-selektierten Patienten liegt die Malignomrate in echoarmen Knoten entsprechend der geringeren Malignomwahrscheinlichkeit (Vortestwahrscheinlichkeit) deutlich niedriger. Andererseits erlaubt der Nachweis eines echogleichen oder eines echoreichen Knotens keinen Malignomausschluss.

| Echogenität des Knotens | n | benigne % | Adenom % | Karzinom* % |
| --- | --- | --- | --- | --- |
| echoarm | 237 | 80 | 8 | 12 |
| echogleich | 70 | 91 | 6 | 3 |
| echoreich | 62 | 98 | 0 | 2 |
| echokomplex | 33 | 86 | 6 | 8 |

* 27 papilläre, 2 follikuläre und 2 medulläre Karzinome.

sonographischen Malignitätskriterien ist nur in selektierten Patientenkollektiven mit erhöhter Malignomprävalenz ausreichend hoch (Tab. 9) [57]. Die Mehrzahl der benignen als auch der malignen Knoten erweist sich in Relation zum angrenzenden Schilddrüsengewebe als echoärmer. Andererseits ist selbst der negative Vorhersagewert eines echogleichen oder eines echoreichen Knotens zum Malignomausschluss nicht so zuverlässig und auf eine weitere szintigraphische Untersuchung darf bei Knoten ≥ 1 cm nicht verzichtet werden (Tab. 10).

## Zystische Schilddrüsenknoten

Echte Zysten in der Schilddrüse sind eher rar. Die meisten zystischen Knoten haben ihren Ursprung in soliden Knoten und sind damit komplexe Zysten. Die Malignomwahrscheinlichkeit einer komplexen Zyste ist der eines soliden Knotens gleichzusetzen (Tab. 11) [6, 24]. Mit der Frage nach einem papillären Schilddrüsenkarzinom ist eine Feinnadelpunktion zu fordern, wenn sich der zystische Schilddrüsenknoten szintigraphisch hypofunktionell darstellt. Nur selten unterliegen follikuläre oder onkozytäre Schilddrüsenkarzinome der zystischen Degeneration, zystische medulläre

Tabelle 11: Malignomrate in zystischen Schilddrüsenknoten in selektierten Patientenkollektiven, epidemiologisch sind niedrigere Raten zu erwarten. Die Daten belegen, dass die Malignomrate in zystischen Knoten mit der in soliden Knoten gleichzusetzen ist. Bei Malignomen in zystischen Knoten handelt es sich meist um papilläre Schilddrüsenkarzinome.

| Erstautor, Jahr | zystischer Knoten | | echte Zyste | |
|---|---|---|---|---|
| | maligne n | Malignomrate % | maligne n | Malignomrate % |
| Ma, 1975 [46] | 1 | 3 | 0 | – |
| Hammer, 1982 [29] | 16 | 17 | 0 | – |
| Rosen, 1986 [66] | 15 | 25 | 0 | – |
| Cusick, 1988 [15] | 15 | 14 | 0/18 | 0 |
| Sarda, 1988 [67] | 5 | 6 | 0 | – |
| De los Santos, 1990 [17] | 10 | 14 | 0/3 | 0 |
| Meko, 1992 [48] | 7 | 29 | 0 | – |

Schilddrüsenkarzinome sind eine extreme Rarität. Zystische Knoten stellen wegen der Gefahr einer nicht-repräsentativen Zellausbeute oder einer falsch-negativen Zytologie eine besondere diagnostische Herausforderung dar. So wurde über eine nicht-repräsentative Zellausbeute bei etwa 20 % der zystischen Knoten [17] und über falsch-negative Befunde bei 30 % der zystischen Knoten über 3 cm Durchmesser und bei 17 % der zystischen Knoten unter 3 cm Durchmesser berichtet [48]. Dabei darf der Nachweis von gutartigen Zellen aus der zystischen Komponente nicht als Malignomausschluss für die solide Komponente angesehen werden. Nach Entleerung der zystischen Komponente empfiehlt sich daher eine ultraschallgesteuerte Aspiration aus der soliden Komponente.

## Volumetrie

Für klinische Zwecke wird die Sonovolumetrie der Schilddrüse über die Volumenformel des Rotationsellipsoids (Länge $\times$ Breite $\times$ Tiefe $\times$ $\pi/6$) für hinreichend genau gehalten. Die Interobserver-Variation wird mit etwa 10 % angegeben, dürfte im klinischen Alltag aber deutlich höher liegen, bei großen Strumen reicht die untersucherabhängige Schwankung bis 30 % [37]. Verglichen mit der MR-Volumetrie über planimetrische Methoden unterschätzt die Ellipsoid-Formel der Sonographie das Schilddrüsenvolumen um 23 % [63]. Auch die sonographische Planimetrie zur Volumenbestimmung unterschätzte die Strumagröße im Vergleich zur CT [53] und zur MRT [9].

## Szintigraphie mit $^{99m}$Tc-Pertechnetat

Die Szintigraphie ist das Verfahren der Wahl, um die Funktionalität eines Schilddrüsenknotens festzulegen. Grundsätzlich wird dem preisgünstigen und leicht verfügba-

ren Radiopharmakon $^{99m}$Tc-Pertechnetat der Vorzug vor dem $^{123}$I-Natriumiodid gegeben. $^{131}$I-Natriumiodid kommt wegen seiner längeren Halbwertszeit sowie der
Emission von Beta- und Gammastrahlen bei gutartigen Schilddrüsenerkrankungen
lediglich im Radioiodtest vor einer Radioiodtherapie zum Einsatz.

Knoten mit gesteigerter Nuklidaufnahme gelten als benigne, Ausnahmen von dieser
Regel sind Raritäten. Meistens handelt es sich bei solchen Malignomen um einen
zweiten kleineren Knoten, der von dem szintigraphisch hyperfunktionellen autonomen Knoten überlagert wurde. Eine Feinnadelpunktion eines heißen, hyperfunktionellen Knotens wird daher nicht gefordert bzw. ist wegen gehäufter „suspekter"
Befunde als nicht indiziert anzusehen.

Gelegentlich besitzen Knoten einen intakten aktiven Transport und zeigen ein „Trapping" des $^{99m}$Tc-Pertechnetats, haben aber die Fähigkeit zum Iodeinbau in das
Schilddrüsenhormon verloren. Solche Knoten erscheinen dann hyperfunktionell in
der $^{99m}$Tc-Pertechnetat-Szintigraphie, aber hypofunktionell in der Spätaufnahme der
$^{123}$I-Szintigraphie. Eine solche Befundkonstellation findet sich bei 3 % bis 8 % der
Knoten mit erhöhter $^{99m}$Tc-Speicherung [31, 40], wobei sich hierunter zumeist gutartige Adenome verbergen, in der größten Serie an 316 Patienten fanden Kusic et al.
[40] kein Schilddrüsenkarzinom.

## Prävalenz der Autonomie

Bezüglich der Prävalenz von fokalen, multifokalen und disseminierten Autonomien
gegenüber hypofunktionellen, „kalten" Knoten existieren kontroverse Literaturda-
ten. Dabei ist zu unterscheiden, ob die untersuchte Population aus einer Region
mit hoher Iodversorgung oder aus einem Iodmangelgebiet (Strumaendemiegebiet)
stammte und ob Bezug auf den Solitärknoten oder auf die multinoduläre Struma
genommen wurde. Weitere Kriterien für die Autonomieprävalenz sind das Patientenalter, das Strumavolumen sowie das Vorliegen einer Rezidivstruma. Generell steigt
die Autonomieprävalenz mit zunehmender Nodularität, Strumavolumen und Patientenalter im Strumaendemiegebiet. Studien aus Regionen mit einer seit langem hohen
Iodversorgung (u. a. Asien) beschrieben den Anteil der hypofunktionellen, „kalten"
Knoten unter den Solitärknoten mit 77 – 94 % [2, 39, 44]. Hingegen lag in der Studie
von Bähre et al. [3] aus einem Strumaendemiegebiet die Autonomieprävalenz bei
40 % unter allen 426 untersuchten Individuen bzw. bei 45 % unter den Strumaträgern
mit Euthyreose. Die Daten basierten auf der Durchführung einer Basisszintigraphie,
einer Suppressionsszintigraphie und dem TRH-Test (bei geringerer Trennschärfe des
basalen TSH-Spiegels zum Zeitpunkt der Datenerhebung). Die Prävalenz eines pathologischen Suppressionsszintigramms nahm mit dem Patientenalter, der Schilddrüsengröße, der Nodularität einer Struma und der Dauer des Bestehens der Struma
zu. Die Prävalenz einer Autonomie erreichte 77 % bei Patienten mit einem Schilddrüsenschätzgewicht von mehr als 50 g und immerhin noch 37 % bei Patienten mit einem

Tabelle 12: Häufigkeit einer Autonomie in der Suppressionsszintigraphie in Abhängigkeit vom Patientenalter, Strumatyp und Schilddrüsenschätzgewicht bei 426 Patienten, nach Bähre et al. [3].

| Alter (Jahre) | ≥ 25 | 26−35 | 36−45 | > 45 |
|---|---|---|---|---|
| % der Patienten | 14 | 37 | 39 | 65 |

| Strumaart | | diffus | uninodulär | multinodulär |
|---|---|---|---|---|
| % der Patienten | | 32 | 61 | 76 |

| Schilddrüsenschätzgewicht (g) | | ≥ 30 | 31−50 | > 50 |
|---|---|---|---|---|
| % der Patienten | | 18 | 37 | 77 |

Schilddrüsenschätzgewicht von 30−50 g (Tab. 12). Die Studie belegte einen relativ geringen Anteil an eindeutig fokalen Nuklidanreicherungen in der Schilddrüse (25 %), häufiger wurden multifokale (49 %) oder disseminierte Verteilungsmuster (26 %) beobachtet. Mehr als die Hälfte der Patienten mit dem suppressionsszintigraphischen Hinweis auf eine Autonomie zeigte eine TSH-Stimulation innerhalb des Normalbereiches. Zu einer vergleichbaren Aussage kam eine nordamerikanische Studie von Miller and Block [49], wonach bei 46/70 Patienten (66 %) mit einer euthyreoten multinodulären Struma bis 75 g durch die Suppressionsszintigraphie eine Autonomie erkennbar war. Bezüglich der Autonomieerkennung belegen die Daten eine höhere Sensitivität der Suppressionsszintigraphie im Vergleich zu den Laborparametern. In einem Strumaendemiegebiet trifft es also nicht zu, dass die Szintigraphie bei Strumapatienten nur in Verbindung mit einem erniedrigten oder supprimierten TSH-Spiegel indiziert ist. Die Quantifizierung des Schilddrüsenszintigraphie und der ggf. durchgeführten Suppressionsszintigraphie ermöglicht die Erkennung der Schilddrüsenautonomie und die Bestimmung des Schweregrades, was die Grundlage für therapeutische Entscheidungen ist.

## Rezidivstruma

Rezidivstrumen gehen gehäuft mit begleitenden Autonomien einher, in einer klinischen Studie fand sich diese Kombination bei 41 % der untersuchten Patienten nach einem durchschnittlichen postoperativen Intervall von 13,8 Jahren [19]. Hierbei bestand ein kontinuierlicher Anstieg der neu aufgetretenen Autonomien von etwa 4 % pro Jahr.

## Tracheazielaufnahme, Schnittbildgebung (CT, MRT)

Die Lumenminderung der Trachea wird bei höhergradiger Ausprägung die inspiratorische Phase der Belüftung beeinträchtigen, klinisches Leitsymptom ist der Stridor.

Die Daten über die Präzision der Tracheazielaufnahme, um den engsten Durchmesser zu erfassen, und die Korrelation zwischen Tracheazielaufnahme und der Symptomatik sind inkonsistent. Mögliche Ursachen für eine Über- oder Unterbewertung in der konventionellen Röntgendiagnostik sind die physiologischen Schwankungen des Tracheallumens während der Respiration, Unterschiede im intrathorakalen Druck und die Drehung des Patienten während der Röntgenaufnahme. Zusätzlich können bei Strumapatienten Lungenfunktionsteste hilfreich sein [33], wenngleich solche Lungenfunktionsteste von weniger als 15 % der Schilddrüsenspezialisten angefordert werden [10, 11].

Die Indikationen zur CT und MRT liegen in der Beurteilung der Ausdehnung einer retrosternalen Struma und in der Beurteilung des Tracheallumens sowie in der Nachsorge des Schilddrüsenkarzinoms. Hingegen liefern weder CT noch MRT Zusatzinformationen beim suprasternalen Knotennachweis oder bei der Dignitätsbeurteilung intrathyreoidaler Knoten [33].


## Feinnadelpunktion


Die Feinnadelpunktion (FNP) der verdächtigen Knoten und insbesondere der szintigraphisch kalten Knoten > 1,0 cm Durchmesser sollte in der Primärdiagnostik erfolgen. Begründet ist dies durch eine große Überlappung in der Wachstumsdynamik zwischen benignen Knoten und hoch-differenzierten Schilddrüsenkarzinomen [1, 59], so dass die Verlaufskontrolle eine ggf. notwendige Operationsentscheidung verzögert. Umgekehrt sollte eine FNP auch dann erfolgen, wenn die Entscheidung zur Operation bereits getroffen ist. Ergäbe sich durch die Zytologie der Hinweis auf eine Metastase oder ein Lymphom, kann eine ggf. unnötige Operation vermieden werden. Bei zytologischem Nachweis eines differenzierten oder medullären Schilddrüsenkarzinoms ergäbe sich ggf. die Konsequenz eines Schnellschnitts mit histologischer Verifikation, einer einzeitigen Thyreoidektomie, ggf. einer Lymphadenektomie bzw. einer molekulargenetischen Untersuchung. Der konsequente Einsatz der Feinnadelpunktion (FNP) reduziert die Anzahl der Thyreoidektomien um etwa 50 % [38], verdoppelt durch die verbesserte Indikationsstellung die chirurgische Ausbeute an Karzinomen und reduziert der Gesamtbehandlungskosten der Patienten um etwa 25 % [47]. Die Rate an nicht-diagnostischen Aspirationen liegt bei 7 % bis über 25 %, abhängig von der Stringenz der angewandten Kriterien [5]. Nach einer diagnostisch aussagekräftigen FNP erfolgt üblicherweise eine Klassifikation in die Kategorien maligne, verdächtig und benigne. Liegen mehrere szintigraphisch kalte Knoten vor, wird die FNP aus zwei Knoten empfohlen [33]. Es liegen aber keine dezidierten Studien vor, welche Knotenanzahl maximal punktiert werden sollte.

## Kategorie maligne

Die zytologische Diagnose der Malignität stellt eine absolute Operationsindikation dar und bedeutet eine hohe Malignomwahrscheinlichkeit von 97% bis 99%. Die Rate falsch-positiver Befunde der Zytologie liegt bei 1% bis 3%, meistens handelt es sich um autonome Adenome, insbesondere bei jungen Patienten. Mögliche Vorteile der präoperativen Diagnostik sind:

Papilläres/gering differenziertes/medulläres Schilddrüsenkarzinom

- Keine Verzögerung der Operationsentscheidung
- Einzeitige Thyreoidektomie, Planung einer Lymphadenektomie
- Molekulargenetische Diagnostik, Möglichkeit eines MEN

Anaplastisches Schilddrüsenkarzinom

- Keine Verzögerung der multimodalen Therapie
- Vermeidung einer unnötigen Operation

Lymphom

- Therapieplanung nach Staging
- Vermeidung einer unnötigen Operation

Metastasen in der Schilddrüse

- Hinweis auf die Primärtumorlokalisation
- Vermeidung einer unnötigen Operation

## Kategorie benigne

Malignome finden sich statistisch in deutlich weniger als 1% der Knoten, die zytologisch als benigne bewertet wurden. Solche Konstellationen beruhten sogar meistens auf der Koinzidenz eines okkulten Karzinoms in einem zweiten benachbarten Knoten [6, 43, 60, 61]. Folgende Strategien werden verfolgt, um die Rate falsch-negativer Befunde der FNP entweder zu minimieren oder um ihre Auswirkung auf die Therapieentscheidung zu verkleinern:

- Angemessene Erfahrung des Untersuchers (FNP) und des Pathologen (Zytologie),
- Aspiration aus verschiedenen Arealen des Knotens,
- keine definitive Diagnose bei suboptimaler Zellprobe,
- vorsichtige Interpretation, insbesondere bei zystischer Degeneration, dem Nachweis onkozytärer Zellen (Hürthle Zellen) oder bei chronisch lymphozytärer Thyreoiditis,
- Wiederholung der FNP oder Indikationsstellung zur Operation, falls der Knoten bei der klinischen oder sonographischen Untersuchung verdächtig ist,
- ggf. Wiederholung der FNP im Verlauf.

Neben der Interpretation des zytologischen Befundes ist stets das klinische Risiko einzuschätzen (Tab. 1). In kleineren Studien besaßen Schilddrüsenknoten in einer Basedow-Schilddrüse ebenfalls ein erhöhtes Malignomrisiko [4, 14, 55], die Hashimoto-Thyreoiditis ging mit einem erhöhten Risiko für ein Lymphom in der Schilddrüse einher [35].

Es wird kontrovers diskutiert, ob die routinemäßige Wiederholung der Feinnadelpunktion in der Verlaufskontrolle die Rate an falsch-negativen zytologischen Befunden tatsächlich reduzieren kann. In einer Serie von 205, zytologisch als benigne klassifizierten Knoten führten Hamburger et al. [28] systematisch eine Repunktion durch. Hierdurch konnten 5 Knoten (2,4 %) als maligne eingestuft werden. In anderen Studien konnten durch die wiederholte FNP keine wesentliche Änderung der zytologischen Aussage erfasst werden, so dass die Autoren eine erneute Punktion nur dann selektiv empfehlen, wenn der Knoten im Verlauf an Größe zunimmt oder verdächtige Veränderungen erfährt [45]

## Kategorie suspekt

Der Anteil an verdächtigen zytologischen Befunden liegt in den meisten Serien zwischen 15 % und 30 %. Die Wahrscheinlichkeit, dass ein zytologisch verdächtiger Knoten histologisch einem Malignom entspricht, schwankt zwischen 10 % und 20 %. In dem Krankengut der Mayo Klinik lag die Rate unter knapp 2000 Patienten sogar bei 24 % [21]. Üblicherweise wird im Fall einer suspekten Zytologie die Operation empfohlen [5], da eine verbindliche Diagnose nur histologisch gestellt werden kann. Die führende Ursache für eine zytologisch verdächtige Interpretation ("follikuläre Proliferation") liegt in der fehlenden zytologischen Differenzierung zwischen einem minimal invasiven, hochdifferenzierten Schilddrüsenkarzinom ($\leq 1 \%$ aller Schilddrüsenknoten) und einem gutartigen follikulären Adenom (etwa 15 % aller Schilddrüsenknoten). Insgesamt könnten folgende Gründe zur Diagnose einer zytologisch verdächtigen Läsion führen:

- Follikuläres Adenom
- Hyalinisiertes trabekuläres Adenom
- Hochdifferenziertes follikuläres Schilddrüsenkarzinom
- Papilläres Schilddrüsenkarzinom, follikuläre Variante
- Onkozytärer Tumor (Hürthle-Zell-Tumor)
- Hochdifferenziertes papilläres Schilddrüsenkarzinom
- Hashimoto-Thyreoiditis mit metaplastischen Anteilen
- Jegliches Karzinom mit suboptimaler Zellausbeute
- Schilddrüsenadenome mit vorwiegend mikrofollikulären Strukturen
- Normales extranoduläres Gewebe (selten)

Wenn die Szintigraphie eines zytologisch verdächtigen Knotens einen hyperfunktionellen Knoten zeigt und dies durch ein erniedrigtes/supprimiertes TSH bestätigt wird, sind solche Schilddrüsenknoten praktisch nie maligne. In dieser Konstellation kann dem Patienten die Operation ggf. erspart bleiben [21, 47]. Dabei muss allerdings sichergestellt sein, dass nicht die Koinzidenz eines zytologisch suspekten Knotens und eines zweiten hyperfunktionellen Knotens vorliegt.

## Kategorie nicht-repräsentativ

In einer Übersichtsarbeit aus 7 Studien lag die durchschnittliche Rate nicht-aussagekräftiger Feinnadelpunktionen bei 17 % [20]. Bleibt auch die Kontrollpunktion erfolglos, sollte der Schilddrüsenknoten nach klinischen, sonographischen und szintigraphischen Kriterien als High-risk oder als Low-risk klassifiziert werden. In Abwägung des individuellen Operationsrisikos ist dann individuell eine Therapieentscheidung zu treffen.

## Diagnostische Aussage einer Levothyroxin-Medikation

Kontrollierte Studien zeigten, dass unter einer suppressiven Levothyroxin-Medikation bei 20–40 % der gutartigen Schilddrüsenknoten eine Größenabnahme um $\geq 50\%$ beobachtet werden konnte [41, 50, 57, 73]. Andere Studien mit gleichartiger Fragestellung konnten hingegen keine signifikante Volumenreduktion unter einer suppressiven Levothyroxin-Medikation feststellen [22, 59, 62]. Eine vollständige Rückbildung des Knotens wurde in einer Serie von 446 Patienten unter einer suppressiven Levothyroxin-Medikation bei 7 % der Fälle beobachtet; in einem gleichen Prozentsatz kam es zu einem Knotenwachstum, verbunden mit einer dreifach höheren Malignomwahrscheinlichkeit [2].

Insgesamt kommt der Größenkonstanz oder -abnahme eines Knotens unter einer Levothyroxin-Medikation ein untergeordneter diagnostischer Stellenwert zu. Dieses Vorgehen ist in ausgewählten Fällen hilfreich, insbesondere bei jüngeren Patienten bzw. bei kleinen Knoten, bei denen eher ein Ansprechen auf eine Levothyroxin-Medikation zu erwarten ist, oder ggf. bei einer nicht-repräsentativen Zytologie. Im Hinblick auf mögliche Nebenwirkungen einer suppressiven Levothyroxin-Medikation (kardiale Effekte einschließlich Vorhofflimmern, Osteoporose bei postmenopausalen Frauen) sollte ein solches diagnostisches Vorgehen bei Patienten über 55–60 Jahre nur ausnahmsweise angewandt werden.

## Fazit

In einem Strumaendemiegebiet wie Deutschland mit einer relativ hohen Autonomieprävalenz gilt es, jeden tastbaren oder sonographisch nachweisbaren Schilddrüsenknoten $\geq 1$ cm durch eine Szintigraphie und eine TSH-Bestimmung weiter abzuklä-

ren. Jeder szintigraphisch kalte Knoten > 1 cm oder anderweitig suspekte Schilddrüsenknoten sollte der Feinnadelpunktion zugeführt werden. Da Schilddrüsenknoten
um 1−2 cm Durchmesser häufig nicht tastbar sind, gewinnt die Ultraschall-gestützte
Feinnadelpunktion an Bedeutung. Die Feinnadelpunktion ist Bestandteil der Primärdiagnostik, da das Wachstumsverhalten der Knoten meist keine sichere Dignitätszuordnung erlaubt.

Die Bestimmung des Calcitonin-Spiegels bei Schilddrüsenknoten ist Gegenstand der
Diskussion. Die Prävalenz medullärer Schilddrüsenkarzinome lag in Schilddrüsenzentren bei etwa 0,6 %, in nicht-selektierten Patientengruppen dürfte die Prävalenz
aber niedriger liegen. Zu definieren sind geeignete Einschlusskriterien für die Calcitonin-Bestimmung, wie die Hypoechogenität des Knotens oder der Nachweis von Mikroverkalkungen. Voraussetzung für einen breiteren Einsatz der Calcitonin-Bestimmung sind Maßnahmen der Qualitätssicherung bei der Testdurchführung und im
Management der Patienten.

## Literatur

[1] Asanuma K., S. Kobayashi, K. Shingu et al.: The rate of tumour growth does not distinguish
between malignant and benign thyroid nodules. Eur. J. Surg. (2001) 167: 102−105.

[2] Ashcraft M. W., A. J. van Herle: Management of thyroid nodules: II. Scanning techniques,
thyroid suppressive therapy, and fine-needle aspiration. Head Neck Surg. (1981) 3: 297−322.

[3] Bähre M. R. Hilgers, C. Lindemann, D. Emrich: Thyroid autonomy: sensitive detection in
vivo and estimation of its functional relevance using quantified high-resolution scintigraphy.
Acta Endocrinol. (Copenh.) (1988) 117: 145−153.

[4] Belfiore A., M. R. Garofalo, D. Giuffrida et al.: Increased aggressiveness of thyroid cancer in
patients with Graves' disease. J. Clin. Endocrinol. Metab. (1990) 70: 830−835.

[5] Belfiore A., G. L. La Rosa. Fine-needle aspiration biopsy of the thyroid. Endocrinol. Metab.
Clin. North Am. (2001) 30: 361−400.

[6] Belfiore A., G. L. La Rosa, G. A. La Porta et al.: Cancer risk in patients with cold thyroid
nodules: relevance of iodine intake, sex, age, and multinodularity. Am. J. Med. (1992) 93:
363−369.

[7] Bennedbaek F. N., H. Perrild, L. Hegedüs: Diagnosis and treatment of solitary thyroid nodule.
Results of a European survey. Clin. Endocrinol. (Oxf.) (1999) 50: 357−363.

[8] Bennedbaek F. N., L. Hegedüs: Management of the solitary thyroid nodule. Results of a North
American survey. J. Clin. Endocrinol. Metab. (2000) 85: 2493−2498.

[9] Bonnema S. J., P. B. Andersen, D. U. Knudsen, L. Hegedüs. MR imaging of large multinodular
goiters: observer agreement on volume vs. observer disagreement on dimensions of the involved
trachea. Am. J. Roentgenol. (2002) 179: 259−266.

[10] Bonnema S. J., F. N. Bennedbaek, W. M. Wiersinga, L. Hegedüs: Management of the nontoxic
multinodular goitre: a European questionnaire study. Clin. Endocrinol. (Oxf.) (2000) 53: 5−12.

[11] Bonnema S. J., F. N. Bennedbaek, P. W. Ladenson, L. Hegedüs: Management of the nontoxic
multinodular goiter: a North American survey. J. Clin. Endocrinol. Metab. (2002) 87: 112−117.

[12] Brander A., P. Viikinkoski, J. Nickel et al.: Thyroid gland: US screening in a random adult
population. Radiology (1991) 181: 683−687.

[13] Bruneton J. N., C. Balu-Maestro, P. Y. Maray et al.: Very high frequency (13 MHz) ultrasonographic examination of the normal neck : detection of normal lymph nodes and thyroid nodules. J. Ultrasound Med. (1994) 13: 87–90.

[14] Carnell N. E., W. A. Valente: Thyroid nodules in Graves' disease: classification, characterization, and response to treatment. Thyroid (1998) 8: 571–576.

[15] Cusick E. L., C. A. McIntoch, Z. H. Krukowski et al.: Cystic change and neoplasia in isolated thyroid swellings. Br. J. Surg. (1988) 75: 982–983.

[16] Danese D., S. Sciacchitano, A. Farsetti et al.: Diagnostic accuracy of conventional versus sonography-guided fine-needle aspiration biopsy of thyroid nodules. Thyroid (1998) 8: 15–21.

[17] Del los Santos, E. T., S. Keyhani-Rofagha, J.J. Cunningham et al.: Cystic thyroid nodules: the dilemma of malignant lesions. Arch. Intern. Med. (1990) 150: 1422–1427.

[18] Dietlein M., J. Dressler, F. Grünwald et al.: Leitlinie zur Schilddrüsendiagnostik (Version 2). Nuklearmedizin (2003) 42: 109–115.

[19] Dorbach M., H. Schicha: Häufigkeit und zeitliches Auftreten einer funktionellen Autonomie in Rezidivstrumen. Nuklearmedizin (1993) 32: 316–320.

[20] Gharib H. J. R. Goellner: Fine-needle aspiration biopsy of the thyroid: an appraisal. Ann. Intern. Med. (1993) 118: 282–289.

[21] Gharib H., J. R. Goellner, A. R. Zinsmeister et al.: Fine-needle aspiration biopsy of the thyroid. The problem of suspicious cytologic findings. Ann. Intern. Med. (1984) 101: 25–28.

[22] Gharib H., E. M. James, J. W. Charbonneau et al.: Suppressive therapy with levothyroxine for solitary thyroid nodules: a double-blind controlled clinical study. N. Engl. J. Med. (1987) 317: 70–75.

[23] Gibson W. C., T. C. Peng, B. P. Croker: C-cell nodules in adult human thyroid. A common autopsy finding. Am. J. Clin. Pathol. (1981) 75: 347–350.

[24] Giuffrida D., H. Gharib: Controversies in the management of cold, hot and occult thyroid nodules. Am. J. Med. (1995) 99: 642–650.

[25] Grauer A., F. Raue, R. Ziegler: Clinical usefulness of a new chemiluminescent two-site immunoassay for human calcitonin. Exp. Clin. Endocrinol. Diabetes (1998) 106: 353–359.

[26] Hagag P., S. Strauss, M. Weiss: Role of ultrasound-guided fine-needle aspiration biopsy in evaluation of non-palpable thyroid nodules. Thyroid (1998) 8: 989–995.

[27] Hahm J. R., M. S. Lee, Y. K. Min et al.: Routine measurement of serum calcitonin is useful for early detection of medullary thyroid carcinoma in patients with nodular thyroid diseases. Thyroid (2001) 11: 73–80.

[28] Hamburger J. I.: Consistency of sequential needle biopsy findings for thyroid nodules: management implications. Arch. Int. Med. (1987) 147: 97–99.

[29] Hammer M., J. Wortsman, R. Folse. Cancer in cystic lesions of the thyroid. Arch. Surg. (1982) 117: 1020–1923.

[30] Hammings J. F., B. M. Goslings, G. J. van Steenis et al.: The value of fine-needle aspiration in patients with nodular thyroid disease divided into groups of suspicion of malignant neoplasms on clinical grounds. Arch. Intern. Med. (1990) 15: 113–116.

[31] Hays M. T., B. Wesselossky: Simultaneous measurement of thyroidal trapping ($^{99m}TcO_4^-$) and binding ($^{131}I^-$): clinical and experimental studies in man. J. Nucl. Med. (1973) 14: 785–792.

[32] Hegedüs L.: Thyroid ultrasound. Endocrinol. Metab. Clin. North Am. (2001) 30: 339–360.

[33] Hegedüs L., S. J. Bonnema, F. N. Bennedbaek: Management of simple nodular goiter: current status and future perspectives. Endocrine Reviews (2003) 24: 102–132.

[34] Hegedüs L., S. Karstrup: Ultrasonography in the evaluation of cold thyroid nodules. Eur. J. Endocrinol. (1998) 138: 30–31.

[35] Holm L. E., H. Blomgren, T. Lowhagen: Cancer risks in patients with chronic lymphocytic thyroiditis. N. Engl. J. Med. (1985) 12: 601–604.

[36] Iacobone M., P. Niccoli-Sire, F. Sebag et al.: Can sporadic medullary thyroid carcinoma be biochemically predicted? Prospective analysis of 66 operated patients with elevated serum calcitonin levels. World J. Surg. (2002) 26: 886–890.

[37] Knudsen N., B. Bols, I. Bülow et al.: Validation of ultrasonography of the thyroid gland for epidemiological purposes. Thyroid (1999) 9: 1069–1074.

[38] Korun N., C. Asci, T. Yilmazlar et al.: Total thyroidectomy or lobectomy in benign nodular disease of the thyroid: changing trends in surgery. Int. Surg. (1997) 82: 417–419.

[39] Kumar A., M. M. Ahuja, T.K. Chattopadhyay et al.: Fine needle aspiration cytology, sonography and radionuclide scanning in solitary thyroid nodule. J. Assoc. Physicians India (1992) 40: 302–306.

[40] Kusic Z., D. V. Becker, E. L. Saenger et al.: Comparison of technetium-99m and iodine-123 imaging of thyroid nodules: Correlation with pathologic findings. J. Nucl. Med. (1990) 31: 393–399.

[41] La Rosa G. L., L. Lupo, D. Giuffrida et al.: Both levothyroxine and iodine are effective in treating benign solitary solid cold nodules of the thyroid. Ann. Intern. Med. (1995) 122: 1–8.

[42] Leenhardt L, G. Hejblum, B. Franc et al.: Indications and limits of ultrasound-guided cytology in the management of nonpalpable thyroid nodules. J. Clin. Endocrinol. Metab. (1999) 84: 24–28.

[43] Liel Y., S. Ariad, M. Barchana. Long-term follow-up of patients with initially benign thyroid fine-needle aspirations. Thyroid (2001) 11: 775–778.

[44] Loy T. J., F. X. Sundram: Diagnostic management of solitary thyroid nodules. Ann. Acad. Med. Singapore (1989) 6: 658–664.

[45] Lucas A., M. Llatjos, I. Salinas: Fine-needle aspiration cytology of benign nodular thyroid disease: value of reaspiration. Eur. J. Endocrinol. (1995) 132: 677–680.

[46] Ma M. K. G., G. B. Ong: Cystic thyroid nodules. Br. J. Surg. (1975) 62: 205–206.

[47] Mazzaferri E. L.: Management of a solitary thyroid nodule. N. Engl. J. Med. (1993) 328: 553–559.

[48] Meko J. B., J. A. Norton: Large cystic / solid thyroid nodules: a potential false-negative fine-needle aspiration. Surgery (1995) 118: 996–1004.

[49] Miller J. M., M. A. Block: Functional autonomy in multinodular goiter. JAMA (1970) 214: 535–539.

[50] Morita T., H. Tamai, A. Ohshima et al.: Changes in serum thyroid hormone, thyrotropin and thyroglobulin concentrations during thyroxine therapy in patients with solitary thyroid nodules. J. Clin. Endocrinol. Metab. (1989) 69: 227–230.

[51] Niccoli P., N. Wion-Barbot, P. Caron et al.: Interest of routine measurement of serum calcitonin: study in a large series of thyroidectomized patients. The French Medullary Study Group. J. Clin. Endocrinol. Metab. (1997) 82: 338–341.

[52] Nygaard B., J. H. Knudsen, L. Hegedüs et al.: Thyrotropin receptor antibodies and Graves' disease, a side-effect of 131I-treatment in patients with nontoxic goiter. J. Clin. Endocrinol. Metab. (1997) 82: 2926–2930.

[53] Nygaard B., T. Nygaard, M. Court-Payen et al.: Thyroid volume measured by ultrasonography and CT. Acta Radiol. (2002) 43: 269–274.

[54] Özgen A. G., F. Hamulu, F. Bayraktar et al.: Evaluation of routine basal serum calcitonin measurement for early diagnosis of medullary thyroid carcinoma in seven hundred seventy-three patients with nodular goiter. Thyroid (1999) 9: 579–582.

[55] Pacini F, R. Elisei, G. C. Di Coscio et al.: Thyroid carcinoma in thyrotoxic patients treated by surgery. J. Endocrinol. Invest. (1988) 11: 107–112.

[56] Pacini F., M. Fontanelli, L. Fugazzola et al.: Routine measurement of serum calcitonin in nodular thyroid disease allows the preoperative diagnosis of unsuspected sporadic medullary thyroid carcinoma. J. Clin. Endocrinol. Metab. (1994) 78: 826–829.

[57] Papini E., R. Guglielmi, A. Bianchini et al.: Risk of malignancy in nonpalpable thyroid nodules: predictive value of ultrasound and color-Doppler features. J. Clin. Endocrinol. Metab. (2002) 87: 1941–1946.

[58] Papini E., R. Petrucci, C. Gugliemi et al.: Long-term changes in nodular goiter: a 5-year prospective randomized trial of levothyroxine suppressive therapy for benign cold thyroid nodules. J. Clin. Endocrinol. Metab. (1998) 83: 780−783.

[59] Quadbeck B., Pruellage, U. Roggenbuck et al. Long-term follow-up of thyroid nodule growth. Exp. Clin. Endocrinol. Diabetes (2003) 110: 348−354.

[60] Raber W., K. Kaserer, B. Niederle, H. Vierhapper. Risk factors for malignancy of thyroid nodules initially identified as follicular neoplasia by fine-needle aspiration: results of a prospective study of one hundred twenty patients. Thyroid (2000) 10: 709−712.

[61] Ravetto C., L. Colombo, M. E. Dottorini. Usefulness of fine-needle aspiration in the diagnosis of thyroid carcinoma. A retrospective Study in 37,895 patients. Cancer (Cancer Cytopathol.) (2000) 90: 357−363.

[62] Reverter J. L., A. Lucas, I. Salinas et al. : Suppressive therapy with levothyroxine for solitary thyroid nodules. Clin. Endocrinol. (1992) 36: 25−28.

[63] Reinartz P., O. Sabri, M. Zimny et al.: Thyroid volume measurement in patients prior to radioiodine therapy: comparison between three-dimensional magnetic resonance imaging and ultrasonography. Thyroid (2002) 12: 713−717.

[64] Rieu M., M. C. Lame, A. Richard et al.: Prevalence of sporadic medullary thyroid carcinoma : the importance of routine measurement of serum calcitonin in the diagnostic evaluation of thyroid nodules. Clin. Endocrinol. (Oxf.) (1995) 42: 453−460.

[65] Rojeski M. T., H. Gharib: Nodular thyroid disease. Evaluation and management. N. Engl. J. Med. (1985) 313: 428−436.

[66] Rosen I. B., J. P. Provias, P. G. Walfish: Pathologic nature of cystic thyroid nodules selected for surgery by needle aspiration biopsy. Surgery (1986) 100: 606−612.

[67] Sarda A. K., S. Bal, S. Dutta Gupta, M. M. Kapur: Diagnosis and treatment of cystic disease of the thyroid by aspiration. Surgery (1988) 103: 593−596.

[68] Schicha H., O. Schober: Nuklearmedizin − Basiswissen und klinische Anwendung. 5. Aufl., Schattauer, Stuttgart, 2003.

[69] Tan G. H., H. Gharib, C. C. Reading: Solitary thyroid nodule: comparison between palpation and ultrasonography. Arch. Int. Med. (1995) 155: 2418−2423.

[70] Tan G. H., H. Gharib: Thyroid incidentalomas: Management approaches to nonpalpable nodules discovered incidentally on thyroid imaging. Ann. Intern. Med. (1997) 126: 226−231.

[71] Vierhapper H., W. Raber, C. Bieglmayer et al.: Routine measurement of plasma calcitonin in nodular thyroid diseases. J. Clin. Endocrinol. Metab. (1997) 82: 1589−1593.

[72] Wiest P. W., M. F. Hartshorne, P. D. Inskip et al.: Thyroid palpation vs high-resolution thyroid ultrasonography in the detection of nodules. J. Ultrasound Med. (1998) 17: 487−496.

[73] Zelmanovitz F., S. Genro, J. L. Gross: Suppressive therapy with levothyroxine for solitary thyroid nodules: A double-blind controlled clinical study and cumulative metaanalysis. J. Clin. Endocrinol. Metab. (1998) 83: 3881−3885.

## 2.6 Routine-Calcitonin Bestimmung bei Struma nodosa

*F. Raue*

## Calcitonin ist ein sensitiver und spezifischer Marker für eine Erkrankung der C-Zellen der Schilddrüse

Calcitonin (CT) ist ein Peptidhormon, das von den parafollikulären C-Zellen der Schilddrüse sezerniert und als spezifischer, sensitiver Tumormarker in Diagnostik und Verlaufskontrolle des medullären Schilddrüsencarcinoms (MTC = C-Zell-Carcinom) eingesetzt wird [6]. Eine Erhöhung des Serum-CT-Spiegels ist typisch für ein MTC, bei nur geringer Erhöhung (z. B. bis 100 pg/ml) müssen differenzialdiagnostisch andere Erkrankungen und Zustände diskutiert werden. Die C-Zellen reagieren auf verschiedene Reize der sie umgebenen Schilddrüse mit einer Hyperplasie (C-Zell Hyperplasie = CCH) oder einer Mehrsekretion und konsekutiv mit einer CT- Erhöhung (z. B. Immunthyreopathie, Pseudohypoparathyreoidismus), andere Hormone haben Einfluss auf die CT Sekretion (z. B. Östrogene, Gastrin), ebenso die Schwangerschaft, Alter und Geschlecht beeinflussen den CT-Spiegel und Medikamente (z. B. Protonenpumpenhemmer). Der Abbau und die Ausscheidung von CT kann gestört sein (z. B. Niereninsuffizienz). Andere Tumore können CT paraneoplastisch sezernieren (z. B. Karzinoide). Alle diese Zustände meist mit Hypercalcitoninämie bis 100 pg/ ml müssen in der Differenzialdiagnose des MTC diskutiert werden. Dies gilt nicht für Familienuntersuchungen mit bekanntem hereditärem MTC, bei der heutzutage der Genstatus bezüglich RET Protoonkogen Mutation im Alter von 5 Jahren bekannt seien sollte; Genträger mit pathologischem Calcitonin haben bis zum Beweis des Gegenteils eine prämaligne CCH oder ein (Mikro-)MTC.

## Medulläres Schilddrüsencarcinom (MTC) und C-Zell-Hyperplasie (CCH)

Das klinisch manifeste MTC, meist über ein 1 cm im Durchmesser, geht mit einem deutlich erhöhten CT-Spiegel (basales CT > 100 pg/ml) einher (Tab. 1). Zwischen der Tumormasse und der Höhe des Calcitoninspiegels gibt es eine positive Korrelation. Die CCH kann der prämaligne Status des MTC darstellen (bei der hereditären Variante des MTC nachgewiesen). Eine Operation in diesem Stadium, insbesondere bei der hereditären Variante mit Mutation im RET Protoonkogen ist wünschenswert, da kurativ; der CT-Spiegel ist jedoch zu diesem Zeitpunkt meist nur gering erhöht.

Tabelle 1: Präoperative basale und stimulierte Calcitoninwerte bei histologisch gesicherter C-Zell-Hyperplasie und medullärem Schilddrüsencarcinom

|                             | Basal Calcitonin pg/ml | PG stim. Calcitonin pg/ml |
|-----------------------------|------------------------|---------------------------|
| C-Zell-Hyperplasie (CCH)    | 14–23                  | 105–220                   |
| Medulärs SD-Carcinom T1     | 95–132                 | 968–1362                  |
| Meduläres SD-Carcinom T2–4  | 2596–3613              | 23542–30369               |

Eine CT-Stimulation mit Pentagastrin hilft in dieser Situation eine C-Zell-Hyperplasie bzw. Mikrocarcinom von anderen Zuständen mit Hypercalcitoninämie abzugrenzen (Anstieg des CTs über 100 pg/ml ist hochverdächtig für ein MTC). Eine CCH anderer Ursache kann jedoch nicht sicher ausgeschlossen werden. Eine molekulargenetische Untersuchung auf eine Mutation im RET Protoonkogen hilft in dieser Situation, die hereditäre Variante des MTC zu sichern.

## Methode der Calcitoninbestimmung

Two-site Assays mit monoclonalen Antikörpern und einer unteren Nachweisgrenze von unter 1 pg/ml und oberen Referenzwerten zwischen 4–11 pg/ml sind heute der Standard für die CT-Bestimmung, die alten RIAs sollten nicht mehr verwendet werden [1, 2]. Im Bereich zwischen 11–100 pg/ml sollte ein Pentagastrin-Stimulationstest durchgeführt werden. Das CT ist der Tumormarker für das MTC, mögliche andere Ursachen einer Hypercalcitoninämie insbesondere im Graubereich bis 100 pg/ml sind zu berücksichtigen (s. o.); methodisch bedingt können heterophile Antikörper auftreten, die einen falsch positiv erhöhten CT-Wert vortäuschen. Die augenblicklichen Kosten einer CT-Bestimmung liegen nach EBM bei EURO 34,80.

## Calcitoninbestimmung bei Schilddrüsenknoten

Es liegen eine Reihe von europäischen Studien vor, die systematische CT-Bestimmungen bei Patienten mit Schilddrüsenerkrankung vorgenommen haben und eine erstaunlich hohe Inzidenz von MTC/CCH Patienten identifizieren konnten (zwischen 0,5 bis 1%) [4]. Die Häufigkeit des MTC ist größer als bisher angenommen und liegt wahrscheinlich bei 15–25% aller Schilddrüsencarcinome.

Diese Studien wurden nicht unbedingt in Iodmangelgebieten durchgeführt und sind deshalb nicht direkt auf Deutschland übertragbar. Die Feinnadelpunktion, soweit durchgeführt, war der CT-Bestimmung nicht überlegen. Es wird der Vorschlag gemacht, bei allen sonographisch echoarmen, szintigraphisch kalten Schilddrüsenknoten präoperativ ein CT zu bestimmen (Abb. 1).

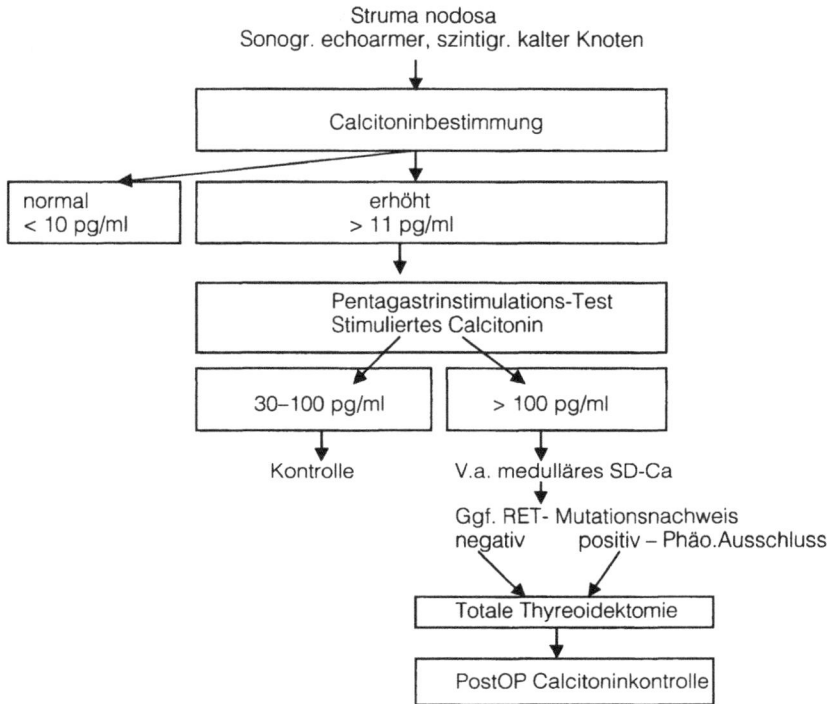

Abb. 1: Calcitoninbestimmung bei Struma nodosa.

## Klinisches Management von Patienten mit erhöhtem Calcitoninwert

Nach Studienlage ist kein sicherer „cut off"-Wert für das basale CT anzugeben, Basalspiegel unter 10 pg/ml schließen ein MTC praktisch aus, Werte zwischen 10–100 pg/ml sind verdächtig, ab einem basalen CT über 80 pg/ml waren alle PG-Teste pathologisch. CT-Spiegel nach Pentagastrin über 100 pg/ml sind richtungsweisend für eine CCH oder MTC/Mikro-Carcinom (Tab. 1). Bei einem „cut off" des PG stimulierten CT von 100 pg/ml bleiben 3 % der MTC T1 Tumoren unentdeckt, dagegen bei einem „cut off" von 200 pg/ml steigt der Anteil der übersehenen Mikro-MTC auf 39 % [3, 5].

## Chirurgisches Vorgehen bei Hypercalcitoninämie

Sollte der Verdacht auf ein MTC bestehen ist eine totale Thyreoidektomie anzustreben, ob eine zentrale LK Dissektion durchzuführen ist, bleibt zu diskutieren. Das frühzeitige chirurgische Vorgehen ist die einzige Möglichkeit eines kurativen Ansatzes, die systematische Bestimmung von CT bei Patienten mit Schilddrüsenknoten ist eine gute Chance einer Frühdiagnose für das MTC (Abb. 1). Im fortgeschrittenen Stadium mit ausgedehnter lokaler- oder Fern-Metastasierung ist eine Heilung nicht mehr möglich. Postoperativ sollte der CT-Spiegel nicht messbar niedrig und durch Pentagastrin nicht stimulierbar sein, dann ist von einer Heilung auszugehen.

## Literatur

[1] Bieglmayer C., Scheuba CH, Niederle B., Flores J., Vierhapper H.: Screening for medullary thyroid carcinoma: Experience with different immunoassays for human calcitonin. Wien.Klin.-Wochenschr. (2002) 114: 267−273.
[2] Grauer A., Raue F., Ziegler R.: Clinical usefulness of a new chemiluminescent two-site immuno-assay for human calcitonin. Exp. Clin. Endocrinol. Diabetes (1998) 106 : 353−359.
[3] Iacobone M., Niccoli-Sire P., Sebag F., De Micco C., Henry J.F.: Can sporadic medullary thyroid carcinoma be biochemically predicted? Prospective analysis of 66 operated patients with elevated serum calcitonin levels. World J Surg (2002) 26: 347−353.
[4] Karges W., Dralle H., Raue F., Mann C., Reiners G., Grussendorf M., Hüfner B., Niederle B., Brabant G.: Clinical utility of calcitonin measurement in thyroid disease: German consensus statement. Exp. Clin. Endocrinol. Diabetes. (2004) 112: 52−58.
[5] Kaserer K., Scheuba C., Neuhold N., Weinhausel A., Vierhapper H., Haas O. A., Niederle B.: C-cell hyperplasia and medullary thyroid carcinoma in patients routinely screened for serum calcitonin. Am J Surg Path (1998) 22: 722−728.
[6] Raue F.: Routine calcitonin determination in thyroid nodules − an effective approach? Exp. Clin.Endocinol.Diabetes (1998) 106: 289−291.

## 2.7 Zytologie der Schilddrüsenknoten

*B. Soudah*

## Einleitung

Die Rolle der Feinnadelpunktion (FNP) in der Diagnostik von Schilddrüsenknoten, speziell die Unterscheidung zwischen gutartigen und bösartigen Läsionen, muss nicht mehr diskutiert werden. Eine wesentlich Einschränkung bleibt bei der Differenzialdiagnose zwischen einem follikulären Adenom und einem follikulären Carcinom, die im Folgenden definiert wird.

Die FNP ist ein essenziell notwendiger erster Schritt bei der Planung der Therapie von Schilddrüsenerkrankungen. Die Methode ist einfach, wenig invasiv, sehr sensitiv, genau und effektiv [2, 3, 7, 12, 20, 23, 25, 27, 29]. Sie ist eine selektiv einsetzbare Methode für die Chirurgie und Nuklearmedizin. Beide Fachrichtungen erwarten von der FNP eine klare Antwort zur Dignität eines Knotens. Dies setzt eine gute Punktionstechnik (fächerförmig oder radiär) des behandelnden Arztes und gute Aufarbeitung im zytologischen Labor voraus. Dazu kommt die langjährige Erfahrung bei der pathologischen mikroskopischen Begutachtung des Präparates. Die Methode kann bis zu 98 % Spezifität bei demgegenüber nur wenig reduzierter Sensitivität bieten [5, 10, 11, 22, 35]. Die hohe Rate von bis zu 20 % falsch-Negativen ist auf nicht ausreichendes Material zurückzuführen [6]. Hier ist eine Wiederholung zu empfehlen. Die klinische Information (wie z. B. Lokalisation des Knotens, Laborwerte oder vorangegangene Therapie) ist für den Pathologen wichtig, um eine höhere Treffsicherheit in der Diagnostik zu erreichen.

## Hilfsmittel in der Diagnostik der Schilddrüsenknoten

Die klassische zytologische Morphologie ist und bleibt die Hauptsäule der Diagnostik von Schilddrüsenknoten.

In unserem Zeitalter haben moderne Methoden zur Differenzierung zwischen neoplastischen und nicht neoplastischen Veränderungen in Schilddrüsenknoten an Bedeutung gewonnen. In der Vielzahl diagnostischer Hilfsmittel soll dieser Artikel nach dem jetzigen Stand der Literatur einen kurzen Überblick verschaffen:

1. DNA-Zytometrie; den Nachweis von Aneuploidie findet man in nur 60 % der follikulären Adenome und Carcinome, deshalb ist diese Methode zur Differenzierung benigner und maligner Läsionen wenig hilfreich [8, 21].
2. Immunzytochemie; es gibt eine Reihe von Antikörpern, die in zahlreichen Arbeiten erwähnt werden, die zum Teil sehr versprechend erscheinen. Darunter sind CD117, p53, Galectin-3, TPO-MOAb47 und andere weniger vielversprechende, wie z. B. Cyclin D1 und CD446, besonders in der Differenzialdiagnose von Adenomen und Carcinomen des follikulären Typs. So findet man über 90 % positive Expression für Galectin-3 und negative Expression für TPO-MOAb47 bei follikulärem Carcinom und papillären Carcinom, dagegen ungeklärte Ergebnisse bei follikulären Adenomen [9, 14]. Gleichzeitig kann die Galectin-3-Färbung bei Thyreoiditis Hashimoto positiv sein [24]. Daher muss man vorsichtig bei der Interpretation des immunzytologischen Befundes sein, trotz hoher Sensitivität dieser Marker. Es fehlt ein PATTERN zur Immunzytochemie. Ein spezielles Muster mit prädiktivem Wert konnte immunzytologisch bisher nicht herausgearbeitet werden.
3. Proliferationsmarker Argyrophilie nuclear organizer regions (AgNORs) ist sensitiver als Ki67 in der Abklärung von follikulären Neoplasien [19].
4. Molekulargenetik: Diese Untersuchungen nehmen an Bedeutung zu. Die Expressionen der Gene MAGE-1 und GAGE-1 sowie GAGE-2 als Tumor-assoziierte Antigene können bei der Differenzierung zwischen neoplastischen und nicht neo-

plastischen Veränderungen der Schilddrüsenknoten helfen, aber nicht bei der Differenzierung zwischen follikulären Adenomen und Carcinomen [8, 28, 30].

5. Cytogenetik: Durch die Anwendung von Comparative genomic hybridisation (CGH) und Fluorescense in situ-Hybridisation (FISH)-Methoden findet man chromosomale Aberrationen von 5p, 8p und 8q bei differenzierten Schilddrüsencarcinomen. Gleichzeitig können diese Untersuchungen auch eine Rolle bei der Diagnostik von anaplastischen Schilddrüsencarcinomen spielen [37]. Weiterhin wurde eine Translokation t(2; 3) (q13; p25) und das Onkogen PAX-8/PPARy1 in follikulären Adenomen und Carcinomen nachgewiesen [18]. Hier sind noch weitere Studien notwendig.

## Ziele der Zytologie

In der zytologischen Begutachtung von Schilddrüsenknoten müssen die Ziele klar formuliert werden. Folgende Punkte sind zu erwähnen:

• Hohe Spezifität und Sensitivität.
• Wenige falsch negative oder falsch positive Ergebnisse und somit eine erhöhte Treffsicherheit in der Diagnostik.
• Erkennung und Differenzierung von Entzündungen in der Schilddrüse.
• Zellatypien zu erkennen und deren Dignität − vor allem bei vorangegangenen Therapien − zuverlässig festzulegen.
• Erkennung, Klassifikation und Graduierung von malignen Tumoren in der Schilddrüse.
• Erkennung von Metastasen in der Schilddrüse und − soweit möglich − Benennen des Primarius.
• Reduktion der Zahl unnötiger Schilddrüsenoperationen und konkretere Stellungnahme zu Operationsindikationen.

Im Folgenden berichten wir über unsere zytologischen Erfahrungen in der Diagnostik der Schilddrüsenknoten.

## Material, Methode

In den Jahren 2000 bis 2002 haben wir insgesamt 9.735 FNP von Schilddrüsenknoten zytologisch untersucht. Das Verhältnis von Frauen zu Männern lag bei 4 : 1. Das Alter der Patienten lag zwischen 6 und 90 Jahren mit einem Mittelwert von 30,5 Jahren.

Die Ausstriche wurden in der MAY-GRÜNWALD-Giemsa-Färbung (MGG) ohne Anwendung von Fixierungsmitteln gefärbt. In 315 Fällen lag der histologische Befund vor.

Epithel Hyperplasie

Blutungen

Cyste : Cholesterinkristalle

Cyste mit Metaplasie

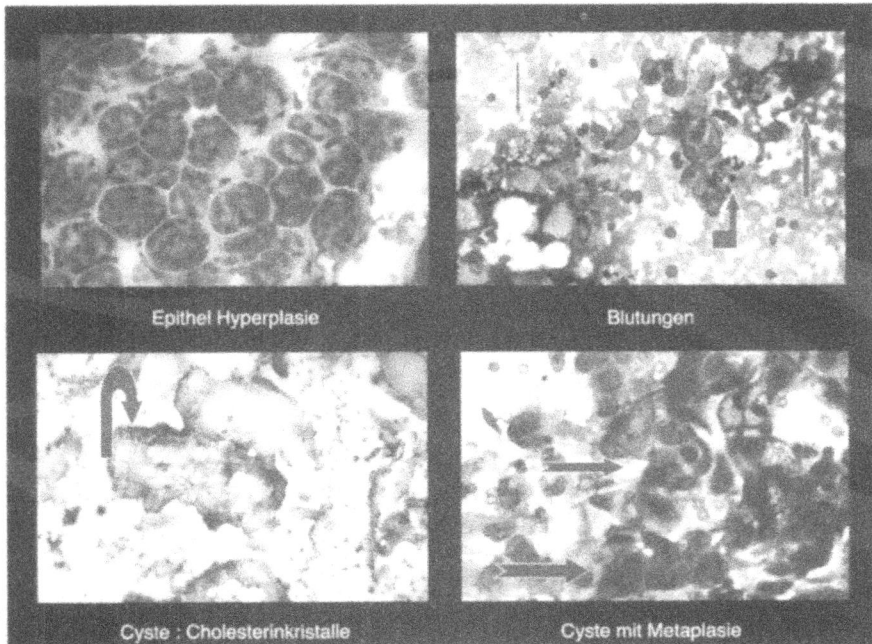

Abb. 1: Benigne Veränderungen

Für die zytologische Begutachtung haben wir das folgende Schema zur standardisierten Befunderstellung der extragenitalen Zytologie nach Böcking (1998) verwendet [4].

- Nicht repräsentativ oder unzureichend (kein Follikelepithel vorhanden).
- Unauffälliges aber repräsentatives Material (mindestens sechs Follikel in allen untersuchten Ausstrichen).
- Benigne Veränderungen (bösartige Zellen sind nicht nachweisbar), z. B. Entzündungsformen, Epithelhyperplasie, adenomatöse Hyperplasie, mit oder ohne regressiven Veränderungen (Abb. 1)
- Unklare Befunde, zweifelhaft, dringend verdächtig (follikuläre oder onkozytäre Neoplasie mit Atypien, atypische Zellen (therapiebedingt?), einzelne Tumor-verdächtige Zellen).
- Maligne Veränderungen (bösartige Zellen nachweisbar), z. B. Carcinome, follikulärer, papillärer, medullärer oder anaplastischer Typ, Metastasen oder andere Tumoren. Die Klassifikation von Tumoren erfolgt nach der WHO [13, 43].

## Ergebnisse

Die Ergebnisse der zytologischen Diagnostik allein zeigen (Tab. 1): 7.641 der Fälle (78 %) gehören der den Gruppen „unauffällig" oder „benigne Veränderungen" an.

Tabelle 1: Ergebnisse der FNP der Schilddrüse

| Zytologische Diagnose<br>N = 9.735 | N | % |
|---|---|---|
| Unauff./regress. Veränderugen Zyste/Entzündung/einfache Hyperplasie | 7.641 | 78,4 |
| Adenom. Hyperplasie mit Proliferation | 1.049 | 10,7 |
| Follikuläre Neoplasie | 286 | 2,9 |
| Unklare Befunde | 11 | 0,1 |
| V. a. Carcinom | 21 | 0,2 |
| Carcinom | 111 | 1,0 |
| spärliches Zellmaterial | 443 | 4,5 |
| nicht repräsentativ | 148 | 1,5 |
| | 9,735 | 100,0 |

Die Anzahl der Fälle mit der Diagnose „adenomatöse Hyperplasie" und verstärkte Kernaktivität oder Proliferation lag bei 1.049 (11 %).

Follikulären Neoplasien wurden in 286 Fällen nachgewiesen (3 %), es lagen 11 Fälle mit unklaren Zellen oder Verdacht auf Carcinom vor (0,1 %) respektive 21 (0,2 %). Carcinome wurden 111 mal diagnostiziert (1,0 %) (Abb. 2)

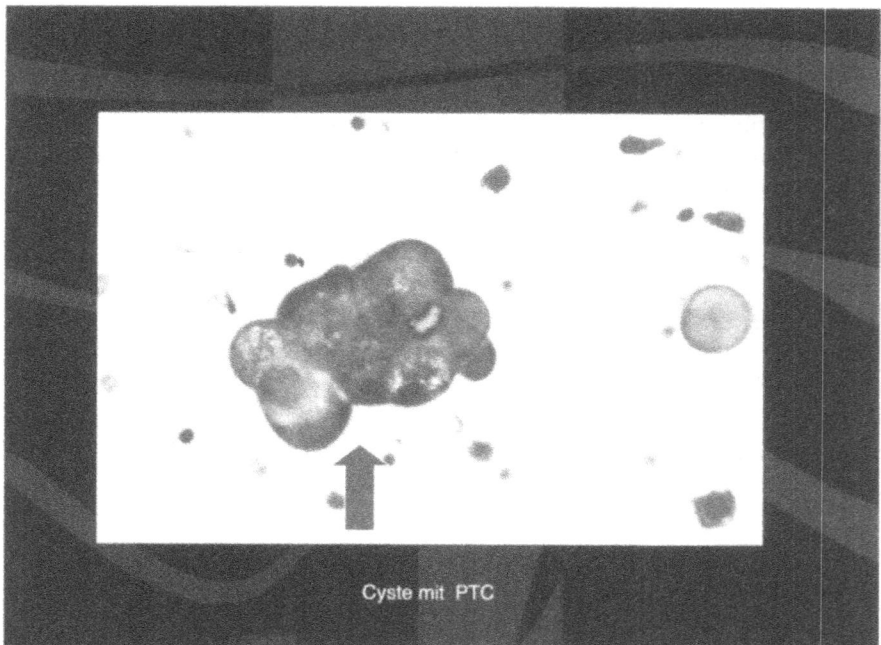

Cyste mit PTC

Abb. 2: Cyste mit PTC

Tabelle 2: o.B./regressive Veränderungen/Zyste/einfache Hyperplasie

| Histologische Ergebnisse N = 10 | N | % |
|---|---|---|
| adenomatöse Hyperplasie | 6 | 60 |
| Carcinome | 4* | 40 |

* 1 × MTC und C-Zell-Hyperplasie, 3 × PTC (pT1)

Tabelle 3: Adenomatöse Hyperplasie mit Proliferation

| Histologische Ergebnisse N = 83 | N | % |
|---|---|---|
| − Struma colloides nodosa, adenomatöse Struma | 52 | 62,6 |
| − Thyreoiditis Hashimoto | 5 | 6,0 |
| − Adenom | 22 | 26,5 |
| − Carcinom (alle PTC, pT1) | 4 | 4,8 |

Weniger als sechs Follikel (spärliches Zellmaterial) kamen 443 mal vor (4,5 %), nicht repräsentatives Material 148 (1,5 %). Die letzte Gruppe ist sehr klein. Dies indiziert eine adäquate Punktionstechnik.

Der Vergleich zwischen der Zytologie und der Histologie in 315 Fällen ergab folgende Ergebnisse:

In der Gruppe „unauffällig", „benigne Veränderungen" (ohne die Fälle der adenomatösen Hyperplasie; Tab. 2) waren zehn Fälle. Die Endergebnisse in der Histologie zeigten adenomatöse Hyperplasie in sechs Fällen (60 %) und wider Erwarten Carcinome als Zufallsbefund oder sog. occulte Carcinome in vier Fällen (40 %), davon ein Carcinom vom medullären Typ und drei vom papillären Typ (pT1 (< 2 cm) nach der TNM-Klassifikation, 6. Auflage), die wir nicht erfasst haben.

Die Histologie von 83 Fällen mit der zytologischen Diagnose einer adenomatösen Hyperplasie mit verstärkter Zellproliferation zeigt Tab. 3:

Struma colloides nodosa in 52 Fällen (62,6 %), Thyreoiditis Hashimoto in 5 (6,0 %), follikuläre Adenome in 22 (26,5 %) und Carcinome in vier Fällen (4,8 %). Letztere waren alle vom papillären Typ, pT1 als Zufallsbefund (oder occulte Carcinome).

Die Histologie von 155 Fällen mit der zytologischen Diagnose einer follikulären bzw. onkozytären Neoplasie zeigt Tab. 4:

Eine Thyreoiditis Hashimoto wurde in 17 Fällen nachgewiesen (10,9 %), eine Kolloidstruma, zum Teil mit inkretorischer Aktivität in 25 Fällen (16,1 %), follikuläre Adenome, zum Teil mit Atypien in 84 Fällen (54,1 %) und Carcinome, überwiegend follikulär, in 29 Fällen (18,7 %). Davon zeigten 11/29 (37,9 %) die follikuläre Variante eines papillären Carcinoms.

Tabelle 4: Follikuläre Neoplasie/Onkozytäre Neoplasie

| Histologische Ergebnisse N = 155 | N | % |
|---|---|---|
| – Thyreoditis Hashimoto | 17 | 10,7 |
| – Kolloide Struma, z. T. mit Atypien | 84 | 54,1 |
| – Carcinome* | 29 | 18,7 |
| | 155 | 100,0 |

* FTC 18 = 62,1 %, Follik. diff PTC. 11 = 37,9 %


Tabelle 5: Carcinom/V. a. Carcinom oder Metastasen

| Histologische Ergebnisse N = 67 | N | % |
|---|---|---|
| Carcinom | 65 | 97,0 |
| Adenomatöse Hyperplasie* | 1 | 1,5 |
| Adenom** | 1 | 1,5 |

  * MTC wegen Calcitonin+
** V. a. PTC wegen Plattenepithelmetaplasie


Die Histologie von 67 zytologisch diagnostizierten malignen Prozessen ergab (Tab. 5):

In 65 Fällen (97 %) sichere Carcinome oder Metastasen in der Schilddrüse. Die übrigen 2 Fälle (3 %) mit Verdacht auf ein papilläres respektive medulläres Carcinom konnten histologisch nicht bestätigt werden. Dies entspricht einem Anteil falsch positiver Ergebnisse von 3 %, in der Literatur liegt dieser zwischen 0 % und 7,7 % [3, 12, 20].


Tabelle 6: Histologische Endklassifikation

| Tumortyp N = 102 | N | % |
|---|---|---|
| PTC* | 60 | 58,8 |
| FTC | 18 | 17,6 |
| MTC | 7 | 6,8 |
| onkozytäres Carcinom | 2 | 1,9 |
| anaplatisches Carcinom | 3 | 2,9 |
| NHL** | 4 | 3,9 |
| Metastasen*** | 8 | 7,9 |
| | 102 | 100 |

  * Von 58 Fällen waren 19 als pT1 klassifiziert (31,6 %)
 ** Drei Fälle waren hochmaligne NHL, einer niedrigmaligne
*** 1 × CUP, 1 × Lunge, 1 × Mamma, 2 × Niere, 2 × Plattenephitelcarcinom des Hypopharynx, 1 × neuroendokrines Carcinom

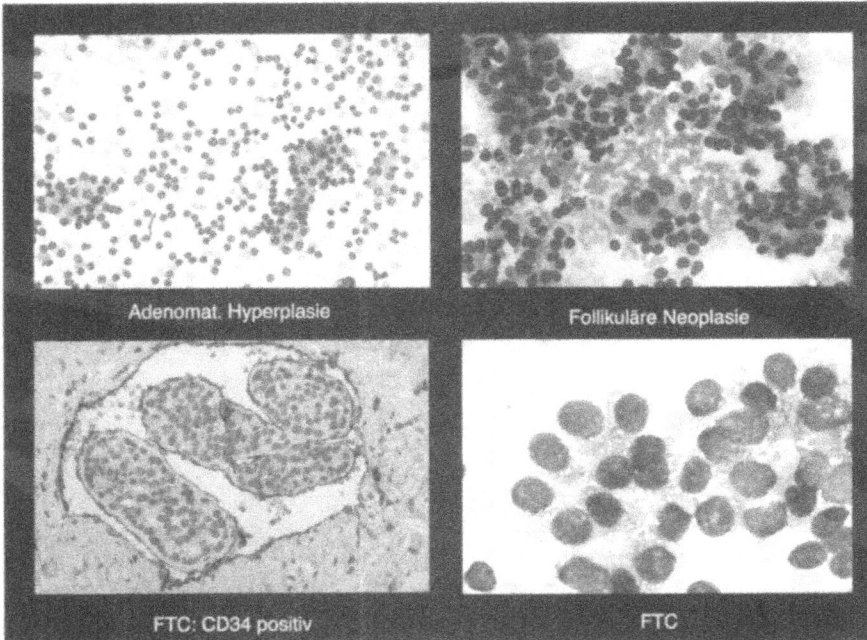

Abb. 3: Follikuläre Hyperplasie/Neoplasie

Die Endklassifikationen von histologisch diagnostischen Tumoren sind in der Tab. 6 aufgelistet. Der am häufigsten diagnostizierte Tumor war das papilläre Carcinom (58.8%) (Abb. 3 und 4), darunter lagen pT1-Tumoren in 19 Fällen (31,6%) vor, gefolgt vom follikulärem Carcinom mit 17,6% und medullärem Carcinom (6,8%) (Abb. 5). Vier Fälle waren als maligne Non-Hodgkin-Lymphome (NHL) (Abb. 6) diagnostiziert worden, drei davon als hoch maligne und einer als niedrig maligne. Alle NHL wiesen eine Thyreoiditis-Hashimoto-Anamnese auf. Acht Fälle wurden als Metastasen diagnostiziert (7,8%) (Abb. 7). Der Primärtumor lag jeweils einmal in Lunge, Mamma, in Niere und Hypopharynx je zweimal. In einem Fall ergab sich ein neuroendokriner Tumor, in einem weiteren konnte kein Primarius identifiziert werden (CUP-Syndrom).

Die Koexistenz einer chronischen Entzündung und einem malignem Tumor der Schilddrüse ist mit unterschiedlicher Häufigkeit in der Literatur beschrieben [1, 6, 16, 17, 26, 31, 32, 33, 34, 36]. In unseren 315 Fällen waren 22 histologisch als Hashimoto-Thyreoiditis klassifiziert worden. Tab. 7 zeigt die Assoziation von follikulären Adenomen (68,1%) und papillären Carcinomen (13,6%) mit einem NHL in 18,1%. Als Konsequenz empfehlen wir bei jeder Thyreoiditis Hashimoto und Bildung von Knoten mit eventueller Lymphknotenvergrößerung die Durchführung von FNP zur Abklärung der Dignität des Knotens.

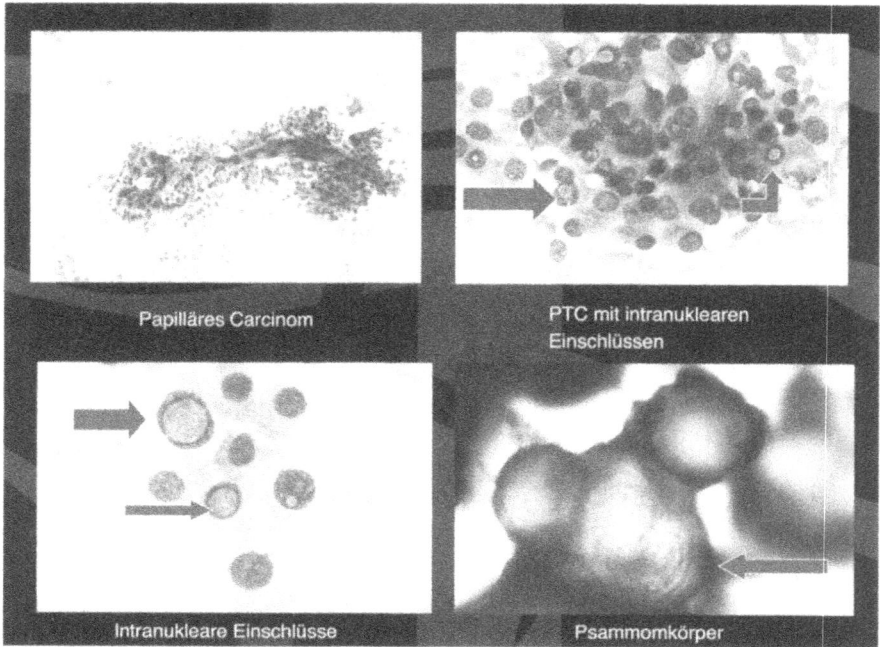

Abb. 4: Papilläres Carcinom

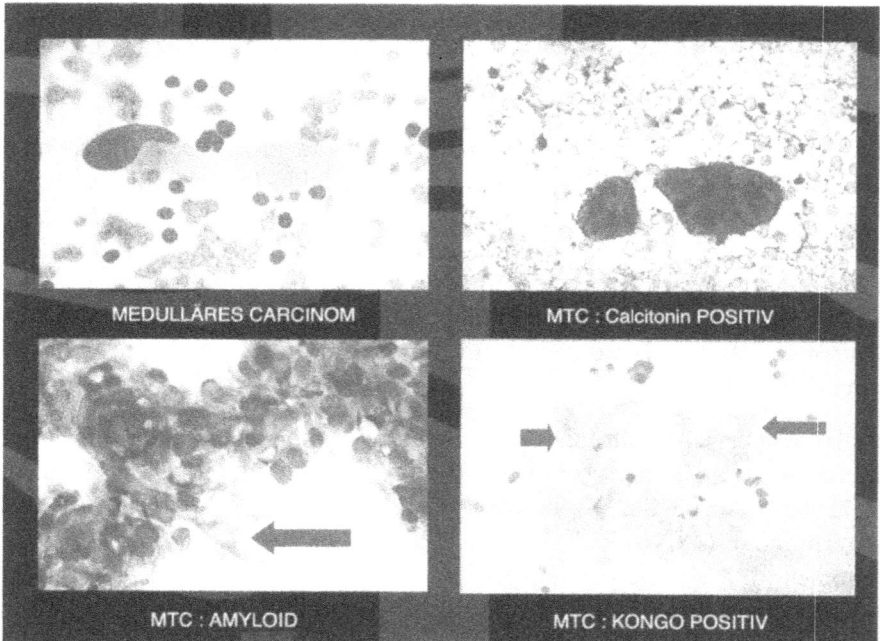

Abb. 5: Medulläres Carcinom

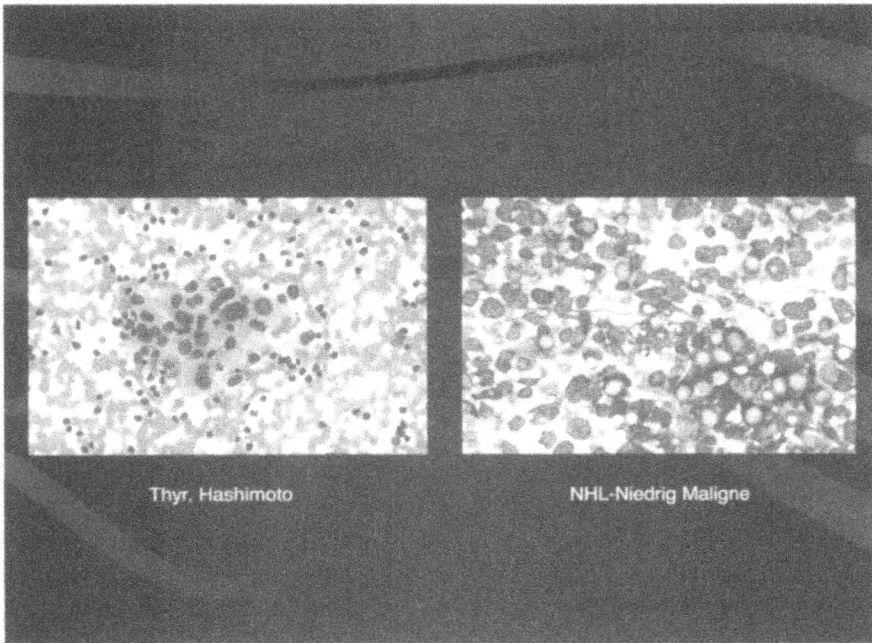

Abb. 6: Maligne NHL/Thyr. Hashimoto

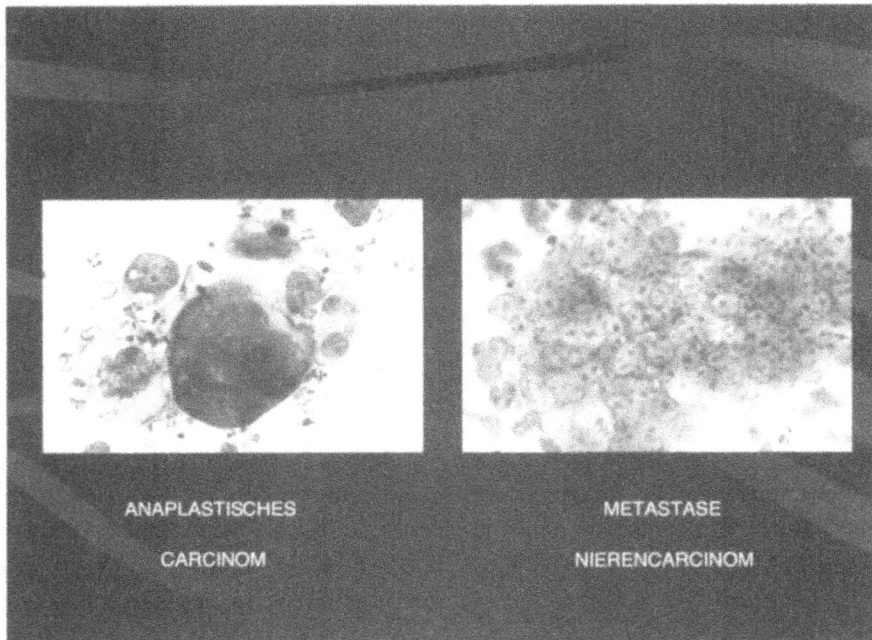

Abb. 7: Anaplastisches Carcinom + Metastase

Tabelle 7: Korrelation von Thyreoiditis Hashimoto mit malignen Tumoren

| Histologische Ergebnisse N = 22 | N | % |
|---|---|---|
| Follikuläres Adenom | 15 | 68,1 |
| Papilläres Carcinom (PT1) | 3 | 13,6 |
| Non-Hodgkin Lymphome | 4 | 18,1 |

Tabelle 8: Eigene Ergebnisse/Literatur

|  | Eigene Ergebnisse | Literatur |
|---|---|---|
| Sensitivität | 90,1 % | 65−98 % |
| Spezifität | 91,7 % | 72−100 % |
| Falsch negativ | 8,0 % | 1,3−11,5 % |

Unsere Ergebnisse zeigen eine hohe Sensitivität von 90,1 %, in der Literatur liegt sie bei 65−98 % [3, 12, 29] bei einer Spezifität von 97,7 %, die der Literaturangabe von 72−100 % entspricht [3, 12, 20]. Die Zuverlässigkeit lag bei 97 % (Tab. 8). Um eine solch hohe Sicherheit und Trefferquote zu erreichen, ist eine interdisziplinäre Zusammenarbeit mit verschiedenen Fachrichtungen erforderlich.

Die Anzahl von falsch negativen Ergebnissen lag bei 8 % (occulte Carcinome). In der Literatur liegt dieser Prozentsatz bei 1,3 bis 11,5 %. Davon waren sieben papilläre Carcinome im Stadium pT1 und medulläre Carcinome [3, 12, 20, 29]. Dies bedeutet, eine negative FNP und klinisch verdächtiger Knoten muss erneut und ggf. mehrfach punktiert werden.

## Schlussfolgerung

1. Die FNP ist eine sehr sensitive und gleichzeitig spezifische Methode, mit hoher Treffsicherheit in der Diagnostik benigner und maligner Veränderungen der Schilddrüse und deren Klassifikation.

2. Follikuläre/onkozytäre Neoplasien sowie Carcinome sind absolute OP-Indikation.

3. Bei follikulären Carcinomen kann der Zytologe mit seiner Erfahrung und ergänzenden modernen Methoden eine OP-Abklärung empfehlen. Die endgültige Diagnose stützt sich jedoch nur auf die Histologie (Kapsel- und Gefäßinvasion).

4. Knotige Veränderungen bei Thyreoiditis Hashimoto und adenomatöse Hyperplasie sind nur relative OP-Indikationen, vorher muss zytologisch untersucht werden.

5. Bei negativem zytologischem Befund und klinisch verdächtigem Befund muß die FNP wiederholt werden.

6. Die endgültige zytologische Diagnose von Schilddrüsencarcinomen stützt sich auf zwei Informationsquellen:

- klinische Information/gelungene FNP
- Erfahrung des Zytologen

## Literatur

[1] Abdul-Rhaman Z. H., Gogas H. J., Tooze J. A., et. al.: T-cell-lymphoma in Hashimoto's thyroiditis. Histopathol. (5) (1996) 29: 455−459.

[2] Amrikachi M., Ramzy I., Rubenfeld S., Wheller T. M.: Accuracy of fine-needle aspiration of thyreoid. Arch.Pathol.Lab.Med. (4) (2001) 125: 484−488.

[3] Aversa S., Pivano G., Vergano R., et al.: The accuracy of the fine needle aspiration biopsy in 1250 thyroid nodules. Acta Otorhinolaryngol Ital (5) (1999) 19: 260−264.

[4] Böcking A.: Standardisierte Befunderstellung in der extragenitalen Zytologie. Pathologe (1998) 19: 235−258.

[5] Cramer H.: Fine-needle aspiration Cytology of the thyreoid. An Appraisal. Cancer Cytopathology 25 (2000) 90: 357−363.

[6] Cusick E. L., Macintosh C. A., Krukowski Z. H., et al.: Management of isolated thyroid swellings: a prospective six year study of fine needle aspiration cytology in diagnosis. BMG (1990) 301: 318−321.

[7] Dúgo D., Persiani R., Pende V., et al.: The impact of the fine-needle aspiration to the management of thyroid nodules. Minerva Endocrinol. (1) (2000) 25: 5−10.

[8] Farid N. R., Shi Y., Zou M.: Molecular Basis of thyroid Cancer. Endocrine Reviews. 15.2: 202−232 (1994).

[9] Führer D., Holzapfel H.-P., Ruschenburg I., Paschke R.: Diagnostik des Schilddrüsenknotens. Dt. Ärzteblatt 38. B2094−B2100 (2001)

[10] Gharib H.: A strategy for the solitary thyroid nodule. Hosp. Pract. (off.Ed) (1992) 27: 53−60.

[11] Gharib H.: Fine needle aspiration biopsy of thyroid nodules: Advantages, Limitations and Effect. Mayo clin Proc (1994) 69: 44−49.

[12] Gharib H., Goellner J. R.: Fine-needle aspiration biopsy of the thyroid. An appraisal Review. Annals of Internal medicine (1993) 118: 282−289.

[13] Hedinger C. E.: Histological typing of thyroid tumours. Berlin; Springer Verlag (1988)

[14] Herrmann M. E., Livolsi V. A., Pasha T. L., et al.: Immunohistochemical expression of galectin-3 in benign and malignant thyroid lesions. Arch Pathol Lab Med. (6) (2002) 126: 710−713.

[15] Kollur S. M., El Sayed S., El hag I. A.: Follicular thyroid lesions coexisting with Hashimoto's Thyroiditis: Incidence and possible sources of diagnostic errors. Diagn Cytopathol (1) (2003) 28: 35−38.

[16] Kossev P., Livolsi V.: Lymphoid lesions of the thyroid: Review in light of the revised European-american Lymphoma classification and upcoming World Health Organisation classification. Review. Thyroid (12) (1999) 9: 1273−1280.

[17] Liu L. H., Bakhos R., Wojcik E. M.: Comcomitant papillary thyroid carcinoma and Hashimoto Thyroiditis. Seminars in diagnostic pathology Vol. 18, (2001) No. 2: 99−103.

[18] Marques A. R., Espadinha C., Catarino AL, et al.: Expression of PAX8-PPAR-Gamma1 Rearrangements in both follicular thyroid carcinomas and adenomas. J clin Endocrinol Metab (8) (2002) 87: 3947−3952.

[19] Mehrota A., Goel M. M., Singh K: Ki67 and AgNOR profilerative markers as diagnostic adjuncts to fine needle aspiration of thyroid lesions. Anal Quant Cytol Histol (4) (2002) 24: 205−211.

[20] Mittendorf E. A., Tamarkin S. W, Mchenry C. R.: The results of ultrasound-guided fine-needle aspiration biopsy for evaluation of nodular thyreoid disease. Surgery (4) (2002) 132: 648−654.

[21] Nadjari B., Motherby H., Pooschke, T., et al: DNA Aneuploidy as a specific Marker of neoplastic cells in FNAB of the thyroid. Analytical and qualitative Cytology and Histology 21.6: 481−487 (1999).

[22] Nasuti J. F., Gupta P. K., Baloch Z. W.: Diagnostic value and cost-effectiveness of on-site evaluation of fine needle aspiration specimens: Review of 5.688 cases. Diagn. Cytopathol. (1) (2002) 27: 1−4.

[23] Nayar R., Frost A. R.: Thyroid aspiration cytology: A „cell pattern" approach to interpretation. Seminars in Diagnostic Pathol Vol. 18 No. 2: 81−98 (2001).

[24] Niedziela M., Maceluch J., Korman E.: Galectin3 is not universal marker of marker in thyroid nodular disease in children and adolescents. J. clin Endocrinol Metab (9) (2002) 87: 4411−4415.

[25] Ogawa Y., Kato Y., Ikadek, et al.: The value of ultrasound-guided fine needle aspiration cytology for thyroid nodules: an assessement of diagnostic and pitfalls. Surg Today (2) (2001) 31: 97−101.

[26] Pasquale M., Rothstein J. L., Palazzo J. P.: Pathologic features of Hashimoto's associated papillary Thyroid carcinomas.Human Pathol. Vol 38, No. 1: 24−30 (2001).

[27] Pisani T., Bononi M., Nagar C., et al.: Fine needle aspiration and core needle biopsy techniques in the diagnostics of nodular thyreoid pathology. Anticancer Res. (5 C) (2000) 25: 3843−3847.

[28] Puxeddu E., Fagin J. A.: Genetic markers in thyroid neoplasia. Endocrinol.Metab clin North AM. (2) (2001) 30: 493−513.

[29] Ravetto C, Colombo L., Dottorini M. E.: Usefulness of fine-needle aspiration in the diagnosis of the thyroid Carcinoma. A retrospektive study in 37, 895 patients. Cancer cytopathology (6) (2000) 90: 357−363.

[30] Ruschenburg I., Droese M.: Möglichkeiten und Grenzen molekulargenetischer Genexpressionsanalysen in der zytologischen Diagnostik der follikulären Neoplasie der Schilddrüse. Ein Erfahrungsbericht. Verh. Dtsch. Ges. Zyt. (2001) 22: 155−159.

[31] Ruschenburg I., Schlott T., Kneba M., Reimer S., Droese M.: Cytological differential diagnosis of autoimmune thyroiditis and low malignancy non-hodgkin's lymphoma of the thyroid gland using genetic analytic procedures. Verh. Dtsch. Ges. Pathol. (1996) 80: 302.

[32] Schäffer R., Gampe Ch.: Zytologie der Schilddrüsenentzündung. Der Nuklearmediziner Nr. 3 (1993) 16: 167−174.

[33] Schröder S, Arndt R., Weinland G., Schuppert F.: Morphologie und Klinik der Immunthyreopathien. Verh. Dtsch. Ges. Pathol. (1996) 80: 80−92.

[34] Slatosky J., Shipton B., Wahba H.: Thyroiditis: Differential diagnosis and management. Am Fam Physician 15.61 (4): 1047−1052 (Review 2000).

[35] Smeds S., Lennquist S: The role of aspiration cytology in the management of thyroid nodules. Eur. J. Cancer clin Oncol. (2) (1988) 24: 293−297.

[36] Tamimi D. M.: The association between chronic lymphocytic thyroiditis and thyroid tumours. Int J. Surg Pathol (2) (2002) 10: 141−146.

[37] Wilkens L., Benten D., Tchinda J., et al.: Aberrations of chromosomes 5 and 8 as recurrent Cytogenetic events in anaplastic carcinoma of the thyroid as detected by fluoreszence in situ hybridisation and comparative genomic hybridisation. Virchow Arch (4) (2002) 436: 312−318.

[38] Wittekind C. H., Meyer H. J., Bootz F.: TNM: Klassifikation maligner Tumoren. 6. Auflage Springer Verlag (2002).

# 2.8. Internistische Therapie der Knotenstruma

*M. Grußendorf*

In einem Iodmangelgebiet gibt es vier Möglichkeiten für den Internisten, eine Struma mit nicht hyperfunktionellen Knoten zu behandeln: Thyroxin allein, Iodid allein, Iodid und Thyroxin, abwartendes Verhalten ohne Therapie.

Die Studienlage bezüglich der internistischen Therapie der Knotenstruma im Iodmangelgebiet ist leider noch sehr unbefriedigend (s. u.), während in iodreichen Gebieten einige prospektive randomisierte Studien durchgeführt wurden, die in Tabelle 1 aufgelistet wurden.

Bei diesen Arbeiten fällt auf, dass die Untersuchungskollektive relativ klein waren, außerdem die Untersuchungszeit meist kurz (3–18 Monate).

Lediglich in der Studie von Papini et al. 1998 (20) wurden 83 Patienten über einen Zeitraum von 5 Jahren untersucht. Dabei fand man, dass bei den nichttherapierten Kontrollen die mittleren Knotenvolumina von 1,5 auf 2,1 cm in 5 Jahren angestiegen waren, außerdem hatten sich 12 neue Knoten entwickelt, in der Thyroxin-Gruppe (2 µg/kg KG für 5 Jahre) gab es keine Zunahme der Knotenvolumina, lediglich 3 neue Knoten. Zusätzlich zeigte sich, dass Patienten aus der Verum-Gruppe, deren

Tabelle 1: Studien über die Therapie der Knotenstruma im iodreichen Gebiet

| Autor | Random. doppelbl.? | n | Dauer (Mon.) | Knotenvol. | % d.Pat. m 50 % Vol. red. | | Lit. |
|---|---|---|---|---|---|---|---|
| | | | | | LT4 | Plac. | |
| Gharib 1981 | Ja | 53 | 6 | 3,0 ± 2,6 | 28,5 | 33,3 | (10) |
| Morita 1989 | Nein | 49 | 3 | NA | 36,7 | NA | (18) |
| Cheung 1989 | Ja | 74 | 18 | NA | 37,8 | 35,1 | (5) |
| Reverter 1992 | Ja | 34 | 11 | 10,3 ± 11,9 | 20,0 | 15,0 | (23) |
| Celani 1993 | Nein | 122 | 6–12 | 2,6 ± 1,0 | 56,0 | NA | (4) |
| Papini 1993 | Ja | 101 | 12 | 6,2 ± 8,9 | 45,0 | 26,0 | (19) |
| La Rosa 1995 | Ja | 80 | 12 | 5,7 ± 5,8 | 39,0 | 0 | (13) |
| Mainini 1995 | Ja | 45 | 21 | 5,0 ± 2,5 | 17,7 | 0 | (15) |
| Lima 1997 | Nein | 54 | 12 | 1,7 ± 2,5 | 37,0 | 5,0 | (14) |
| Papini 1998 | Ja | 83 | 60 | 1,5 ± 0,8 | | | (20) |
| Zelmanovitz 98 | Ja | 45 | 12 | 3,6 ± 1,8 | 24,0 | 8,1 | (27) |
| Wemeau 2002 | Ja | 123 | 18 | | 26,6 | 16,9 | (25) |

Tabelle. 2: Studien aus dem Iodmangelgebiet Deutschland

| Autor | Struma | Ther. | n | Dauer (Mon.) | Ergebnis (Volumen) |
|---|---|---|---|---|---|
| Pfannenstiel 88 (21) | diff. | 150 T4 v. 100 T/J | 74 | 6 | − 25 % |
| Hintze 8 (11) | diff | 150 T4 400 J 75 T4 200 J | 166 | 12 | − 32 % − 37 % − 39 % |
| Frank-Raue 93 (9) | Knoten | 100 T4 3000 J/Woche | 41 | 12 | 24 % Vol. Abn. > 50 % 21 % Vol. Abn. > 50 % |
| Feldkamp 96(7) | diff + nod (> 40 J) | 1,5/kg T4 300 J | 67 | 12 | − 15 % − 16 % |
| Meng 97 (16) | nod.+ FA | 200 J keine | 68 | 12 | − 32 % |
| Wollmann 98 (26) | diff + nod | 2/kg T4 | 76 | 12 | < 40 J: diff − 16 % nod − 20 % > 40 J: diff − 15 % nod 0 % |
| Förster 98 (8) | diff | 2/kg T4 + 150 J 100 T4 + 100 J | 49 | 3 | − 37 % (Median) − 31 % |
| Hotze 2002 (12) | diff 100 T4 + 100 J | 75 T4 + 150 J | 100 | 6 | − 22 % − 17 % |
| Clanget 2002 (6) | nod | T4 (n. TSH) T4 (n. TSH) + 150 J | 47 | 12 | bei 21 % neue Knoten bei 2 % neue Knoten |

Strumen und Knoten zunahmen, diese Veränderungen bereits im ersten Jahr aufwiesen, es gab keine relevanten Unterschiede der Tendenz zwischen dem ersten und fünften Jahr.

In zwei Metaanalysen (3, 24) wurden die Ergebnisse der randomisierten, kontrollierten Studien zusammengefasst, in beiden Metaanalysen fand sich ein leichter Therapieeffekt unter der Thyroxin-Monotherapie, der jedoch nicht signifikant war.

Im Iodmangelgebiet Deutschland gab es mehrere Studien, in denen die Auswirkungen einer Thyroxin- bzw. Thyroxin-Iodid-Therapie auf das Strumavolumen untersucht wurde, in der Regel waren diese Studien jedoch nicht prospektiv, sondern nur retrospektiv ausgewertet. Die wesentlichen Ergebnisse sind in Tabelle 2 aufgelistet, in der Regel fand sich eine Volumenabnahme der Strumen und der Knoten unter Therapie mit Thyroxin oder Iodid in ähnlichem Ausmaß.

Im Gegensatz zu den Ergebnissen dieser Studien wurde von Quadbeck et al. (22) in einer retrospektiven Studie beschrieben, dass über einen Verlauf von 5 Jahren die meisten Knoten an Größe zugenommen haben, gleichgültig ob eine Therapie durchgeführt wurde (oder sogar eine Autonomie bestand).

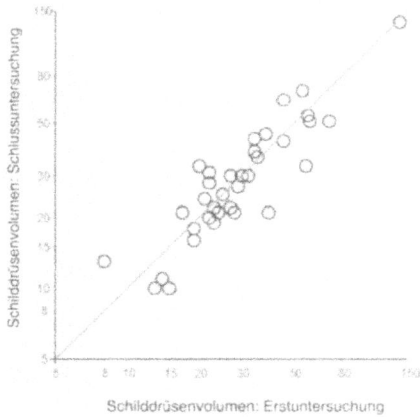

Kontrollen o

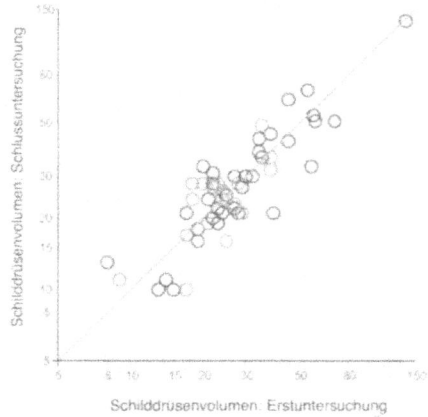

Kontrollen o      Iodid o

p = 0,478

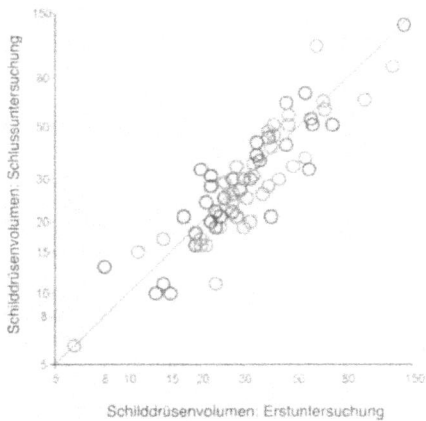

Kontrollen o      L-Thyroxin o

p = 0,21

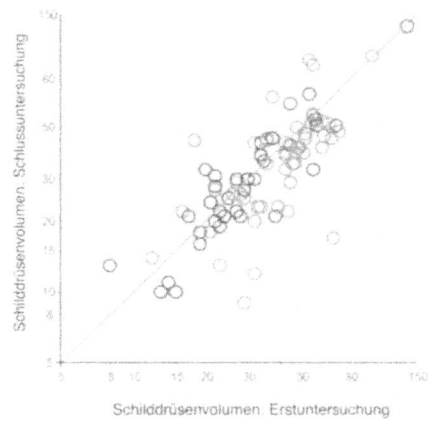

Kontrollen o      Thyroxin + Iodid o

p = 0,076

Abb. 1: Größenverlauf von Knotenstrumen im Iodmangelgebiet: Auf der Abszisse sind die Volumina bei der Erstuntersuchung, auf der Ordinate die der Schlussuntersuchung aufgetragen (dies bedeutet: Größenabnahme der Struma im Verlauf, wenn die Punkte unter der 45 Grad Linie liegen, Größenzunahme, wenn sie über der Linie liegen.)

Dies konnten wir in einer eigenen retrospektiven Untersuchung nicht bestätigen: bei 198 Patienten fand sich in einem Zeitraum von 2−10 Jahre bei unbehandelten Patienten keine relevante Größenzunahme, bei den behandelten Patienten kam es unter Iodid oder Thyroxin ebenfalls nicht zu einer signifikanten Größenveränderung, lediglich bei der kombinierten Behandlung mit Thyroxin + Iodid, das galt in ähnlicher Weise auch für die Volumina der Knoten (siehe Abbildung 1 und 2).

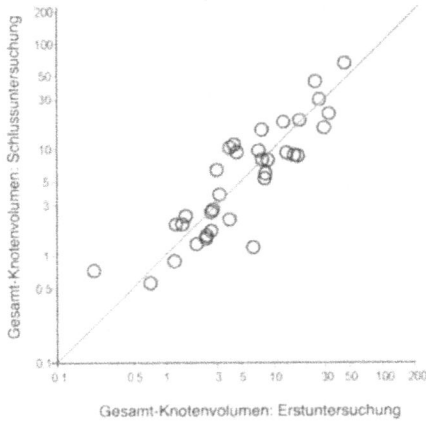

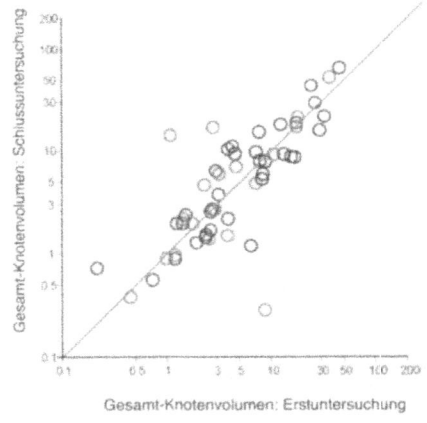

Kontrollen o

Kontrollen o         Iodid o
p = 0,67

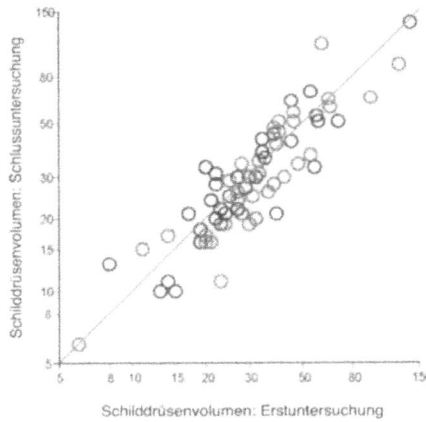

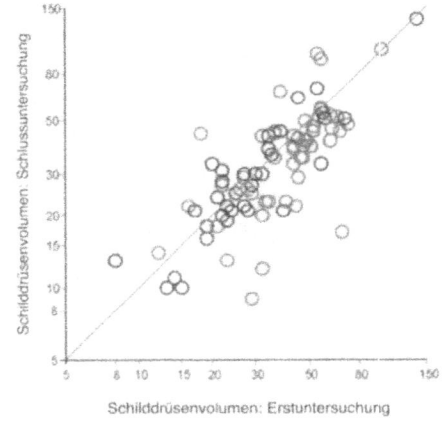

Kontrollen o       L-Thyroxin o

p = 0,76

Kontrollen o       Thyroxin + Iodid   o

p = 0,09

Abb. 2: Verlauf der Gesamtvolumina aller Knoten: Auf der Abszisse sind die Volumina bei der Erstuntersuchung, auf der Ordinate die der Schlussuntersuchung aufgetragen (dies bedeutet: Volumenabnahme im Verlauf, wenn die Punkte unter der 45 Grad Linie liegen, Volumenzunahme, wenn sie über der Linie liegen.)

Aus den Ergebnissen kann man jetzt schließen, dass die kombinierte Gabe von Iodid und Thyroxin im Iodmangelgebiet Deutschland wohl den besten Einfluss auf Struma- und Knotengröße hat, dies soll jetzt in einer großen multizentrischen Studie überprüft werden: es ist eine prospektive, randomisierte, doppelblinde, multizentrische, vierarmige Studie (keine Therapie, Iod, Thyroxin, Thyroxin und Iod) geplant, in die 250 Patienten pro Gruppe eingeschlossen werden sollen. Danach wird man wohl endlich genug Kriterien an der Hand haben, die internistische Therapie der Knotenstruma optimal durchzuführen.

Add.: Prof. Dr. K. Wegscheider, Berlin, wird für die Durchführung der statistischen Auswertungen (der retrospektiven Studie) und die Erstellung der Grafiken gedankt.

## Literatur

[1] Berghout A., Wiersinga W. M., Drexhage H. A., Smits N. J., Touber J. L.Comparison of placebo with L-thyroxine alone or with carbimazole for treatment of sporadic non-toxic goitre. Lancet. 1990 Jul 28; 336 (8709): 193−7.

[2] Bongers H., Hotze L. A., Schmitz R., Joseph K.: LT4-monopreparation versus LT4-LT3-compound preparation in the treatment of diffuse endemic goitre. Acta Endocrinol (Copenh). 1986 Oct; 113 (2): 242−8.

[3] Castro M. R., Caraballo P. J., Morris J. C.: Effectiveness of thyroid hormone suppressive therapy in benign solitary thyroid nodules: a meta-analysis. J Clin Endocrinol Metab. 2002 Sep; 87 (9): 4154−9.

[4] Celani M. F., Mariani M., Mariani G.: On the usefulness of levothyroxine suppressive therapy in the medical treatment of benign solitary, solid or predominantly solid, thyroid nodules. Acta Endocrinol (Copenh). 1990 Dec; 123 (6): 603−8.

[5] Cheung P. S., Lee J. M., Boey J. H.: Thyroxine suppressive therapy of benign solitary thyroid nodules: a prospective randomized study. World J Surg. 1989 Nov−Dec; 13 (6): 818−21.

[6] Clanget C., Hinke V., Pfeilschifter J: Behandlung der euthyreoten Struma nodosa mit einer individuellen, TSH-adaptierten Kombination aus L-Thyroxin und 150 ug Iodid. Kassenarzt 2002; 29/29, 33−36.

[7] Feldkamp J., Seppel T., Mühlmeyer M., Becker A., Santen R., Schlaghecke R., Horster F. A.: Therapie der endemischen Struma mit Iodid oder L-Thyroxin bei älteren Menschen. Dtsch Med Wochenschr. 1996; 121 (51−52): 1587−91.

[8] Förster G., Krummenauer F., Hansen C., Beyer J,. Kahaly G. Individuell dosiertes Levothyroxin mit 150 ug Iodid versus 100 ug Levothyroxin kombiniert mit 100 ug Iodid. Dtsch Med Wochenschr. 1998 May 29; 123 (22): 685−9.

[9] Frank-Raue K., Grauer A., Lange K., Raue F., Ziegler R: Conservative Management of Thyroid Nodules. Exp.Clin.Endocrinol. 1993; 101, 124−127.

[10] Gharib H, James EM, Charboneau J. W., Naessens J. M., Offord K. P., Gorman C. A.: Suppressive therapy with levothyroxine for solitary thyroid nodules. A double-blind controlled clinical study. N Engl J Med. 1987 Jul 9; 317 (2): 70−5.

[11] Hintze G., Emrich D., Köbberling J.: Treatment of endemic goitre due to iodine deficiency with iodine, levothyroxine or both: results of a multicentre trial. Eur J Clin Invest. 1989 Dec; 19 (6): 527−34.

[12] Hotze L. A., Wegscheider K. Eine Vergleichstudie mit 2 L-Thyroxin − Iod Kombinationen: Iodmangelstruma wird auch mit weniger Thyroxin kleiner. M M W Fortschr Med. 2002 May 9; 144 (19): 53.

[13] La Rosa G. L., Lupo L., Giuffrida D., Gullo D., Vigneri R, Belfiore A.Levothyroxine and potassium iodide are both effective in treating benign solitary solid cold nodules of the thyroid. Ann Intern Med. 1995 Jan 1; 122 (1): 1−8.

[14] Lima N., Knobel M., Cavaliere H., Sztejnsznajd C., Tomimori E., Medeiros-Neto G. Levothyroxine suppressive therapy is partially effective in treating patients with benign, solid thyroid nodules and multinodular goiters. Thyroid. 1997 Oct; 7 (5): 691−7.

[15] Mainini E., Martinelli I., Morandi G., Villa S., Stefani I., Mazzi C. Levothyroxine suppressive therapy for solitary thyroid nodule. J Endocrinol Invest. 1995 Nov; 18 (10): 796−9.

[16] Meng W., Schulze W., Schindler A., Kirsch G.: Iodine therapy decreases thyroid size in euthyroid iodine deficiency goitre with functional autonomy (FA). Exp. Clin.Endocrinol. Diab. 1997; 105 (suppl. 1), 55

[17] Meng W., Schindler A., Spieker K., Krabbe S., Behnke N., Schulze W., Blumel C.: Iodtherapie der Iodmangelstruma und Autoimmunthyreoiditis. Eine prospektive Studie Med Klin 1999 Nov 15; 94 (11): 597−602.

[18] Morita T., Tamai H., Ohshima A., Komaki G., Matsubayashi S., Kuma K., Nakagawa T.: Changes in serum thyroid hormone, thyrotropin and thyroglobulin concentrations during thyroxine therapy in patients with solitary thyroid nodules. J Clin Endocrinol Metab. 1989 Aug; 69 (2): 227−30.

[19] Papini E., Bacci V., Panunzi C., Pacella C. M., Fabbrini R., Bizzarri G., Petrucci L., Giammarco V., La Medica P., Masala M, et al.: A prospective randomized trial of levothyroxine suppressive therapy for solitary thyroid nodules. Clin Endocrinol (Oxf). 1993 May; 38 (5): 507−13.

[20] Papini E., Petrucci L., Guglielmi R., Panunzi C., Rinaldi R., Bacci V., Crescenzi A., Nardi F., Fabbrini R., Pacella C. M.: Long-term changes in nodular goiter: a 5-year prospective randomized trial of levothyroxine suppressive therapy for benign cold thyroid nodules. J Clin Endocrinol Metab. 1998 Mar; 83 (3): 780−3.

[21] Pfannenstiel P.: Therapie der endemischen Struma mit Levothyroxin und Iodid. Dtsch Med Wochenschr. 1988; 113 (9): 326−31.

[22] Quadbeck B., Pruellage J., Roggenbuck U., Hirche H., Janssen O. E., Mann K., Hoermann R.: Long-term follow-up of thyroid nodule growth. Exp Clin Endocrinol Diabetes. 2002 Oct; 110 (7): 348−54.

[23] Reverter J. L., Lucas A., Salinas I., Audi L., Foz M., Sanmarti A..Suppressive therapy with levothyroxine for solitary thyroid nodules. Clin Endocrinol (Oxf). 1992 Jan; 36 (1): 25−8.

[24] Richter B., Neises G., Clar C.: Pharmacotherapy for thyroid nodules. A systematic review and meta-analysis. Endocrinol Metab Clin North Am. 2002 Sep; 31 (3): 699−722.

[25] Wemeau J. L., Caron P., Schvartz C., Schlienger J. L., Orgiazzi J., Cousty C., Vlaeminck-Guillem V.: Effects of thyroid-stimulating hormone suppression with levothyroxine in reducing the volume of solitary thyroid nodules and improving extranodular nonpalpable changes: a randomized, double-blind, placebo-controlled trial by the French Thyroid Research Group. J Clin Endocrinol Metab. 2002 Nov; 87 (11): 4928−34.

[26] Wollmann B, Meller J., Hüfner M., Becker W.: Effektivität einer Strumatherapie mit L-Thyroxin bei Patienten über 40 Jahre. Nuklearmedizin. 1998 Jan; 37 (1): 41−4.

[27] Zelmanovitz F., Genro S., Gross J. L.: Suppressive therapy with levothyroxine for solitary thyroid nodules: a double-blind controlled clinical study and cumulative meta-analyses. J Clin Endocrinol Metab. 1998 Nov; 83 (11): 3881−5.

## 2.9 Zufallsbefund Schilddrüsenknoten – aus Sicht des Chirurgen

*R. A. Wahl, C. Vorländer, J. Schabram*

## Definition

Als „Inzidentalom" wird die symptomlose, „zufällig" entdeckte pathologische Raumforderung („Knoten") in einem normal großen oder vergrößerten Schilddrüsenlappen bezeichnet. Nun sind auch dabei Selektionsmechanismen wirksam: Es ist ein Unterschied, ob ein Knoten anlässlich einer Untersuchung aus anderer Indikation (z. B. Hyperparathyreoidismus, sonographische Untersuchung der großen Halsgefäße) entdeckt wird oder ob der Befund beim sonographischen Screening von „Normalpersonen" im Rahmen eines „Check-up" oder aber im Rahmen eines flächendeckenden Screenings, wie es bei der Papillon-Initiative durchgeführt wurde, erhoben wird.

## Pathologisch-anatomisches Substrat

Bei diesem zufällig entdeckten Schilddrüsenknoten kann es sich um das gesamte Spektrum pathologisch-anatomischer Veränderungen handeln, von der Zyste über regressiv veränderte Kolloidknoten und über die Adenome (hyperfunktionell oder hypofunktionell, „kalter Knoten") bis hin zu malignen Tumoren, wobei wiederum primär maligne Tumoren der Schilddrüse, aber auch Metastasen anderer Organtumoren vorliegen können (z. B. Nierenzellkarzinom, Mammakarzinom, Melanom).

## Prävalenz

Eine Analyse aus 15 sonographischen Serien, meist Untersuchungen aus anderer Indikation (s. o.), welche in der Mayo-Klinik durchgeführt wurden [15], ergab eine Prävalenz kleiner Schilddrüsenknoten von 13–67%, von denen 90% einen Durchmesser von unter 15 mm aufwiesen. Die Malignitätsrate lag dabei im Durchschnitt bei 4%, mit einer erheblichen Streuung (0,45–13%), mit erheblichen geographischen Unterschieden, welche nur grob mit der Endemie-/Nicht-Endemie-Situation korrelierten. Es wurden überwiegend okkulte papilläre Schilddrüsenkarzinome entdeckt.

## Diagnostik

Definitionsgemäß ist die Ultraschalluntersuchung das entscheidende diagnostische Instrument. Bei allen individuellen Unwägbarkeiten sind nun doch sonographische Indizien des Malignitätsverdachts hinreichend etabliert. Handelt es sich bei der umschriebenen (gekapselten), soliden, echoarmen Läsion meist um eine (benigne oder auch hochdifferenziert maligne) Neoplasie, so steigt das Risiko, dass es sich um eine maligne Läsion handelt, bis auf ca. 80%, wenn zusätzlich eine irreguläre Randbegrenzung, Mikroverkalkungen und in der Farbdopplersonographie eine zentrale Hypervaskularisation nachgewiesen werden [5, 9]. Die Qualität dieser Läsionen weist keine Korrelation zur Primärtumorgröße auf; $T_4$-Stadien werden durchaus auch schon bei Läsionen bis 10 mm Durchmesser angetroffen.

## Weitere Diagnostik

Zur Orientierung über Funktionsstörung reicht zunächst die TSH-Bestimmung aus, evtl. ergänzt durch die Bestimmung von f-T4. Weist der sonographische Befund auf eine Neoplasie hin, erfordert die differenzialtherapeutische Entscheidung einerseits weitere Funktionsdiagnostik bei Verdacht auf Hyperfunktionalität und die Durchführung insbesondere der Punktionszytologie bei hypofunktionellen Läsionen, welche – ultraschallgesteuert – bei nicht tastbaren Läsionen, auch von weniger als 1 cm Durchmesser, eine Treffsicherheit von über 90% erreichen kann [6].

Vor einer operativen Therapie sollte in jedem Fall schon im Vorfeld die Serum-Kalziumbestimmung erfolgen, zum Ausschluss oder Nachweis eines primären Hyperparathyreoidismus, der dann in derselben operativen Sitzung beseitigt werden müsste (im eigenen Krankengut Nachweis eines primären Hyperparathyreoidismus bei 1% der zur Schilddrüsenoperation eingewiesenen Patienten (WAHL, R. A. et al., 2000). Das Serum-Calcitoninscreening gewinnt zunehmende Bedeutung und sollte ebenso vor Ausschluss einer operativen Therapie als auch bei gestellter Operationsindikation präoperativ erfolgen, wobei in verschiedenen Serien eine Prävalenz von C-Zell-Karzinomen von ca. 1% gefunden wurde [10, 16]. Auf die Schwierigkeiten der Interpretation von Grauzonenbefunden und die daraus sich ergebenden Konsequenzen hinsichtlich unterschiedlicher Operationstaktiken soll hier nicht eingegangen werden [14]. Als Beispiel demonstrieren wir den Fall einer 56-jährigen Patientin mit einem 3 cm im Durchmesser haltenden autonomem Adenom des linken Schilddrüsenlappens, bei der auf der rechten Seite ein sonographisch 4 mm im Durchmesser haltender echoarmer, irregulär begrenzter, zentral verkalkter Befund als „Zystchen" interpretiert wurde. Die Patientin lehnte die vorgeschlagene Radiojodtherapie ab. Präoperatives Serum-Calcitonin war basal mit 37 pg/ml deutlich erhöht, stieg nach Stimulation mit Pentagastrin weit in den pathologischen Bereich (2.870 pg/ml).

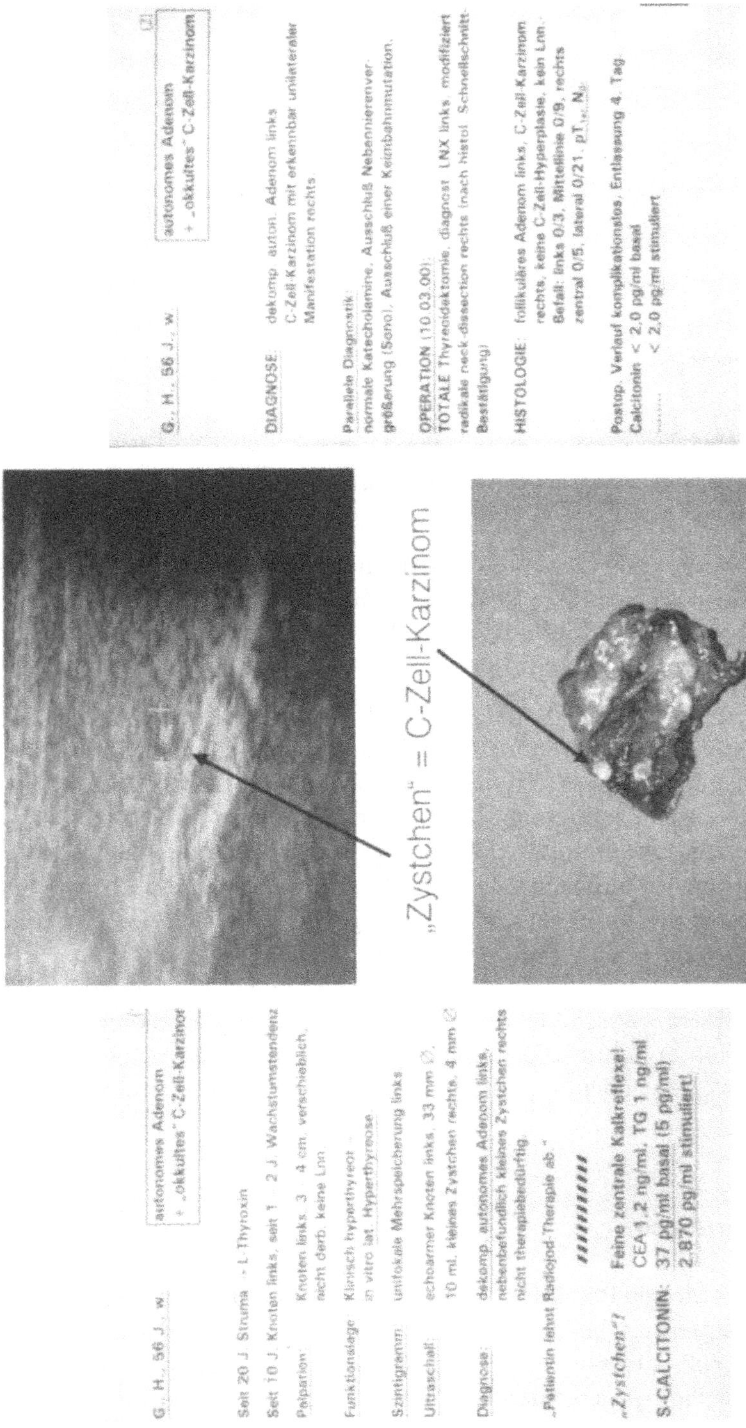

Abb. 1: Beispiel eines kleinen C-Zell-Karzinoms als „Nebenbefund".

„Inzidentalom" der Schilddrüse

Sonographie                                    TSH            Calcitonin

| Keine Mal.-Indizien; Solide < 10 mm | Mal.-Indizien solide > 10 mm | | erniedrigt | | erhöht |

evtl. Szintigraphie | hyperfunk-tionell | Funktionsdiagnostik, multiple Therapie-optionen

FNP, Zytologie

unverdächtig    zweifelhaft, nichtdiagnostisch    foll. Neoplasie    verdächtig, maligne

| Verlaufskontrolle |                              | Operation |

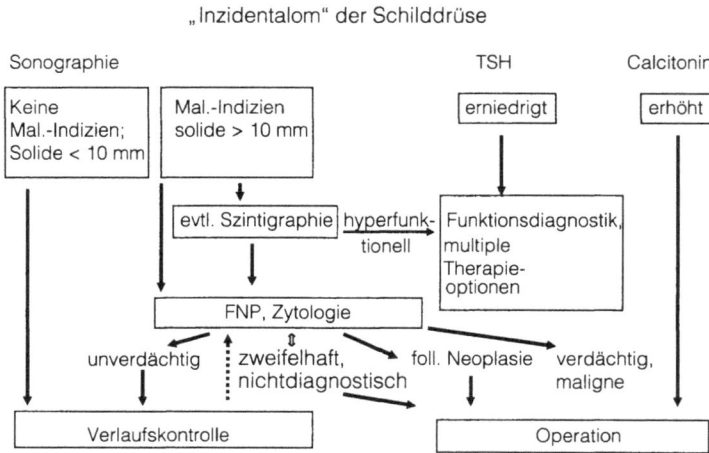

Abb. 2: Algorithmus beim „Inzidentalom" der Schilddrüse.

Die Patientin wurde total thyreoidektomiert, mit stadiengerechter Lymphknotendissektion (Abb. 1). Das medulläre Mikrokarzinom von 4 mm Durchmesser wurde histologisch nachgewiesen, Lymphknotenbefall lag noch nicht vor, die Patientin war postoperativ biochemisch geheilt.

Das Vorgehen beim Inzidentalom der Schilddrüse wird zusammengefasst in folgendem Algorithmus dargestellt (Abb. 2): Beim sonographisch unverdächtigen Knoten genügt zunächst die Verlaufskontrolle. Beim soliden Knoten über 10 mm Durchmesser, insbesondere wenn sonographische Malignitätsindizien vorliegen, sollte der Befund durch Feinnadelpunktion weiter geklärt werden. Ein dabei unverdächtiger Befund erfordert die Verlaufskontrolle. Zweifelhafte und diagnostisch unzureichende Befunde sollten in der Regel der Operation zugeführt werden, ebenso wie selbstverständlich der Befund einer hypofunktionellen follikulären Neoplasie oder ein malignitätsverdächtiger zytologischer Befund. Hyperfunktionelle Läsionen erlauben weitere differentialtherapeutische Überlegungen (Beobachtung, Radiojodtherapie, Operation). Ein erhöhtes Serum-Calcitonin erfordert in der Regel den Stimulationstest mit Pentagastrin, bei eindeutig pathologischem Ergebnis die operative Klärung [10, 14, 16].

## Operationsstrategie

Die klassische subtotale Resektion, mit Belassen eines dorsal-paratrachealen Restes, ist nur für Fälle geeignet, bei denen die Läsion relativ ventral im Schilddrüsenlappen liegt und der dorsal-paratracheale Lappenanteil sicher regelrecht strukturiert ist. Das Prinzip der morphologiegerechten und funktionskritischen Resektion [1, 2, 11] bedeutet schlicht, dass alle knotigen Läsionen unabhängig von ihrer Lage entfernt werden müssen und normales Schilddrüsengewebe – ebenso unabhängig von seiner Lage – möglichst erhalten werden soll. Es ist also eine sehr variable Operationstaktik erforderlich. Dieses Prinzip der morphologiegerechten Resektion steht gegen eine in den letzten Jahren verstärkt aus dem angloamerikanischen Sprachraum vorgetragene Forderung, bei multinodösen Läsionen stets total zu thyreoidektomieren, da stets eine Systemerkrankung der gesamten Schilddrüse vorläge [3]. Wir halten dieses Prinzip bei benigner Erkrankung nur im Fall einer bilateralen multiplen Adenomatose für gerechtfertigt, bei der die totale Thyreoidektomie dann allerdings auch durchgeführt werden sollte. Das Prinzip der vollständigen Lobektomie bei hypofunktionellen Knoten mit prä- und intraoperativ nicht eindeutig klärbarer Dignität (zytologisch follikuläre Neoplasie bei gekapselten Läsionen) basiert auf Risikoerwägungen, insbesondere auf dem bis auf das 10fache erhöhten Komplikationsrisiko einer allfällig erforderlich werdenden totalen Thyreoidektomie in zweiter Sitzung [12]. Dieses Konzept der grundsätzlichen vollständigen Lobektomie bei intraoperativ nicht eindeutig klärbarer Dignität macht unter diesen Risikogesichtspunkten nur dann Sinn, wenn dadurch im Vergleich zu einer primären Resektion nicht mehr Komplikationen (Recurrensparese!) produziert werden als bei der Komplettierungsoperation eingespart werden [17]. Erforderlich ist also die Kenntnis der eigenen Komplikationsraten, und jedes Zentrum sollte aus dieser Kenntnis heraus ein Konzept von interner Validität erarbeiten.

## Minimal-invasive Operationen

Dies leitet zwanglos über zu der sich schnell ausbreitenden minimal-invasiven Operationstechnik, bei der nach bisheriger Erfahrung eine allfällig erforderlich werdende Zweitoperation wesentlich unschwieriger durchzuführen ist als nach konventionell offener Primäroperation:

Die Schilddrüsenoperation durch minimal-invasiven Zugang, z. B. nach MICCOLI [7] über eine quere Inzision in der Fossa jugularis von 20 mm Länge, ist das ideale Verfahren bei einer Knotengröße von nicht mehr als 3 cm und einer Lappengröße von nicht mehr als 15 ml, wobei wir derzeit noch das Vorliegen einer Immunthyreopathie, die bereits präoperativ zytologisch nachgewiesene Malignität oder eine vorangegangene Operation als Kontraindikationen sehen. Eine vollständige Lobektomie lässt sich minimal-invasiv absolut sauber durchführen, sie ist in der Hand der meisten Arbeitsgruppen, die das Verfahren durchführen, der bevorzugte oder auch der ausschließliche Eingriff. Wir orientieren uns jedoch weiterhin am grundsätzlichen Konzept der morphologiegerechten funktionsorientierten Operation und übersetzen deren Erfordernisse in die minimal-invasive Taktik. Wir halten den intraoperativen Ultraschall [13] dabei für die Festlegung der Resektionsgrenzen für unverzichtbar,

Tabelle 1: Minimal-invasive videoassistierte Schilddrüsenoperationen. Eigene Erfahrung mit bisher 150 Patienten.

| Konversion (N = 11/7,3 %) | | |
|---|---|---|
| • Prinzipiell bei Karzinom | 4,0 % | (6 von 10 Karzinomen*) |
| • technische Gründe/präop. Fehlbeurteilung | 3,3 % | (unzureichende Rec.-Darstellung, mangelde Übersicht, Lappen-/Knotengröße |

| Komplikationen | | | |
|---|---|---|---|
| • NLRP: | – frühpostop.: | 2,6 % | – permanent: 0 |
| • Hypokalämie | – frühpostop.: | 2,6 %** | – permanent: 0 |
| • Wundinfektion: | | 1,3 % | |
| • < Nachblutung: | | 0,6 % | |
| • accid. NSD-Entfernung: | | 0,6 % | |

\* 3 × zweiseitige Op, 1 × pT1 papillär keine TTX
\*\* nur bei Konversionen

insbesondere da ja der Tastsinn bei dieser Art von Operation nicht anwendbar ist. Die leitliniengemäße Forderung nach Darstellung potentiell gefährdeter Nebenschilddrüsen oder Stimmbandnerven [1] gilt selbstverständlich unverändert auch bei der minimal-invasiven Operation. Das Erfordernis einer Konversion zur offenen Operationstechnik tritt sehr viel seltener als z. B. bei Hyperparathyreoidismusoperationen auf, wobei wir grundsätzlich bei einem intraoperativ nachgewiesenen Karzinom konvertieren, aus technischen Gründen aber nur bei 3 % der Operationen konvertieren mussten. Das Komplikationsrisiko ist gering und nach bisheriger Erfahrung nicht höher als bei der offenen Operation (keine permanente Recurrensparese und kein permanenter Hypoparathyreoidismus bei den ersten 150 Operationen (Tab. 1).

Die Vorteile der minimal-invasiven Operation werden weniger vom Chirurgen als vielmehr in entscheidender Weise vom Patienten selbst und auch von den Zuweisern geschätzt. Nachgewiesen durch kontrollierte prospektive Studien sind der geringere postoperative Schmerz, die raschere Erholung und das bessere ästhetische Ergebnis [4, 8]. Als wesentlicher Punkt kommt aus unserer Sicht hinzu der erheblich günstigere Situs für den Fall einer erforderlichen Komplettierungsoperation in zweiter Sitzung bei Karzinom.

## Zusammenfassung

Der „zufällig" entdeckte Schilddrüsenknoten erfordert weitere Risikoabwägung und Klärung zunächst anhand der sonographischen Kriterien, der Funktionsdiagnostik und der Punktionszytologie (letztere vor allem bei sonographisch verdächtigen und hypofunktionellen Läsionen, ultraschallgesteuert auch bei nicht-tastbaren Knoten).

Beim Zusammentreffen mehrerer sonographischer Verdachtsmomente (einschließlich Doppler-Sonographie) und/oder zytologisch zweifelhaftem bis verdächtigem Befund ist die Operationsindikation zu stellen. Präoperativ sollte ein Hyperparathyreoidismus ausgeschlossen werden und das Serum-Calcitonin bestimmt werden, aufgrund der sich daraus ergebenden operativen Konsequenzen (die Dringlichkeit der Operation und die Operations-Taktik ergeben sich aus den präoperativen Befunden).

Gerade bei diesen „Inzidentalomen" bietet sich heute die minimal-invasive, videoassistierte Operation an, mit vergleichsweise geringerem Operationtrauma und auf Grund des überlegenen kosmetischen Resultats, bei anscheinend nicht erhöhtem Komplikationsrisiko.

## Literatur

[1] Deutsche Ges. f. Chirurgie: Leitlinien zur Therapie der benignen Struma (Dralle H., Wahl R. A. et al.). Grundlagen der Chirurgie (G 80). In: Mittlg. der Dtsch. Ges. f. Chir., 3/1998.

[2] Gemsenjäger E.: Die chirurgische Behandlung der autonomen Knotenstruma. Schweiz. Med. Wschr. (1992) 122: 687–692.

[3] Gough J. R., Wilkinson D.: Total Thyroidectomy for management of Thyroid disease. World J. Surg. (2000) 24: 962–965.

[4] Henry J. F., Raffffaelli M., Jacobone M., Volot F.: Video-assisted parathyroidectomy via the lateral approach vs. conventional surgery in the treatment of sporadic primary hyperparathyroidism: results of a case-control Study. Surgery Endosc. (2002) 16: 1374–1375.

[5] Kim E. K., Park C. S., Chung W. Y., Oh K. K., Kim D. I., Lee, J. T., Yoo H. S.: New sonographic criteria for recommanding fine-needle aspiration biopsy of non palpable solid nodules of the thyroid. AJR Am. J. Roentgenol. (2002) 178: 687–691

[6] Kim S. J., Kim E. K., Chung W. Y., Oh K. K., Yoo H. S.: Ultrasound guided fine-needle aspiration biopsy in non palpable thyroid nodules – is it useful in infracentimetric nodules? Ynsei Med. J. (2003) 44: 635–640.

[7] Miccoli P., Bellantone R., Murat M., Walz M., Raffaelli M., Berti P.: Minimally invasive Videoassisted Thyroidectomy: Multiinstitutional Experience.World J. Surg. (2002) 26: 972–975.

[8] Micolli B., Raffaelli M., Materazzi G., Baldacci S., Rosi G.: Comparison between minimally invasive video-assisted thyroidectomy: a prospective randomized study. Surgery (2002) 131: 143.

[9] Papini E., Guglielmi R., Bianchini A., Crescinzi A., Taccogna S., Nardi F., Panunzi C., Rinalldi R., Toscano V., Pacella CM.: Risk of malignancy in non palpable thyroid nodules: predictive value of ultrasound and color-Doppler features. J Clin. Endocrinol. Metab. (2002) 87: 1941–1946.

[10] Raue F., Frank-Raue K.: Gehört die Calcitoninbestimmung zur Abklärung der Struma nodosa? Dt. Ärztebl. (1997) 94: B 855–856.

[11] Röher H.-D.: Operative Technik–Schilddrüsenchirurgie. Editorial Chirurg (1999) 70: 969–970.

[12] Rothmund M., Zielke A.: Der solitäre Schilddrüsenknoten – befundgerechte Operation. Chirurg (1991) 62: 162–168.

[13] Saalbian S., Ledwon J., Wahl R. A.: Restknoten nach Operation benigner Knotenstruma, mit und ohne intraoperativen Ultraschall (IOPUS). In: Schilddrüse 2001: Schilddrüse und Autoimmunität. Hrsg. K. Mann, B. Weinheimer, O. E. Janssen, De Gruyter (Berlin–New York) 2002: 342–350.

[14] Schabram J., Wahl R. A.: Welche Relevanz haben leicht erhöhte, nicht hereditär bedingte Calcitoninkonzentrationen vor Schilddrüsenoperationen? Visceralchirurgie (2001) 36: 391–395.
[15] Tan G. H., Gharib B. H. Thyroid incidentalomas: Management approaches to non-palpable nodules discovered incidentally on thyroid imaging. Ann. Int. Med. (1997) 126: 227–231.
[16] Vierhapper H., Raber W., Bieglmeyer C., Kaserer K., Weinhäusel A., Niederle B.: Routine measurement of plasma-calcitonin in nodular thyroid disease. J. Clin. Endocr. Metab. (1997) 82: 1589–1594.
[17] Wahl R. A., Schabream J.: Senkung der Morbidität der zweizeitigen totalen Thyreoidektomie durch primäre Hemithyreoidektomie beim verdächtigen kalten Knoten? Langenbecks Arch. Chir. (Kongressband 1993): 1133–1134.
[18] Wahl R. A., Hentschel F., Vorländer C. H., Schabram J.: Primary Hyperparathyroidism: early diagnosis in patients referred to thyroid surgery. Langenbecks Arch. Surg., (2000) 385: 515–520.

## 2.10 Therapie der Knotenstruma – aus Sicht des Nuklearmediziners

*E. Moser, A. Lange-Nolde, J. Talazko*

## Einleitung

Entsprechend einer seit langem üblichen und bewährten Aufgabenteilung konzentriert sich die Endokrinologie auf die medikamentöse Strumaverkleinerung, die Chirurgie auf die operative Behandlung und die Vertreter der Nuklearmedizin auf die Anwendung von Radioiod (131-I, Radioiod-Therapie = RITx). Ebenso unstrittig sind die Einsatzfelder bei der Autonomie. Wenn beim symptomatischen Strumaträger die Autonomie des Wachstums im Vordergrund steht und die medikamentösen Möglichkeiten ausgeschöpft sind, dann ist der Chirurg gefragt. Wenn es jedoch um die Autonomie der Funktion (funktionelle Autonomie = fA) geht, dann kommt die RITx zum Zuge.

Die fA ist im Iodmangelgebiet Deutschland nach wie vor ein häufiges und aktuelles Problem. Dies zeigen die Ergebnisse größerer Feldstudien, z. B. die Aktion „Papillon" der Fa. Henning. Ohne größere regionale Unterschiede weisen in den alten Bundesländern zwischen 7,2 % und 10,9 % der Bevölkerung eine vergrößerte Schilddrüse plus Knoten auf. Dahinter verbirgt sich in der Regel eine autonome Knotenstruma.

Ebenso klar ist die Zielgruppe: Die Häufigkeit der funktionellen Autonomie steigt bekanntlich mit dem Alter der Patienten, sie ist abhängig von Art und Größe der Struma. Daher sind besonders ältere (> 45 Jahre) Menschen mit multinodösen und großen (> 50 ml) Strumen betroffen [1]. Als zusätzliche Risikofaktoren konnten der Iodexzess sowie die funktionelle Relevanz der Autonomie, beispielsweise messbar durch den 99m-Technetium-Uptake (TcTUs) oder durch die sonographisch ermittelbare funktionelle Autonomiemasse identifiziert werden.

Eine kurative medikamentöse Therapie der autonomen Knotenstruma ist kaum erfolgreich, eine thyreostatische Therapie eignet sich lediglich zur Operationsvorbereitung. Nur selten werden bei dieser Erkrankung die selbstheilenden Kräfte der Natur wirksam, die Spontanheilungsrate liegt unter 2 % [2].

Spätestens seit den Untersuchungen der Berner Arbeitsgruppe [3] ist bekannt, dass es sich bei der funktionelle Autonomie um kein „Alles- oder Nichts"-Phänomen handelt. Autoradiographische Studien konnten auch in normalen Schilddrüsen eine funktionelle Heterogenität der Schilddrüsenfollikel nachweisen. Jede Schilddrüse verfügt wohl über einen Basisbestand an funktioneller Autonomie. Im Laufe der Zeit nimmt die Zahl der autonomen Follikel zu mit dem Endresultat einer manifesten Hyperthyreose. So werden 4 % der asymptomatischen Autonomieträger pro Jahr hyperthyreot, nach 10 Jahren sind es 40 % [2].

Im Iodmangelgebiet Deutschland ist ohne jeden Zweifel die autonome Knotenstruma ein häufiges und nach wie vor existentes Gesundheitsproblem. In der vorliegenden Übersicht kommt also die RITx mit ihren Indikationen, Ergebnissen, ihren Risiken und Kontraindikationen sowie einige Besonderheiten bei der autonomen Knotenstruma zur Sprache. Nur am Rande wird auf die nuklearmedizinischen Möglichkeiten einer Verkleinerung der blanden Struma (Autonomie des Wachstums) eingegangen.

## RITx bei funktioneller Autonomie

Die Bedeutung der RITx bei funktioneller Autonomie der Schilddrüse wurde unlängst in einer Übersichtsarbeit von Reiners und Schneider gewürdigt [4].

## Unifokale Autonomie (UFA)

Bei dieser Entität weisen die Studien zur Effektivität der RITx über mehr als 30 Jahre hervorragende Ergebnisse aus. Tab. 1 gibt eine Übersicht. Lediglich in den ersten Berichten findet sich eine Erfolgsrate unter 80 % [5], später [6; 7; 8; 9; 10; 11; 12; 13; 14; 15; 16] wurden Werte über 90 % berichtet. Die Hypothyreoserate war in den meisten Studien mit ca. 10 % gering.

Tabelle 1: Ergebnisse der RITx bei UFA

| Ref. | HD (Gy) | Follow-up (Jahre) | Erfolgrate in % | Hypothyreoserate in % |
|---|---|---|---|---|
| Horst et al. (1967) | 200 | 0,25 | 68 | 0 |
| Horst et. al. (1967) | 300 | 0,25 | 83 | 0 |
| Frey et al. (1974) | 300 | 1,5 | 88 | 0 |
| Heinze et al. (1977) | 300 | 2,5 | 99 | 11 |
| Pickardt (1982) | 300/400 | 0,5 | 98 | 11 |
| Tosch et al. (1983) | 300 | 0,5 | 94 | 16 |
| Tosch et al. (1983) | 400 | 0,5 | 95 | 22 |
| Heinz und Bohn (1987) | 400 | 2 | 98 | 11 |
| Müller-Gärtner et al. (1989) | 200 | 11 | 75 | 14 |
| Berding und Schicha (1990) | 300/400 | 1 | 100 | 17 |
| Moser (1992) | 400 | 1,5 | 96 | 13 |
| Reinhardt (1995) | 400 | 3,5 | 100 | 28 |
| Guhlmann et al. (1995) | 300 | 1 | 85 | 8 |
| Langhammer et al. (1999) | 386 | 1 | 95 | 21 |

## Multifokale und Disseminierte Autonomie (MFA, DISA)

Hier waren die Ergebnisse zunächst weniger überzeugend und konnten nur durch neue Konzepte entscheidend verbessert werden. Ein Problem liegt in der Schwierigkeit der Bestimmung der Menge des funktionellen Autonomiegewebes (AFT). Während bei UFA das Zielvolumen für eine Herddosis von 300−400 Gy sonographisch leicht ermittelt werden kann, ist dies bei MFA schwierig und zeitaufwendig, bei DISA unmöglich. Unterzieht man sich der Mühe, bei mehreren autonomen Knoten diese einzeln sonographisch zu volumetrieren und dann auf die Summe der Knotenvolumina als der AFT-Menge eine HD von 400 Gy zu applizieren, dann sind die Resultate gleich gut wie bei UFA [13].

Aus Praktikabilitätsgründen hat sich der sogenannte dosimetrische Kompromiss bewährt. Man appliziert auf die autonome Knotenstruma, deren Gesamtvolumen i. a. problemlos zu volumetrieren ist, eine reduzierte HD von 150 Gy. Die Ergebnisse waren jedoch gering schlechter als bei Applikation einer HD von 300−400 Gy auf die AFT-Masse. Zur weiteren Verfeinerung der Methodik wurde das Konzept der TcTUs-adaptierten Herddosis entwickelt [17], damit wird dem Grad der Autonomie Rechnung getragen. Diese Adaption geht auf eine Beobachtung von Reinhardt et al. zurück, wonach bei MFA und DISA mit einem TcTUs über 3,2% (ausgeprägte Autonomie) mit einer HD von 150−200 Gy nur eine Erfolgsrate von 45% nachweisbar war, während sie mit der gleichen HD bei einem TcTUs unter 3,2% (gering ausgeprägte Autonomie) 94% betrug.

In einer Studie der eigenen Arbeitsgruppe [17] konnte gezeigt werden, dass sich bei MFA und DISA im Mittel eine Erfolgsrate über 90% erzielen lässt, wenn die HD wie folgt gewählt wird:

| TcTU (%) | HD (Gy) |
|----------|---------|
| 1,5–2,5  | 150     |
| 2,5–3,5  | 200     |
| 3,5–4,5  | 250     |
| > 4,5    | 300     |

Dieses TcTUs-adaptierte Dosiskonzept hat sich in weiteren Untersuchungen [18], in einer Multicenter-Studie [19] und in einer leicht modifizierten Form [20] bestätigt.

## Risiken und Nebenwirkungen der RITx bei fA

### Hypothyreose

Hierzu wird auf die intelligente Darstellung von Schicha et al. [20] verwiesen, die Therapieerfolg und posttherapeutischen Hypothyreoserate bei der RITx der fA in ihrer unterschiedlichen Manifestation (UFA, MFA, DISA) und bei der immunogenen Hyperthyreose (M. Basedow) gegenüberstellt. Während bei der RITx der fA sich gute bis hervorragende Erfolge (je nach Studie zwischen 85 und 100 %) bei akzeptabler Hypothyreoserate (unter 20 %, vergleichbar mit den Ergebnissen der Chirurgie) erzielen lassen, zeigen die Ergebnisse der RITx bei IH ein konträres Bild: Nur ein Hochdosiskonzept mit 300 Gy garantiert Erfolge von fast 100 %, allerdings unter Inkaufnahme einer Hypothyreoserate von 90 % [21]. Bekanntlich führt die chirurgischen Behandlung der Basedow-Struma ebenfalls nur bei einem „aggressiven" Konzept (Schilddrüsenrest von 4–8 g) zu klinisch vermittelbaren Resultaten, allerdings mit einer Rate von 91 % an substitutionsbedürftiger Hypothyreose [22]. Diese für Chirurgie und Nuklearmedizin in gleicher Weise gültige Prämisse, die der unterschiedlichen Genese der beiden Hyperthyreoseformen Rechnung trägt, führte zur Empfehlung der Sektion Schilddrüse, dass als Ziel einer definitiven Behandlung des M. Basedow die Beseitigung der hyperthyreoten Stoffwechsellage zu gelten hat. Eine posttherapeutische Unterfunktion wird, da problemlos und nebenwirkungsfrei durch eine korrekt dosierte Substitution auszugleichen, in Kauf genommen. Diese für die IH gültige Situation trifft für die Behandlung der fA nicht zu.

## Auslösung immunologischer Prozesse (IH, TRAB)

Erstmalig wurde 1992 von der Berner Arbeitsgruppe [23] das Auftreten der immunogenen Hyperthyreose als Folge einer RITx bei fA berichtet. Diese Beobachtungen wurden mehrfach bestätigt, zuletzt in einer Multicenterstudie [24] aus München, Mainz und Homburg (Saar). Bei 2867 Patienten, die wegen fA mit Radioiod behan-

delt wurden und vorher, weder klinisch noch im Labor, Zeichen einer Immunhyper-
thyreose boten, entwickelte sich diese in 19 Fällen. Somit besteht ein bekanntes,
jedoch sehr geringes Risiko.

Unlängst erschien eine Studie zum Auftreten von TSH-Rezeptor-Autoantikörpern
(TRABs) nach RITx [25]. Offensichtlich hängt die Entwicklung vom Typ der fA ab.
Während das Phänomen weder nach RITx einer UFA oder MFA beobachtet werden
konnte, trat es nur bei DISA in 4 von 11 Fallen (36%) auf. Bei drei dieser vier
Patienten waren bereits vor RITx erhöhte TPO-Antikörper nachweisbar. Diese Be-
obachtung akzentuiert die bekannten Schwierigkeiten bei der Differentialdiagnose
von immunogener Hyperthyreose und disseminierter Autonomie und weist auf die
Möglichkeit eines präexistenten M. Basedow vor RITx einer DISA hin.


## Malignom-Induktion

Dieses Risiko wurde seit Beginn der RITx im Schrifttum ausführlich diskutiert, eine
Zusammenfassung findet sich bei Reiners [26]. In einer neueren Datenaufbereitung
durch die American Cooperative Thyrotoxicosis Therapy Follow-up Study [27] bei
mehr als 35.000 Patienten, die zwischen 1946 und 1964 eine RITx erhalten hatten,
fand sich mit einer Ausnahme kein erhöhtes Krebs-Risiko: Lediglich die Häufigkeit
an Schilddrüsen-Karzinom nahm gering zu. Hingegen wurde nach ausschließlicher
Therapie mit Thyreostatika ein Anstieg der Krebssterblichkeit beobachtet. Daher
empfehlen die Autoren dieser Studie die RITx als zuverlässiges Verfahren zur Behandlung der hyperthyreoten Struma. Die in dieser amerikanischen Studie beschriebene, geringe Steigerung des Schilddrüsen-Karzinom-Risikos konnte in einer Schwe-
dischen Verlaufsuntersuchung [28] nicht bestätigt werden.

Dieses günstige Nutzen/Risiko-Verhältnis der RITx bei gutartigen Schilddrüsenerkrankungen veranlasste die Sektion Schilddrüse bereits vor 10 Jahren zu der Feststellung [29], dass „es keine gesicherten Daten gibt, die eine Altersgrenze von 40 Jahren
begründen könnten".


## Indikationen und Kontraindikationen zur RITx bei der fA

Die Indikationen sind in Tab. 2 zusammengefasst.

Mit Ausnahme einer Schwangerschaft gibt es keine Kontraindikationen. Bei einem
Vergleich mit dem operativen Verfahren sprechen aus nuklearmedizinischer Sicht
[30], folgende Befunde für die Strumaresektion:

- Schilddrüsen-Volumen > 100 ml
- Lokalsymptomatik
- Schneller Therapieeffekt
- V. a. Malignität, z. B. durch kalte Knoten im Szintigramm

Insbesondere, wenn aus klinischer Sicht eine rasche Normalisierung der hyperthyreoten Stoffwechsellage gefordert wird, sollte operiert werden; denn bekanntlich braucht es bis zum Wirkungseintritt der RITx Zeit: Erst nach ca. 6 Monaten nach RITx sind 50 % erfolgreich behandelt, nach 1 Jahr sind es 80 %.

Wie bereits eingangs erwähnt, ist eine effektive und gezielte Strumaverkleinerung nur chirurgisch möglich. Trotzdem sollte der Verkleinerungseffekt durch die RITx nicht unterschätzt werden. Er beläuft sich nach RITx der fA auf etwa 40 % des Ausgangsvolumens.

Tabelle 2: Indikationen zur Radioiod-Therapie bei funktioneller Autonomie

- absolut:
  manifeste Hyperthyreose
  latente Hyperthyreose mit Symptomatik
- relativ:
  Z. n. Hyperthyreose
  fA + Risikofaktoren: z. B. vor Iodexzess
  TcTUs > 1,5–3 %
  funktionelle Autonomiemasse > 10–15 ml

## Nachsorge

Die Empfehlungen der Deutschen Gesellschaft für Nuklearmedizin sind in einer Leitlinie zusammengefasst [30]. Zusätzlich greifen wie bei der Strahlentherapie rechtliche Vorgaben, die besagen, dass eine Nachsorge zunächst durch den Therapeuten zu erfolgen hat, dass aber Teile an einen fachlich geeigneten Arzt übergeben werden können, wenn dieser der Mitteilungspflicht an den Therapeuten, also hier an den Nuklearmediziner, nachkommt.

## Bedeutung der RITx bei fA – Zusammenfassung

Keine Aussage belegt den Paradigmenwechsel beim Vergleich von Operation und RITx zur Behandlung der autonomen Knotenstruma besser als das Statement des bekannten Strumachirurgen H.-D. Röher anlässlich des 21. Berliner Chirurgentreffens (6.–8. Februar 1997): „Vor Jahren musste sich der Nuklearmediziner verteidigen, wenn er bei autonomer Struma eine Radioiod-Therapie durchführte, heute kommt der Chirurg in Erklärungszwang, wenn er operiert."

## RITx zur Verkleinerung der Struma mit Euthyreose

Ungeachtet dieses Paradigmenwechsels ist die Stellung der Operation zur gezielten Verkleinerung der Struma mit Euthyreose unbestritten. Lediglich, wenn ein Patient aus unterschiedlichen Gründen nicht narkosefähig oder operabel ist, kommt die RITx als Methode der zweiten Wahl infrage. Studien aus den siebziger Jahren von Frey [6] und Pfannenstiel [31] – zu einer Zeit, als eine sonographische Erfolgskontrolle noch nicht möglich war – belegen in ca. 80% der Fälle eine Besserung der Symptome Dyspnoe, Stridor, Globusgefühl und obere Einflussstauung. Nach Einführung der Schilddrüsenultraschalls konnte ein Verkleinerungseffekt durch Radioiod zu etwa 35–40% ermittelt werden und liegt damit in der Größenordnung, die durch eine medikamentöse Strumatherapie erreichbar ist.

## Literatur

[1] Bähre M., Hilgers R., Lindemann C., Emrich D.: Acta Endocrinol (Copenh) (1988); 117: 145.
[2] Sandrock D., Olbricht T., Emrich D., Benker G., Reinwein D.: Acta Endocrinol (Copenh) (1993) 128: 51.
[3] Peter H. J., Gerber H., Studer H.: Der Nuklearmediziner (1989) 3: 161.
[4] Reiners C., Schneider P.: EJNM (2002) 29: S472.
[5] Horst W., Rösler H., Schneider C., Labhart A.: J Nucl Med (1967) 8: 515.
[6] Frey K. W., Büll U., Heinze H. G., Zill H.: Münch Med Wochenschr (1974) 116: 1037.
[7] Heinze H. G., Schenk F:. Nuklearmedizin (1977) 16: 1.
[8] Pickardt C. R.: Therapiewoche (1982) 31: 1015.
[9] Tosch U., Moser E., Büll U.: Nuklearmedizin (1983) 22: 187.
[10] Heinze H. G., Bohn U.: Dtsch Med Wochenschr (1987) 122: 1073.
[11] Müller-Gärtner H. W., Schneider C., Riechert B., Kayser D., Kremer B.: Chirurg (1989) 60: 33.
[12] Berding G., Schicha H.: Nuklearmedizin (1990) 29: 158.
[13] Moser E.: Akt Radiologie (1992) 2: 179.
[14] Reinhardt M.: Nuklearmedizin (1995) 18: 300.
[15] Guhlmann C. A., Rendl J., Börner W.: Nuklearmedizin (1995) 34: 20.
[16] Langhammer H. R., Laubenbacher C., Hirsch C., Klingele C., Spyra J. L., Senekowitsch-Schmidtke R., Schwaiger M.: Med Klin (1999) 94: 415.
[17] Oexle C., Reinhardt M., Moser E.: Nuklearmedizin (1998) 37: 192.
[18] Meller J., Wiesheu S., Munzel U., Behe M., Gratz S., Becker W.: EJNM (2000) 27: 1286.
[19] Reinhardt M., Joe A., von Mellek D., Zimmerlin M., Manka-Waluch A., Palmedo H., Krause T. M.: EJNM (2002) 29: 480.
[20] Schicha H.: Akt Endokr Stoffw (1992) 13 (Sonderheft): 71.
[21] Willemsen U. F., Pickardt C. R., Knesewitsch P.: Nuklearmedizin (1991) 30: A17.
[22] Dralle H., Schober O., Hesch R. D.: Langenbecks Arch Cir (1987) 371: 217.
[23] Vreden A., Kinser J., Rösler H., Lischer D.: Nuklearmedizin (1992) 31: A24.
[24] Weiss M., Görges R., Hirsch F., Bader J., Tatsch K., Hanh K.: Med Klinik (1999) 94: 239.
[25] Wallaschoswfki H., Müller D., Georgi P., Tatschke L.: Horm Metab Res (2002) 34: 36.
[26] Reiners C.: Der Nuklearmediziner (1997) 20: 331.
[27] Ron E., Doody M. M., Becker D. V., Brill A. B., Curtis R. E., Goldman N. B., Harris B. S., Hoffmann D. A., McConahey W. M., Maxon H. R., Preston-Martin S., Warshauer M. E., Wong F. L., Boice Y. D.: JAMA (1998) 280: 347.

[28] Hohn L. E., Hall P., Wiklund K., Lundell G., Berg G., Bjelkengren G., Cederquist E., Ericsson U. B., Hallquist A., Larson L. G., Lidberg M., Lindberg S., Tennvall J., Wickl und H., Boice J. D.: J Natl Cancer Inst (1991) 82: 1072.
[29] Reinwein D., Röher H. D., Emrich D.: DMW (1993) 118: 1036.
[30] Dietlein M., Dressler J., Joseph K., Leisner B., Moser E., Reiners C., Schicha H., Schneider P., Schober O.: Nuklearmedizin (1999) 38: 219.
[31] Frey K. W.: RöFo (1979) 130: 172.
[32] Leisner B., Grotefendt M.: Der Nuklearmediziner (1990) 13: 257.
[33] Emrich D., Reinhardt M.: Nuklearmedizin (1989) 28: 11.
[34] Hegedüs L., Veiergang D., Karstrup S., Hansen J. M.: Acta Endocrinol (Copenh) (1986) 13: 226.

## 2.11 Schilddrüsenveränderungen in einer repräsentativen nordostdeutschen Bevölkerungsstichprobe

*D. Robinson, H. Völzke, U. John, G. Kirsch, A. Kramer, W. Meng*

## Einleitung

Vorpommern ist ein ehemaliges Iodmangelgebiet mit endemischem Strumavorkommen [20–23]. Nach 1983 kam es zwar zu einer Verbesserung der Iodversorgung, die jedoch nicht den normalen Bereich erreichte [23]. Nach der deutschen Wiedervereinigung verschlechterte sich nach 1989 die Situation der Iodversorgung erneut [20]. Im Dezember 1993 trat die sogenannte „2. Verordnung zur Verwendung von Iodsalz" in Kraft, in deren Folge es zu einem deutlichen Anstieg des Iodsalzverbrauches im Nahrungsmittelgewerbe und der Nahrungsmittelindustrie kam [21, 23]. In Vorpommern stieg die mediane Konzentration von Iod von 1994 bis zum Jahre 2000 von 6,0 auf 12,0 µg/dl [23]. Das bewirkte eine deutliche Abnahme des durchschnittlichen Schilddrüsenvolumens bei Jugendlichen [9, 23, 27]. Die Strumaprävalenz sank bei 11–17-jährigen Schülern von 36 % (1992) auf 9 %, wobei Kinder im Alter von 6–10 Jahren nur noch in 4 % der Fälle eine vergrößerte Schilddrüse hatten [23, 27]. Eine weitere Verbesserung ist zu erwarten, da sich die Auswirkungen der gestiegenen Iodaufnahme auf die Schilddrüsenvolumen erst mit einer zeitlichen Verzögerung einstellen.

Der Effekt einer tiefgreifenden Verbesserung der Iodversorgung auf vorbestehende Schilddrüsenveränderungen ist nicht ausreichend untersucht. Programme zur Iodprophylaxe werden in Deutschland und weltweit nicht ausreichend durch epidemiologische Studien begleitet.

Ziel der vorliegenden Studie war, den aktuellen Stand von morphologischen und funktionellen Schilddrüsenveränderungen in Vorpommern, einem ehemaligen Iodmangelgebiet, zu analysieren.

## Methoden

Die Studie „Leben und Gesundheit in Vorpommern" (Study of Health in Pomerania, SHIP) ist eine Querschnittsstudie einer repräsentativen Stichprobe einer Gesamtpopulation von 212.157 Einwohner. Über die Einwohnermeldeämter wurden randomisiert 7.008 Menschen ausgewählt (19–79 Jahre). Davon nahmen 4310 (68,5%) an SHIP teil [13]. Alle Teilnehmer gaben ihr schriftliches Einverständnis für die Teilnahme an der Studie. Die Ethikkommission des Landes Mecklenburg-Vorpommern hatte keine Bedenken gegen die Durchführung der Studie. Die Studie fand von Oktober 1997 bis März 2001 statt.

Von den 4.310 Teilnehmern hatten 349 (62 Männer und 287 Frauen) eine bekannte Schilddrüsenerkrankung. Diese und weitere 20 Teilnehmer (9 Männer und 11 Frauen) mit fehlenden Angaben über vorbestehende Schilddrüsenerkrankungen wurden von der weiteren Analyse ausgeschlossen. So standen Daten von 3.941 Teilnehmern (2.046 Männern und 1.895 Frauen) mit bislang nicht bekannter Schilddrüsenerkrankung für die vorliegende Analyse zur Verfügung.

Soziodemografische Charakteristika und schilddrüsenrelevante anamnestische Daten wurden durch ein computergestütztes Interview erhoben. Laborparameter wurden zentral analysiert. Urinproben von 3.858 Teilnehmern wurden gesammelt und bezüglich der Iodidkonzentration photometrisch (Photometer ECOM 6122, Eppendorf, Hamburg, Deutschland) analysiert [33]. 166 der 3.941 Teilnehmer hatten keine Blutentnahme. TSH-, fT3 und fT4-Spiegel wurden durch eine Immunochemilumi-

Tabelle 1: Parameter des Schilddrüsenfunktionsstatus

| | |
|---|---|
| Euthyreose: | TSH, fT4 und fT3 innerhalb des Normbereiches. |
| Erniedrigte TSH-Spiegel: | TSH-Spiegel < 0,3 mIU/l. |
| Supprimierte TSH-Spiegel: | TSH-Spiegel < 0,1 mIU/L. |
| Subklinische Hyperthyreose: | supprimierte TSH-Werte und fT4 > 25,0 pmol/l und/oder fT3 > 7,1 pmol/l. |
| Subklinische Hypothyreose: | TSH-Spiegel > 3,0 IU/l und fT4- und fT3-Spiegel innerhalb des Normbereiches. |
| Manifeste Hypothyreose: | TSH-Spiegel > 3,0 mIIU/l und fT4 < 10,0 pmol/l und/oder fT3 < 3,4 pmol/l. |

Tabelle 2: Referenzbereiche der TPO-Antikörper

| | |
|---|---|
| Normal: | < 60 IU/ml bei Männern und < 100 IU/ml bei Frauen |
| Erhöht: | ≥ 60 IU/ml bei Männern und ≥ 100 IU/ml bei Frauen. |
| Positiv: | > 200 IU/ml [15]. |

neszenz-Methode analysiert (fT3 Lumitest, Brahms, Berlin, Deutschland; TSH und fT4, LIA-mat, Byk sangtec Diagnostika GmbH Frankfurt, Deutschland). Die untere Nachweisgrenze des TSH-Assays lag bei 0,03 mIU/l, Referenzwerte waren für TSH 0,3 bis 3,0 mIU/l, fT4 10,0 bis 25,0 pmol/l, fT3 3,4 bis 7,1 pmol/l. Serum-fT3 und -fT4-Spiegel fehlten bei 13 Personen. Der Schilddrüsenfunktionsstatus wurde gemäß Tab. 1 definiert.

Serum-Autoantikörper gegen Thyroperoxidase (TPO-AK) wurden per Enzymimmunoassay bestimmt (VARELISA, Elias Medizintechnik GmbH, Freiburg, Deutschland). Die untere Nachweisgrenze war 1 IU/ml. Der Normbereich umfasste Werte von < 60 IU/ml bei Männern und < 100 IU/ml bei Frauen. Bei 16 Teilnehmern fehlten Werte der TPO-AK. Die TPO-AK-Befunde wurden gemäß Tab. 2 klassifiziert.

Die Schilddrüsensonographie wurde mit einer linearen 5-MHz-Sonde durchgeführt (VST-Gateway, Diasonics, Santa Clara, USA). Das Schilddrüsenvolumen wurde durch das Produkt aus Länge × Breite × Tiefe × 0,479 (ml) [3] errechnet und Struma als ein Schilddrüsenvolumen > 18 ml bei Frauen und > 25 ml bei Männern definiert [7]. Das Schilddrüsenecho wurde als echonormal bzw. echoarm und als homogen bzw. inhomogen klassifiziert. Als normales Muster wurde ein homogenes und echonormales Reflexmuster angesehen. Eine Autoimmunthyreoiditis wurde diagnostiziert, wenn sowohl ein echoarmes Schilddrüsenmuster beider Schilddrüsenlappen als auch ein positiver TPO-AK-Befund vorlag. War das Schilddrüsenechomuster nicht homogen, zeigte kleinere Läsionen oder diffuse Abnormalitäten in der Echotextur, wurde das Muster als inhomogen beurteilt. Knotige Veränderungen > 10 mm im Durchmesser wurden als Schilddrüsenknoten definiert.

## Statistik

Quantitative Daten werden als Median und Bereich wiedergegeben, qualitative Charakteristika als absolute Anzahl oder als Prozentwert. Die Vergleiche zwischen den Gruppen erfolgten mittels chi$^2$-Test (nominalskalierte Daten) oder mittels Mann-Whitney-U-Test (ordinalskalierte Daten). Altersadjustierte Analysen wurden mittels logistischer Regression durchgeführt. Die Odds Ratios (OR) mit ihrem unteren und oberen 95%-Vertrauensintervall (95%-CI) wurden angegeben. Ein p-Wert < 0,05 wurde als statistisch signifikant definiert. Die Analysen wurden mit SPSS, Version 10.0.7 (SPSS GmbH Software, München, Deutschland) durchgeführt.

## Ergebnisse

Die mediane Iodurie betrug 12,4 µg/dl (Männer 13,5 µg/dl und Frauen 11,0 µg/dl). Ein Uriniodidgehalt von < 10,0 µg/dl wurde noch bei 37% aller Teilnehmer festgestellt, wobei 10,8% eine Uriniodidkonzentration von < 5,0 µg/dl und 1,5% eine Uriniodidexkretion von < 2,0 µg/dl (Abb. 1) aufwiesen. Nach den von der WHO angegebenen Kriterien [6, 23, 32] lag damit in der untersuchten Region im Untersuchungszeitraum kein Iodmangel vor. In den Jahren 1997 bis 2001 ließ sich keine signifikante Veränderung der Iodurie nachweisen.

Von 3.775 Teilnehmern mit einer Blutentnahme hatten 428 (11,3%, Männer 11,0% und Frauen 11,6%) erniedrigte Serum-TSH-Werte < 0,3 mIU/l. Die Verteilung der erniedrigten TSH-Werte war altersabhängig mit einer höheren Prävalenz in älteren Dekaden. Die Verteilung zeigte keine Unterschiede zwischen den Geschlechtern (Abb. 2). Supprimierte TSH-Werte < 0,1 mIU/l wurden bei 82 Teilnehmern (2,2%) ohne klar erkennbaren geschlechtsbezogenen, aber vorhandenem Alterstrend gefunden. Von den 82 Teilnehmern mit supprimiertem TSH waren 16 (19,5%) manifest hyperthyreot. Es handelte sich dabei um 8 Männer und 8 Frauen. Die Prävalenz der manifesten Hyperthyreose war in älteren Dekaden höher als in jüngeren.

45 Teilnehmer (1,2%) wiesen TSH-Spiegel > 3,0 mIU/l auf. Erhöhte TSH-Spiegel waren häufiger bei Frauen als bei Männern (p < 0,05; OR 2,8; 95%-CI 1,4−5,3). Es zeigte sich kein eindeutiger Alterstrend. Achtzehn Personen (0,5%) waren subklinisch hypothyreot, 27 (0,7%) manifest hypothyreot.

Erhöhte TPO-AK-Werte wurden bei 265 Teilnehmern (7,0%, Männer 4,2% und Frauen 9,9%) festgestellt (Abb. 3). Die Verteilung erhöhter TPO-AK war alters- und geschlechtsabhängig mit einer höheren Prävalenz in älteren Dekaden und bei Frauen (p < 0,05; OR 2,5; 95%-CI 1,9−3,3). Positive Befunde für TPO-AK > 200 IU/ml waren bei 153 Teilnehmern (4,1%) nachweisbar. Die Verteilung positiver TPO-AK-Befunde zeigte ebenfalls eine alter- und geschlechtsbezogene Abhängigkeit. Von

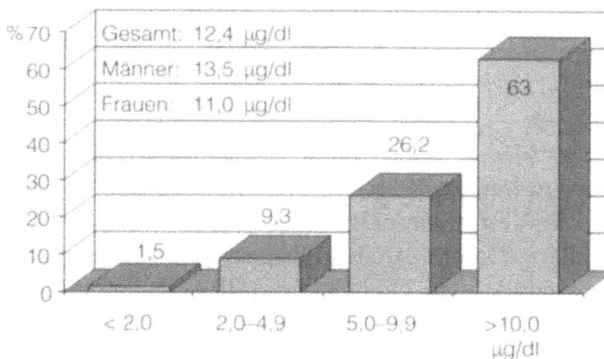

Abb. 1: Mediane Iodidkonzentration im Urin und Verteilung der Iodidwerte.

Gesamt: 11,3 %, Männer: 11,0 %, Frauen: 11,6 %

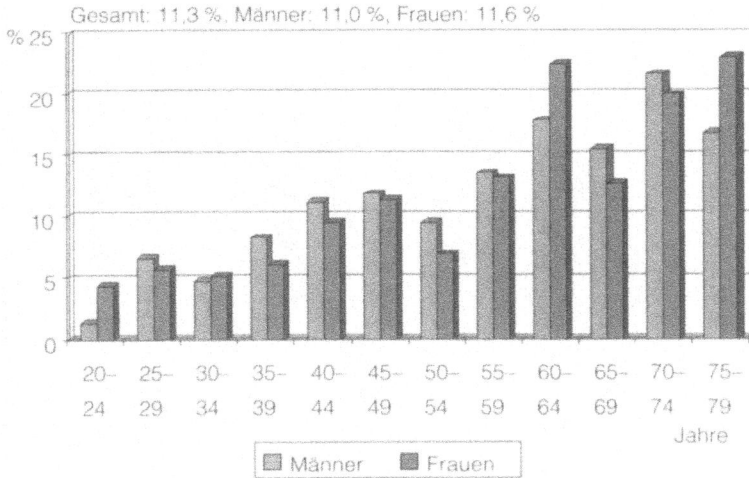

Abb. 2: TSH < 0,3 mU/l in Abhängigkeit vom Alter und Geschlecht.

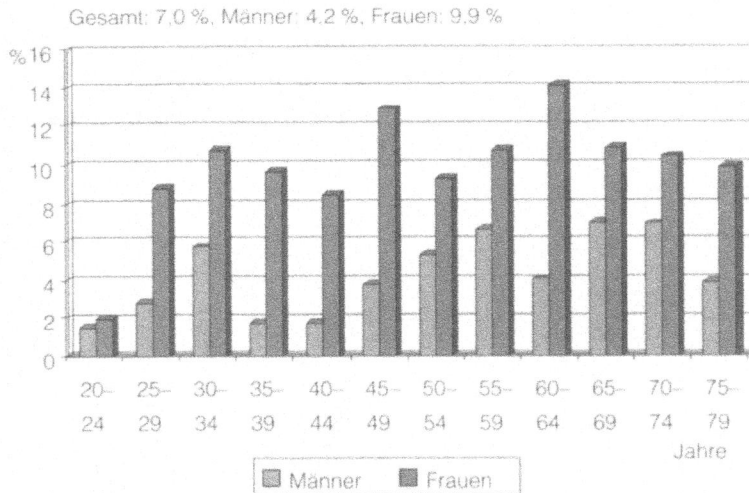

Gesamt: 7,0 %, Männer: 4,2 %, Frauen: 9,9 %

Abb. 3: TPO-Antikörper in Abhängigkeit vom Alter und Geschlecht.

praktischer Bedeutung ist die bekannte Tatsache, dass bei Frauen wesentlich häufiger als bei Männern Antikörper nachweisbar sind, dass aber der Altergang trotz statistischer Signifikanz kaum ausgeprägt ist. Zwischen den Serum-TSH- und TPO-AK-Werten bestand eine direkte Korrelation. Teilnehmer mit normalen oder erniedrigten TSH-Werten hatten in 3,5 % aller Fälle positive TPO-AK, wogegen 47,3 % der Personen mit subklinischer Hypothyreose und 63 % der Teilnehmer mit manifester Hypothyreose TPO-AK-positiv waren.

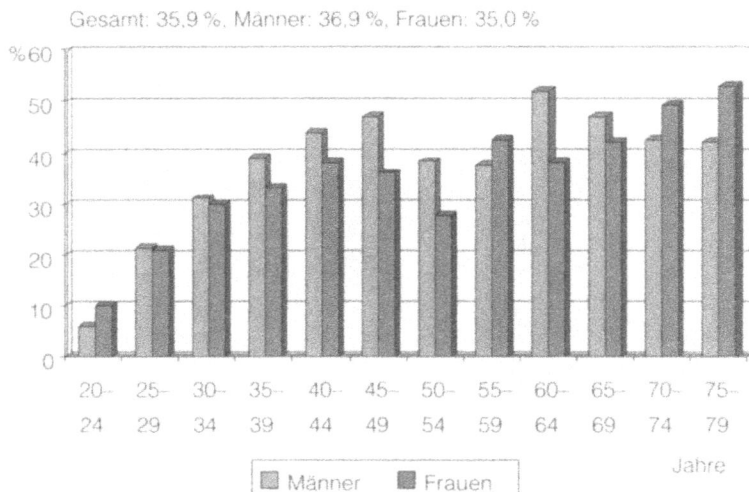

Abb. 4: Kropfprävalenz in Abhängigkeit vom Alter und Geschlecht.

Eine Struma wurde bei 1.414 Teilnehmern (35,9%, Männer 36,9% und Frauen 35,0%) diagnostiziert (Abb. 4). Die Struma war häufiger bei älteren Teilnehmern sowie bei Frauen (p = 0,07; OR 1,1; 95%-CI 1.0−1,3). Bei Teilnehmern mit Struma lag der mediane Serum-TSH-Wert bei 0,51 mIU/l, verglichen mit 0,76 mIU/l bei Teilnehmern ohne Struma (p < 0,05).

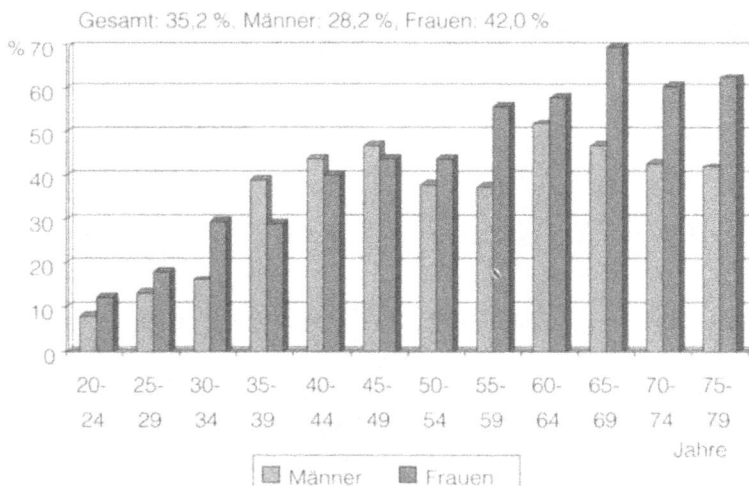

Abb. 5: Inhomogenes Echomuster in Abhängigkeit vom Alter und Geschlecht.

Gesamt: 20,2 %, Männer: 16,1 %, Frauen: 24,3 %

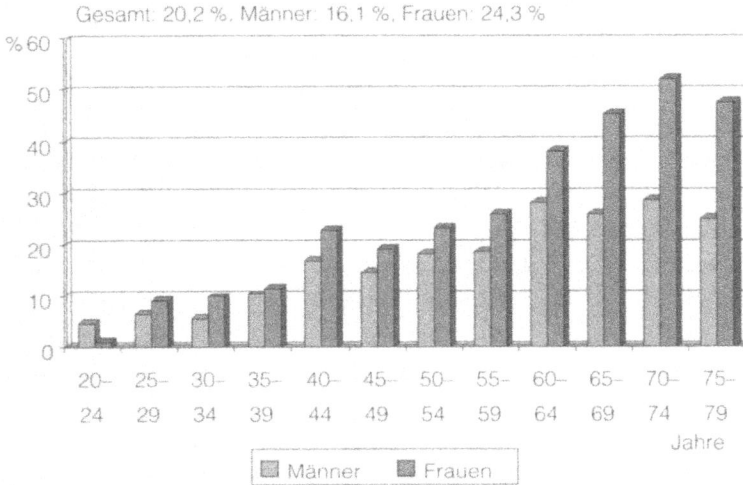

Abb. 6: Knoten > 1,0 cm in Abhängigkeit vom Alter und Geschlecht.

Ein inhomogenes Schilddrüsenechomuster wurde bei 1.389 Teilnehmern (35,2 %, Männer 28,2 % und Frauen 42,0 %) diagnostiziert (Abb. 5), wobei 579 Personen ein solches Muster an beiden Schilddrüsenlappen aufwiesen. Ein inhomogenes Schilddrüsenechomuster wurde häufiger bei älteren Teilnehmern und bei Frauen diagnostiziert ($p < 0,05$; OR 2,1; 95 %-CI 1,8−2,4). Die Serum-TSH-Spiegel waren bei Personen mit inhomogenem Schilddrüsenmuster vergleichbar mit denen der Personen mit

Gesamt: 4,6 %, Männer: 1,9 %, Frauen: 7,4 %

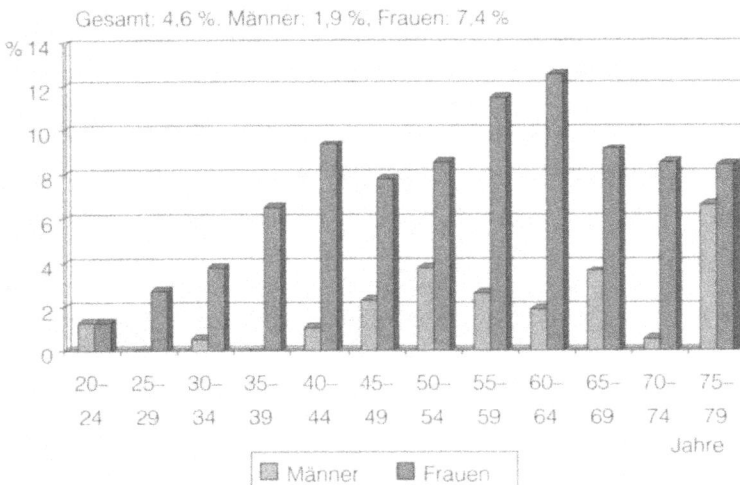

Abb. 7: Echoarmut in Abhängigkeit vom Alter und Geschlecht.

homogenem Schilddrüsenechomuster. Teilnehmer mit inhomogenem Echomuster hatten häufiger eine Struma (44,8% vs. 31,4%; p < 0,05).

Ein Ultraschallbefund mit mindestens einem Schilddrüsenknoten lag bei 791 Teilnehmern (20,2%, Männer 16,1% und Frauen 24,3%) vor (Abb. 6). Die Knotenprävalenz zeigte einen altersabhängigen Trend. Frauen waren häufiger betroffen als Männer (p < 0,05; OR 1,7; 95%-CI 1,4–2,0). Teilnehmer mit Schilddrüsenknoten wiesen geringere mediane TSH-Spiegel auf als Teilnehmer ohne Schilddrüsenknoten (0,53 mIU/l vs. 0,7 mIU/l; p < 0,05). Personen mit Struma hatten weitaus häufiger Schilddrüsenknoten als Personen ohne Struma (62,7% vs. 29,4%; p < 0,05).

Ein echoarmes Grundmuster beider Schilddrüsenlappen wurde bei 182 Teilnehmern (4,6%, Männer 1,9% und Frauen 7,4%) gesehen (Abb. 7). Die Verteilung war altersabhängig, Frauen waren wesentlich häufiger betroffen als Männer (p < 0,05; OR 4,2; 95%-CI 2,9–5,9). In 11,7% der Fälle hatten Teilnehmer mit echoarmem Grundmuster der Schilddrüse erhöhte TSH-Werte, verglichen mit 0,7% der Teilnehmer mit normalem Echomuster (p < 0,05). Teilnehmer mit echoarmem Schilddrüsenmuster wiesen ebenfalls häufiger erhöhte TPO-AK auf (26,3% vs. 3,0%; p < 0,05). Eine Autoimmunthyreoiditis wurde bei 47 Teilnehmern (45 Frauen und 2 Männer; 1,2%) diagnostiziert. Teilnehmer mit einer Autoimmunthyreoiditis waren zu 27,7% manifest hypothyreot, zu 6,4% subklinisch hypothyreot, in 63,8% der Fälle euthyreot und in 2,1% der Fälle subklinisch hyperthyreot. Eine Struma lag bei 19,1% der Teilnehmer mit einer Autoimmunthyreoiditis vor.

## Diskussion

Die vorliegende Analyse einer Querschnittsstudie von Schilddrüsenauffälligkeiten in einem ehemaligen Iodmangelgebiet zeigt an Hand der medianen Iodidkonzentration im Urin, dass die Iodversorgung der Bevölkerung normalisiert werden konnte. Allerdings gibt es einen durchaus relevanten Anteil von Teilnehmern mit geringer bzw. sehr geringer Uriniodidexkretion. Ziel weiterer Bemühungen muss es sein, die Iodversorgung der Bevölkerung nicht nur zu normalisieren, sondern zu optimieren [23].

Ein erniedrigtes Serum-TSH wiesen 11,6% der Teilnehmer auf. Diese relativ hohe Prävalenz ist im Kontext mit dem ehemaligen Iodmangel und der daraus resultierenden hohen Knotenprävalenz in der Studienregion plausibel. Da es international keine ausreichend klare Definition der unteren Grenze von TSH-Werten gibt, erfolgte die Unterscheidung von erniedrigten und supprimierten TSH-Werten. Die Ermittlung der Prävalenz erniedrigter TSH-Werte erfolgte dabei aus praktischen Erwägungen. Der TSH-Wert wird als Screeningmethode für die Erkennung bzw. den Ausschluss einer Hyperthyreose bzw. einer latenten Hyperthyreose z. B. vor geplanter Applikation von iodhaltigen Kontrastmitteln oder Medikamenten wie Amiodaron verwendet. Nach Feststellen eines erniedrigten Serum-TSH-Wertes erfolgt eine weitere Diagnostik bzw. eine Prophylaxe mit Thyreostatika. Die hohe Prävalenz erniedrigter TSH-Werte bei älteren Personen von ca. 20 % hat daher gesundheitspolitische und ökonomische Konsequenzen.

Subklinische und manifeste Hyperthyreosen wurden durch zusätzliche Messungen der fT3 und fT4-Spiegel definiert. Es gibt nur wenige populationsbasierte Studien [15, 28], die dies mit vergleichbarer Methodik durchführten. Die für unsere Studienregion beschriebene Prävalenz von manifester Hyperthyreose von 0,64 % ist vergleichbar mit der Hyperthyreose-Prävalenz, die aus Regionen mit ausreichender Iodversorgung [16] und aus Regionen mit leichtem Iodmangel [15] berichtet wurde. Eine manifeste Hyperthyreose wurde dagegen aus Regionen mit moderatem Iodmangel in bis zu 2,9 % aller Fälle beschrieben [26].

Frauen hatten häufiger als Männer eine Struma oder ein Schilddrüsenknoten. Besonders die hohe Knotenprävalenz bei Frauen ist bemerkenswert. Im Gegensatz zur den Erwartungen fanden wir jedoch weder eine höhere Prävalenz von erniedrigten oder supprimierten Serum-TSH-Werten noch eine höhere Rate subklinischer oder manifester Hyperthyreose bei Frauen. Dies könnte durch die Selektion der Studienpopulation bedingt sein. Für die Analyse wurden nur Personen mit bislang unbekannter Schilddrüsenerkrankung berücksichtigt. Unter den ausgeschlossenen Teilnehmern mit bekannter Schilddrüsenerkrankung befanden sich überwiegend Frauen. Somit könnte der fehlende geschlechtsspezifische Unterschied bzgl. der Schilddrüsenfunktion damit erklärt werden, dass bei Frauen eine Hyperthyreose früher und sicherer diagnostiziert wird als bei Männern.

Die geringe Prävalenz von Hypothyreose deckt sich mit den Befunden anderer Studien, die in Regionen mit geringem oder fehlendem Iodmangel durchgeführt wurden [5, 15]. Eine Studie aus Süddeutschland [18] ergab ebenfalls eine Prävalenz der manifesten Hypothyreose von 0,7 %. Dagegen zeigen Ergebnisse von Studien [1, 16, 30] aus Regionen mit hoher Iodaufnahme eine höhere Prävalenz der Hypothyreose von bis zu 4,6 % [16].

Positive TPO-AK waren sowohl bei Frauen als auch in höheren Altersdekaden häufiger. Dies stimmt mit den Ergebnissen anderer Studien [15, 16, 26, 31] überein. Eine Unterscheidung zwischen erhöhten und positiven TPO-AK erfolgte, weil gezeigt werden konnte, dass TPO-AK-Spiegel > 200 IU/ml stärker mit einer Schilddrüsenerkrankung assoziiert sind als nur mild erhöhte TPO-AK [15].

Die Autoimmunthyreoiditis wurde mit Hilfe von Ultraschallcharakteristika und Serum-TPO-AK definiert. Es gibt derzeit nur wenige vergleichbare populationsbasierte Studien, die eine Autoimmunthyreoiditis anhand zweier Kriterien definieren. Eine italienische Studiengruppe [26] ermittelte eine Prävalenz der Autoimmunthyreoiditis von 3,5 % in einer Iodmangelregion. Die Autoren postulieren, dass mit dem erhöhten Strumarisiko in einer Iodmangelregion das Immunsystem mit thyreoidalem Antigen überschwemmt wird, was zu humoralen und zellvermittelten Reaktionen führt. Das

Immunsystem könnte damit überfordert sein, womit die relativ hohe Prävalenz von Autoimmunthyreoiditis bzw. positiven AK-Befunden in Iodmangelgebieten erklärt werden könnte [26]. Andererseits ist jedoch bekannt, dass Iodmangel einen protektiven Effekt bezüglich thyreoidaler Autoimmunprozesse ausüben kann und dass eine erhöhte Iodversorgung die Manifestation einer Autoimmunthyreoiditis begünstigt [23]. Wie sich die Verbesserung der Iodversorgung auf die untersuchte Population auswirkt, wird in unserer Longitudinalstudie untersucht.

Die Strumaprävalenz in unserer Studienregion betrug 35,9 %. Bisherige deutsche Sonographiestudien an Erwachsenen zeigten ähnliche Resultate, z. T. aber auch eine höhere Strumaprävalenz [8, 11, 25, 28]. Diese Unterschiede zu unseren Ergebnissen dürften durch differente Methoden der Teilnehmerselektion erklärbar sein. Die Studien wurden an epidemiologisch nicht ausreichend charakterisierten Personengrupen durchgeführt, u. a. an Patienten, die an einer Klinik rekrutiert wurden, oder an älteren Personen > 60 Jahre. Die etwas geringere Strumaprävalenz in der SHIP-Region kann neben methodischen Unterschieden insbesondere durch die unterschiedliche Auswahl und Zusammensetzung der untersuchten Population erklärt werden. SHIP umfasst mit großer Gleichmäßigkeit ein weites Altersspektrum und nicht eine altersbegrenzte oder eine durch andere Einflüsse selektierte Personengruppe. Ferner sind besonders in den unteren Altersgruppen (bis 25 Jahre) erste positive Effekte einer normalisierten Iodversorgung ablesbar. Bei den bis 24-Jährigen beträgt die Strumaprävalenz weniger als 10 % und in der Gruppe 20 bis 29 Jahre liegt die Strumaprävalenz bei ca. 20 %. Untersuchungen bei Kindern und Jugendlichen in der SHIP-Region zeigten gleichfalls, dass die Prophylaxe greift. Die Strumaprävalenz sank bei Jugendlichen zwischen 11 und 17 Jahren von 36 % (1992) auf 9 % (2000) [23, 27]. Die Strumaprävalenz bei Kindern im Alter zwischen 7 und 10 Jahren lag 2000 nur noch bei 4 %, was nach den Kriterien der WHO einer Strumaprävalenz in einer ausreichend mit Iod versorgten Region entspricht [23]. Andere Studien [8, 19] aus Nachbarregionen der SHIP-Region lieferten vergleichbare Befunde und die kürzlich aus Österreich berichtete geringe Strumaprävalenz bei Personen jünger als 40 Jahre [10] spiegeln diese Tendenz gleichfalls wider. Die Resultate der bundesweiten Initiative Papillon (siehe besonders Beitrag Schumm-Draeger in diesem Band) decken sich weitgehend mit den Ergebnissen der SHIP-Studie.

Die Prävalenz von Schilddrüsenknoten von 20,2 % ist vergleichbar mit der Prävalenz, die in anderen Studienregionen gefunden wurde [4, 11, 16, 17, 29], (Initiative Papillon: Beiträge in diesem Band). Daten prospektiver Studien [24] zeigten ein jährliches Wachstum von Schilddrüsenknoten von durchschnittlich 10 %. In einer in Greifswald durchgeführten Studie an Rezidivstrumen wurde eine Zunahme des Knotendurchmessers von ca. 2−3 mm/Jahr sowohl bei warmen als auch bei kalten Knoten beobachtet (vergl. Beitrag Meng in diesem Band). Inwieweit die verbesserte Iodversorgung das Wachstum von Knoten dämpfen kann, ist nicht ausreichend geklärt. Nach einer aktuellen Studie konnte das Wachstum durch Applikation von Iodid oder Levothyroxin nicht beeinflusst werden [24]. Diese Befunde sind allerdings nicht unwidersprochen (vergl. W. Meng, in diesem Band). Man muss davon ausgehen, dass die präexistenten Knoten bei älteren Personen durch die weitere Verbesserung der Iodversorgung kaum beeinflusst werden. Es ist aber nicht ausgeschlossen, dass das Wachstum mancher Knoten gedämpft wird und dass die Neubildung von Knoten günstig beeinflusst werden könnte. Die hier dargestellte hohe Prävalenz von Knoten und vergleichsweise geringe Prävalenz von manifester Hyperthyreose ist im Zusammenhang mit der Strategie der Iodprophylaxe in Deutschland zu sehen. Die nur langsame Anhebung der Iodversorgung führt nur zu einer geringen Beeinflussung der Hyperthyreoseinzidenz. Eine zu rasche Anhebung der Iodzufuhr bewirkt in Iodmangelgebieten eine deutliche Erhöhung des Rate von iodinduzierten Hyperthyreosen. Diese Gefahr besteht bekanntlich grundsätzlich bei älteren Personen mit vorbestehender Knotenstruma [2]. Diesen in der Vergangenheit häufig beobachteten Ereignissen (siehe Tasmanien bzw. die ehemalige DDR − [23]) tragen auch die Empfehlungen des ICCIDD und der WHO zur Einführung einer Iodprophylaxe Rechnung (www.ICCIDD.org).

Es ist zu schlussfolgern, dass sich die Iodversorgung in der untersuchten Region normalisiert hat und dass zunächst aber erwartungsgemäß nur Kinder und Jugendliche deutlich profitieren. Jüngere Erwachsene scheinen gleichfalls einen Nutzen zu haben. Es finden sich aber als Ausdruck des früheren Iodmangels eine erhebliche Anzahl von bislang nicht diagnostizierten Schilddrüsenauffälligkeiten und Schilddrüsenerkrankungen bei Erwachsenen. Es gibt weiterer Bedarf zur Gesundheitsaufklärung der Bevölkerung, zur Verbesserung der Iodversorgung und die frühzeitige Erkennung und Behandlung von Schilddrüsenerkrankungen. Die Maßnahmen zur Strumaprophylaxe mit Iodsalz bedürfen der Kontrolle durch begleitende Studien. Die angelaufene SHIP-I-Studie verfolgt als erstes 5-Jahres Follow-up dieses Ziel.

## Literatur

[1] Aghini-Lombardi F., Antonangeli L, Martino E et al.: The spectrum of thyroid disorders in an iodine-deficient community: the Pescopagagno survey. J.Clin.Endocrinol.Metab. (1999) 84: 561−566.

[2] Anke M., Glei M, Rother C.: Die Versorgung Erwachsener Deutschlands mit Iod, Selen, Zink bzw. Vanadium und mögliche Interaktionen dieser Elemente mit dem Iodstoffwechsel. In: Bauch, K (Hersg.): Aktuelle Aspekte des Iodmangels und Iodüberschusses. Blackwell Wissenschaftsverlag, Berlin−New York 2000, 147−176.

[3] Brunn J., Block U., Ruf G. et al.: Volumetrie der Schilddrüsenlappen mittels Real-time-Sonografie. Dtsch.med.Wschr. (1981) 106: 409−414.

[4] Burch H.B., Shakir F., Fitzimmons TR et al.: Diagnosis and management of the autonomously functioning thyroid nodule: the Waltzer Reed Army Medical Centre experience, 1975−1996. Thyroid (1998) 8: 871−880.

[5] Canaris G. J., Manowitz N. R., Mayor G. et al.: The Colorado disease prevalence study. Arch Intern.Med. (2000) 160: 526−534.

[6] Delange E.: The disorders induced by iodine deficiency. Thyroid (1994) 4: 107−128.

[7] Gutekunst R., Becker W., Hehrmann H. et al.: Ultraschalldiagnostik der Schilddrüse.Dtsch. med.Wschr. (1988) 113: 1109–1112.

[8] Hampel R., Kulberg T., Klein K. et al.: Strumaprävalenz in Deutschland größer als erwartet. Med.Klin. (1995) 90: 324–329.

[9] Hampel R., Gordalla A., Zöllner H. et al.: Continous rise of urinary iodine excretion and drop in thyroid gland size among adolescents in Mecklenburg-West-Pomerania from 1993 to 1997. Exp.Clin.Endocrinol.Diabetes (2000) 108: 197–201.

[10] Heinisch M., Kumnig G., Asböck D. et al.: Goiter prevalence an urinary iodine excretion in a formerly iodine-deficient region after introduction of satutory iodization of common salt. Thyroid (2002) 12: 809–814.

[11] Hintze G., Windeler J., Baumert J. et al.: Thyroid volume and goitre prevalence in the elderly as determined by ultrasound and their relationships to laboratory indices. Acta Endocrinol. (1991) 124: 12–18.

[12] Hollowell J. G., Staehling N.W., Flanders W. D. et al.: Serum TSH, T4 and thyroid antibodies in the United States population (1988–1994): National Health and Nutrition Examination Survey (NHANES III). J.Clin. Endocrinol. Metab. (2002) 87: 489–499.

[13] John U.,Greiner B., Hensel E. et al.: Study of Health in Pomerania (SHIP): a health examination survey in an east German region: objectives and design. Soz-Präventivmed. (2001) 46: 186–194.

[14] Keil U., Stieber J., Döring A. et al.: The cardiovascular risk factor profile in the study area Augsburg. Results from the first MINICA survey 1984/1995. Acta Med.Scand.Suppl (1988) 728: 119–128.

[15] Knudsen N., Jorgensen T., Rasmussen S. et al.: The prevalence of thyroid dysfunction in a population with borderline iodine deficiency. Clin.Endocrinol. (1999) 51: 361–367.

[16] Knudsen N., Bülow I., Jorgensen T. et al.: Goitre prevalence and thyroid abnormalities at ultrasonography: a comparative epidemiological study in two regions with slightly different iodine status. Clin.Endocrinol. (2000) 53: 479–485.

[17] Knudsen N., Perrild H., Christiansen E. et al.: Thyroid structure and size and two-year follow-up of solitary thyroid nodules in an unselected population with borderline iodine deficiency. Eur.J.Endocrinol. (2000) 142: 224–230.

[18] Konno N., Yuri K., Taguchi H. et al.: Screening for thyroid diseases in an iodine sufficient area with sensitive thyrotrophin assays and serum thyroid autoantibody and urinary iodine determinants. Clin.Endocrinol. (1993) 38: 273–281.

[19] Liesenkötter K. P., Kiebler A., Stach B. et al.: Small thyroid volumes and normal iodine excretion in Berlin schoolchildren indicate full normalization of iodine supply. Exp.Clin.Endocrinol. Diab. 105 (1997) (Suppl) 46–50.

[20] Meng W., Schindler A., Bednar J. et al.: Die alimentäre Iodversorgung der Bevölkerung in den neuen Bundesländern nach Erliegen der allgemeinen Strumaprophylaxe. Akt.Ernähr.Med. (1994) 19: 1366–1370.

[21] Meng W., Schindler A., Horack S.et al.: Renale Iodexkretion bei Schülern in Ostdeutschland. Eine prospektive Studie von 1989–1996. Med.Klin. (1998) 347–351.

[22] Meng W., Schindler A.: Iodine supply in Germany. WHO/EURO/NUT/98 (1998), 1: 21–27.

[23] Meng W., Scriba P. C.: Iodversorgung in Deutschland, Probleme und erforderliche Maßnahmen: Update 2002. Dtsch. Ärztebl. 99 (2002) A2560–A2564.

[24] Quadbeck B., Prullage J., Roggenbuck U. et al.: Exp.Clin.Endocronol.Diab. (2002) 10: 348–354.

[25] Riehl J., Kierdorf H., Schmitt H. et al.: Strumaprävalenz im Raum Aachen. Sonografische Volumetrie der Schilddrüse bei 1336 Erwachsenen in einem Strumaendemiegebiet. Ultraschall Med. (1995) 16: 84–89.

[26] Roti E., Montermini M., Robuschi G. et al.: Prevalence of hypothyroidism and Hashimoto's disease in two elderly populations with different dietary iodine intake. In: Pinchera, A., S. H. Ingbar, J. McKenzie et al. (eds.): Thyroid autoimmunity. Plenum Press, New York 1987, 555–557.

[27] Schindler A., Spieker K., Meng W.: Iodurie und Schilddrüsenvolumen Jugendlicher in Nordostdeutschland — 1989–1998. In: Seibel, M. J.,B. Weinheimer, R. Ziegler (Hersg.): Die Schilddrüse und ihre Beziehung zu Organismus. De Gruyter, Berlin—New York 2000, 328–330.
[28] Seck T., Scheidt-Nave C., Ziegler R. et al.: Prävalenz von Schilddrüsenfunktionsstörungen bei 50- bis 80-Jährigen. Eine epidemiologische Querschnittsstudie in einer südwestdeutschen Gemeinde. J.Med.Klin. (1997) 2: 642–646.
[29] Stanbury J. B., Ermans A. E., Bourdoux P. et al.: Iodine-induced hyperthyroidism: occurence and epidemiology. Thyroid (1998) 83–100.
[30] Tunbridge W. M. G., Brewis M., French J. M. et al.: Natural history of auto-immune thyroiditis. Br.Med.J. (1981) 83: 258–769.
[31] Tunbridge W. M. G., Evered D. C., Hall R. et al.: The spectrum of thyroid disease in a community: The Wickham Survey. Clin.Endocrinol. (1977) 7: 481–493.
[32] WHO 1994: Indicators for assessing iodine deficiency disorders and their control through salt iodization. WHO/NUT 94.6,16.
[33] Zöllner H., Kramer A., Hampel R.: Iodmangelscreening. GIT Lab.Med. (1995) 18: 330–332.

## 2.12 Morphologische Schilddrüsenveränderungen in Rheinland-Pfalz

*M. H. G. Wolf, W. Eichhorn, P. Bartenstein, M. Weber, G. J. Kahaly*

Im Rahmen der Initiative „Aktion Papillon" wurden bundesweit 2001–2003 bei ca. 100.000 Mitarbeitern von großen Unternehmen, Banken, Produktionsbetrieben, Verwaltungen, Dienstleistungsbetrieben, Verlagen, Krankenhäusern und Universitäten mit Unterstützung der Firma Henning Berlin, Unternehmen der Sanofi-Synthelabo, freiwillige und kostenlose Schilddrüsensonographien durchgeführt. Probanden mit auffälligen sonographischen Befunden wurde eine weitere Abklärung empfohlen und eine Dokumentation der Befunde mitgegeben. In 15 Fällen wurde der Verdacht auf ein malignes Geschehen geäußert, nach ausführlicher Diagnostik wurden die Patienten einer Operation zugeführt. Histologisch fanden sich 14 papilläre Schilddrüsenkarzinome und ein follikuläres Karzinom. An der landesweiten Schilddrüsenuntersuchung beteiligten sich 11 Zentren in Rheinland-Pfalz. Es wurden eine repräsentative Zahl von 4457 Einwohnern (1/100 der Bevölkerung) untersucht. Das landesweite Kollektiv bestand aus 3437 Frauen (77,1%) und 989 Männern (22,2%). Das Mainzer Kollektiv (n = 1159) verteilte sich auf Frauen (81,1%) und Männer (18,9%). Ausgewertet wurden 761 Frauen und 177 Männer; die Auswertung erfolgte unter Einbeziehung aller beteiligten Zentren.

Tab. 1 weist die teilnehmenden Zentren in Rheinland-Pfalz aus.

Tabelle 1: Teilnehmende Zentren in Rheinland-Pfalz

| Andernach | St. Nikolaus-Stiftshospital | n = 345 |
|---|---|---|
| Bendorf | St. Josef Krankenhaus | 154 |
| Dernbach | Herz-Jesu-Krankenhaus | 156 |
| Koblenz | Evangelisches Stift St. Martin | 313 |
| Mainz | Universitätsklinikum Mainz | 1159 |
| Neuwied | St. Elisabeth-Krankenhaus | 630 |
| Saarburg | Kreiskrankenhaus Saarburg | 96 |
| Trier | KA Mutterhaus der Borromäerinnen | 515 |
| Trier | Trierer Arzt-Patienten-Seminar | 165 |
| Wittlich | Dr. Oetker | 294 |
| Wittlich | St. Elisabeth Krankenhaus | 630 |
| Gesamt | | n = 4457 |

## Ergebnisse Mainzer Kollektiv

Der Altersmedian lag im Mainzer Kollektiv bei 41 (18−64) Jahren. Ein vergrößertes Schilddrüsenvolumen (>18 ml bei Frauen, > 25 ml bei Männern) fand sich bei 18,0 % der Frauen (Median 12 ml, 1,3−68) und bei 18,6 % der Männer (17 ml, 5,5− 56). Mit zunehmendem Alter stieg im Gesamtkollektiv das Volumen an: 6,3 % bei 18−30-Jährigen, 16,3 % bei 31−45-Jährigen, p = 0,0007. Knoten (> 5 mm) wurden bei 26,7 % der Männer und 32,3 % der Frauen mit einer deutlichen Altersabhängigkeit festgestellt (p < 0,00001): 13,73 % waren bei 18−30-Jährigen, 25,9 % bei 31− 45-Jährigen und 34,2 % bei 45−65-Jährigen nachweisbar. Eine Knotenstruma trat ebenfalls im Alter zunehmend auf: 2,7 % bei 18−30-Jährigen, 8,2 % bei 31−45-Jährigen, und 10,3 % bei 45−65-Jährigen, p < 0,00775.

## Ergebnisse Kollektiv Rheinland-Pfalz

Ein oder mehrere pathologische Schilddrüsenbefunde fanden sich in 1729 Fällen, das entspricht 38,8 % des Gesamtkollektivs. Eine vergrößerte Schilddrüse über 18 ml bei den Frauen fand sich bei 617 Fällen (18,0 %). Bei 184 Männern (18,6 %) fand sich ein Volumen über 25 ml. Der Anteil bei Frauen und Männer sind hier nahezu gleich. Knotige Veränderungen fanden sich in insgesamt 1386 Fällen (31,1 %), darunter 1109 Frauen und 264 Männer. Hier liegen die Frauen mit 32,3 % leicht über den Daten für die männlichen Untersuchten mit 26,7 %. Eine Knotenstruma fand sich bei 458 Untersuchten (10,3 %) in Rheinland-Pfalz.

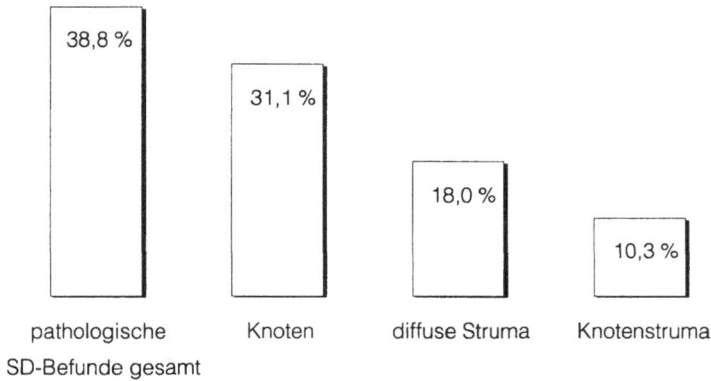

Abb. 1: Morphologische Schilddrüsenveränderungen in Rheinland-Pfalz (n = 4457).

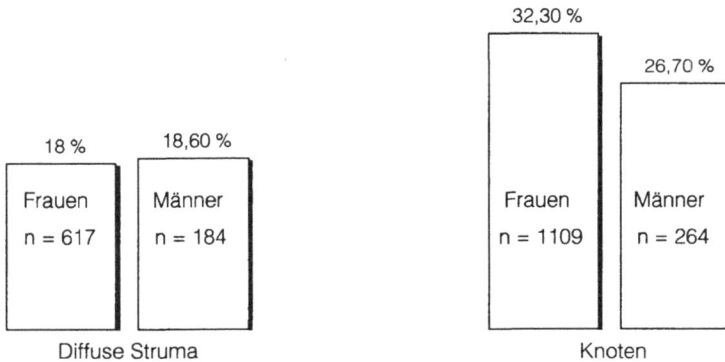

Abb. 2: Prävalenz von diffusen Strumen und Knoten in Rheinland-Pfalz

## Kommentar

Mit einer landesweiten Ultraschalluntersuchung in Rheinland-Pfalz wurde die Prävalenz für Schilddrüsenerkrankungen ermittelt. Es wurden 4457 Probanden untersucht und pathologische Befunde, Schilddrüsenvolumina und knotige Schilddrüsenveränderungen erfasst. Bei mehr als jedem Dritten in Rheinland-Pfalz lassen sich
pathologische Schilddrüsenveränderungen nachweisen. Jeder Dritte Untersuchte
weist knotige Veränderungen auf. Jeder Fünfte hat eine Schilddrüsenvergrößerung.
Jeder Zehnte weist eine knotige Struma auf. Da Iodmangel als potentieller Faktor
für Schilddrüsenerkrankungen wie Strumen, Knoten oder Schilddrüsentumore mit
einer Verbesserung der Iodversorgung zu behandeln ist, unterstreichen diese Ergeb-

nisse die Forderungen nach einem weiteren intensiven Engagement für eine Verbesserung der allgemeinen Iodversorgung in Rheinland-Pfalz.

## 2.13 Zufallsbefund Struma und/oder Schilddrüsenknoten in einer endokrinologischen Fachpraxis

*C. Heckmann, E. Drewermann, G. Neises, K.-H. Rudorff*

## Einleitung

Das Schilddrüsen-Sonographiescreening im Rahmen der Initiative „Papillon" hat gezeigt, dass pathologische Befunde (Struma diffusa, Struma nodosa, Knoten in normalgroßen Schilddrüsen) bei ca. ⅓ der Erwachsenen (18–65-Jährige) vorliegen. Die bekannte altersassoziierte Zunahme pathologischer Morphologie der Schilddrüse ließ sich ebenfalls eindrucksvoll bestätigen (vgl. [1, 2]). Ziel unserer Untersuchung war es, Übereinstimmungen und Abweichungen unserer Sonographiebefunde mit den Daten der epidemiologischen Untersuchung („Papillon") herauszufinden.

Die Überweisung der Patienten in unsere Praxis erfolgt zum einen zur Durchführung von Schilddrüsendiagnostik und -therapie. Zum anderen werden uns die Patienten mit anderen Fragestellungen zugewiesen (Hypophysenadenom, Osteoporose, Diabetes mellitus, Nebennieren- und Nebenschilddrüsenerkrankungen etc.).

## Methodik

Bei allen Patienten, die während eines Kalenderjahres (1998) erstmals einem der Ärzte (C. H.) vorgestellt wurden, erfolgte auch eine Sonographie der Schilddrüse. Anamnestische Daten insbesondere zu vorangegangener Schilddrüsendiagnostik und -therapie wurden systematisch erhoben. Analog dem Vorgehen der Screening-Untersuchung wurden die Daten der Erwachsenen im Alter zwischen 18 und 65 Jahren ausgewertet.

Es wurde nach dem Überweisungsgrund unterteilt in Patienten, die zur Schilddrüsenuntersuchung und solche, die zur endokrinologischen Untersuchung kamen (Zahlenverhältnis 243 : 229).

Die Sonographie erfolgte immer durch denselben Untersucher (C. H.). Es wurde eine Volumenbestimmung und eine Beurteilung der Echostruktur vorgenommen. Bei Knotenstrukturen wurden diese zumindest in einer Ebene (meistens in zwei Ebenen) vermessen. Der Sonographiebefund wurde im abschließenden Arztbrief dem überweisenden Arzt mitgeteilt.

## Ergebnisse

Tab. 1 zeigt die Verteilung der erhobenen Befunde in den vier Strukturkategorien: Struma diffusa, Struma nodosa, Knoten sowie Normalbefund. Zum Vergleich sind die entsprechenden Daten der Initiative „Papillon" angeführt (aus [1]). Für unser Gesamtkollektiv ergibt sich eine besonders große Häufigkeit für die Struma diffusa. Knoten in normalgroßer Schilddrüse waren dagegen vergleichsweise selten. Normalbefunde hatten weniger als 60 % der untersuchten Patienten.

Bei der Differenzierung nach Alter und Geschlecht (Tab. 2) zeigt sich eine mit dem Alter abnehmende Häufigkeit normaler Befunde. Diese ist allerdings bei den Teilkollektiven aus unserer Praxis für die mittlere und höhere Altersgruppe gleich. Strumen und insbesondere Knotenstrumen nehmen mit dem Alter zu.

Die größte Diskrepanz zu den Befunden der Initiative „Papillon" ergibt sich bei den „Knotenbefunden" in normalgroßen Schilddrüsen, was auf systematische Unterschiede in der Bewertung hinweisen kann.

In Tab. 3 ist eine Aufteilung unseres Kollektivs nach dem Überweisungsgrund vorgenommen. Hier wird deutlich, dass bei den Patienten, die zur Schilddrüsenuntersuchung vorgestellt wurden, der Anteil normaler Befunde besonders niedrig ist. Struma nodosa und Struma diffusa werden bei der Hälfte der Patienten festgestellt. Zum Vergleich sind rechts die Daten der Initiative „Papillon" erneut aufgeführt. Wie die mittlere Spalte der Tabelle verdeutlicht, findet sich eine relativ gute Übereinstimmung mit den Befunden der Patienten, die zur endokrinologischen Untersuchung vorgestellt wurden, und den epidemiologischen Daten. Die Frage, die als Thema dieser Tagung gewählt wurde (Zufallsbefund Struma und/oder Knoten der Schilddrüse), lässt sich für eine weitere Teilgruppe unserer Patienten beantworten.

Tabelle 1: Gesamtkollektiv: Verteilung der erhobenen Befunde (in %)

|  | Wuppertal (n = 472) | „Papillon" (n = 64.123) |
|---|---|---|
| Struma diffusa | 18,9 | 10,0 |
| Struma nodosa | 17,6 | 8,8 |
| nur Knoten | 7,0 | 14,3 |
| Normalbefund | 56,5 | 66,9 |

Tabelle 2: Befunde nach Alter und Geschlecht (in %)

| | männlich | | weiblich | |
|---|---|---|---|---|
| | Wuppertal | „Papillon" | Wuppertal | „Papillon" |
| | n = 25 | | n = 71 | |
| Struma diffusa | 8,0 | 5,3 | 5,6 | 4,1 |
| Struma nodosa | 8,0 | 1,3 | 12,7 | 1,8 |
| 18–30 J. | | | | |
| Nur Knoten | 4,0 | 6,3 | 5,6 | 9,1 |
| Normalbefund | 80,0 | 87,1 | 76,1 | 85,0 |
| | n = 39 | | n = 160 | |
| Struma diffusa | 28,2 | 11,9 | 25,6 | 9,1 |
| Struma nodosa | 5,1 | 6,5 | 15,0 | 8,5 |
| 31–45 J. | | | | |
| Nur Knoten | 7,7 | 9,8 | 10,0 | 16,2 |
| Normalbefund | 59,0 | 71,8 | 49,4 | 66,3 |
| | n = 52 | | n = 125 | |
| Struma diffusa | 11,5 | 14,5 | 20,0 | 8,3 |
| Struma nodosa | 26,9 | 12,9 | 25,6 | 15,4 |
| 46–65 J. | | | | |
| Nur Knoten | 1,9 | 14,9 | 6,4 | 24,1 |
| Normalbefund | 59,6 | 57,8 | 48,0 | 52,2 |

Tabelle 3: Häufigkeit nach Überweisungsgrund (in %)

| Überweisungsgrund | SD-Untersuchung n = 229 | Endokrinol. Untersuchung n = 243 | Gesamtkollektiv n = 64.123 |
|---|---|---|---|
| Struma diffusa | 22,7 | 15,2 | 10,0 |
| Struma nodosa | 27,1 | 8,6 | 8,8 |
| Nur Knoten | 8,3 | 5,8 | 14,3 |
| Normalbefund | 41,9 | 70,4 | 66,9 |

Tabelle 4: Zufallsbefund Struma und/oder Schilddrüsenknoten – Patienten ohne Voruntersuchung (in %).

| | Wuppertal (n = 200) | „Papillon" (n = 64.123) |
|---|---|---|
| Struma diffusa | 15,0 | 10,0 |
| Struma nodosa | 7,0 | 8,8 |
| Nur Knoten | 5,5 | 14,3 |
| Normalbefund | 72,5 | 66,9 |

In Tab. 4 sind nur diejenigen Patienten aufgeführt, die nicht zur Schilddrüsenuntersuchung vorgestellt wurden und bei denen weiterhin keine Schilddrüsenveränderung bekannt war (keine Voruntersuchungen).

Pathologische Veränderungen der Morphologie der Schilddrüse finden sich hier in etwa ⅓ der Fälle. Damit ist belegt, dass die Strumaprävalenz von 30 % für Deutschland auch im selektionierten Patientengut einer endokrinologische Fachpraxis aufzuzeigen ist. Die routinemäßige Schilddrüsensonographie ist also als berechtigter Bestandteil einer endokrinologischen Erstuntersuchung anzusehen.

## Diskussion

Bei insgesamt recht hoher Übereinstimmung der Verteilung auf die morphologischen Kategorien fällt auf, dass in unserer Untersuchung der Befund knotiger Strukturen in sonst unauffälligen Schilddrüsen sehr selten vertreten ist. Dies ist in erster Linie als Frage unterschiedlicher Bewertung anzusehen. Die kleine kalkdichte Struktur, das kleine echofreie Areal mit dorsaler Schallverstärkung wird bei der Routineuntersuchung zwar erwähnt, aber nicht gesondert vermessen. So ist es gut möglich, dass „Knoten ohne Struma" bei „Papillon" beschrieben wurden. Derselbe Befund würde als „inhomogenes Echomuster mit z. T. kleinzystischen Arealen" in der Befundbeschreibung unserer Praxis zu finden sein.

Bei der Screening-Untersuchung wurden Probanden mit aktueller Schilddrüsenmedikation von der Auswertung (n = 64.123) ausgeschlossen. Dies Kriterium ist zwar nicht ganz gleichbedeutend mit „leerer Schilddrüsenanamnese" bei den weiter ausgewerteten Fällen, aber es wird sicher ein größerer Teil von Patienten mit pathologischer Schilddrüsenmorphologie auf diese Weise abgetrennt. Bei der doch verhältnismäßig kleinen Zahl an Patienten in unserer Untersuchung hätte sich bei Vermeidung eines Bias durch die Vorbehandlung eine zu kleine Zahl auswertbarer Fälle ergeben. In Tab. 3 kann der angesprochene Effekt im Vergleich der Patientengruppen nach Vorstellungsgrund abgeschätzt werden. Festzuhalten bleibt, dass durch unsere Ergebnisse die epidemiologischen Daten der Initiative „Papillon" auch für die Praxisroutine untermauert werden.

## Literatur

[1] Reiners C., Schumm-Draeger P. M., Geling M et al.: Schilddrüsenultraschallscreening (Initiative „Papillon"). Bericht über 15 zufällig entdeckte Schilddrüsenkarzinome. Internist (2003) 44: 412−419.
[2] Schumm-Draeger P. M., Encke A., Usadel K.-H.: Optimale Rezidivprophylaxe der Jodmangelstruma nach Schilddrüsenoperation. Internist (2003) 44: 420−432.

## 2.14 Zufallsbefund Schilddrüsenknoten – Diagnostik und Therapie des zufällig entdeckten Schilddrüsenknotens – Untersuchung an 500 Patienten in einer nuklearmedizinischen Praxis

*N. Körber-Hafner, C. Körber*

### Einleitung

In aktuellen Metaanalysen bewegt sich die Prävalenz von Herdbefunden in der Schilddrüse, die durch Ultraschall entdeckt werden, zwischen 20 und 70% [1]. Im Rahmen der Schilddrüseninitiative Papillon 2001 bis 2002 fanden sich im Ultraschallscreening unter 64.123 nicht schilddrüsenspezifisch vorbehandelten Personen in 23,1% der Fälle Schilddrüsenknoten bzw. herdförmige Veränderungen mit einem Durchmesser > 5 mm [2]. Die Ultraschalluntersuchung der Schilddrüse ist eine häufig durchgeführte Untersuchungsmethode in allgemeinärztlichen und internistischen Praxen, somit stellt die Diagnostik und Therapie eines zufällig entdeckten Schilddrüsenknotens eine wichtige Frage für den weiterbehandelnden Endokrinologen/Nuklearmediziner dar.

Ziel der Untersuchung war es daher, an 500 Patienten des eigenen Patientenkollektives die diagnostischen und therapeutischen Modalitäten beim zufällig entdeckten Schilddrüsenknoten nachzuvollziehen und die statistische Abhängigkeit mittels multipler Regressionsanalyse [3] auszuwerten.

Es wurden folgende Fragen entwickelt:

- Welches waren die am häufigsten eingeleiteten Therapien nach der Erstuntersuchung?
- Welche Bedeutung haben die diagnostischen Parameter auf die Therapieentscheidung des zufällig entdeckten Schilddrüsenknotens?

### Patienten und Methodik

500 Patienten, die sich zur Erstuntersuchung nach erstmalig nachgewiesenem Schilddrüsenknoten vorstellten, wurden in die Studie aufgenommen. Der Rekrutierungszeitraum war von Dezember 2001 bis Dezember 2002.

In die Studie gingen als Parameter Geschlecht, Alter, Anzahl der Herdbefunde, Gesamtvolumen der Schilddrüse, Volumen des größten Herdbefundes, TSH-Spiegel, TPO-Titer, die Tumormarker hTG (mit Wiederfindung) und Calcitonin ein.

Die Ultraschalluntersuchung erfolgte mit Hilfe eines Siemens Sonoline Sienna mit einem 7,5 MHz Schallkopf. Zur Volumetrie wurde zusätzlich ein 3,5 MHz Schallkopf verwendet. Die Angabe des Volumens erfolgte in ml. Zudem erfolgte die Volumetrie des größten Herdbefundes.

Die Schilddrüsenfunktionsparameter wurden mit folgenden Testverfahren ermittelt: TSH (Dyno Test, Brahms Diagnostica GmbH Berlin), TPO (Medipan Diagnostica, Selchow), hTG (TG Plus, Brahms Diagnostica GmbH Berlin), Calcitonin (IBL, Hamburg).

Die statistische Auswertung erfolgte mit Hilfe des Softwarepaketes Statistica 4.1. Die Daten wurden als Mittelwert ± Standardabweichung angegeben. Die schrittweise multiple Regressionsanalyse (stepwise forward multiple regression analysis) wurde zur Ermittlung des Einflusses der Testparamter auf die Therapieentscheidung angewendet. Das Signifikanzniveau wurde mit $p = 0,05$ angenommen.

## Ergebnisse

Bei den 500 Patienten, die in die Studie rekrutiert wurden, fanden sich 850 Herdbefunde. Das Verhältnis männlich zu weiblich betrug 15% zu 85%. Das mittlere Alter aller in die Studie eingeschlossenen Patienten war 50,8 ± 14,7 Jahre, das mittlere Alter der männlichen Patienten war mit 48,5 ± 13,7 Jahren nicht signifikant unterschiedlich zum Alter der weiblichen Studienteilnehmer 51,2 ± 14,9 Jahre.

Insgesamt wurden als Therapiemodalitäten eine reine Iodidgabe/ Kombinationsbehandlung, Levothyroxingabe, Operation, Radioiodtherapie oder keine der genannten Therapiemodalitäten unterschieden. Dabei ergaben sich die in Tab. 1 aufgeführten Häufigkeitsverteilungen. In 15% der Fälle erfolgte keine Therapie, bei 5% eine Schilddrüsenhormongabe, bei 7% eine operative Sanierung, bei 16% eine Radioiodtherapie und in 57% der Fälle wurde eine Iodid/Kombinationstherapie eingeleitet.

Tabelle 1: Charakteristika der Untergruppen aller 500 Studienpatienten

|  | Keine Medikation | Iodid/ Kombination | T4-Gabe | OP | RITH |
|---|---|---|---|---|---|
| Anzahl (%) | 15 | 57 | 5 | 7 | 16 |
| Volumen SD | 31,5 ± 21,7 | 28,1 ± 16,1 | 37,0 ± 25,2 | 85,6 ± 30,3 | 47,3 ± 29,6 |
| Volumen HB | 3,9 ± 3,1 | 3,5 ± 2,4 | 2,2 ± 0,2 | 23,9 ± 20,4 | 7,8 ± 9,5 |
| TSH | 0,9 ± 0,7 | 1,2 ± 0,6 | 1,8 ± 0,9 | 1,0 ± 0,6 | 0,3 ± 0,4 |
| TPO | 191,3 ± 567,1 | 9,0 ± 22,6 | 802,6 ± 1150,6 | 4,9 ± 5,7 | 603,7 ± 1795,3 |
| TG (WF) | 54,1 ± 102,5 | 20,8 ± 45,5 | 14,2 ± 9,6 | 106,7 ± 137,6 | 73,2 ± 129,9 |
| Calcitonin | 2,2 ± 1,3 | 3,0 ± 2,2 | 2,0 ± 2,1 | 1,6 ± 1,3 | 3,5 ± 3,7 |

Tabelle 2: Quantifizierung des Einflusses auf die Therapieentscheidung durch Regressionsanalyse. Der Wert $R^2$ beschreibt den prädiktiven Vorhersagewert ($R^2 = 0,14$; $p < 0,007$).

| Parameter | p-Niveau |
|---|---|
| Volumen der Schilddrüse | 0,31 |
| Volumen des Herdbefundes | 0,12 |
| TSH-Spiegel | 0,6 |
| TPO-Titer | 0,03 |
| TG-Spiegel | 0,86 |
| Calcitonin-Spiegel | 0,25 |

Wie zu erwarten, zeigt sich bei der operativen Sanierung bezüglich der Parameter Größe der Gesamtschilddrüse und Volumen des Herdbefundes der größte Wert, während Patienten mit kleineren Schilddrüsenvolumina vorwiegend medikamentös therapiert wurden. Hinsichtlich des TSH-Spiegels zeigt sich lediglich eine Erniedrigung bei den Patienten, die einer Radioiodtherapie zugeführt werden. Ein interessanter Befund ergibt der Parameter TPO-Antikörpertiter. Eine deutliche Erhöhung des TPO-Antikörpertiters zeigt sich für die Therapiegruppen keine Medikation, Levothyroxingabe und Radioiodtherapie. Während hierbei in den ersten beiden Gruppen die Patienten mit einer chronisch lymphozytären Thyreoiditis gefunden werden, sind bei der Therapiegruppe Radioiodtherapie Patienten mit einer Autoimmunthyreopathie vom Typ des Morbus Basedow subsumiert.

Die Erhöhung des Tumormarkers hTG ist vor allem bei Patienten nachzuweisen, die operativen Maßnahmen zugeführt wurden.

Bei den 35 operierten Patienten wiesen 6/500 Patienten (1 %) ein nicht medulläres Schilddrüsenkarzinom auf. 2 Patienten mit auffälligem Calcitoninspiegel wurden einem Pentagastrintest unterzogen, der unauffällig verlief.

Die beschriebenen Parameter gingen in einer schrittweisen multiplen Regressionsanalyse zur Quantifizierung des Einflusses auf die Therapieentscheidung ein. Die Ergebnisse sind in Tab. 2 dargestellt. Das Vorhersagemodell erwies sich als statistisch signifikant ($p < 0,007$). Der prädiktive Vorhersagewert hinsichtlich der Therapiemodalität war mit 14 % gering. Bezüglich der Einflussfaktoren zeigt sich lediglich der TPO-Antikörpertiter als signifikanter Parameter. Die weiteren untersuchten Faktoren ergaben keinen signifikanten Einfluss auf die gewählte Therapiemodalität.

## Schlussfolgerungen

Bezüglich der aufgeworfenen Fragestellungen lassen sich folgende Schlussfolgerungen ziehen:

- Beim zufällig entdeckten Herdbefund ist die Einleitung einer Iodidprophylaxe/ Kombination im differenzierten Therapieschema die häufigste Therapieform

(57 %). Die weiteren Therapiemodalitäten, auch Operation und Radioiodtherapie, wurden deutlich weniger angewandt.

- Beim definierten Endpunkt Therapiemodalität zeigten, bis auf den Parameter TPO-Titer, keine der genannten einen signifikanten Einfluss bei Durchführung einer multiplen Regressionsanalyse. Der Studienansatz erwies sich als signifikantes Voraussagemodell. Die Besonderheit des TPO-Antikörpertiters dürfte in der Definition einer anderen Erkrankungsentität (Thyreoiditis) zu sehen sein.

## Literatur

[1] Tan, G. H., Gharib, H.: Thyroid incidentalomas: Management approaches to none-palpable nodules discovered incidentally on thyroid imaging. Ann. Intern. Med. (1997) 126: 226−231.
[2] Reiners, C., Schumm-Draeger, P.-M., Geling, M., Mastbaum, C., Schönberger, J., Laue-Savic, A., Hackethal, K., Hampel, R., Heinken, U., Kullak, W., Linke, R., Uhde, W.: Schilddrüsenultraschallscreening (Initiative Papillon). Bericht über 15 zufällig entdeckte Schilddrüsenkarzinome. Internist. (2003) 44: 412−419.
[3] Körber, C., Schneider, P., Körber-Hafner, N., Hänscheid, H., Reiners, C.: Antithyroid drugs as a factor influencing the outcome of radioiodine therapy in Graves disease and toxic nodular goitre? Eur. J. Nucl. Med. (2001) 28: 1360−1364.

## 2.15 Rauchen als Risikofaktor für Struma „Papillon Studie"

*J. Farahati, K. Christ, W. Oing, C. Beiser, C. Wolf, M. Gieretz, S. Kittel, D. Kleditz*

## Einleitung

Ein Zusammenhang zwischen Rauchen und Strumaprävalenz wird in der Literatur kontrovers diskutiert [1]. In dieser Studie wurde der Einfluss von Rauchen auf die Strumahäufigkeit unter 853 Probanden unter Berücksichtigung der Faktoren Alter, Geschlecht, Iodsalzprophylaxe sowie Familienanamnese untersucht.

## Methodik

Im Rahmen einer Schilddrüsen-Screening wurden epidemiologische Daten hinsichtlich sonographisch erfassbarer Veränderungen der Schilddrüse an 853 Mitarbeiter

der Betriebe Karstadt Essen, Siemens Mülheim und Mannesmann Mülheim und
Bethesda Essen erhoben. Alle Personen wurden hinsichtlich Schilddrüsenerkrankungen und Vorbehandlungen sowie weiterer Faktoren befragt und die Befunde in einem Erhebungsbogen standardisiert dokumentiert. Die statistische Auswertung
wurde mittels Chi-Quadrat-Test und multivariater Analyse (MVA) durchgeführt.

## Ergebnisse

Strumaprävalenz lag bei 24% (204/853), die bei Rauchern (115/353:33%) höher
(Abb. 1) war (p = 0,001) als bei Nichtrauchern (89/500:18%). Das Schilddrüsen-Volumen war ebenfalls im Durchschnitt bei Rauchern mit 26 ml (11−55 ml) größer
(p < 0.05) als bei Nichtrauchern mit 15 ml (8−37 ml). Das zunehmende Alter korrelierte (Abb. 2) mit steigendem Schilddrüsenvolumen (r = 0,19; p < 0,05). Nach der
MVA waren das Rauchen (p = < 0,001), das zunehmende Alter (p = 0,001) sowie
fehlende Iodsalzprophylaxe (p = 0,004) die Faktoren, die die Strumaprävalenz signifikant beeinflussten, während Geschlecht (p = 0,40) und familiäre Vorbelastung
(p = 0,16) keinen Einfluss auf die Strumahäufigkeit zeigten.

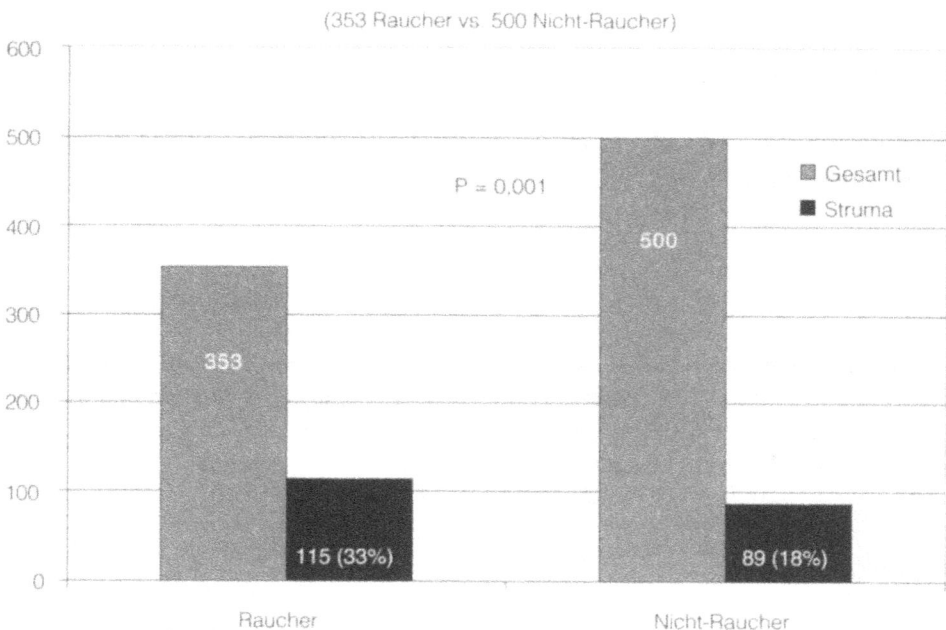

Abb. 1: Strumaprävalenz

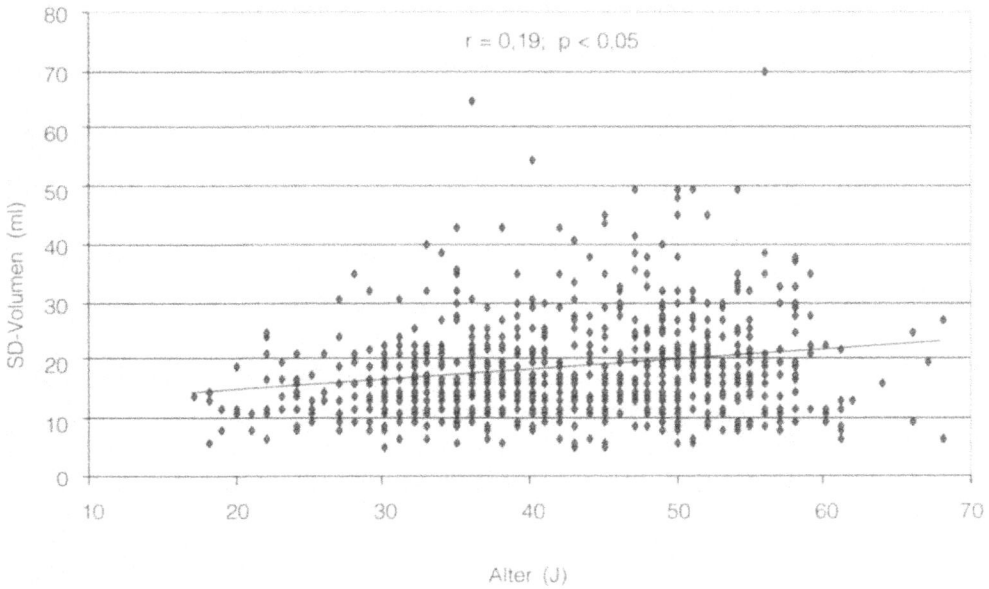

Abb. 2: Altersspezifische Verteilung des Schilddrüsenvolumens bei 853 Probanden

## Schlussfolgerung

Etwa jeder Vierte leidet an Struma. Die Strumaprävalenz steigt mit zunehmendem Alter und ist bei Rauchern etwa doppelt so hoch wie bei Nichtrauchern.

## Literatur

[1] Knudsen N., Laurberg P., Perrild H. et al.: Risk factors for goiter and thyroid nodules. Thyroid. (2002) 12: 879−88.

## 2.16 Einfluss des Alkohol- und Nikotingenussverhaltens auf die Strumaentwicklung

*R. Felbinger, P. Andermann, M. Kreißl, M. Luster, Chr. Reiners*

### Einleitung

Der Genuss von Nikotin und Alkohol ist in unserer Gesellschaft weit verbreitet. Die daraus resultierenden Erkrankungen führen zu enormen volkswirtschaftlichen Kosten. Der Zusammenhang zwischen der Verwendung dieser Genussmittel und Schilddrüsenerkrankungen blieb bisher jedoch weitgehend unbeleuchtet.

### Patienten und Methodik

Im Rahmen der multizentrischen Schilddrüsenreihenuntersuchung „Papillon" wurden in Würzburg 572 Mitarbeiter des Universitätsklinikums untersucht (m = 137, w = 435). Neben einer standardisierten Anamnese (Fragebogen) wurden folgende Parameter erhoben: SD-Volumen; Zahl und Größe von SD-Läsionen; SD-Hormonwerte; SD-Autoantikörpertiter; hTg; Lipidprofil. Mittels eines strukturierten Interviews befragten wir die Probanden detailliert nach Ihren Lebensgewohnheiten: Sport, Rauchen, Alkohol. Ohne Vorbehandlung der Schilddrüse waren dabei 465 Probanden (= 81 % unseres Kollektivs).

### Ergebnisse

Nichtraucher hatten mit 13,7 ml ein geringeres SD-Volumen als Ex- und wenig Raucher (14,4 ml), mäßige (14,1 ml) und regelmäßige Raucher (14,6 ml). Bei der Knotenhäufigkeit rangierten die mäßig und regelmäßig rauchenden Probanden mit 31 bzw. 33 % deutlich über den anderen Gruppen (18–23 %).

Ähnliche Verhältnisse fanden sich auch beim Alkoholgenussverhalten: Unvorbehandelte Probanden, die regelmäßig Alkohol konsumierten, wiesen mit 16,2 ml ein höheres SD-Volumen auf als die, die nur mäßig und wenig (14,0 ml) oder keinen Alkohol (13,3 ml) zu sich nahmen. Die regelmäßigen Alkoholtrinker hatten mit 27 % häufiger knotige Läsionen in der SD als die anderen Gruppen (23 %).

Tabelle 1: Korrelation Nikotinkonsum vs. Anzahl Probanden mit Herdbefunden (in %)

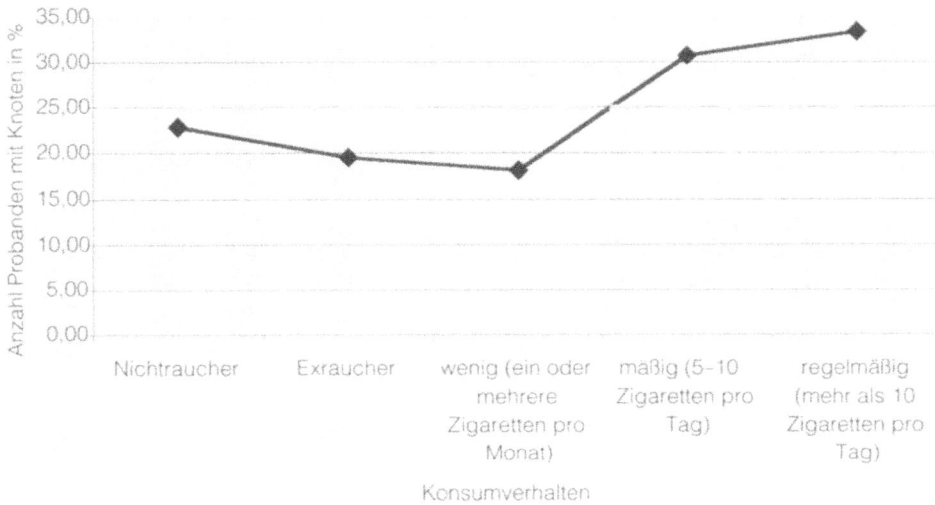

## Ergebnis

Ein Zusammenhang zwischen SD-Größe und Nikotinkonsum konnte bereits in früheren Untersuchungen belegt werden [1]. Der zu Grunde liegende Pathomechanismus gründet auf dem Anteil an Thiozyanaten im Tabakrauch, die am Natrium-Iodid-Symporter mit Iodid um die Aufnahme in die Schilddrüse konkurrieren. In Iodmangelgebieten ist dabei eine noch höhere Korrelation zu beobachten. In unserer Untersuchung konnten wir allerdings nur eine tendentielle Größenabhängigkeit feststellen.

Knudsen et al. stellten 2002 fest, dass bei Rauchern keine erhöhte Prävalenz für solitäre Schilddrüsenknoten, wohl aber für multinodös veränderte Schilddrüsen besteht [2]. Auch wir konnten zeigen, dass der Anteil von knotigen Schilddrüsen bei Rauchern höher war als bei Nichtrauchern, wobei wir noch nicht zwischen solitären und multiplen Knoten differenziert haben.

Was den Zusammenhang zwischen Alkohol und Schilddrüsengröße bzw. Knotenhäufigkeit betrifft, so müssen wir einschränkend von einer scheinbaren Abhängigkeit sprechen. Womöglich liegt bei diesen Daten eine Koinzidenz mit den Ergebnissen bei Rauchern vor, so dass die Hypothese von einem negativen Einfluss des Alkohols auf die Schilddrüse problematisch erscheint. Auch sind bisher keine Pathomechanismen bekannt, die diesen potenziellen Einfluss erklären könnten.

Der Zusammenhang zwischen Rauch- und Trinkgewohnheiten und einer Strumaentwicklung bzw. Schilddrüsenknoten scheint bisher unterschätzt worden zu sein. Vor allem bei Rauchern belegen die jüngsten Daten erneut einen negativen Einfluss von Tabakrauch auf die Schilddrüse. Unsere Ergebnisse lassen zwar eine Tendenz erkennen, waren jedoch bei der statistischen Auswertung nicht signifikant.

## Literatur

[1] Knudsen N., Laurberg P., Perrild H. et al.: Risk factors for goiter and thyroid nodules. Thyroid (2002); 12 (10): 879−88.
[2] Knudsen N., Bulow I. et al.: High occurrence of thyroid multinodularity and low occurrence of subclinical hypothyroidism among tobacco smokers in a large population study. J Endocrinol. (2002); 175 (3): 571−6.

## 2.17 Auswirkungen der Einnahme von Iodtabletten und des Kantinenessens sowie Einfluss des Alters von Probanden auf die aktuelle Iodversorgung bei Angestellten und Studenten der Universität Leipzig

*V. Brauer, W. Brauer, D. Führer, R. Paschke*

## Einleitung

Die Inzidenz von Strumen und Schilddrüsenknoten wird vor allem durch das Angebot an Iod beeinflusst [1]. In Deutschland herrscht leichter bis moderater Iodmangel [2, 3].

Verschiedene Arbeitsgruppen haben die Uriniodexkretionen in den unterschiedlichen Altersstufen untersucht:

Gärtner et al. untersuchten die Uriniodexkretion in Probanden mit einem erhöhten Risiko für die Entwicklung iodmangelassoziierter Schilddrüsenerkrankungen. Die mittlere Uriniodexkretion betrug 134 µg/d bei 278 Männern zwischen 50−70 Jahren, 117 µg/d bei 288 Frauen zwischen 50−70 Jahren, 125 µg/d bei 772 Wehrpflichtigen und 74 µg/d bei 53 stillenden Müttern [4]. Liesenkotter et al. fanden in einer Kohorte 3−15-jähriger Kinder aus Berlin eine mittlere Uriniodexkretion von 115,8 µg Iodid/g Kreatinin [5]. Diese Untersuchungen zeigen eine zunehmende Iodexkretion in Deutschland im Vergleich zu Untersuchungen aus den 80er Jahren (Uriniodexkretion < 50 µg/d, [6, 7]), wobei die Hintergründe der ansteigenden Iodsupplementierung unklar bleiben.

Dabei stützt sich die Einschätzung des Ioddefizites einer Population aus logistischen Gründen zumeist auf die Messung der mittleren Uriniodexkretion im Spoturin bezogen auf die exkretierte Kreatininmenge [2, 8]. Diese mittlere Iod/Kreatinin-Ratio kann durch verschiedene Einflussfaktoren, wie die Einnahme von iodhaltigen Medikamenten einer größeren Anzahl von Probanden der Stichprobe oder die altersabhängige (Muskelmasse, Aktivität) Exkretion von Kreatinin verzerrt sein [8]. Das Risiko von iodmangelassoziierten Schilddrüsenerkrankungen betroffen zu werden, bleibt durch einen fehleingeschätzten Iodstatus der Bevölkerung für einen Teil der Population unerkannt. Die Analyse solcher verzerrender Einflussfaktoren stellt einen erheblichen Aufwand dar, so dass viele bisherige epidemiologische Untersuchungen dazu keine Stellung nehmen konnten [3, 9].

## Methode

Wir haben 840 Probanden (Angestellte und Studenten der Universität Leipzig) einem Schilddrüsen-US unterzogen, die Uriniod/Kreatinin-Ratio im Spot-Urin (n = 792) bestimmt, soziodemografische Daten erhoben und einen Fragebogen zur Iodsupplementierung durch Nahrungsmittel und Medikamente mitgeführt.

## Ergebnisse

Die mittlere Uriniodexkretion von 68 Probanden, die Iodtabletten einnahmen betrug 169 ± 130 µg Iod/g Kreatinin. Die mittlere Uriniodexkretion von 724 Probanden ohne Einnahme von Iodtabletten betrug dagegen 103 ± 87 µg Iod/g Kreatinin ($p < 0,05$). Die über beide Gruppen gemittelte Uriniodexkretion betrug 109 ± 81 µg Iod/g Kreatinin. Lediglich 242 (31 %) Probanden zeigten eine optimale Uriniodexkretion nach den Kriterien der WHO (100–200 µg Iod/g Kreatinin). Eine regelmäßige Teilnahme (≥ 3 ×/Woche) von 104 Probanden am Mensaessen spiegelte sich im Vergleich zu 400 Kontrollen, die nicht an der zentralen Speisenversorgung teilnahmen, nicht in der Uriniodexkretion wider (95 ± 64 µg/g versus 103 ± 62 µg/g, $p > 0,05$). Dabei enthielt ein Mittagsmenü in der Mensa im Mittel 72 µg Iod.

Iodhaltige Nahrungsmittel (Fragebogen) führten ebenfalls nicht zur Ausbildung von statistisch signifikant differenten Subpopulationen mit differenter Iodexkretion im Urin. Die Kreatininexkretion korrelierte negativ ($r = -0,247$, $p < 0,01$, zweiseitig) mit dem Alter (Durchschnittsalter 35 ± 12 Jahre) der Probanden.

11 % der Probanden wiesen Strumen auf und 30 % Schilddrüsenknoten.

## Schlussfolgerungen

Ausschließlich Probanden mit anamnestischer Einnahme von Iodtabletten hatten signifikant höhere Uriniodexkretionen im Vergleich zur mittleren Uriniodexkretion der Gesamtpopulation. Diese 68 Probanden hoben die mittlere Gesamtexkretion von 792 Probanden an und zeigten eine scheinbar optimale Iodversorgung der Gesamtpopulation. Dieser Einfluss kann bei noch höherem relativen Anteil einer Subpopulation mit Einnahme von Iodtabletten, ohne Erhebung von Daten zur Supplementierung von Iod, die Daten der Gesamtpopulation noch stärker verzerren. Trotz optimaler Uriniodexkretion der Gesamtpopulation wies nur 1/3 der Teilnehmer einen optimalen Iodstatus auf.

Die Iod/Kreatinin-Ratios führen aufgrund der negativen Korrelation der Kreatininexkretion zum Alter der Probanden zu einer Unterschätzung des Iodstatus im jüngeren Lebensalter und zu einer Überschätzung im höherem Lebensalter.

Zukünftige epidemiologische Untersuchungen zur Iodversorgung müssen daher trotz erheblichem Aufwand soziodemografische Daten (insbesondere Alter) und Daten zur Iodsupplementierung (Tabletten) bei der Interpretation der Ergebnisse berücksichtigen.

## Literatur

[1] Baltisberger B. L., Minder C. E., Burgi H.: Decrease of incidence of toxic nodular goitre in a region of Switzerland after full correction of mild iodine deficiency. Eur J Endocrinol (1995) 132: 546−9.

[2] Gruning T., Zophel K., Wunderlich G., Franke W. G.: Prevalence of goiter and iodine deficiency in Saxony is less than previously assumed. A study 6 years after discontinuation of general iodization of table salt. Med Klin (2001) 96: 1−8.

[3] Hampel R., Kulberg T., Klein K., Jerichow J. U., Pichmann E. G., Clausen V., Schmidt I.: Goiter incidence in Germany is greater than previously suspected. Med Klin (1995) 90: 324−9.

[4] Gartner R., Manz F., Grossklaus R.: Representative data of iodine intake and urinary excretion in Germany. Exp Clin Endocrinol Diabetes (2001) 109: 2−7.

[5] Liesenkotter K. P., Kiebler A., Stach B., Willgerodt H., Gruters A.: Small thyroid volumes and normal iodine excretion in Berlin schoolchildren indicate full normalization of iodine supply. Exp Clin Endocrinol Diabetes (1997) 105: 46−50.

[6] Bauch K., Anke M., Gurtler H., et al.: Interdisziplinary aspects of iodine prophylaxis in German Democratic Republic. Endocrinol Exp. (1989) 23: 77−84.

[7] Bauch K., Seitz W., Förster S., et al.: Zur Frage des alimentären Iodmangels in der DDR nach Einführung der interdiszilinären Iodprophylaxe. Z Ges Inn Med (1990) 45: 8−11.

[8] Manz F., Bohmer T., Gartner R., Grossklaus R., Klett M., Schneider R.: Quantification of iodine supply: representative data on intake and urinary excretion of iodine from the German population in 1996. Ann Nutr Metab (2002) 46: 128−38.

[9] Heinisch M., Kumnig G., Asbock D., Mikosch P., Gallowitsch H. J., Kresnik E., Gomez I., Unterweger O., Lind P.: Goiter prevalence and urinary iodide excretion in a formerly iodine-deficient region after introduction of statutory Iodization of common salt. Thyroid (2002) 12: 809−14.

## 2.18 Genomweite Kopplungsanalysen liefern weitere Hinweise für die genetische Heterogenität der euthyreoten familiären Struma

*Y. Bayer, S. Neumann, R. Paschke*

Die euthyreote familiäre Struma tritt mit einer Prävalenz von ca. 10 % sowohl endemisch in Iodmangelgebieten als auch sporadisch in Deutschland auf [1–3]. Jedoch sind nicht alle Individuen in Iodmangelgebieten von einer Struma betroffen und eine ausreichende Iodsupplementierung führt nicht bei allen Individuen zur Auslöschung der Erkrankung.

Neben den bekannten Umweltfaktoren wie Iodmangel, Nikotinkonsum [4], Alter und Geschlecht wurden sowohl eine auffällige familiäre Häufung [5–9], die vermehrte Betroffenheit weiblicher Individuen [10] als auch das erhöhte Risiko für Geschwister und Zwillinge Betroffener, an einer euthyreoten Struma zu erkranken [8, 10–12], als wichtige Hinweise für eine genetische Prädisposition der betroffenen Individuen festgestellt.

In den bekannten Kandidatengenen Thyroglobulin (TG), Thyroperoxidase (TPO), TSH-Rezeptor (TSHR), Natrium-Iod-Symporter (NIS) und dem Pendrin-Gen (PDS) wurden bisher keine kausalen Sequenzalterationen identifiziert, die generell zur familiären euthyreoten Struma führen [13, 14]. Unter Nutzung klassischer Linkage Analysen wurden der Multinodular-Goiter-1 Locus (MNG-1) [15] und eine Region auf dem X-Chromosom (Xp22) [16] in je 1 Familie identifiziert. In einer weiteren Studie konnte der Kandidatenort MNG-1 in einer deutschen Familie bestätigt werden [13]. Zur Überprüfung der generellen Relevanz beider Kandidatenregionen in Strumafamilien wurden zusätzlich insgesamt 3 weitere deutsche und 1 slowakische Familie auf Kopplung zu MNG-1, Xp22 sowie zu den bekannten Kandidatengenen TG, TPO, TSHR, NIS und PDS untersucht [14]. Die Ergebnisse dieser Untersuchungen zeigten keine signifikanten Kopplungsereignisse zu den Kandidatenloci und Kandidatengenen. Schwache Hinweise auf Kopplung zum PDS-Gen sowie zum Xp22-Locus wurden in 2 Familien festgestellt. Zur Identifizierung neuer Kandidatenregionen für die euthyreote familiäre Struma im humanen Genom wurden weitere Strumafamilien aus Dänemark, Deutschland und der Slowakei mit Mikrosatellitenmarkern genomweit auf Kopplung untersucht (Bayer et al., submitted). In allen untersuchten Familien trat die Erkrankung in mehreren Generationen auf, was den Einfluss genetischer Merkmale bekräftigt. Zusammenfassend wurden 4 verschiedene neue Kandidatenregionen auf den Chromosomen 2, 3, 7 und 8 für die euthyreote familiäre Struma in insgesamt 7 von 18 untersuchten Familien entdeckt. Diese Resultate bestätigen die vermutete Heterogenität in der Vererbung von Strumen. Sowohl inter- als auch intrafamiliär unterschiedliche genetische Faktoren sind denkbar und erschweren die Auffindung kausaler Hauptgene. Genetische Heterogenität und komplexe Interaktionen mit Umweltfaktoren wie Iodmangel und Nikotinkonsum bedingen die multifaktorielle molekulare Ätiologie der euthyreoten Struma. Zukünftige Untersuchungen sollen die oben genannten Kandidatenorte einengen bzw. bestätigen und somit zu präzisen Kandidatengenen verhelfen.

## Literaturverzeichnis

[1] Hampel R., Gordalla A., Zollner H., Klinke D., Demuth M.: Continuous rise of urinary iodine excretion and drop in thyroid gland size among adolescents in Mecklenburg-West-Pomerania from 1993 to 1997. Exp Clin Endocrinol Diabetes (2000) 108: 197−201.

[2] Hampel R., Beyersdorf-Radeck B., Below H., Demuth M., Seelig K.: [Urinary iodine levels within normal range in German school-age children]. Med Klin (2001) 96: 125−128.

[3] Rendl J., Juhran N., Reiners C.: Thyroid volumes and urinary iodine in German school children. Exp Clin Endocrinol Diabetes (2001) 109: 8−12.

[4] Brix T. H., Hansen P. S., Kyvik K. O., Hegedus L.: Cigarette smoking and risk of clinically overt thyroid disease: a population-based twin case-control study. Arch Intern Med (2000) 160: 661−666.

[5] Hadjidakis S., Koutras D. A., Daikos G.: Endemic goitre in greece: Family studies. J Med Genet (1964) 82: 82−87.

[6] Heimann P.: Familial incidence of thyroid disease and anamnestic incidence of pubertal struma in 449 consecutive struma patients. Acta Med Scand (1966) 179: 113−119.

[7] Murray I. P., Thomson J. A., McGirr E. M., Macdonald E. M., Kennedy J. S., McLennan I.: Unusual familial goiter associated with intrathyroidal calcification. J Clin Endocrinol Metab (1966) 26: 1039−1049.

[8] Malamos B, Koutras D. A., Kostamis P., Kralios A. C., Rigopoulos G., Zerefos N.: Endemic goiter in Greece: epidemiologic and genetic studies. J Clin Endocrinol Metab (1966) 26: 688−695.

[9] Abuye C., Omwega A. M., Imungi J. K.: Familial tendency and dietary association of goitre in Gamo-Gofa, Ethiopia. East Afr Med J (1999) 76: 447−451.

[10] Brix T. H., Kyvik K. O., Hegedus L.: Major role of genes in the etiology of simple goiter in females: a population-based twin study. J Clin Endocrinol Metab (1999) 84: 3071−3075.

[11] Greig W. R., Boyle J. A., Duncan A., Nicol J., Gray M. J., Buchanan W. W., McGirr E. M.: Genetic and non-genetic factors in simple goitre formation: Evidence from a twin study. Q J Med (19679 142: 175−188.

[12] Malamos B., Koutras D. A., Kostamis P.: Endemic goitre in greece: A study of 379 twin pairs. J Med Genet (1967) 4: 16−18.

[13] Neumann S., Willgerodt H., Ackermann F., Reske A., Jung M., Reis A., Paschke R.: Linkage of familial euthyroid goiter to the multinodular goiter-1 locus and exclusion of the candidate genes thyroglobulin, thyroperoxidase, and Na+/I-symporter. J Clin Endocrinol Metab (1999) 84: 3750−3756.

[14] Neumann S., Bayer Y., Reske A., Tajtakova M., Langer P., Paschke A.: Further indications for genetic heterogeneity of euthyroid familial goiter. J Mol Med, in press.

[15] Bignell G. R., Canzian F., Shayeghi M., Stark M., Shugart Y. Y., Biggs P., Mangion J., Hamoudi R., Rosenblatt J., Buu P., Sun S., Stoffer S. S., Goldgar D. E., Romeo G., Houlston

R. S., Narod S. A., Stratton M. R., Foulkes W. D.: Familial nontoxic multinodular thyroid goiter locus maps to chromosome 14q but does not account for familial nonmedullary thyroid cancer. Am J Hum Genet (1997) 61: 1123–1130.

[16] Capon F., Tacconelli A., Giardina E., Sciacchitano S., Bruno R., Tassi V., Trischitta V., Filetti S., Dallapiccola B., Novelli G.: Mapping a dominant form of multinodular goiter to chromosome Xp22. Am J Hum Genet (2000) 67: 1004–1007.

[17] Bayer Y., Neumann S., Meyer B., Rüschendorf F., Reske A., Brix T., Hegedüs L., Langer P., Nürnberg P., Paschke R.: Genome-wide linkage analysis reveals suggestive evidence for four new susceptibility loci for familial euthyroid goiter, submitted.

## 2.19 Evaluierung der Inter- und Intraobserver-Variabilität bei der 2D-Schilddrüsensonographie im Vergleich zur 3D-Ultraschall-Referenzmessung

*P. Andermann, S. Schlögl, M. Luster, H. Hänscheid, M. Lassmann, Chr. Reiners*

### Einleitung

Der 2D-Ultraschall wird zur Schilddrüsenvolumetrie standardmäßig in der klinischen Routine eingesetzt. Dabei kann es bekanntermaßen zu großen Messungenauigkeiten kommen, die insbesondere bei großen Strumen 50% und mehr betragen können. Ziel unserer Untersuchung war es, die Inter- und Intraobserver-Variabilität beim 2D-Ultraschall im Rahmen der Qualitätssicherung im Vergleich zum 3D-Ultraschall-Referenzverfahren zu evaluieren.

### Material und Methoden

Das Schilddrüsenvolumen von 10 Probanden wurde von 9 verschiedenen Untersuchern nach der konventionellen Methode unter Annahme eines Ellipsoids mittels 2D-Ultraschall (Sonoline Elegra, Siemens; 7,5 MHz- bzw. 5,0 MHz-Schallkopf) bestimmt und nach Lappen getrennt ausgewertet. Die Untersucher arbeiteten individuell, es wurde kein Schema für die Untersuchung vorgegeben. Zur Volumenberechnung wurde die in der klinischen Routinediagnostik verwendete Formel Länge × Breite × Tiefe × F (= 0,5) [ml] benutzt. Zudem wurde für jeden Probanden pro

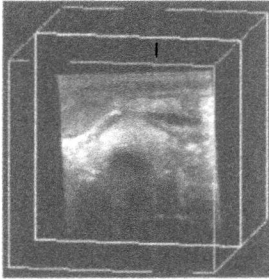

Abb. 1a: Planarer Schnitt durch 3D-Datensatz.     Abb. 1b: 3D-Darstellung einer Schilddrüse.

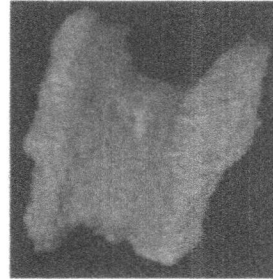

Schilddrüsenlappen ein 3D-Datensatz (Freescan, Echotech) generiert und das Volumen nach der multiplanaren Volumenapproximation als Referenzmethode evaluiert. Die Schilddrüsenvolumina der Probanden variierten zwischen 5 und 36 ml.

## Ergebnisse

Die Mittelwerte der standardisierten Differenzen zum Referenzwert lagen zwischen −18% und 64% (rechter Lappen) und zwischen −16% und 43% (linker Lappen). In Bezug auf einen untersuchten Probanden schwankten die Standardabweichungen zwischen 7% und 29% (rechts) und zwischen 10% und 26% (links).

Die Mittelwerte der standardisierten Differenzen aller Messungen über alle Probanden lagen zwischen 9% und 37% (rechter Lappen) und zwischen 2% und 19% (linker Lappen). Die Standardabweichungen für die einzelnen Untersucher schwankten zwischen 16% und 33% (rechts) und zwischen 18% und 30% (links).

Die systematische Abweichung aller Messwerte vom Referenzwert um 17% war signifikant bei einer Irrtumswahrscheinlichkeit von $p = 0,01$ (t-Test). Das Volumen des linken Schilddrüsenlappens wurde signifikant genauer gemessen als das des rechten (F-Test; $p = 0,025$).

## Schlussfolgerungen und Diskussion

Die Mittelwerte der Einzelmessungen zeigen eine systematische Überschätzung des Schilddrüsenvolumens von im Durchschnitt 17% durch den 2D-Ultraschall bezogen auf das Ergebnis der 3D-Ultraschall-Referenzmessung. Durch einen empirisch ermittelten Korrekturfaktor $F = 0,479$ [1] lässt sich im Vergleich zur klinischen Routine

Tabelle 1: Mittelwerte und Standardabweichungen aller Untersucher für den rechten und den linken Schilddrüsenlappen der Probanden

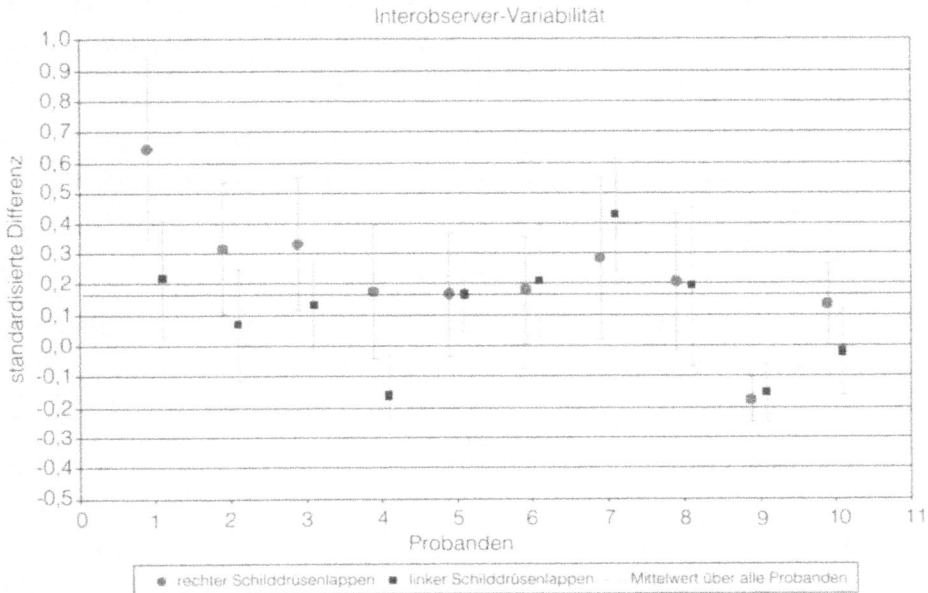

Tabelle 2: Mittelwerte und Standardabweichungen über alle Probanden für den rechten und den linken Schilddrüsenlappen der Probanden

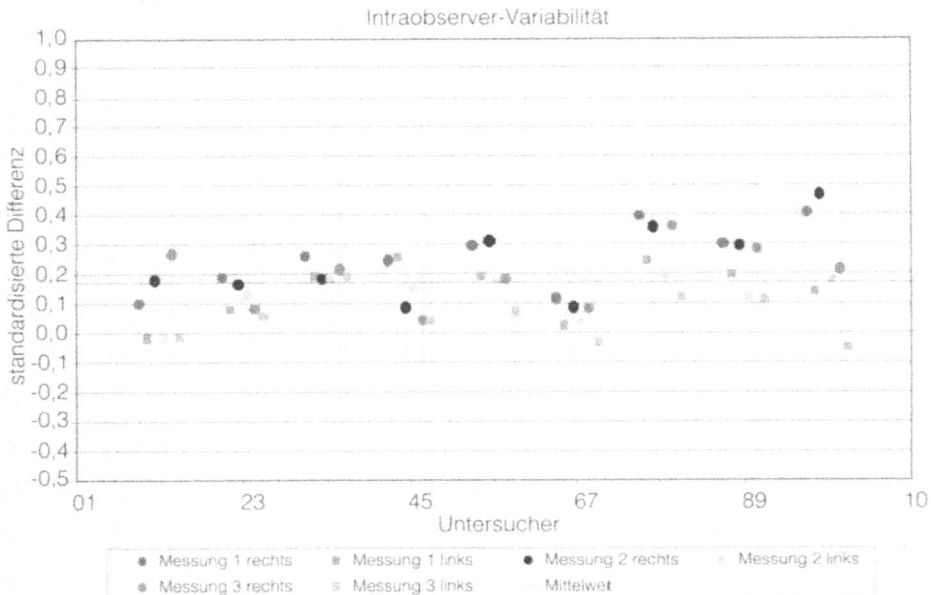

(F = 0,5) eine Reduktion des systematischen Fehlers um 29 % erreichen. Bei der Bestimmung der Intraobserver-Variabilität ergibt sich als individueller Fehler eine maximale Schwankungsbreite von 27 %. Erstaunlich für uns war, dass das Volumen des linken Schilddrüsenlappens signifikant genauer bestimmt wurde als das des rechten. Die genannten Abweichungen vom Referenzvolumen sollten als Unsicherheitsfaktoren in der prätherapeutischen Dosimetrie berücksichtigt werden. Durch den Einsatz des 3D-Ultraschalls ließe sich nicht nur der methodische Fehler vermeiden, sondern auch der individuelle reduzieren. Allerdings ist die Methode für die klinische Routine derzeit zu zeitintensiv.

## Literatur

[1] Brunn et al., Volumetrie der Schilddrüsenlappen mittels Real-time Sonographie. DtschMedWochenschr (1981) 106: 1338–40.

## 2.20 Möglichkeiten und Grenzen der Feinnadelaspirationszytologie bei der Abklärung knotiger Läsionen der Schilddrüse

*J. Calvi, A. Niendorf*

## Einleitung

Die Feinnadelaspirationszytolgie (FNAZ) stellt die Methode der Wahl zur Abklärung knotiger Läsionen der Schilddrüse dar. Sie ist für den Patienten wenig belastend, einfach durchzuführen und außerordentlich kostengünstig. Unter der Voraussetzung, dass ein „sampling error" ausgeschlossen werden kann, liegt die Rate der falsch positiven bzw. falsch negativen Befunde unter 5 %. Trotzdem, und ohne alternativen technisch-diagnostischen Ansatz, wird die Präzision der diagnostischen Aussage der FNAZ immer wieder in Frage gestellt. Dies ist durch eine unzureichende Probengewinnung, Probenbeurteilung und durch eine unzureichende Kommunikation des klinischen Hintergrundes und des zytomorphologischen Untersuchungsergebnisses bedingt.

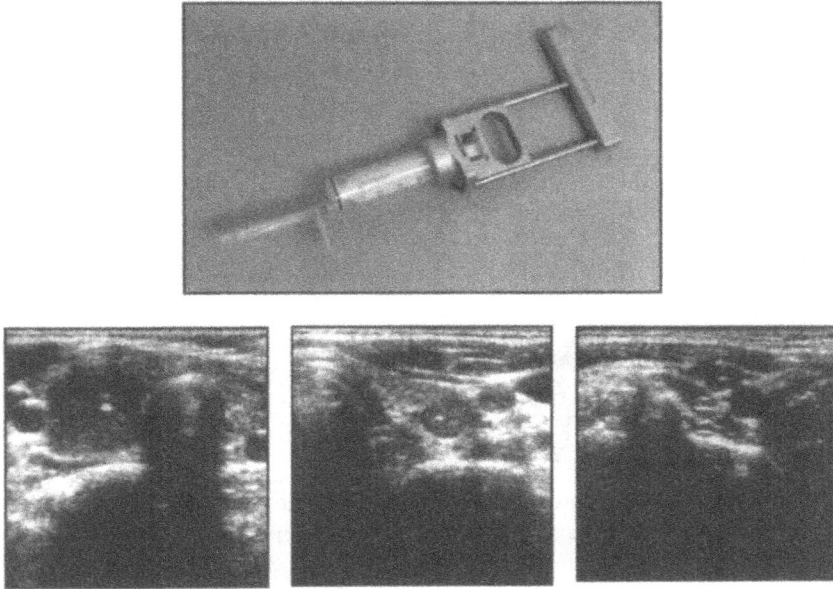

Abb. 1: Punktionshalterung (Cameco 20 ml) und Nadelspitze im Zentrum eines Knotens.

## Punktion

Die Punktion erfolgt ultraschallgesteuert (Abb. 1). Als bevorzugtes Instrument wird die Punktionshalterung von Cameco (20 ml) verwendet. Die Spritze selbst sollte so abgedichtet sein, dass ein entsprechendes Vakuum aufgebaut werden kann, um damit Material zu aspirieren. Ein Schallkopf mit einem breiten Schallfenster erleichtert die Lokalisation der Nadelspitze im Zentrum des Knotens (Abb. 1 und 2). Erst wenn dies gegeben ist, erfolgt die Aspiration. Ein fächerförmiges Vorgehen (schnelles vor- und zurückziehen der Nadel bei wechselndem Anstellwinkel) führt zu keinen guten Ergebnissen. Sofern primär zu wenig aspiriert wird, ist es besser, bei erhaltenem Unterdruck die Nadel auf einer zentralen Achse (also bei konstantem Anstellwinkel) vor- und zurückzubewegen.

## Ausstrich

Der Ausstrich sollte unmittelbar im Anschluss erfolgen. Wir empfehlen in Abhängigkeit von der gewonnenen Materialmenge zunächst ein Präparat luftzutrocknen und ggfs. ein weiteres Präparat (sofort!) in Alkohol (96 %) zu fixieren. Für den Fall, dass weitere Präparate hergestellt werden können, sollte jeweils eine Hälfte luftgetrocknet und die andere Hälfte alkoholfixiert werden.

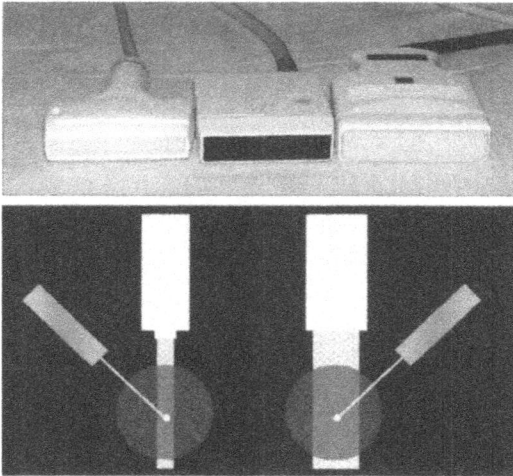

Abb. 2: Verschiedene Schallköpfe und schematische Darstellung der Nadelspitze im Schallfenster. Die Möglichkeit die Nadelspitze zu kontrollieren ist umso größer je breiter der Schallkopf ist.

## Auswertung

Jeder zytomorphologischen Beurteilung sollte als grobes Raster die Einteilung in die vier Gruppen „sicher benigne", „sicher maligne", „unklar bzw. suspekt" und „kein adäquates Material" zugrunde liegen. Damit lassen sich papilläre, medulläre und anaplastische Karzinome, maligne Lymphome und Metastasen sicher im Rahmen der o. a. falsch positiv- bzw. negativ-Raten klassifizieren. Bedingt durch die essenziell von histologischen Kriterien abhängige Diagnose follikulärer Läsionen wird die Gruppe der adenomatösen Knoten, Adenome und minimal- bzw. grob invasiven Karzinome konzeptionell als „follikuläre Neoplasie" zusammengefasst. Der Anteil von Karzinomen beträgt in dieser Gruppe etwa 20 %. Der Anteil nicht diagnostischer Punktate, die der Gruppe „kein adäquates Material" zuzuordnen sind, liegt bei bis zu 25 %. Ob zusätzlich noch spezifisch entzündliche, degenerative oder hyperplastische Veränderungen vorliegen, wird im Sinne eines Zusatzes zu den oben angeführten Kategorien berichtet.

Im Rahmen einer kontinuierlichen klinisch-pathologischen Konferenz kann zunächst die Präparatequalität (Zellzahl, Erhaltungszustand, fixationsabhängige Färbung) kontrolliert werden. Nur durch eine direkte Beurteilung kann der Kliniker selbst das Verständnis für die Beschaffenheit eines diagnostischen Austrichs gewinnen und somit die Qualität seiner Punktate kontinuierlich verbessern. Durch Angaben zum klinischen Aspekt erhält der Pathologe Informationen zur allgemeinen klinischen Situation, zur Frage, ob der Knoten überhaupt verlässlich beurteilbar war

## Bei welchen Läsionen ist die Zytodiagnostik der Schilddrüse verlässlich?

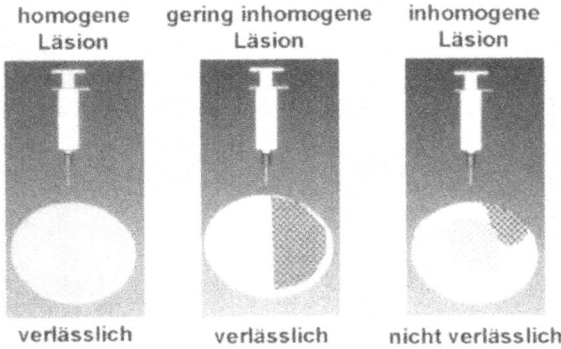

| homogene Läsion | gering inhomogene Läsion | inhomogene Läsion |
|---|---|---|
| verlässlich | verlässlich | nicht verlässlich |

Abb. 3: Schematische Darstellung der Homogenität verschiedener Schilddrüsenknoten und deren Einfluss auf die Verlässlichkeit einer FNAZ.

(siehe Abb. 3), zum sonomorphologischen Aspekt und zu den relevanten Laborwerten. Gemeinsam kann dann der eigentliche zytomorphologische Aspekt, d. h. die Komposition des Ausstrichpräparates sowie die zellulären Merkmale beurteilt werden. (Die Diskussion spezieller zytologischer Kriterien ist nicht Gegenstand dieser Arbeit.) Dieser interdisziplinäre Ansatz führt zu einem Höchstmaß an verfügbarer Information. Er erlaubt u. a. eine Plausibilitätskontrolle sowohl aus der Sicht des Klinikers als auch aus der Sicht des Pathologen. Gemeinsam kann auf dieser Ebene auch die Qualitätskontrolle erfolgen. Diese ergibt sich, allerdings häufig erst mittel- bis langfristig, aus dem klinischen Verlauf und im Falle einer erfolgten Operation anhand des histopathologischen Untersuchungsergebnisses. Im Idealfall werden FNAZ und das Operationspräparat durch den selben Pathologen untersucht.

## Zusammenfassung

Zusammenfassend ist die FNAZ geeignet, um einen Schilddrüsenknoten bzgl. der Frage einer Operationsindikation zu beurteilen. Dabei kann die Karzinomdiagnose (mit Ausnahme der follikulären Läsionen) genauso wie die definitive Bestätigung, dass es sich um eine benigne Läsion handelt, mit hoher Präzision gestellt werden. Im Falle eines zytomorphologisch unklaren Aspektes bzw. einer nicht adäquaten Probengewinnung muss die Punktion wiederholt werden. Es wird immer um die Gratwanderung gehen, eine Operation zu vermeiden ohne das Ziel der höchstmöglichen Sensitivität bzgl. einer Malignomdiagnose zu verfehlen.

## 2.21 Therapie der euthyreoten Iodmangelstruma (Struma diffusa et nodosa) mit Iodid täglich 200 µg versus Iodid wöchentlich 1500 µg versus einer Kombination aus Iodid 150 µg und Levothyroxin 50 µg – Zwischenergebnisse einer prospektiven randomisierten Anwendungsstudie –

*B. Quadbeck, D. Graf, S. Hahn, U. Roggenbuck, R. Hörmann, O. E. Janssen, K. Mann*

## Einleitung

Bei dieser kontrollierten, prospektiven, stratifizierten, randomisierten Studie im Parallelgruppendesign handelt es sich um eine vergleichende Anwendungsstudie (Phase IV) mit zugelassenen Medikamenten (200 µg Iodid täglich versus 1500 µg Iodid wöchentlich versus einer Kombination aus 150 µg Iodid und 50 µg Levothyroxin) zur Fragestellung einer Veränderung des Struma-bzw. Knotenvolumens unter Therapie. Hersteller der Präparate und Sponsor der Studie ist die Firma Henning, Berlin.

Primäre Zielkriterien sind:

1. Ist eine Therapiekombination Iodid und Levothyroxin wirksamer als die alleinige Therapie mit Iodid bzgl. der Rückbildung des Struma-/Knotenvolumens (Überlegenheitsnachweis)?
2. Ist die einmalige wöchentliche Gabe von Iodid genauso wirksam wie dessen tägliche Gabe bzgl. der Rückbildung des Struma-/Knotenvolumens (Äquivalenznachweis)?

Der Hauptteil der Studie beträgt pro Patient 2 Jahre mit einem Follow-up von weiteren 2 Jahren. Die Patientenrekrutierung erfolgt in einer internistisch-nuklearmedizinische Praxisgemeinschaft in Lüneburg und in der Abteilung für Endokrinologie des Universitätsklinikums Essen.

Folgende Einschluss- und Ausschlusskriterien liegen der Studie zugrunde: Einschlusskriterien:

- Männliche und weibliche Patienten
- Alter > 18 Jahre und < 60 Jahre
- Euthyreote Stoffwechsellage mit normalem TSH (0.3–3.0 mU/l)
- Ausschluss einer Schilddrüsenautonomie mittels Szintigraphie, ggf. Suppressions-Szintigraphie (Tc-Uptake < 1.6%)

Ausschlusskriterien:

- Einnahme schilddrüsenwirksamer Medikamente oder Kontrastmittelgabe während der letzten 12 Monate
- Nachweis einer Iodkontamination (Iodurie > 250 µg/g Kreatinin)
- Strumavolumen > 100 ml
- Autonomie der Schilddrüse
  - Tc-Uptake > 1.6% unter Suppressionsbedingungen
  - TSH < 0.3 mU/l ohne Levothyroxin-Medikation
- Andere Strumaursachen als Iodmangelstruma (M. Basedow, Autoimmunthyreoiditis)
- Erhöhte Antikörper (TPO-Ak > 70 IU/l, Tg-Ak > 40 IU/l)
- Z. n. ablativen Therapien (Radioiodtherapie oder Schilddrüsenoperation)
- Schwangerschaft, Stillzeit
- Unverträglichkeit von Iod
- Alkohol-, Drogen- oder Medikamentenabhängigkeit
- Schwere Allgemeinerkrankungen (z. B. dialysepflichtige Niereninsuffizienz, NYHA III–IV)

Inzwischen konnten 260 Patienten (229 Frauen, 31 Männer) in die Studie eingeschlossen werden. Derzeit haben 47 Patienten die Studie regulär nach 2 Jahren beendet, 186 Patienten befinden sich noch im Beobachtungszeitraum der 2 Jahre. Die Drop-out Rate beträgt 10%.

Die meisten Patienten sind jünger als 40 Jahre (siehe Altersverteilung Tab. 1). 127 Patienten wiesen beim Einschluss in die Studie ein Strumavolumen ≤ 30 ml auf, die restlichen 133 Patienten hatten ein initiales Strumavolumen zwischen 31 und 50 ml (Tab. 2).

Nach stratifizierter Randomisierung wurden 85 Patienten mit Iodid 200 µg/tgl (Jodetten 200 Henning®), 86 Patienten mit Iodid Depot (Jodetten Depot Henning®) sowie weitere 89 Patienten mit einer Kombination aus Iodid und Levothyroxin (Thyronajod Henning®) behandelt. Tab. 3 zeigt die Aufteilung in die jeweiligen Therapiegruppen nach Struma diffusa, uni- und multinodosa.

Tabelle 1: Altersverteilung

| Alter | Therapie | | | Total |
|---|---|---|---|---|
| | Jodetten 200 | Jodetten depot | Thyronajod | |
| ≤ 40 Jahre | 47 | 47 | 49 | 143 |
| > 40 Jahre | 38 | 39 | 40 | 117 |
| Total | 85 | 86 | 89 | 260 |

Tabelle 2: Initiales Strumavolumen

| Volumen Struma | Therapie | | | Total |
|---|---|---|---|---|
| | Jodetten 200 | Jodetten depot | Thyronajod | |
| $\leq$ 30 ml | 43 | 43 | 41 | 127 |
| 31–50 ml | 43 | 44 | 46 | 133 |
| Total | 86 | 87 | 87 | 260 |

Tabelle 3: Aufteilung in die jeweiligen Therapiegruppen nach Struma diffusa, uni- und multinodosa

| Struma | Therapie | | | Total |
|---|---|---|---|---|
| | Jodetten 200 | Jodetten depot | Thyronajod | |
| diffusa | 33 | 37 | 34 | 104 |
| uninodosa | 30 | 27 | 32 | 89 |
| multinodosa | 22 | 22 | 23 | 67 |
| Total | 85 | 86 | 89 | 260 |

## Analysen

Ermittelt wurden initial Alter, Geschlecht, Tc-Szintigraphie, sowie Schilddrüsenvolumen und Knotengrösse durch Sonographie, TSH, fT4, TPO-Ak, TRAK, Tg-Ak, Iodurie/Kreatinin nach 0, 2, 6, 12 und 24 Monaten.

## Zwischenergebnisse

Bereits 2 Monaten nach Therapiebeginn (Termin 2, Abb. 1) ist eine signifikante Volumenreduktion der Struma zu verzeichnen ($p < 0.01$). Im weiteren Studienverlauf (nach 1 Jahr) ist die Volumenreduktion der Struma weiterhin signifikant, es bestehen jedoch über den gesamten Beobachtungszeitraum bislang keine signifikanten Unterschiede zwischen den drei Therapiearten.

## Schilddrüsenknoten

Bei Therapieeinschluss hatten 156 Patienten (60%) Schilddrüsenknoten (n = 52 in der Gruppe Jodetten 200 Henning®, n = 49 in der Gruppe Jodetten Depot Henning® und n = 55 in der Gruppe Thyronajod Henning®). Im Verlauf eines Jahres kann bei allen drei Therapiearten eine tendenzielle Abnahme des Knotenvolumens beobachtet werden, ohne dass ein signifikanter Unterschied zwischen den einzelnen Therapiear-

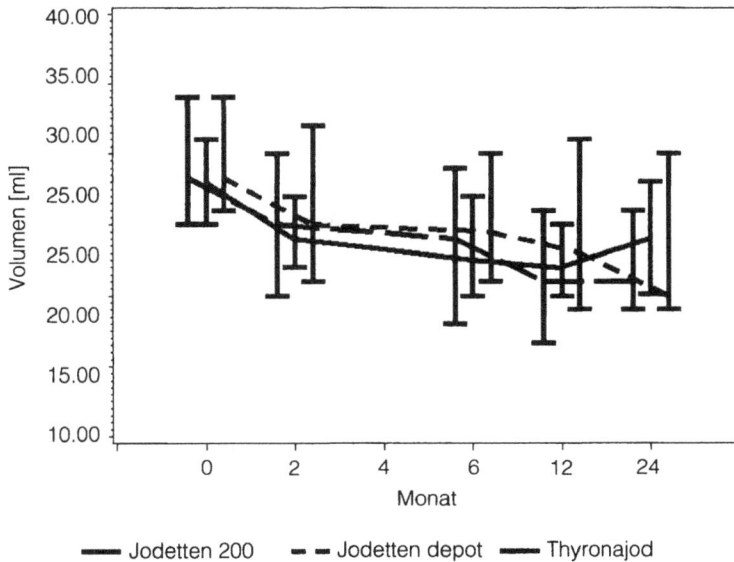

Abb. 1: Strumavolumen über 2 Jahre.

ten besteht. Die Auswertung eines Langzeiterfolges (2 Jahre) unter der Therapie steht aus, da die meisten Patienten (n = 186) die Studie nach 2 Jahren noch nicht beendet haben.

Im Beobachtungszeitraum traten bislang unter der laufenden Therapie insgesamt 22 Knoten neu auf, ohne dass sich ein signifikanter Unterschied zwischen den einzelnen Therapieoptionen abzeichnet (p = 0.23). Die relative Häufigkeit neu aufgetretener Knoten ist bislang in allen drei Therapiegruppen vergleichbar (Anzahl neu aufgetretener Knoten n = 10 in der Gruppe Jodetten 200 Henning®, n = 7 in der Gruppe Jodetten Depot Henning®, n = 5 in der Gruppe Thyronajod Henning®).

## Zusammenfassung

Die Volumenreduktion diffuser und nodöser Strumen ist unter der Therapie mit Jodetten 200 täglich, Jodetten Depot 1.5 g/Woche und Thyronajod 50 täglich schon zwei Monate nach Therapiebeginn und im weiteren Verlauf signifikant und in allen drei Therapiearmen vergleichbar. Im ersten Jahr nimmt auch das Knotenvolumen bei allen drei Therapiegruppen ab. Neu aufgetretene Knoten sind in allen drei Therapiearmen gleich häufig. Die Auswertung des Langzeiterfolges der laufenden Studie steht aus.

## 2.22 Knoten und Strumaprävalenz bei Patienten mit Akromegalie – Einfluss der Behandlung durch Senkung der GH und IGF-1-Spiegel

B. L. Herrmann, H. Baumann, O. E. Janssen, R. Goerges, K. W. Schmid, K. Mann

### Einleitung

Neben den typischen klinischen Stigmata der Akromegalie (Weichteilschwellung, erhöhte Schweißneigung, hervorstehende Orbitawülste, Makroglossis etc.) wird das erhöhte Mortalitätsrisiko durch kardiovaskuläre Komplikationen, das Schlafapnoe-Syndrom und durch eine erhöhten Neoplasieneigung des Kolons, der Mamma, der Prostata als auch der Schilddrüse determiniert. Die genaue Prävalenz von morphologischen und funktionellen Schilddrüsenerkrankungen bei Akromegalie ist bislang unklar.

### Patienten und Methode

Wir untersuchten in unserer Klinik 73 akromegale Patienten (Alter 55 ± 13 Jahre, Mittelwert ± SD) im Vergleich zu einer altersentsprechenden Kontrollgruppe (54 ± 1 Jahre) im selben Iodmangelgebiet. Diese nicht-akromegalen Freiwilligen (n = 199) wurden im Rahmen eines Schilddrüsen-Screeningtests in der selben Klinik untersucht.

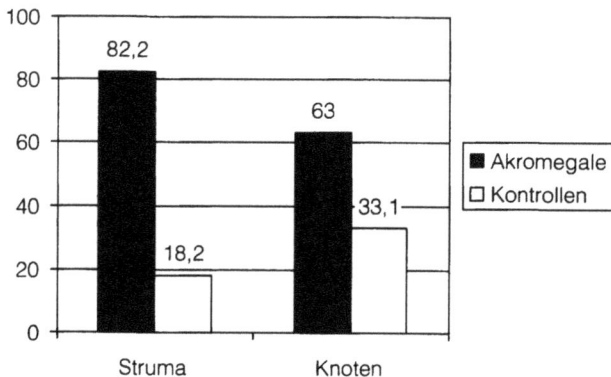

Abb. 1: Prävalenz von Strumen und Schilddrüsenknoten bei Patienten mit Akromegalie (n = 73) im Vergleich zu nicht-akromegalen Kontrollen (n = 199).

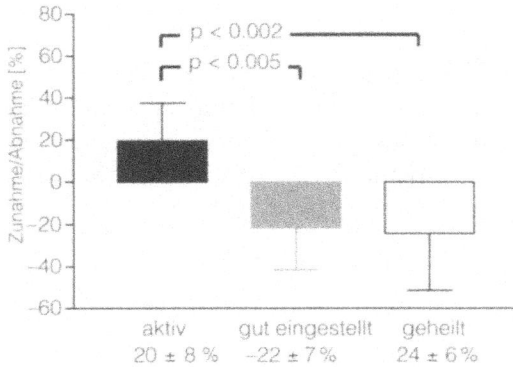

Abb. 2: Verlauf des Schilddrüsenvolumens nach 7 ± 4 Jahren bei 37 neu diagnostizierten Patienten mit Akromegalie, die aktiv blieben, durch Somatostatinanaloga gut eingestellt waren und durch Resektion des Hypophysenadenoms und/oder Bestrahlung geheilt waren.

## Ergebnisse

Zum Zeitpunkt der Untersuchung waren 52 akromegale Patienten (71.2 %) aktiv, 17 (23.3 %) geheilt und 4 (5.5 %) waren mit Somatostatinanaloga gut eingestellt („well controlled"). 82.2 % dieser gemischten Gruppe von Akromegalen (n = 73) und 90.4 % der aktiven Akromegalen (n = 52) hatten eine signifikant höhere Struma-Prävalenz als die Vergleichsgruppe (18.1 %, $p < 0.001$). Schilddrüsenknoten wurden in der gemischten Gruppe der Akromegalen in 63.0 % und in 71.2 % bei aktiven Akromegalen gefunden (33.1 % in der Kontrollgruppe, $p < 0.001$). 19 (26.0 %) Akromegale hatten kühle Knoten. Bei 4 Akromegalen (5.5 %) wurde ein Schilddrüsenkarzinom diagnostiziert (3 papilläre und 1 follikuläres). Bei 9 (12.5 %) Akromegalen bestand eine Schilddrüsenautonomie, von denen 5 klinisch relevant waren. Die Krankheitsdauer korrelierte, wenn auch schwach, mit dem Schilddrüsenvolumen ($r = 0.54$, $p < 0.0056$).

37 neu diagnostizierte Akromegale wurden über einen Zeitraum von 7.3 ± 4.1 Jahren beobachtet. 5 (13.5 %) dieser Patienten blieben aktiv, 8 (21.6 %) waren „well controlled" mit Somatostatinanaloga und 24 (64.9 %) wurden geheilt. Das Durchschnittsalter, die Geschlechtsverteilung, die Erkrankungsdauer und das Schilddrüsenvolumen (aktiv: 46 ± 11 ml; „well controlled": 42 ± 7 ml; geheilt: 45 ± 5 ml) unterschieden sich nicht innerhalb dieser drei Gruppen. Bei Patienten mit aktiver Akromegalie stieg das Schilddrüsenvolumen um 19.5 ± 8.1 % an. Demgegenüber nahm dies bei gut eingestellten und geheilten Patienten ab ($-21.5 ± 7.1 \%$, $p < 0.005$ und respektive $-24.2 ± 5.7$, $p < 0.002$). Der Verlauf des Schilddrüsenvolumens war unabhängig vom TSH-Spiegel, der Iod oder Levothyroxineinnahme. Der Verlauf der Knoten war im Gegensatz zum Schilddrüsenvolumen unabhängig von der Krankheitsaktivität und der Behandlung.

## Zusammenfassung

Die Prävalenz von Strumen und Schilddrüsenknoten ist bei Patienten mit Akromegalie signifikant erhöht. Nach erfolgreicher Therapie nimmt das Schilddrüsenvolumen ab. Die Prävalenz eines Schilddrüsenkarzinoms lag in unserem Kollektiv bei
5.5 %, so dass in Zusammenschau aller Befunde eine sorgfältige Schilddrüsendiagnostik bei Patienten mit Akromegalie zwingend erforderlich ist.

## 2.23 Operationstechniken zur Schilddrüsenresektion unter Einbeziehung des Ultraschallskalpells – Ergebnisse bei 100 Patienten

K. Witzel

## Einleitung

Bei etwa 5 % der Bevölkerung treten funktionelle und morphologische Veränderungen der Schilddrüse auf, wobei die Häufigkeit regional unterschiedlich ist. Die in die
Studie einbezogene Bevölkerung lebt in einer Iodmangelregion. Iodmangel gilt als
die Hauptursache der endemischen Struma. Die Entstehung der nichtendemischen
Struma wird auf eine Vielzahl verschiedener pathogenetischer Mechanismen zurückgeführt.

Die Zahl der Schilddrüseneingriffe in Deutschland bleibt auf einem hohen Niveau,
trotz Aufklärungskampagnen und großen Initiativen von medizinischen Fachgesellschaften über die notwendige Iodversorgung.

Die Ansichten bezüglich des Resektionsausmaßes bei der euthyreoten nodösen
Struma variieren von der klassischen beidseitigen subtotalen Resektion und der
funktions- und morphologieorientierten Schilddrüsenresektion bis zur radikalen
Thyreoidektomie. Einigkeit besteht dahingehend, dass es das Ziel von Schilddrüsenoperationen sein muss, alle morphologischen Veränderungen und Funktionsstörungen des Organs unter Wahrung einer möglichst niedrigen Morbidität sicher zu beseitigen. Im Bezug auf mögliche Rezidive bietet die Thyreoidektomie dafür die besten
Voraussetzungen. Während im angelsächsischen Raum diese Ansicht zunehmend
auch in die Praxis umgesetzt wird, findet sie auf dem europäischen Festland wenige
Befürworter.

Die sogenannten typischen Komplikationen der klassischen Schilddrüsenchirurgie belegen, dass Innovationen und Verfeinerungen der Operationstechnik notwendig sind. In unserer Arbeit versuchen wir zu zeigen, dass die Verwendung eines Ultraschallskalpells die Operationsqualität verbessern kann.

## Material und Methode

Im Herz-Jesu-Krankenhaus Fulda und in der HELIOS St. Elisabeth Klinik Hünfeld wurden im Rahmen dieser Arbeit vom 1.5.2002 bis 1.5.2003 108 Schilddrüsenoperationen durchgeführt. Die in die Studie eingebrachten Patienten wurden in standardisierter Technik von einem Operateur behandelt. Die Voraussetzung zur Aufnahme in die Studiengruppe war eine euthyreote Stoffwechsellage bei endemischer Struma, kein Rezidiveingriff, keine vorbestehende Rekurrensparese sowie unauffällige Gerinnungsparameter. Patienten mit signifikanter Komorbidität (Kriterien nach Studienprotokoll), die Einfluss auf die zu erhebenden Parameter hätte haben können, wurden ausgeschlossen. Patienten mit malignen Befunden wurden ebenfalls nicht in das Studienkollektiv aufgenommen.

Alle Patienten wurden bezüglich der Operationsmethode prospektiv randomisiert. Die erste Gruppe wurde in konventioneller Technik operiert. Die Blutstillung und Gefäßunterbindung erfolgte hier ausschließlich durch Ligaturen und bipolaren Elektrokauter. In der zweiten Beobachtungsgruppe wurde zusätzlich der Ultracision®-Haken der Firma Ethicon® verwandt. Die dritte Patientengruppe wurde statt dessen mit der Ultracision®-Schere der Firma Ethicon® operiert. Die Ergebnisse wurden durch die Anzahl der intraoperativ benötigten Kompressen und Ligaturen, die OP Dauer, das Gewicht des Präparates, Drainageninhalt am 2. postoperativen Tag und weitere Parameter versucht zu verifizieren. Ein Sauger wurde in keinem Fall verwendet. Eine Redon-Saugdrainage legten wir ein. Bei einem größeren Resektionsausmaß (Hemithyroidektomie, Near total-Resektion oder partieller Resektion mit der Möglichkeit einer Annäherung an den N. laryngeus recurrens) wurde der N. laryngeus recurrens dargestellt, je nach anatomischer Situation unter Mithilfe eines Neuromonitoring. Der Zug der Saugdrainage erfolgte am Morgen des 2. postoperativen Tages mit Dokumentation des Drainageninhaltes. Die durchschnittliche stationäre Aufenthaltsdauer betrug 4,1 Tage.

## Ergebnisse

Bei den 108 untersuchten Patienten handelte es sich um 62 Frauen und 46 Männer. Bezüglich der Resektionsausmaße wurden 3 Thyroidektomien, 41 Hemithyroidektonien mit kontralateraler Teilresektion, 48 beiderseitige Teilresektionen sowie 16 einseitige (Teil-)Resektionen durchgeführt. Hier zeigte sich eine Normalverteilung in Hinsicht auf die Randomisierung. Das durchschnittliche Präparatgewicht lag bei 68 Gramm (13−234 Gramm).

42 Patienten wurden in konventioneller Technik operiert; 34 unter Verwendung des Ultracision®-Hakens und 32 unter Verwendung der Ultracision®-Schere.

Der statistische Vergleich der beiden Geräte zur Ultraschalldissektion zeigte in Bezug auf Operationsdauer, Blutungsausmaß, verwendete Ligaturen und postoperativem Verlauf keine Signifikanzen, so dass sich die weitere statistische Auswertung nur auf den Vergleich der konventionellen Operationstechnik mit der Ultraschalldissektion bezieht.

Verglichen wurde zunächst die Dauer der Operation, also die Schnitt-Naht-Zeit. Das Ultraschallskalpell wurde nach dem Hautschnitt zur Dissektion aller Strukturen eingesetzt. Die statistische Auswertung ergab sehr signifikante ($p < 0.01$) Vorteile dieser Technik im Vergleich zur Operation ohne Ultraschalldissektor.

Um auch die materialwirtschaftlichen Aspekte zu berücksichtigen, zählten wir die bei jeder Operation notwendigen Gefäßunterbindungen. In diesem Punkt unterscheiden sich die Ultraschall-Operationstechniken signifikant ($p < 0,05$) voneinander. Die Verwendung des Schereninstrumentes (Abb. 1), das in der von uns verwandten Ausführung nicht resterilisierbar ist, führt durch einen differenzierteren Druck auf größere Gefäße zu einer erwartungsgemäß besseren Blutstillung. Hier wurden im Durchschnitt 5,2 Ligaturen benötigt, während bei der Verwendung des wiederverwendbaren Hakens 9,7 Ligaturen erforderlich waren. Insgesamt zeigte sich auch hier ein sehr signifikanter Vorteil der Ultraschall-Resektionstechnik gegenüber der konventionellen Operationsmethode.

Zur Objektivierung der Blutungsintensität zählten wir die zur intraoperativen Blutstillung notwendigen komplett verfärbten Kompressen und verglichen den Inhalt

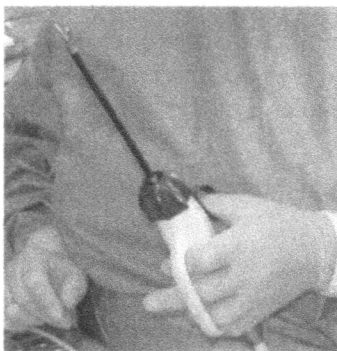

Abb. 1: Die Ultracision®-Schere der Firma Ethicon®.

Tabelle 1: Zusammensetzung des untersuchten Patientengutes (n = 108)

|  | konventionell | OP mit Ultraschallskalpell | Gesamtdurchschnitt |
|---|---|---|---|
| OP-Dauer | 78 min. | 63 min. | 68 min. |
| Kompressen | 16,6 | 4,4 | 8.5 |
| Ligaturen | 26,4 | 8,2 | 14,3 |
| Drainageninhalt | 94 ml | 43 ml | 61 ml |

der routinemäßig eingelegten Redon-Saugdrainage am 2. postoperativen Tag. Beim Vergleich der Ultraschall-Resektionstechnik mit der konventionellen Operation ergab sich bezüglich der intraoperativen Blutung ein hochsignifikanter (p < 0,001) Vorteil und bezüglich der postoperativen Blutung ein sehr signifikanter Vorteil (p < 0,01) der Ultraschalltechnik.

Im gesamten Studienkollektiv zeigte sich keine Rekurrensparese und auch keine Nachblutung.

## Diskussion

In den neunziger Jahren hat die Verwendung von Ultraschallskalpellen in Deutschland in der endoskopischen und auch offenen Chirurgie eine nahezu flächendeckende Verbreitung gefunden. Ein Vorteil dieser Technik ist die subjektiv schonender imponierende Gewebsdissektion und der Aspekt der Blutstillung beim Schneiden.

Das Erlernen und die Verwendung dieser Technik stellt für den erfahrenen Schilddrüsenchirurgen kein Problem dar. Eine sogenannte „Lernkurve" konnten wir bei den von uns untersuchten Patientendaten nicht beobachten.

Wie bei der Verwendung des Elektrokauters stellten wir uns die Frage, ob auch durch die Ultraschalldissektion signifikante Gewebsnekrosen provoziert werden und dadurch auch ein höheres Risiko für eine Nervenläsion besteht. Zu dem Aspekt der thermischen Nekrosen haben wir stichprobenartige histopathologische Untersuchungen von 10 Resektaten der Schilddrüse veranlasst, die keine übergreifenden Gewebsnekrosen zeigten. Zur wissenschaftlichen Verifikation dieser These sind jedoch noch Daten weiterer Studien erforderlich. In unserem Kollektiv zeigte sich keine Parese des N. laryngeus recurrens, so dass auch hier die Untersuchung größerer Fallzahlen sinnvoll erscheint.

Unsere Ergebnisse zeigen eindrucksvoll, dass die Verwendung von Ultraschallskalpellen eine Qualitätsverbesserung darstellt. Dass die Verwendung von Einmalinstrumentarium aufgrund der Verkürzung der OP-Zeit unter ökonomischen Aspekten sinnvoll ist, erscheint mir unwahrscheinlich. Auch hierzu sind weitere Studien mit dieser Fragestellung notwendig. Die resterilisierbaren Haken stellen unter dem Kosten-Nutzen Aspekt einen signifikanten Vorteil dar: Die OP-Dauer verkürzt sich und die Kosten an Verbrauchsmaterial sinken. Daher könnte die Anschaffung eines Ultraschallskalpells selbst dann sinnvoll sein, wenn dieses nur für Schilddrüsenoperationen genutzt würde. Allerdings ist davon auszugehen, dass auf Grund der bereits erwähnten Verbreitung dieser Instrumente in der deutschen Chirurgie eine Neuanschaffung überwiegend nicht notwendig ist.

Wie wir mit unseren Daten zeigen konnten, führt der Einsatz der Ultraschalldissektion zu einer Qualitätsverbesserung der Schilddrüsenchirurgie, die auch in anderen Arbeiten bestätigt werden konnte. Gleichzeitig kann eine Kostenersparnis durch die Verwendung dieses Verfahrens erreicht werden. Auch hierzu existieren prospektiv randomisierte Studien mit großen Patientenzahlen, die zum gleichen Ergebnis kommen.

Dennoch ist festzuhalten, dass man aus der Verwendung der Ultraschalldissektionstechnik keine Ideologie machen sollte: so ist z. B. die Präparation in der Nähe des Nervus laryngeus recurrens mit der Schere und dem Präpariertupfer oftmals sicherer. Die Ultraschalldissektion ist nicht bei jedem Patienten das optimale Operationsverfahren, aber sie ist eine wichtige und wesentliche Ergänzung der Schilddrüsenchirurgie.

## Literatur

[1] Frilling A.: Schilddrüsenchirurgie – Gutartige Erkrankungen der Schilddrüse Chirurg (2001) 72: 1378–1391.
[2] Meurisse M., Defechereux T., Maweja S., Degauque C., Vandelaer M., Hamoir E.: Évaluation de l'utilisation du dissecteur ultrasonique Ultracision en chirurgie thyroïdienne. Étude prospective randomisée Ann Chir 2000 Jun; 125 (5): 468–72.
[3] Siperstein A. E., Berber E., Morkoyun E.: The use of the harmonic scalpel vs conventional knot tying for vessel ligation in thyroid surgery Arch Surg 2002 Feb; 137(2): 137–42.
[4] Voutilainen P. E., Haglund C. H.: Ultrasonically activated shears in thyroidectomies: a randomized trial. Ann Surg 2000 Mar; 231 (3): 322–8.

# 2.24 Endoskopische Schilddrüsenchirurgie – Indikation, Technik, Ergebnisse

*F. G. Messenbäck, M. Bergmann, A. Gruber, P. Metzger*

## Einleitung

Neben Blinddarm, Gallenblase und Leistenbruch zählt die Schilddrüse zu den am häufigsten operierten Organen. Eine der Hauptindikationen für eine Operation sind Knotenbildungen wie kalte Knoten und autonome Adenome. Zur sicheren feingeweblichen Beurteilung der Dignität ist oft die chirurgische Entfernung selbst kleiner Knoten, meist in Form einer Hemithyreoidektomie, erforderlich. Das geschieht in der Regel über einen queren Schnitt an der Vorderseite des Halses. Dieser seit 100 Jahren standardmäßig verwendete, nach Theodor Kocher benannte Zugang bietet den Vorteil guter Übersichtlichkeit und Operierbarkeit auch großer Strumen, birgt jedoch den Nachteil einer Narbe an optisch ungünstiger Stelle.

Der vordere Bereich des Halses ist eine kosmetisch äußerst sensible Region. Selbst bei problemloser Heilung zieht eine Narbe in diesem Bereich die Blicke anderer auf sich, ganz zu schweigen bei Störungen der Wundheilung und bei Ausbildung von Keloiden. Narbige Einziehungen und wulstartige Schwellungen können für die betroffenen Patienten psychisch belastende Faktoren darstellen.

Hauptsächlich Frauen werden an der Schilddrüse operiert – meist in einem Alter, in dem ein gutes kosmetisches Ergebnis eine nicht zu unterschätzende Rolle spielt. Nicht nur für diejenigen, die im öffentlichen Leben stehen und auf Kosmetik und Ästhetik ihres Erscheinungsbildes achten müssen, kann eine auffällige Narbe im vorderen Halsbereich limitierend wirken.

## Konventionelle Schilddrüsenchirurgie

Seit dem Beginn der Schilddrüsenchirurgie in der letzten Hälfte des 19. Jahrhunderts gab es keine wesentlichen Neuerungen den chirurgischen Zugang betreffend. Schilddrüsenresektionen werden durch einen 6 bis 10 cm langen queren Schnitt ausgeführt. Um ausreichenden Zugang zu erhalten, ist die Bildung eines Hautlappens mit Durchtrennung von vorderen Halsvenen, Platysma und Fascia cervicalis superficialis erforderlich. Unabhängig vom Ausmaß der Pathologie bedingt schon die Präparation des kranialen Pols und des dorsalen Bereiches eine entsprechende Größe dieser Inzision.

Die wesentlichen Ziele der Operation bestehen in der dauerhaften Beseitigung der zugrunde liegenden Schilddrüsenerkrankung und in der Vermeidung typischer Komplikationen wie Recurrensparese, Hypoparathyroidismus und Rezidiv. Innovationen in der Präparationstechnik (kapselständige Präparation, Darstellung und Schonung von Nervus laryngeus recurrens und Epithelkörperchen) und situationsadaptiertes Resektionsausmaß trugen wesentlich dazu bei, dass Schilddrüsenresektionen zu den sicheren und komplikationsarmen Eingriffen zählen. Von der Hand des Spezialisten durchgeführt, stellt sie eine effektive und zuverlässige Behandlungsmethode bei vielen Schilddrüsenerkrankungen dar. Die feine und subtile Präparations- und Operationstechnik mit Hilfe der Lupenbrille, die vorsichtige Darstellung und Identifizierung aller wesentlichen zu schonenden Strukturen und das optionale intraoperative Neuromonitoring des Stimmbandnerven sind weitere Neuentwicklungen zur Vermeidung eingriffstypischer Komplikationen.

Der Zugang über den Kocher'schen Schnitt gilt als Goldstandard. In den letzten Jahren gab es zunehmend Bestrebungen, durch Anpassung der Schnittlänge an das zu entfernende Schilddrüsengewebe das postoperative Ergebnis kosmetisch günstiger zu gestalten. So können im vorderen Schilddrüsenbereich gelegene Knoten über minimal invasive offene Zugänge entfernt werden. Auch machen videoassistierte Techniken mit Schnittlängen bis zu 3 cm die Entfernung von Schilddrüsenlappen mit kleinen Knoten möglich, die unvorteilhafte Position der Narbe ändert sich jedoch nicht.

Zielsetzungen für eine deutliche Verbesserung des kosmetischen Resultates sind die Minimierung der Schnittlänge und die Verlagerung der Narbe an eine kosmetisch günstigere Stelle. Die endoskopischen Verfahren tragen dem in Form unterschiedlicher Ansätze Rechnung.

## Endoskopische Schilddrüsenchirurgie

### Entwicklung

Laparoskopische Verfahren erfuhren seit Beginn der 90er Jahre zunehmend Verbreitung. Die endoskopische Chirurgie des Halses hingegen ist ein neues Gebiet der minimal invasiven Chirurgie, das bisher zu keiner nennenswerten Bedeutung gelangte. Erste Hinweise über endoskopische Nebenschilddrüsenchirurgie finden sich in der Literatur 1996 (Gagner et al.). Die erste endoskopische Entfernung eines Schilddrüsenlappens wurde 1997 berichtet (Hüscher et al.). Diese späte und zögerliche Anwendung lässt sich auf mehrere Gründe zurückführen. Im Gegensatz zu endoskopischen Eingriffen in der Bauch- oder Brusthöhle geschieht die Präparation in einem embryologisch zwar vordefinierten, für den Eingriff dennoch künstlich zu schaffenden sekundären Raum in den Verschiebeschichten zwischen den einzelnen

Halsfaszien. In der minimal invasiven Chirurgie gelten diese Schichten als „no man's land", und es mangelt noch an der Vorstellung, diese für endoskopische Präparationen nutzen zu können. Skepsis besteht insbesondere darüber, ob kosmetische Vorteile die aufwändigere Präparation rechtfertigen.

Aufgrund der Kleinheit des Raumes und der erforderlichen subtilen Darstellung von Epithelkörperchen und Stimmbandnerv kann das Verfahren durchaus als mikrochirurgisch bezeichnet werden. Dieser Umstand und die hohen Anforderungen an die motorische Koordinationsfähigkeit des Operateurs erhöhen den Schwierigkeitsgrad des Eingriffs. Zur sicheren Durchführung bedarf es zum einen ausreichender Erfahrung in der offenen Schilddrüsenchirurgie, insbesondere im Hinblick auf die Schonung der Stimmbandnerven, zum anderen sind Kenntnis und Übung in anderen minimal invasiven Operationsmethoden (z. B. laparoskopische Gallenblasen-, Dickdarm- und Bruchoperationen) Voraussetzung.

Die Strukturen erscheinen auf dem Bildschirm in bis zu 100facher Vergrößerung. Trotz der anfangs ungewohnten Sicht auf die anatomischen Details ermöglicht diese fast mikroskopische Darstellung auf dem Monitor sehr präzises Operieren. Die Zusammenstellung des Instrumentariums muss an den kleinen Präparationsraum adaptiert werden. Erst endoskopische Mini-Instrumente erlauben minimale Inzisionen mit kosmetischen Vorteilen und die sichere und exakte Präparation der zu schonenden Strukturen.

Endoskopische Chirurgie ist dann gerechtfertigt, wenn kosmetische und/oder funktionelle Vorteile erzielt werden können. Sie muss des Weiteren sicher und weniger invasiv durchführbar sein und das gleiche chirurgische Resultat erbringen wie das adäquate offene Verfahren. Eine neue Methode wird erst dann akzeptiert, wenn sie gegenüber der herkömmlichen eine deutliche Verbesserung des Ergebnisses bietet. Bei endoskopischen Operationen am Hals liegt diese in der vorteilhafteren Kosmetik.

## Varianten der minimal invasiven Schilddrüsenchirurgie

Endoskopische Eingriffe an der Schilddrüse werden derzeit weltweit nur von wenigen Chirurgen angeboten. Vor allem Kollegen aus Japan und Italien haben sich dieses Themas angenommen. In Japan beschäftigen sich bereits 20 Zentren mit der neuen Technik. Unterschiedlichste Zugänge finden Anwendung, alle lassen jedoch ein gemeinsames Ziel erkennen:

1. Minimierung der Schnittlänge
2. Verlagerung der Inzision an eine kosmetisch günstigere Stelle

Endoskopische Operationen im Halsbereich werden in zwei Typen eingeteilt:

1. Rein endoskopische Operationen, charakterisiert durch meist drei Mini-Inzisionen, die Verwendung von Trokaren und Insufflation von $CO_2$ und
2. Verfahren, die videoassistierte gaslose Techniken benutzen.

Jede dieser Vorgehensweisen bietet Vor- und Nachteile. In kosmetischer Hinsicht sind die endoskopischen Verfahren den videoassistierten überlegen, weil sie kleine Inzisionen an entfernten bzw. kosmetisch günstigeren Stellen ermöglichen.

Bei den gaslosen videoassistierten Verfahren wird unter videoskopischer Sicht und unter Zuhilfenahme mikrochirurgischer Instrumente versucht, den Zugang kleiner zu halten als bei der konventionellen Operation. Die Narbe kommt dennoch im gut sichtbaren vorderen Halsbereich zu liegen. Auch werden bei dieser Methode zwei oder drei Assistenzen zur Einstellung des Operationsgebietes benötigt.

Die endoskopischen Techniken verwenden in der Regel Insufflation von $CO_2$, um einen für die Präparation angemessenen Raum zu schaffen. Hier findet man die größte Bandbreite an Zugangswegen. Neben dem nahe liegenden zervikalen Zugang werden vor allem aus dem asiatischen Raum axilläre, transmammäre und subklavikuläre Zugänge berichtet. Letztere bieten im Halsbereich zwar narbenfreie Verhältnisse, haben jedoch den Nachteil einer langstreckigen und weiträumigen Tunnelierung, um überhaupt am Zielorgan operieren zu können. Bei Nichtgelingen der endoskopischen Präparation enden diese Verfahren wahrscheinlich mit multiplen Inzisionen. Darüber hinaus stellt sich die Frage, ob diese Techniken überhaupt die Ansprüche der minimal invasiven Chirurgie erfüllen

## Eigene Erfahrung

### Endoskopische zervikale Schilddrüsenchirurgie: Methoden
### Endoskopische Lobektomie, Endoskopische Resektion:

Die Operation wird rein endoskopisch komplettiert, das Präparat über die laterale Inzision mit Hilfe eines Bergesäckchens geborgen.

### Endoskopisch assistierter lateraler Zugang:

Endophase: Die Mobilisierung von unterem und oberem Pol geschieht endoskopisch, ebenfalls die Präparation des dorsalen Bereiches, soweit dies ohne erhöhtes Risiko möglich ist.

Offene Phase: Luxierung des mobilisierten SD-Lappens durch gering erweiterte laterale Inzision, Fertigstellung der Operation durch Präparation des dorsalen Bereiches und des N. recurrens über die Mini-Inzision.

## Operationstechnik

Im Bereich des Jugulums wird für den ersten 5 mm Trokar eine quere 7 mm-Inzision angelegt. Danach erfolgt die Einbringung des 5 mm Trokars und die Insufflation von $CO_2$ bis 6 mm Hg. Dieser Trokar dient während der gesamten Operation als Zugang für die 4 mm 30 Grad-Optik. Mit Hilfe der Optik erfolgt die weitere stumpfe Präparation nach kranial und lateral durch Wegschieben von Bindegewebe. Nach Erzielung eines ausreichenden Raums zwischen Faszie und Muskulatur wird lateral im Bereich einer Halsfalte am Sternokleidomastoideusvorderrand ein weiterer 5 mm-Zugang unter Sicht gesetzt. 2 mm Zugänge werden median in Höhe des Cricoids und lateral kaudal angebracht. Nach Eröffnen der Linea alba colli wird die Muskulatur vom Schilddrüsenlappen abgedrängt. Nach Präparation des Isthmus wird dieser mit der Ultraschallschere durchtrennt. Unter Mobilisierung des Schilddrüsenlappens nach medial werden die in die Schilddrüse einstrahlenden Äste der Art. thyreoidea inferior präparatorisch dargestellt. Deren Durchtrennung erfolgt erst nach eindeutiger Identifizierung des N. recurrens. Bei entsprechender Lage wird bei diesem Präparationsschritt das untere Epithelkörperchen gesehen. Unter Zug nach kaudal wird der obere Pol präpariert. Nach lateraler, dorsaler und medialer Freistellung werden die Äste der Art. thyreoidea superior präpariert und zwischen Klips oder mit der Ultraschallschere kapselständig durchtrennt. Die weitere Mobilisierung des kranialen Pols erfolgt unter Präparation des oberen Epithelkörperchens. Erst nach Mobilisierung des oberen Pols lässt sich der Schilddrüsenlappen ideal nach medial luxieren und der dorsale Bereich durch angemessene Gewebespannung übersichtlich präparieren. Ist durch schwierige Verhältnisse eine übermäßige Ausdehnung der Operationszeit vorhersehbar oder das Risiko zu groß, wird die Operation endoskopisch assistiert beendet. Über Schnitterweiterung an der lateralen 5 mm-Inzision auf im Mittel 2,5 cm wird der mobilisierte Schilddrüsenlappen luxiert. Die Komplettierung der Lobektomie erfolgt über die Mini-Inzision.

Ansonsten werden unter exakter Darstellung und Schonung des N. recurrens die oberen Äste der Art. thyreoidea inf. durchtrennt und der Schilddrüsenlappen von der Trachea abpräpariert.

## Patienten

Von März 2001 bis November 2003 wurden 93 Patienten an der Abteilung Chirurgie Schwarzach über einen minimal invasiven zervikalen Zugang endoskopisch operiert. Die Volumina der resezierten Schilddrüsenlappen betrugen im Mittel 15,6 ml (11 bis 30 ml). Die Größe der so entfernten Knoten lag im Durchschnitt bei 23 mm (15 bis 30 mm). Bei Indikation zu einseitiger Resektion mit Knoten < 30 mm boten wir die Methode nach sorgfältiger Aufklärung an. Alle Patienten, denen wir diese Vorgehensweise vorschlugen, willigten ein. Als Methoden wurden 22 endoskopische Lobektomien, drei endoskopische Resektionen und 68 Lobektomien über einen endoskopisch assistierten lateralen Zugang durchgeführt. Die Operationsdauer lag im Mittel bei 130 min (60 bis 240 min) und war entsprechend steigender Erfahrung und besserer Instrumentenausstattung deutlich rückläufig. Das anfangs beobachtete subkutane Emphysem ($CO_2$ Insufflationsdruck von 10 mm Hg) im Hals- und Gesichtsbereich war spätestens nach 24 Stunden abgeklungen. Mit dem seit dem 10. Patienten verwendeten Insufflationsdruck von 5−6 mm Hg, verbunden mit kürzerer Operationsdauer, konnte das Emphysem in den meisten Fällen vermieden werden.

## Indikationen

Um bestmögliche Ergebnisse zu erzielen, spielt in der endoskopischen Chirurgie die sorgfältige Auswahl der Patienten eine zentrale Rolle Die wesentlichsten Faktoren dafür sind Art und Größe der Pathologie, präoperativ diagnostiziert mit Szintigraphie, Sonographie und Feinnadelpunktion.

1. Einseitige Operationsindikation: Bei erforderlicher zweiseitiger Resektion erweist sich der herkömmliche Zugang nach Kocher als sinnvoll, da präoperativ nicht vorauszusagen ist, ob die Operation rein endoskopisch zu Ende gebracht werden kann. Eine beidseitige endoskopische Operation würde jedoch den kosmetischen Effekt relativieren.
2. Knoten bis 3 cm: Ein solitärer Knoten, kalt oder autonom, mit einer Größe bis 3 cm ist zurzeit die beste Indikation für diese Technik. Größere Knotenbildungen erschweren die endoskopische Präparation wegen des minimalen Präparationsraumes und der zu erwartenden reduzierten Übersichtlichkeit. Zur Bergung größerer Präparate wäre ohnehin eine großzügigere Schnittführung angezeigt.
3. Rezidivierende Zysten mit einem größeren Durchmesser sind ebenfalls gut geeignet, da durch intraoperative Punktion eine Verkleinerung des Knotens erzielt werden kann.
4. Befunde, die schwierige Präparation und fehlende Schichten erwarten lassen, stellen eine Kontraindikation dar. Dazu zählen Rezidiveingriffe und Thyreoiditis. Von der Operation gesicherter Malignome sollte bis auf weiteres ebenfalls Abstand genommen werden.

## Schlussbemerkung

Die zervikale endoskopische Schilddrüsenresektion ist eine technisch mögliche und sichere minimal invasive Methode mit sehr gutem kosmetischen Ergebnis. Endoskopische Schilddrüsenoperationen gelten zurzeit weder als Standard noch als Routineeingriff. Auch bestehen große Einschränkungen bezüglich der Indikation. Im Augenblick ist dieses Verfahren nur bei einer Minderzahl von Patienten mit Schilddrüsenknoten anwendbar (im eigenen Krankengut 18%). Nur mit richtiger Indikations-stellung sind beste Ergebnisse zu erzielen. Bei diesen Bestrebungen geht es nicht darum, den Kocher'schen Kragenschnitt an sich in Frage zu stellen, sondern gerade in Zeiten, geprägt von Fettabsaugung, Lifting, Botoxinspritzung und Silikonimplan-tat, kosmetisch günstigere Alternativen anzubieten, sofern es die Indikation erlaubt. Diesbezüglich bringt die endoskopische Methode einen wirklichen Vorteil. Da im Unterhautgewebe keine Durchtrennung von Blutgefäßen und Muskelschichten er-folgt, sind in den ersten Tagen nach der Operation keine nennenswerten Wund-schwellungen zu beobachten. Bei Kontrolluntersuchungen waren die 2 mm kleinen Stiche nicht mehr zu sehen. Der seitliche Hauptschnitt integriert sich kaum merklich in eine Hautlinie. Nackenschmerzen, wie sie oft nach „normalen" Schilddrüsenope-rationen lagerungsbedingt auftreten, werden bei dieser endoskopischen Methode von den Patienten nicht berichtet.

Gerade zur Entfernung kleiner, einseitig bestehender Knotenbildungen der Schild-drüse bietet sich die minimal invasive Technik in geübten Händen als schonende Operationsvariante an. Neben den medizinischen Erfordernissen berücksichtigt sie auch kosmetische Aspekte und trägt dem allgemeinen Trend hin zu mehr Ästhetik Rechnung. Die bisherigen Ergebnisse geben Anlass, die Zukunft dieser Methode mit Optimismus zu betrachten. Dennoch muss hervorgehoben werden, dass derzeit die Indikationen begrenzt und weitere Erfahrungswerte nötig sind, um die Rolle des Verfahrens zur Behandlung verschiedener Schilddrüsenerkrankungen genauer zu de-finieren. Ein interessanter Aspekt ist die Kombination unterschiedlicher minimal-invasiver Zugangsvarianten, um situationsbedingt das jeweils beste kosmetisch mög-liche Ergebnis zu erzielen.

Welchen Weg der Chirurg letztendlich wählt, primärer Stellenwert kommt dem chi-rurgischen Ergebnis, der Komplikationsvermeidung und gegebenenfalls onkologi-schen Kriterien zu. Nur unter diesem Gesichtspunkt haben Bemühungen um bessere Kosmetik ihre Berechtigung.

# 3 Zufallsbefund Schilddrüsenkarzinom

## 3.1 Epidemiologie des Schilddrüsenkarzinoms bei veränderter Iodversorgung

*Chr. Reiners, U. Mäder, M. Geling, M. Luster, J. Farahati*

### Inzidenz und histologische Typen weltweit

Das Schilddrüsenkarzinom ist zwar der häufigste maligne endokrine Tumor, aber mit einem Anteil von ca. 1 % an allen bösartigen Geschwülsten insgesamt eher selten. So steht das Schilddrüsenkarzinom in Deutschland bei Frauen an 13. Stelle der Häufigkeit maligner Tumoren und bei Männern an 20. Stelle [17]. In den letzten drei Jahrzehnten steigt die Inzidenz des Schilddrüsenkarzinoms weltweit leicht an, wobei die Mortalität nach den Daten des US-amerikanischen SEER Cancer Registry dabei leicht abnimmt [18].

Zu berücksichtigen ist allerdings, dass die Inzidenz der malignen Schilddrüsentumoren erhebliche geographische und ethnische Unterschiede aufweist. So wird sie unter der philippinischen Bevölkerung Hawaiis beispielsweise mit 150 Neuerkrankungen/ Mio./Jahr, hingegen in Großbritannien mit 6−15 Neuerkrankungen/Mio./Jahr angegeben [14]. In Deutschland ist nach dem Saarländischen Krebsregister und dem epidemiologischen Register des Tumorzentrums an der Universität Würzburg von einer Inzidenz von 20−30 Neuerkrankungen/Mio./Jahr auszugehen [16]. Frauen erkranken etwa zwei- bis dreimal häufiger mit Ausnahme des medullären Karzinoms, wo es nur geringe geschlechtsspezifische Unterschiede gibt.

Die Inzidenz der von den Follikelzellen ausgehenden − häufig als differenzierte Tumoren zusammengefassten − papillären (PTC) und follikulären (FTC) Karzinome sowie der undifferenzierten anaplastischen (ATC) und der von den parafollikulären Zellen ausgehenden medullären (MTC) Karzinome unterscheidet sich weltweit ebenfalls deutlich.

Tabelle 1: Prozentuale Verteilung der verschiedenen histologischen Typen [11]

| Histologischer Typ | BRD 1996 (n = 2537) | USA 1996 (n = 4862) |
| --- | --- | --- |
| papillär | 66,4 % | 80,8% |
| follikulär | 27,2 % | 14,3 % |
| medullär | 2,8 % | 3,2 % |
| anaplastisch | 3,6 % | 1,7 % |

Tab. 1 gibt die prozentuale Verteilung der verschiedenen histologischen Typen des Schilddrüsenkarzinoms auf der Grundlage der sog. Patient Care Evaluation Studies im Vergleich zwischen der BRD und den USA wider [11].

Der Anteil der differenzierten Karzinome überwiegt deutlich; unter diesen ist das papilläre Karzinom am häufigsten. Es fällt auf, dass in den USA der Anteil papillärer Karzinome höher und der Anteil follikulärer Karzinome niedriger ist als in Deutschland.

## Inzidenz und histologische Typen in Abhängigkeit von der Iodversorgung

Die Inzidenz differenzierter Schilddrüsenkarzinome scheint generell nicht von der Iodversorgung der Bevölkerung abzuhängen [6]. Allerdings beeinflusst die Iodaufnahme die Verteilung der histologischen Typen der Schilddrüsenkarzinoms maßgeblich. So kann es als gesichert gelten, dass der Anteil anaplastischer Schilddrüsenkarzinome mit steigender Iodzufuhr abnimmt. Außerdem überwiegen mit zunehmender Iodaufnahme papilläre die etwas aggressiveren follikulären Karzinome [6].

Tab. 2 fasst die in der Literatur berichteten Daten zur relativen Inzidenz der verschiedenen histologischen Typen des Schilddrüsenkarzinoms im Iodmangel und bei besserer Iodzufuhr zusammen.

Aus der Schweiz, Italien und Österreich wird berichtet, dass das anaplastische Schilddrüsenkarzinom im Iodmangel häufiger war als bei später verbesserter Iodzufuhr. Die in Tab. 2 zusammengefassten Studien aus Italien, Schweden, Österreich, Polen und Unterfranken zeigen, dass follikuläre Schilddrüsenkarzinome bei schlechterer Iodversorgung häufiger sind und bei verbesserter Iodzufuhr zugunsten der papillären Karzinome an Häufigkeit abnehmen. Nur eine Studie aus Tasmanien ergibt ein abweichendes Bild: Hier scheint die Häufigkeit papillärer Karzinome im Iodmangel größer zu sein und zu einer Zunahme der Häufigkeit follikulärer Karzinome bei verbesserter Iodzufuhr zu führen. Zu dieser Studie ist allerdings kommentierend anzumerken, dass − im Gegensatz zu allen anderen berichteten Daten − die Iodmangelsituation chronologisch der Situation mit ausreichender Iodzufuhr folgte, da es in Tasmanien nach Unterbrechung eines Iodierungsprogramms und damit vorübergehend verbesserter Iodversorgung wieder zu einer Iodmangelsituation kam. Aus den in der Tab. 2 dargestellten Ländern wird ansonsten eine sich im Laufe der Zeit verbessernde Iodversorgung berichtet.

Deshalb könnte die Beobachtung aus Tasmanien darauf hinweisen, dass die Zunahme der Häufigkeit papillärer Schilddrüsenkarzinome weltweit nicht unbedingt auf der sich verbessernden Iodversorgung beruht, sondern ein Phänomen darstellt,

Tabelle 2: Schilddrüsenkarzinom-Typen und Iodversorgung (ATC = anaplastisches, FTC = follikuläres, PTC = papilläres Schilddrüsenkarzinom)

| Autor/Jahr | Region | Iodmangel | bessere Iodzufuhr |
|---|---|---|---|
| Bubenhofer 1977 | Scheiz | ATC + | ATC − |
| Belfiore 1987 | Süditalien | ATC + FTC + | PCT + |
| Franceschi 1993 | Italien | | PTC + |
| Harach 1995 | Argentinien | | PTC + |
| Galanti 1995 | Schweden | FTC + | PTC + |
| Petterson 1996 | Schweden | FTC + | PTC + |
| Bacher-Stier 1997 | Österreich | ATC + | PTC + |
| Farahati 1999 | Unterfranken | FTC + | PTC + |
| Burgess 2000 | Tasmanien | PTC + | FTC + |
| Lind 2002 | Österreich | FTC + | PTC + |
| Huszno 2003 | Polen | FTC + | PTC + |

das anderen Einflussfaktoren unterliegt (z. B. der im Laufe der Zeit verbesserten Diagnostik).

Aus dem epidemiologischen Register des Tumorzentrums an der Universität Würzburg ist auf der Basis von dort registrierten 1.183 Fällen zu berichten, dass die altersstandardisierten Inzidenzraten des Schilddrüsenkarzinoms für Frauen im Zeitraum 1983−2000 von 23/Mio./Jahr auf 49/Mio./Jahr zunehmen, während die Inzidenzraten bei Männern mit 20 Mio./Jahr unverändert bleiben. Abb. 1 stellt den Trend der Veränderung der Häufigkeit der histologischen Typen des Schilddrüsenkarzinoms im Zeitverlauf dar. Deutlich erkennbar ist, wie der Anteil papillärer Karzinome von 56 % auf 76 % zunimmt und der Anteil follikulärer Karzinome von 31 % auf 21 % abnimmt. Ausgeprägt ist auch die Abnahme der Häufigkeit anaplastischer Schilddrüsenkarzinome von 13 % auf 3 %.

Die Häufigkeit papillärer Schilddrüsenkarzinome (76 % aktuell) liegt damit in der gleichen Größenordnung wie in anderen Regionen mit ausreichender Iodversorgung, wie z. B. den USA (vgl. Tab. 1). Allerdings ist anzumerken, dass nach aktuellen Untersuchungen der Iodausscheidung an 466 nicht vorbehandelten Probanden, die am Ultraschall-Screening der Schilddrüseninitiative Papillon teilgenommen haben, nur 42 % der Teilnehmer eine ausreichende Iodversorgung aufwiesen. Bei 33 % war nach den Kriterien der WHO ein Iodmangel ersten Grades, bei 18 % zweiten Grades und bei 5 % dritten Grades festzustellen; 2 % wiesen bei der Messung der Iodausscheidung aus dem Spontanurin aktuell eine Iodüberversorgung auf. Insofern sind die beobachteten Effekte der Verschiebung der Anteile der histologischen Typen des Schilddrüsenkarzinoms offensichtlich nicht ausschließlich mit einer verbesserten Iodversorgung in Zusammenhang zu bringen.

In diesem Zusammenhang sollte nicht unerwähnt bleiben, dass sowohl bei Männern als auch bei Frauen im Zeitraum von 1983 bis 2000 eine Abnahme des Lebensalters

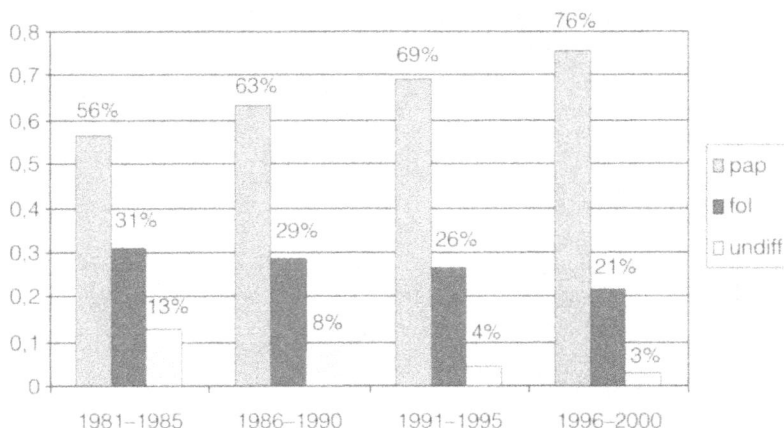

Abb. 1: Prozentuale Verteilung der histologischen Typen des Schilddrüsenkarzinoms: Unterfranken 1983–2000 (n = 1183); pap = papillär, fol = follikulär, undiff = anaplastisch.

zum Zeitpunkt der Erstdiagnose des Schilddrüsenkarzinoms festzustellen ist (von durchschnittlich ca. 55 Jahren auf etwa 47 Jahre). Dieser Effekt ist wahrscheinlich auf die verbesserte Diagnostik und den konsequenten Einsatz der hoch auflösenden Sonographie zurückzuführen. Seit langem ist bekannt, dass sich bei jüngeren Patienten – relativ gesehen – häufiger papilläre als follikuläre Schilddrüsenkarzinome finden. Dies ist möglicherweise darauf zurückzuführen, dass die Entstehung follikulärer Karzinome über den Zwischenschritt follikulärer Adenome abläuft, während papilläre Karzinome bereits häufig in frühen Lebensjahrzehnten als sog. okkulte Mikrokarzinome angelegt sind [8].

## Schlussfolgerungen

Weltweit ist ein leichter Trend zur Zunahme der Inzidenz von Schilddrüsenkarzinomen festzustellen. Dabei nimmt der Anteil papillärer Karzinome zu Ungunsten der follikulären und anaplastischen Karzinome zu. Statistisch erscheint ein Zusammenhang der Änderung der Häufigkeitsverteilung mit der sich verbessernden Iodversorgung als wahrscheinlich. Allerdings können diesen Beobachtungen ursächlich auch andere Mechanismen (wie z. B. die verbesserte Diagnostik) zugrunde liegen. Es erscheint deswegen als notwendig, in Zusammenhang mit ohnehin zu fordernden, systematischen, landesweiten Untersuchungen zur Iodversorgung der Entwicklung der Häufigkeit der verschiedenen Typen der Schilddrüsenkarzinome ein besonderes Augenmerk zu schenken.

# Literatur

[1] Bacher-Stier C., Riccabona G., Totsch M., Kemmler G., Oberaigner W., Moncayo R. Incidence and clinical characteristics of thyroid carcinoma after iodine prophylaxis in an endemic goiter country. Thyroid (1997) 7: 733−741.

[2] Belfiore A., La Rosa G. L., Padova G., Saa L, Ippolito O., Vigneri R. The frequency of cold thyroid nodules and thyroid malignancies in patients from an iodine-deficient area. Cancer (1987) 60: 3096−3102.

[3] Bubenhofer R., Hedinger C. Thyroid neoplasms before and after the prophylactic supplementation of table salt with iodine. Schweiz Med Wochenschr (1977) 107: 733−741.

[4] Burgess J. R., Dwyer T., McArdle K., Tucker P., Shugg D. The Changing Incidence and Spectrum of Thyroid Carcinoma in Tasmania (1978−1998) during a Transition from Iodine Sufficiency to Deficiency. J Clin Endocrinol Metabol (2000) 85: 1513−1517.

[5] Farahati J., Reiners Chr. Besonderheiten des Schilddrüsenkarzinoms bei Kindern. Der Nuklearmediziner (2001) 5: 323−331.

[6] Feldt-Rasmussen U. Iodine and cancer. Thyroid (2001) 11: 483−486.

[7] Franceschi S., Boyle P., Maisonneuve P., L. Vecchia C., Burt A. D., Kerr D. J., Mac Farlane G. J. The epidemiology of thyroid carcinoma. Crit Rev in Oncogen (1993) 4: 25−52.

[8] Franssila K. O., Harach H. R. Occult papillary carcinoma of the thyroid in children and young adults. A systemic autopsy study in Finland. Cancer (1986) 58: 715−719.

[9] Galanti M. R., Sparen P., Karlsson A., Grimelius L., Ekbom A. Is residence in areas of endemic goiter a risk factor for thyroid cancer. In Jl of Cancer (1995) 61: 615−621.

[10] Harach H. R., Williams E. D. Thyroid cancer and thyroiditis in the goitrous region of Salta, Argentina, before and after iodine prophylaxis. Clin Endocrinol (1995) 43: 701−706.

[11] Hölzer S., Reiners Chr., Mann K., Bamberg M., Rothmund M., Dudeck J., Stewart A. K., Hundahl S. A.: Patterns of care for patients with primary differentiated carcinoma of the thyroid gland treated in Germany during 1996. U.S. and German Thyroid Cancer Group. Cancer (2000) 89: 192−201.

[12] Huszno B., Szybinski Z., Przybylik-Mazurek E., Stachura J., Trofimiuk M., Buziak-Bereza M., Golkowski F., Pantoflinski J. Influence of iodine deficiency and iodine prophylaxis on thyroid cancer histotypes and incidence in endemic goiter area. J Endocrinol Invest (2003) 26: 71−76.

[13] Lind P., Kumnig G., Heinisch M., Igerc I., Mikosch P., Gallowitsch H. J., Kresnik E., Gomez I., Unterweger O., Aigner H. Iodine supplementation in Austria: methods and results. Thyroid (2002) 12: 903−907.

[14] Parkin D. M., Muir C. S., Whelan S. L., Gao Y. T., Ferlay J., Powell J. Cancer incidence in five continents. International Agency of the Florida Cancer Data System registry. Ann Epidem (2000) 10: 4−30.

[15] Petterson B., Coleman M. P., Ron E., Adami H. O. Iodine supplementation in Sweden and regional trends in thyroid cancer indicende by histopathologic type. Int J Cancer (1996) 65: 13−19.

[16] Reiners Chr., Farahati J. I-131 therapy of thyrod cancer patients. Quart J Nucl Med (1999) 43: 324−355.

[17] Reiners Chr., Allolio B., Beckmann G., Biko J., Blind E., Farahati J., Flentje M, Geling M., Griesser H., Hamelmann W., Luster M., Mäder U., Meyer T., Reimer P., Schneider P., Timm S., Timmermann W., Weißinger F. Diagnostik, Therapie und Nachsorge des Schilddrüsenkarzinom. UNI-MED Bremen 2003.

[18] Ries L. A. G., Eisner N. P., Kosary C. L., Henkey B. F., Miller B. A., Clegg E., Mariotto A., Fay M. P., Feuer E. J., Edwards B. K. (eds.): SEER Cancer Statistics Review, 1975−2000. National Cancer Institute Bethesda, M. B., http://seer.cancer.goph/csr/1975_2000,2003

## 3.2    Therapie des okkulten Schilddrüsenkarzinoms

*P. E. Goretzki, B. Lammers*

## Definition und Vorkommenshäufigkeit:

Klinisch okkulte Schilddrüsenkarzinome werden als kleine, bis 1cm große Tumoren definiert, die zufällig in einer sonst nicht malignitätsverdächtigen Schilddrüse entdeckt werden. Dies kann durch genaues Aufarbeiten einer zur histologischen Befundung übersandten operativ entfernten Struma geschehen oder durch die spezielle Untersuchung von Tumormarkern wie dem carcinoembryogenen Antigen (CEA) oder dem Serum-Calcitonin. Das Serum-Thyreoglobulin ist als Tumormarker hierbei im Falle einer noch vorhandenen Schilddrüse ohne Bedeutung, und kann keine „okkulten differenzierten Schilddrüsenkarzinome" nachweisen oder ausschließen [2, 13].

Nicht zu den klinisch okkulten Schilddrüsenkarzinomen gehören alle Tumoren über 1 cm und alle Tumoren, die als auffällige Knoten aufgrund ihrer Größe, des Wachstumsverhaltens oder eines spezifischen Ultraschallbefundes (echoarm; echoarm mit zusätzlichen Verkalkungen) bzw. einer fehlenden Iodspeicherfähigkeit (kalter Knoten) abgeklärt werden und präoperativ schon als verdächtig für das Vorliegen eines Malignoms einzustufen sind [10].

Die Häufigkeit von Schilddrüsenkarzinomen ist relativ unabhängig von der Häufigkeit gutartiger Strumen in der Gesamtbevölkerung und schwankt weltweit zwischen 4–10 Fällen pro $10^5$ Einwohnern (Tab. 1). Die Inzidenz von Schilddrüsenkarzinomen nimmt dabei mit dem Alter zu und in Autopsiestudien werden in etwa 30–50 pro $10^5$ Autopsien Schilddrüsenkarzinome entdeckt [6, 10, 14].

Wenn wir in Deutschland von einer Struma-nodosa-Prävalenz bei Erwachsenen von etwa 20% ausgehen, die in Kolumbien sogar bei 30% und in den USA bei nur 4% liegt, wird die Wahrscheinlichkeit, dass ein klinisch nachweisbarer Knoten maligne ist, demnach zwischen 0,02 und 0,1% anzugeben sein. Dies rechnerisch als selten einzustufende Ereignis, ein Schilddrüsenkarzinom zu entdecken, entspricht jedoch keinesfalls unserer Erfahrung über die Häufigkeit okkulter Schilddrüsenkarzinome in als gutartig eingestuften, operierten nodösen Strumen, die aufgrund mechanischer Probleme operiert worden sind oder weil sie als kosmetisch störend empfunden wurden.

Tabelle 1: Häufigkeit von Schilddrüsenkarzinomen bei 100.000 Einwohnern und in Relation zur Struma-häufigkeit

| Land | CA/$10^5$ EW | Struma /$10^5$ EW | CA in Struma |
|---|---|---|---|
| USA | 4 | 4,000 | 0,1 % |
| BRD | 6 | 20,000 | 0,03 % |
| Columbia | 7 | 30,000 | 0,02 % |

Die Häufigkeit eines okkulten Malignoms in einer als gutartig eingestuften Struma lag bei den über 4000 Fällen der letzten 16 Jahre zwischen 1,5−4%, wobei der Tumor selten als ein klinisch darstellbarer Knoten aufgefallen war, weitaus häufiger jedoch als ein unauffällig erscheinendes Areal in dem „bunten Bild" eines Knoten-kropfes [10, 11, 14].

## Klinische Bedeutung okkulter Schilddrüsenmalignome

Die klinische Bedeutung eines kleinen, „okkulten" Schilddrüsenkarzinoms wird durch die zugrunde liegende Histologie, die genaue Größe des Herdes, seine mögli-che Lymphknoten- oder Fernmetastasierung sowie durch das Alter des Patienten bei Diagnose bestimmt (Tab. 2) [1, 2, 4−14]. Von all diesen Befunden wird es abhängen, ob eine Operation ohne den Nachweis des malignen Herdbefundes präoperativ, die z. B. als Teilresektion der Schilddrüse einseitig oder beidseitig durchgeführt worden ist, durch eine Zweitoperation (Restthyreoidektomie mit/ohne zentrale Lymphaden-ektomie und bei differenziertem Schilddrüsenkarzinom nachfolgende Radioiodthera-pie) vervollständigt werden soll, oder ob die Gefährdung durch den Tumor so gering ist (z. B. pap. Ca < 1 cm, uninodulär in der Mitte entfernten SD-Gewebes), dass ein rein abwartendes Verhalten mit Ultraschall-Kontrolle und Kontrolle des Serum Thyreoglobulin-Wertes (beim diff. SD-Ca) oder Serum Calcitonin-Wertes (beim me-dullären SD-Ca) ausreicht.

Die Diskussion über eine notwendige Zweitoperation wird deshalb jeweils spezifisch an der gegebenen Histologie und dem Risikoprofil des Patienten orientiert zu führen sein und kann nicht generell entschieden werden [1−3, 9, 10].

Tabelle 2: Variablen, die das Vorgehen nach Diagnose eines okkulten Schilddrüsenkarzinoms be-stimmen

| | |
|---|---|
| Histologie: | Papilläres/Follikuläres/C-Zell-SD-Ca/Anaplastisches Karzinom/Metastase |
| Größe des TU: | T1 < 1 cm/T1 > 1 cm/T2/T3/T4 |
| Patientenalter: | < 45. LJ/ > 45. LJ |
| Voroperation: | Teilresektion/Subtotal Res./Hemithyr. |
| Restgewebe: | Normal/Diffus vergrößert/Multinodulär |

Ein Verzicht auf die Nachoperation wird dabei zusätzlich dann gut zu vertreten sein, wenn die Kontrolle des Rest-Schilddrüsengewebes gut zu beurteilen ist, wie z. B. nach einseitiger vollständiger Schilddrüsen-Entfernung (Hemithyreoidektomie) [9] und wenn sich im Ultraschall die Restschilddrüse in gleicher Textur darstellt und ein möglicher Resttumor frühzeitig mittels Ultraschall oder durch Anstieg spezifischer Tumormarker (sCT) auffällt [8] (Tab. 2).

## Das okkulte differenzierte Schilddrüsenkarzinom

Differenzierte Schilddrüsenkarzinome (pap./fol SD-Ca) sind die häufigsten Schilddrüsenmalignome (Tab. 3), die bei unseren Patienten eines Struma-Endemiegebietes in etwa einem Drittel der Fälle erst postoperativ entdeckt wurden (Tab. 4). Dies bedeutet, dass auch Tumoren über 1 cm, oft präoperativ nicht als mögliche differenzierte Schilddrüsen-Karzinome eingestuft wurden, so dass 27/99 pap. Ca (27 %) und 27/38 foll. Ca (71 %) erst durch die endgültige Histologie als Karzinome nachgewiesen werden konnten. Die Histologie der okkulten Karzinome, nach unserer eigenen Definition also präoperativ nicht verdächtigte Tumoren bis zu 1 cm Größe, zeigte bei 72 Patienten ein papilläres und bei 11 ein follikuläres Karzinom. Das Verhältnis pap/ foll. SD-Ca betrug für die okkulten Zufallsbefunde damit etwa 6 zu 1, für alle Tumoren, unabhängig von ihrer Größe, dagegen nur 3 zu 1. Ähnliche Ergebnisse erbrachte auch eine Erhebung von Hölzner et al. Sie konnten 1996 für die gesamte Bundesre-

Tabelle 3: Verteilungshäufigkeit der Schilddrüsenkarzinome in Deutschland

| | |
|---|---|
| Differenziertes Schilddrüsenkarzinom (papillär und follikulär) | 60−80 % |
| Meduläres (C-Zell)-Karzinom (~ 40 % fam.) | 5−20 % |
| Anaplastisches Karzinom | 1−2 % |
| Andere (Lymphome, Sarkome, Metastasen) | 1−5 % |

Tabelle 4: Diagnose differenzierter Schilddrüsenkarzinome in Düsseldorf 1986−1999

| | PTC | | FTC | |
|---|---|---|---|---|
| | N | (%) | N | (%) |
| Histologischer Zufallsbefund | 99 | (29 %) | 36 | (36 %) |
| Verdächtiger Knoten/Struma | 109 | (32 %) | 36 | (34 %) |
| LK-/Fernmetastasen | 119 | (34 %) | 11 | (10 %) |
| Nicht bekannt | 19 | (5 %) | 20 | (19 %) |
| Gesamt | 346 | (100 %) | 105 | (100 %) |

Tabelle 5: Biologisches Verhalten des papillären Schilddrüsenkarzinoms
Papilläres SD-Karzinom

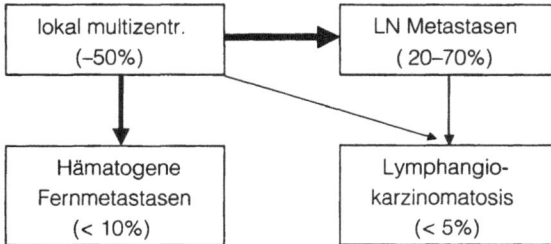

| lokal multizentr.<br>(–50%) | → | LN Metastasen<br>( 20–70%) |
|---|---|---|
| Hämatogene<br>Fernmetastasen<br>(< 10%) | | Lymphangio-<br>karzinomatosis<br>(< 5%) |

Tabelle 6: Biologisches Verhalten des follikulären Schilddrüsenkarzinoms
Follikuläres SD-Karzinom

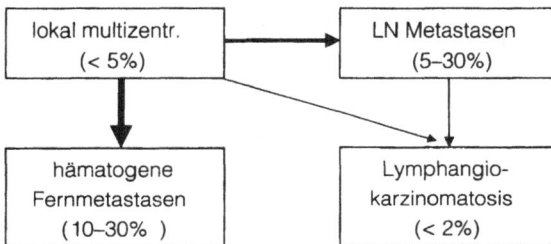

| lokal multizentr.<br>(< 5%) | → | LN Metastasen<br>(5–30%) |
|---|---|---|
| hämatogene<br>Fernmetastasen<br>( 10–30%  ) | | Lymphangio-<br>karzinomatosis<br>(< 2%) |

publik eine Verteilung der diff. SD-Ca von 1685 pap. zu 691 foll. (2,5/1) nachweisen, die jedoch bei den Tumoren bis 1 cm im Verhältnis 8/1 lag. Okkulte differenzierte Schilddrüsenkarzinome bis 1 cm sind somit vorwiegend papilläre Karzinome und weitaus seltener follikuläre.

Die Bedeutung der Unterscheidung zugrunde liegender histologischer Unterformen des differenzierten Schilddrüsenkarzinoms wird besonders durch das unterschiedliche biologische Verhalten der beiden Tumortypen ausgedrückt. Während das papilläre Schilddrüsenkarzinom gehäuft schon multizentrisch in der Schilddrüse entsteht, frühzeitig lymphogen metastasiert und selten hämatogene Fernmetastasen entwickelt (Tab. 5), sind letztere das Hauptproblem des follikulären Schilddrüsenkarzinoms, das meist als isolierter Einzeltumor in der Schilddrüse entsteht (Tab. 6) [1, 6, 9]. Das Ziel der Therapie beim papillären Schilddrüsenkarzinom besteht somit hauptsächlich in der lokalen und lokoregionären radikalen Tumorentfernung und bei der Behandlung des follikulären Karzinoms in der Möglichkeit, Fernmetastasen durch Radioiod effektiv (ausschalten normalen Schilddrüsengewebes) behandeln zu können [10]. Die Bedeutung, Häufigkeit und Therapie-Notwendigkeit von Lymphknotenmetastasen wird beim follikulären Schilddrüsenkarzinom sehr unterschiedlich eingestuft, wobei dies besonders vom Iodangebot der Umgebung abhängt. Während amerikanische

Tabelle 7: Rezidive und Tumor bedingte Todesfälle beim okkulten differenzierten Schilddrüsenkarzinom, Erfahrung der HHU-Düsseldorf
Operationsausmaß bei T1 Tumoren

| T1 Ca.: Rezidive und Mortalität (4,7 J follow-up) | Rezidiv | | Mortalität | |
|---|---|---|---|---|
| Tu-Stadium | < TX / TX | (+ J$^{131}$) | < TX / TX | (+ J$^{131}$) |
| T1 pap. | 0/40 / 2/32 | (6 %) | 0/40 / 0/32 | (0 %) |
| T1 fol. | 0/6 / 0/5 | (0 %) | 0/6 / 0/5 | (0 %) |
| Gesamt | 2/83 | (3 %) | 0/83 | (0 %) |

HHU 1986–98 Mortalität 22/608 (3,6 %)

Veröffentlichungen Lymphknotenmetastasen beim foll. SD-Ca in unter 10 % finden, ist dies nach eigener Erfahrung, abhängig von der Tumorgröße, in bis zu 30 % der Fall gewesen. Diese hatten dann auch prognostische Relevanz, wobei sich die Rezidivwahrscheinlichkeit um das 7-Fache erhöhte [14]. (Abb. 5, 6).

Wichtig für die Entscheidung über Nachoperation oder ein abwartendes Verhalten beim okkulten diff. SD-Ca erscheint uns auch unsere Erfahrung, dass keiner der 83 von uns gesehenen Patienten innerhalb eines Beobachtungszeitraums von im Mittel 4,7 Jahren ein Rezidiv des Tumors zeigte oder gar an seinem Tumor verstarb, unabhängig davon, ob eine totale Thyreoidektomie oder ein eingeschränkteres Vorgehen gewählt worden war (Tab. 7).

Bei größeren Tumoren von 1–3 cm Durchmesser war bei insgesamt 190 Patienten ebenfalls keine (0 %) Letalität zu verzeichnen, in 11/144 (8 %) Patienten mit papillärem und 2/46 (4 %) mit follikulärem SD-Ca war aber ein Rezidiv des Tumors aufgetreten. Abhängig von der Größe des Karzinoms und der Größe der Restschilddrüse empfehlen wir deshalb bei Tumoren unter 1 cm immer ein primär abwartendes Verhalten und bei Tumoren über 1 cm mit Resten normaler Schilddrüse über 4 ml die

Tabelle 8: Empfohlenes Vorgehen nach Diagnose eines okkulten differenzierten Schilddrüsenkarzinoms

THERAPIE DES OCCULTEN DTC-EMPFEHLUNG

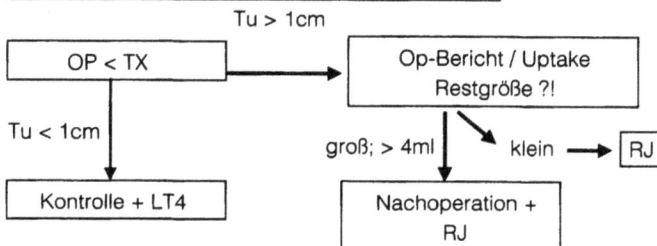

Nachoperation und anschließende Radioiodtherapie [10]. Bei Restgrößen belassener Schilddrüsen unter 4 ml, die allein durch eine Radioiodtherapie zu eliminieren sind, ist eine Nachoperation nicht indiziert (Tab. 8).

## Das okkulte medulläre Schilddrüsenkarzinom (C-Zell-Ca)

Ganz andere Verhältnisse liegen beim okkulten medullären SD-Ca bzw. okkulten C-Zell-Ca der Schilddrüse vor. So haben Stichpunktuntersuchungen an weit über 10.000 Patienten mit einer Struma nodosa gezeigt, dass in 0,2 − 1 % dieser Schilddrüsenveränderungen okkulte C-Zell Karzinome gefunden werden können, welches schon präoperativ durch ein erhöhtes basales und mit Pentagastrin (0,5 μg Pentagastrin/kg KG) stimuliertes Serum Calcitonin (basal über 15 pg/ml; stimuliert über 100 pg/ml) nachgewiesen werden kann [12] (Tab. 9).

Unter Berücksichtigung der Tatsache, dass nur die operative Entfernung eine Heilung dieser Tumoren erreichen kann, ist somit die generelle präoperative Serum Calcitonin Messung als sinnvolle Ergänzung bisheriger Diagnostik akzeptiert, zumal die dichteste Anreicherung von C-Zellen in der Schilddrüse im dorsalen Bereich der Drüse zu finden ist und nur durch eine wirkliche totale Thyreoidektomie entfernt werden kann. Zusätzlich ist besonders beim C-Zell Karzinom mit einer frühen lymphatischen Metastasierung zu rechnen, welches eine entsprechende Dissektion und Entfernung aller lymphatischen Gewebe und Fettgewebe aus dem zentralen und gegebenenfalls auch aus den lateralen Halskompartimenten verlangt [4, 7] (Tab. 10). So zeigen C-Zell Karzinome mit einer Größe von 0,1 − 1,0 cm schon in einem Drittel der Fälle lymphogene Metastasen, die meist im zentralen Kompartiment um die Schilddrüse gefunden werden und somit durch eine entsprechende Operation auch sicher entfernt werden können (Tab. 11).

Im Falle eines erst postoperativ nachgewiesenen okkulten C-Zell Karzinoms empfehlen wir primär den Ausschluß einer familiär bedingten genetisch vererbten Erkran-

Tabelle 9: Biologisches Verhalten des MTC = C-Zell Karzinom der Schilddrüse
Medulläres SD-Karzinom

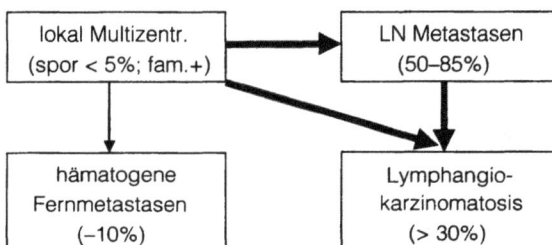

Tabelle 10: Häufigkeit pathologischer Serum Calcitoninwerte über 15 pg/ml bei Patienten mit Struma nodosa
Das occulte C-Zell-Karzinom (MTC)

| Autoren | Land | N Pat. | MTC | CCH |
|---|---|---|---|---|
| Pacini 94 | Italien | 1385 | 8 (0,6 % | – |
| Shong 96 | Korea | 1048 | 2 (0,2 %) | – |
| Henry 96 | Frankreich | 2975 | 14 (0,5 %) | – |
| Kaserer 98 | Österreich | 667 | 19 (2,9 %) | 11 (1,7 %) |
| Hahm 99 | Korea | 1448 | 10 (0,7 %) | – |
| Vierhapp. 02 | Österreich | 8363 | 27 (0,3 %) | 28 (0,3 ) |

Prävalenz in Deutschland etwa 0,5 % C-Zell NPL in nodösen Strumen

Tabelle 11: Häufigkeit von Lymphknoten-Metastasen beim MTC = C-Zell Karzinom der Schilddrüse bei Primärtumoren unter/bis 1 cm Durchmesser
Metastasen beim T1 (< 1 cm) MTC

| Autoren | Jahr | T1 | LK + (%) |
|---|---|---|---|
| Kalliniowski | 93 | 19 | 7  (37 %) |
| Pacini | 94 | 2 | 0 |
| Wagner | 96 | 2 | 1  (50 %) |
| Niccoli | 97 | 11 | 0 |
| Gimm | 98 | 5 | 3  (60 %) |
| Mooley | 99 | 12 | 9  (75 %) |
| Dotzenrath | 02 | 9 | 1  (11 %) |
| Gesamt | | 60 | 21  (35 %) |

* Beim sporadischen MTC liegen bei T1 Tumoren in gut 1/3 LK Metastasen vor!

kung (fam. MTC; MEN-2A) durch Analyse des Ret-Protoonkogens. Im Falle einer nachgewiesenen stimulierenden Ret-Mutation ist immer die vollständige Restthyreoidektomie indiziert, um weiterer C-Zell-Karzinom Entstehungen vorzubeugen. Vor der Re-Operation sollte zusätzlich das Vorliegen eines Phäochromozytoms ausgeschlossen werden und ein basales Serum-Calcitonin bestimmt werden. Bei pathologisch hohem Wert ist mit der Restthyreoidektomie die gleichzeitige zentrale und bilaterale seitliche Halsdissektion indiziert.

Im Falle einer negativen Ret-Untersuchung sollte vor Nachoperation ein basales und stimuliertes Serum Calcitonin gemessen werden [3]. Bei fehlender pathologischer sCT Erhöhung ist eine Nachoperation nicht zwingend notwendig. So hat die eigene Beobachtung von 9 Patienten über 5 Jahre mit okkultem sporadischem C-Cell Ca und postoperativ normalem Serum Calcitonin nach reiner Strumaresektion in keinem Fall die Entwicklung eines weiteren C-Zell Ca gezeigt. Bei pathologischem Se-

Tabelle 12: Empfohlenes Vorgehen nach Diagnose eines okkulten MTC der Schilddrüse
THERAPIE DES OCCULTEN MTC / C-ZELL-Ca- EMPFEHLUNG

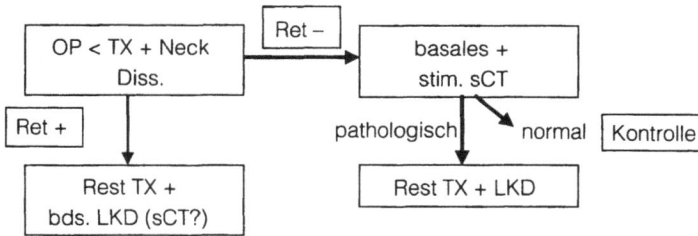

```
  ┌──────────────────┐   Ret –   ┌──────────────────┐
  │  OP < TX + Neck   │ ───────►  │    basales +      │
  │     Diss.         │           │    stim. sCT      │
  └──────────────────┘           └──────────────────┘
 ┌───────┐   │                 pathologisch  ╲  normal   ┌───────────┐
 │ Ret + │   │                               ╲          │ Kontrolle │
 └───────┘   │                                ╲         └───────────┘
  ┌──────────────────┐           ┌──────────────────┐
  │    Rest TX +      │           │   Rest TX + LKD   │
  │  bds. LKD (sCT?)  │           └──────────────────┘
  └──────────────────┘
```

rum Calcitonin sehen wir jedoch auch bei diesen Patienten die Restthyreoidektomie mit zentraler Lymphadenektomie und unilateraler seitlicher Halsdissektion als zwingende Nachoperation an [3] (Abb. 12).

## Zusammenfassung

Zusammenfassend stellt der Befund eines „okkulten" Schilddrüsenkarzinoms nach z. B. vorgenommener Strumaresektion immer hohe Anforderungen an die Entscheidung über das weitere Therapieregime, das in Zusammenarbeit von Endokrinologen, Pathologen und endokrinem Chirurgen ein Tumor und Patienten adaptiertes, differenziertes Vorgehen verlangt. Dabei sollte die bewusste operative Zurückhaltung bei kleinen differenzierten Schilddrüsenkarzinomen und guter Prognose der Patienten, sowie die ausgedehnte Nachoperation bei fraglich lymphogen metastasiertem C-Zell Karzinom gleichermaßen in das Repertoire möglicher Vorgehensweisen gehören. Allein dies, sowie die Bereitschaft zur Diskussion der verschiedenen Therapieansätze und das notwendige Erfahrungsspektrum in der Durchführung risikoadaptierter Zweit- und Drittoperationen verlangt entsprechende Vorbildung eines speziell ausgerichteten endokrinen Chirurgen. Wichtig erscheint zudem darauf hinzuweisen, dass immer genügend Zeit gegeben ist, Zweit- und Drittmeinungen einzuholen, in Ruhe die möglichen, sinnvollen und in Frage kommenden Vorgehensweise abzuwägen und erst dann die letztendliche Entscheidung über weiterführende Therapien zu treffen.

## Literatur

[1] Asanuma K., Kobayashi S., Sugenoya A., et al.: Clinical recurrence of papillary thyroid cancer in the remnant lobe. Eur.J.Surg (2000)166: 202−206.

[2] Baudin E., Travagli J.P., Ropers et al.: Microcarcinoma of the thyroid gland. Cancer (1998) 83: 553−559.

[3] Cupisti K., Simon D., Wolf A., et al.: Surgical treatment of postoperative incidentally diagnosed small C-cell carcinomas of the thyroid. Langenbeck's Arch Szrg (2000) 385: 526−530.

[4] Feldkamp J., Scherbaum W. A., Schott M. in Medulläres Schilddrüsenkarzinom Hrsg. J. Feld-kamp, W. A.Scherbaum, M.Schott. de Gruyter Berlin—New York, 2002.

[5] Gemsenjäger E., Heitz P. U., Martina B., Schweizer I.: Differenziertes Schilddrüsenkarzinom. Chirurg (2002) 73:38—45.

[6] Hay I. A., Thompson G. B., Grant C. S. et al.: Papillary thyroid carcinoma managed at the Mayo Clinic during six decades (1940—1999): Temporal trends in initial therapy and long-term outcome in 2444 consecutively treated patients. World J Surg (2002) 26: 879—885.

[7] Iacobone M., Niccoli-Sire P., Sebag F. et al.: Can sporadic medullary thyroid carcinoma be biochemically predicted? World J Surg (2002) 26: 886—890.

[8] Kebebew E., Duh Q. Y., Clark O. H.: Total thyroidectomy or thyroid lobectomy in patients with low-risk differentiated thyroid cancer. World J Surg (2000) 24: 1295—1302.

[9] Pacini F., Elisei R., Capezzone M. et al.: Contralateral papillary thyroid cancer is frequent at completion thyroidectomy with no difference in low- and high-risk patients. Thyroid (2001) 11: 877—881.

[10] Röher H. D., Goretzki P. Individualisierte Therapie des Schilddrüsenkarzinoms. Otolaryngol Nova (1991) 1: 133—139.

[11] Röher H. D., Goretzki P. E., Hellmann P., Witte J.: Risiken und Komplikationen der Schilddrü-senchirurgie. Chirurg (1999) 70: 999—1010.

[12] Saadi H., Kleidermacher P., Esselstyn C.: Conservative menagement of patients with intrathyro-idal well differentiated follicular thyroid carcinoma. Surgery (2001) 130: 30—35.

[13] Vierhapper H., Raber W., Bieglmayr C., et al.: Routine measurement of plasma calcitonin in nodular thyroid disease. J Clin Endocrinol Metab (1997) 82: 1589—1593.

[14] Witte J., Goretzki P., Dieken J., et al.: Importance of lymph node metastases in follicular thy-roid carcinoma. World J Surg (2002) 26: 1017—1022.

## 3.3 Schilddrüsenkarzinome als Zufallsbefund in operierten Knotenstrumen Vorläufige Ergebnisse einer retrospektiven Studie

*C. S. Weisser, J. Wagner, H.-G. Emunds, R. Ernst, R. Hehrmann*

## Einleitung

Schilddrüsenknoten treten in Nicht-Endemiegebieten bei vier bis sieben Prozent der Bevölkerung auf. In Iodmangelgebieten wie Süddeutschland findet man bei bis zu 35—50% der erwachsenen Bevölkerung Schilddrüsenknoten, bei Frauen etwas häufi-ger als bei Männern. Etwa drei bis fünf Prozent der Schilddrüsenknoten in Endemie-gebieten und bis zu 25% der Schilddrüsenknoten in Nicht-Endemiegebieten sind maligne. Betrachtet man gesondert nur die kalten Knoten, so findet man in bis zu

15 % aller Fälle Malignität. Die 10-Jahresüberlebensrate für papilläre Schilddrüsenkarzinome beträgt 86 %−95 % und die für follikuläre Schilddrüsenkarzinome 54 %−78 %, wobei die Prognose im Wesentlichen von den einzelnen Karzinomtypen und dem Tumorstadium zum Zeitpunkt der Operation abhängt. Des Weiteren sind die möglichst radikale Erstoperation, die nachfolgende Radioiodtherapie und die sorgfältige Nachsorge entscheidend für den Therapieerfolg.

## Material und Methoden

Für die vorliegende retrospektive Studie über Schilddrüsenkarzinome als Zufallsbefund in operierten Knotenstrumen wurden insgesamt 3266 Patienten erfasst, die im Erhebungszeitraum vom 1. Januar 1999 bis 31. Dezember 2001 aufgrund von Schilddrüsenerkrankungen in unserem Hause operiert wurden. Die histologische Aufarbeitung der Operationspräparate erfolgte im Pathologischen Institut des Katharinenhospital, Stuttgart. Von allen operierten Patienten wurde der Anteil der Patienten mit einem Schilddrüsenkarzinom als Zufallsbefund ermittelt. Neben dem Karzinomtyp und dem Tumorstadium nach der TNM-Klassifikation wurden das Ausmaß der Operation, die aufgetretenen Komplikationen (Stimmbandnervlähmung und laborchemische Hypocalcämie) und die Gesamtliegedauer erfasst. Insbesondere wurden die primär ausreichend operierten Patienten mit den Patienten verglichen, bei denen aufgrund des Tumorstadiums eine Nachresektion im Sinne einer vollständigen Thyreoidektomie, und gegebenenfalls einer zusätzlichen Lymphadenektomie, notwendig wurde.

## Ergebnisse

Von insgesamt 3266 Patienten, die an einer Knotenstruma operiert wurden, konnten 126 Patienten (3,86 %) mit einem Schilddrüsenkarzinom als Zufallsbefund entdeckt werden. Diese 126 zufällig entdeckten Schilddrüsenkarzinome bildeten 71,2 % unseres Gesamtkollektivs an operierten Schilddrüsenkarzinomen (n = 177).

Die Geschlechtsverteilung der zufällig entdeckten Schilddrüsenkarzinome war 1:2,5 Männer zu Frauen, was in etwa mit den in der Literatur angegebenen Daten übereinstimmt.

Von den 126 zufällig entdeckten Schilddrüsenkarzinomen waren 66,66 % papilläre, 20,63 % follikuläre, 8,73 % medulläre, 2,38 % anaplastische und 1,59 % oxyphile Schilddrüsenkarzinome (Abb. 1).

Im Mittel entsprach die Ausdehnung der zufällig entdeckten Schilddrüsenkarzinome dem Stadium pT2. Der Anteil der einzelnen Stadien an der Gesamtzahl des jeweili-

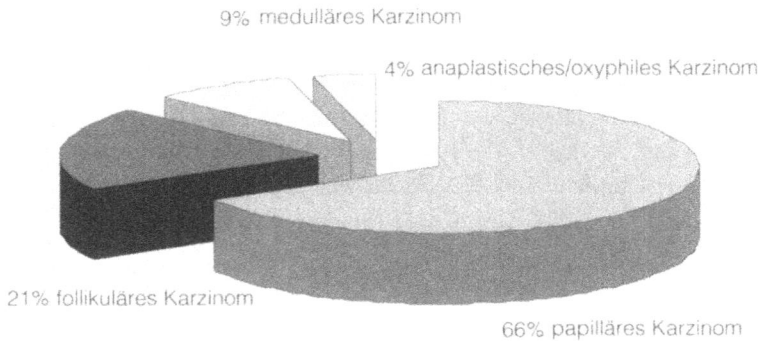

Abb. 1: Zusammensetzung der malignen Schilddrüsentumore.

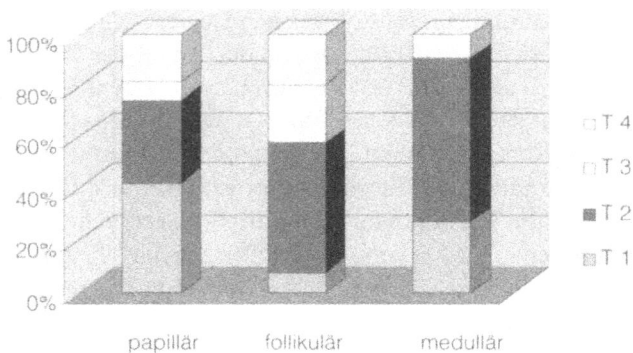

Abb. 2: Einteilung der Schilddrüsenkarzinome nach dem TNM-Stadium.

gen Karzinomtyps ist in Abb. 2 dargestellt. Die anaplastischen/oxyphilen Karzinome lagen bis auf einen Ausreisser (pT2) alle im Stadium pT4 vor. Bei 12 papillären, zwei follikulären und einem anaplastischen Karzinom lagen Lymphknotenmetastasen vor. Bei den anaplastischen Karzinomen fand man in zwei Fällen pulmonale Filiae und bei den papillären Karzinomen in einem Fall eine pulmonale Filiae. Bei einem papillären Karzinom fand sich eine Metastase in einer mitresezierten medianen Halszyste. Bei den follikulären Karzinomen fand man in einem Fall eine Knochenmetastase und in einem Fall eine Metastase im Sternum.

In sechs Fällen handelte es sich um ein Karzinom in einer Rezidivstruma und in drei Fällen um ein Karzinom in einer Basedow-Struma. Insgesamt lag in sechs Fällen ein multifokales Karzinom vor.

74 Patienten von insgesamt 126 Karzinompatienten (58,73%) waren primär thyreoidektomiert und damit soweit stadiengerecht operiert, dass auf eine Nachresektion

verzichtet werden konnte. Bei 52 Patienten (41,27%) war nach Erhalt der Histologie eine Nachresektion im Sinne einer vollständigen Thyreoidektomie und ggf. einer zentralen, ein- oder beidseitigen Lymphadenektomie notwendig, wobei wir uns an den Leitlinien der Deutschen Krebsgesellschaft und der Deutschen Gesellschaft für Chirurgie in der Fassung von 2000 orientiert haben [11]. Bei nur vier von 126 Karzinompatienten (3,17%) wurde aufgrund des fortgeschrittenen Malignom trotz stattgefundener Thyreoidektomie eine Nachresektion im Sinne einer ein- oder zweiseitigen, modifiziert radikalen Lymphadenektomie, notwendig.

Nur bei 12 Patienten (9,52%) wurde aufgrund des intraoperativ suspekten Befundes eine Schnellschnittdiagnostik mit nachfolgend radikaler Thyreoidektomie und Lymphadenektomie durchgeführt.

Insgesamt wurden 78 Patienten mit papillärem oder follikulärem Schilddrüsenkarzinom (61,90%) als Zufallsdiagnose aufgrund des Tumorstadiums einer Radioiodtherapie zugeführt.

Die Liegedauer der primär ausreichend operierten Schilddrüsenkarzinompatienten lag im Mittel bei 9,96 Tagen, während die Patienten, bei denen eine Nachresektion nötig wurde, durchschnittlich 14,37 Tage stationär im Krankenhaus verbrachten. Im Rahmen der Einführung der DRGs haben sich diese Liegezeiten inzwischen nahezu halbiert.

Bei insgesamt neun von 52 Patienten (17,30%) mit Schilddrüsenkarzinom, bei denen eine Nachresektion im Sinne einer vollständigen Thyreoidektomie durchgeführt worden war, wurde unmittelbar postoperativ eine einseitige Stimmbandlähmung laryngoskopisch diagnostiziert. Bei einem Patient von 52 (1,92%) wurde postoperativ eine beidseitige Rekurrensparese festgestellt. Allerdings betrug die Ausdehnung des Karzinoms bei diesen 10 Patienten im Mittel pT3, was bedeutet, dass die Nachresektion bezüglich der Lymphadenektomie auch radikaler durchgeführt werden musste. Bei den primär ausreichend resezierten Schilddrüsenkarzinompatienten erlitten sechs von 126 Patienten (4,8%) eine einseitige postoperative Rekurrensparese. Bei 17 von

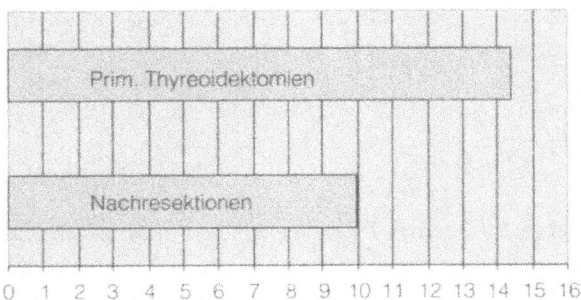

Abb. 3: Durchschnittliche stationäre Liegedauer in Tagen.

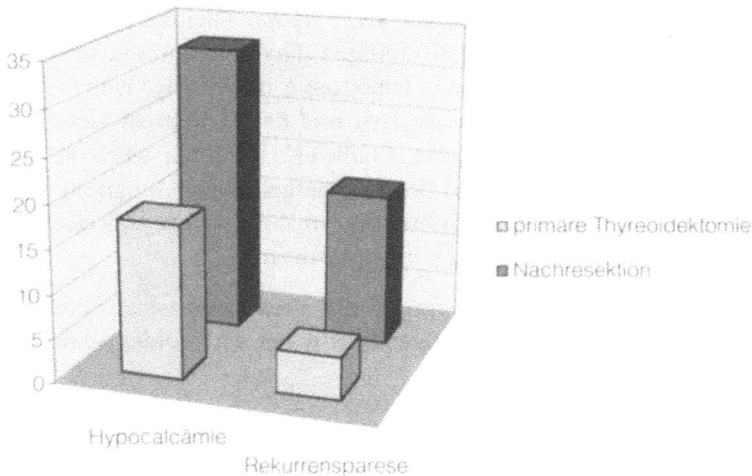

Abb. 4: Komplikationsrate bezüglich der Stimmbandnervlähmung und der Hypocalcämie bei den nachresezierten Patienten im Vergleich zu allen operierten Schilddrüsenkarzinompatienten (in %).

52 Patienten (32,7 %) in dem Kollektiv der nachresezierten Schilddrüsenkarzinome, lag eine postoperative Hypocalcämie vor. Demgegenüber litten nur 22 von 126 der primär ausreichend resezierten Patienten (17,46 %) an einer postoperativen Hypocalcämie. Abbildung 4 zeigt die Komplikationsrate bezüglich der Stimmbandnervenlähmung und der Hypocalcämie bei den nachresezierten Patienten im Vergleich zu den primär ausreichend operierten Schilddrüsenkarzinompatienten in diesem Zeitraum. Das heißt, die unmittelbar, meist innerhalb einer Woche, nachresezierten Patienten sind die mit einer unverhältnismäßig hohen Komplikationsate.

Die Rate der postoperativen Stimmbandnervlähmung bei allen operierten Schilddrüsenpatienten im Erfassungszeitraum lag unmittelbar postoperativ bei drei Prozent, wobei wir langfristig eine Erholungsrate von 50 % beobachten. Die Rate der Hypocalcämien lag im Durchschnitt bei 12 %, wobei jeder laborchemische Calciumwert < 4,0 mval/l berücksichtigt wurde. Zwei Drittel dieser Hypocalcämien waren therapiebedürftig. Nach einem Jahr lag die Anzahl der behandlungsbedürftigen Hypocalcämien unter einem Prozent.

## Diskussion

Insbesondere in Iodmangelgebieten werden Mikrokarzinome häufig als Zufallsbefunde im Rahmen anderer Schilddrüsenerkrankungen wie der Iodmangelstruma oder in kalten Schilddrüsenknoten entdeckt (1). Die primäre Operationsindikation wird in diesen Fällen also durch nichtmaligne Schilddrüsenerkrankungen gestellt [2].

Die vorläufigen Ergebnisse unserer retrospektiven Studie zeigen, dass mehr als 70 % aller Schilddrüsenkarzinome in unserem Patientengut als Zufallsbefunde während der Operation einer Knotenstruma diagnostiziert wurden. Bemerkenswert ist, dass es sich hierbei nicht vorwiegend um Mikrokarzinome handelte, sondern dass zum Beispiel bei den papillären und den follikulären Karzinomen der Großteil der Karzinome im Stadium pT2, pT3 und auch pT4 vorlag. Die medullären Karzinome hatten meist eine Ausdehnung pT2. Die anaplastischen/oxyphilen Karzinome lagen fast ausschließlich im Stadium pT4 vor. Die Stadienverteilung der Zufallskarzinome entspricht somit annähernd der Stadienverteilung aller Schilddrüsenkarzinome.

Bei 41 % aller Fälle eines zufällig diagnostizierten Schilddrüsenkarzinoms, war aufgrund des vorliegenden Tumorstadiums bzw. der vorliegenden Tumorart eine Reoperation notwendig, da zunächst nicht radikal thyreoidektomiert worden war.

In 4,76 % der Fälle fanden sich nach der Nachresektion auch Karzinomherde in der kontralateralen Seite, was in etwa den Angaben in der Literatur entspricht [9].

Mehrere prospektive, randomisierte Studien belegen, dass die Thyreoidektomie bei benignen Knotenstrumen gegenüber der subtotalen Resektion zu keiner Erhöhung der Morbidität führt [3, 4, 5, 6]. Des Weiteren korreliert die Häufigkeit zurückgebliebener bzw. wiederauftretender Knoten mit der Größe des verbliebenen Schilddrüsenrests und erreicht 25 % wenn 4 g oder mehr auf einer Seite verbleiben [7, 8]. Bei allen Patienten lag präoperativ an aktuellen Untersuchungsbefunden ein Szintigramm, eine Ultraschalluntersuchung, Schilddrüsenhormonwerte und selten Calcitonin oder Thyreoglobulinwerte vor. Auch diese übliche Basisdiagnostik war offensichtlich nicht ausreichend für eine präoperative Aussage bezüglich der Dignität der Schilddrüsenknoten.

Wir haben deshalb aus den Ergebnissen der oben beschriebenen Studie folgende Schlussfolgerungen für unseren klinischen Alltag gezogen:

- Im präoperativen Aufklärungsgespräch mit dem Patienten möchten wir die mögliche Malignität und das sich eventuell daraus ergebende Procedere bereits ansprechen.
- Wir wünschen uns eine Verbesserung der präoperativen Diagnostik, um möglichst primär stadiengerecht operieren zu können. Dazu muss im Einzelfall die Diagnostik in der Klinik wiederholt oder erweitert werden, insbesondere die Ultraschalluntersuchung.
- Wir streben eine primär großzügige Resektion der Knotenstruma in Abhängigkeit vom Alter und Befund des Patienten an, um die Nachresektion mit den erhöhten Komplikationsraten bezüglich der Stimmbandnerven und der Hypocalcämie möglichst zu vermeiden. Bei unilateralen suspekten Knoten ist zumindest die Hemithyreoidektomie durchzuführen.
- Die Beobachtungszeit wachsender, insbesondere kalter Knoten über einem Zentimeter, sollte möglichst kurz gehalten werden.

- Wir sind uns dessen bewusst, dass auch erfahrenen Schilddrüsenoperateuren eine intraoperative makroskopische Beurteilung der Knotenstruma bezüglich der Dignität meist nicht möglich ist. Schnellschnittdiagnostik kann im Einzelfall hilfreich sein.

## Literatur

[1] Oberwittler H., Nawroth P. P., Ziegler et al.: Klinik des Schilddrüsenkarzinoms. Tumordiagn. U. Ther. (1998) 19: 52−55.

[2] Rüschoff J., Hofstädter F.: Wertigkeit der Schilddrüsenpunktionszytologie zur Selektion verdächtiger Knoten. Der Onkologie (1997) 3: 16−21.

[3] Liu Q., Djuricin G., Prinz R. A.: Total thyreoidektomie for benign thyreoid disease. Surgery (1998) 123: 2.

[4] Marchesi M., Biffonie M., Tartaglia F., Biancara F., Campana F. P.: Total versus subtotal thyreoidektomie in the management of multinodular goiter. Int Surg (1998) 83: 202.

[5] Müller P. E., Schmid T., Spelsberg F.: Die totale Thyreoidektomie bei Iodmangelstruma − eine sinnvolle Behandlungsalternative? Zentralbl. Chir (1998) 123: 39.

[6] Siragusa G., Lanzara P., Di Paoce G.: Subtotal thyreoidektomie or total thyreoidektomie in the treatment of benign thyreoid disease. Our experience. Minerva Chir (1998) 53: 233.

[7] Mann B , Schmale P., Stremmel W.: Thyroid morphologie and function after surgical treatment of thyreoid disease. Exp Clin Endocrinol Diabetes (1996) 104: 271.

[8] Piraneo S., Vitri P., Galimberti A., Guzzeti S., et al. Recurrence of goitre after operation in euthyreoid patients. Eur J Surg (1998) 160: 351.

[9] Tollefsen H. R., De Cosse J. J.: Papillary carcinoma of the thyroid. Am J Surg ( 1963) 106: 728−73.

[10] Kurzgefasste Interdisziplinäre Leitlinien 2000, B2 Seite 92 ff.

[11] Röhrer H. D., Goretzki P. E., Hellmann P., Witte J. Risiken und Komplikationen der Schilddrüsenchirurgie. Chirurg (1999) 70: 999−1010.

## 3.4 Häufigkeit von Schilddrüsenkarzinomen in szintigraphisch vollständig kalten Knoten

*D. Graf, T. Graf, B. Helmich-Kapp, A. Schafmayer*

## Problemstellung

Bei der hohen Prävalenz von Schilddrüsenknoten in Deutschland um 22 % ist das Erkennen eines Schilddrüsenkarzinoms in einer Knotenstruma schwierig. In der 99 m-Technetium-Pertechnetat-Szintigraphie kann man unterschiedliche Grade der Nuklidminderbelegung bis zum vollständig kalten Knoten beobachten. Ziel der retrospektiven Analyse war es, nach sonographischem Ausschluss einer Schilddrüsenzyste die Häufigkeit maligner Läsionen im vollständig kalten Knoten herauszufinden.

## Methode

130 Patienten mit echoarmen/echokomplexen Knoten und vollständig fehlendem Tc-Uptake innerhalb dieser Knoten wurden punktionszytologisch untersucht. 112 Patienten wurden operiert und histologisch abgeklärt.

## Ergebnisse

Bei 24 von 112 Patienten (21 %) fanden sich Schilddrüsenkarzinome (14 papilläre, 8 follikuläre, 1 anaplastisches Schilddrüsenkarzinom sowie 1 Non-Hodgkin-Lymphom). Die Knotengröße betrug 2,2 bis 8,0 cm (im Mittel 3,5 cm). Lediglich 48 % der zytologischen Präparate waren suspekt oder eindeutig einem Schilddrüsenkarzinom zuzuordnen. Bei 2 von 22 Karzinombefunden war die Zytologie nicht ausreichend beurteilbar. Bei den restlichen 20 Patienten zeigte die Zytologie ausreichendes Zellmaterial. Etwa 45 % der benignen vollständig kalten Knoten waren follikuläre Adenome. Die restlichen 55 % waren hyperplastische Knoten. Auffällig ist der hohe Anteil an Schilddrüsenkarzinomen bei Männern über 65 Jahre: 75 % der männlichen Patienten über 65 Jahre hatten ein Schilddrüsenkarzinom (6 von 8). Männer über 65 Jahre mit szintigraphisch vollständig kalten Knoten stellen somit eine Hochrisikogruppe dar. Dieses Ergebnis entspricht den Ergebnissen der Studie von Belfiore [5]. Bei den untersuchten Männern erwies sich in mehr als 50 % der Fälle der kalte Knoten als maligne.

Nach den zytologischen Qualitätskriterien waren 90% der Präparate vom Zellmaterial her grundsätzlich ausreichend beurteilbar. Die Ergebnisse der Treffsicherheit legen nahe, dass in einem Teil der Fälle das Zellmaterial für die Diagnose „Malignität" nicht ausreichend war. Bei der bisherigen Ausstrichtechnik der Präparate ließen wir Blutbeimengungen abtropfen. Dann erst erfolgte der Ausstrich. Bei der neuen Ausstrichtechnik verwenden wir sämtliches Aspirationsmaterial inkl. Blutbeimengungen. Durch diese Veränderung waren unsere Präparate wesentlich zellreicher. Ob dieses zu einer höheren Treffsicherheit der Zytologie führen wird, soll eine Fortsetzung der Studie zeigen.

## Schlussfolgerung

Szintigraphisch vollständige kalte, sonographisch echoarme oder echokomplexe Knoten über 2 cm Größe müssen auch bei negativer Zytologie als malignitätssuspekt angesehen werden. Patienten mit dieser Konstellation stellen eine Risikogruppe dar. Dieses gilt in ganz besonderem Maße für die als Hochrisikogruppe anzusehenden kalten Knoten bei Männern über 65 Jahre. Patienten mit der beschriebenen Risikokonstellation sollten grundsätzlich einer Operation zugeführt werden.

## Literatur

[1] Paschke R., Fuehrer D.: Diagnostik des Schilddrüsenknotens. Dt. Ärzteblatt (2001) 98: A 2427–2437 (Heft 38).
[2] Droese M.: Zytologische Erfassung follikulärer Schilddrüsenkarzinome durch Feinnadelpunktion. Med Klin (1976) 71: 908–1011.
[3] Gharib H.: Changing concepts in the diagnosis and management of thyroid nodules. Endocrinol Metab Clin North Am (1997) 26: 777–800.
[4] Belfiore A., La Rosa G: The frequency of cold thyroid nodules and thyroid malignancies in patients from an iodine-deficient area. Cancer (1987) 60: 3096–3102.
[5] Belfiore A., La Rosa G: Cancer risk in patients with cold thyroid nodules: relevance iodine intake, sex, age and multinodularity. Am I Med (1992) 93: 359–62.
[6] Blum M., Mehboob H: Evidence and thoughts about thyroid nodules that grow after they have been identified as benign by aspiration cytology. Thyroid (2003) 13: 637–641.

## 3.5 Inverse association between age at the time of radiation and the size of thyroid incidentaloma in cases with history of radiotherapy for Tinea capitis

*S. R. Zakavi, Z. Mousavi, H. Rezaei-Deluie, M. Mehrabi, J. Farahati*

## Introduction

Increased incidence of thyroid carcinoma has been reported in individuals with previous history of radiation to the head and neck [1]. In addition, the radiation heats particularly the youngest children at radiation exposure the hardest [2].

Radiotherapy has been used up to 30 years ago in the north east province of Khorasan, Iran in children with tinea capitis. This study was performed to evaluate the prevalence and characteristics of benign and malignant thyroid neoplasm in individuals with history of radiotherapy to the scalp for tinea capitis after a latency period of 40.2 ± 5,0 years.

## Methods

Using mass media, all individuals in the north east province Korasan, Iran, with history of radiotherapy for Tinea capitis in childhood were recalled. A questionnaire was filled for each patient and thyroid examination and thyroid ultrasound was performed in each case. In addition thyroid scan was performed for cases with detected nodules. Fine needle aspiration biopsy (FNAB) was performed if a thyroid nodule was larger than 1 cm. Thyroid surgery was recommended for patients with thyroid nodules more than 1 cm. A control group was recruited from a group of patients who referred for non thyroidal ultrasound to the department of radiology of Ghaem hospital, Mashad, Iran. All controls were examined by clinical examination and thyroid ultrasound.

## Results

A total number of 180 patients with mean age of 47.5 ± 5.2 years and 127 age and sex matched controls (48.2 ± 8.8) were included in this analysis. Thyroid nodules were palpable in 80 out of 180 (44.4%) of patients and 9/127 (7.1%) of controls (P < 0.0001). Ultrasound detected thyroid nodules in 90/180 (50.0%) of patients

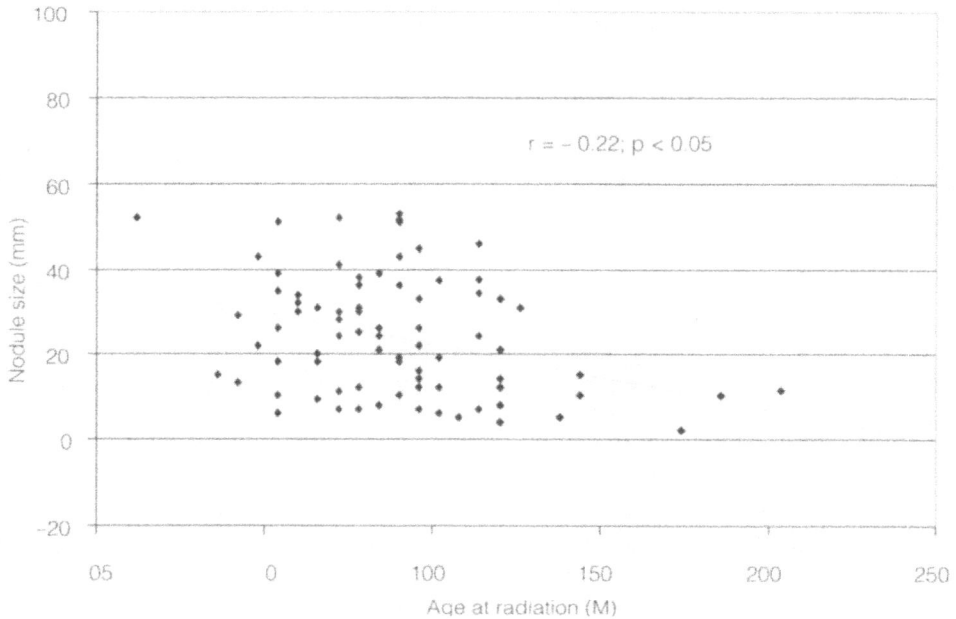

Fig. 1: Age at radiation and size of nodules in 180 patients.

and 33/127 (26.1%) of the controls (p < 0.006). The largest diameter of nodule size in patients (ranging 2–66 mm) was 24.8 ± 13 and 10.8 ± 4.1 mm (ranging 3–24 mm) in control group (P < 0.0001). Thyroid scan was performed in 159/180 (90.6%) patients. Cold lesion was present in 59/159 and single-hot-lesion/multinodular goitre in 21 patients.

FNAB was performed in 60 out of 80 cases (75%) with pathological findings in thyroid scan. Suspicious cytology results was reported in 3 cases (5%), that could be confirmed by histology in one case. Twenty seven patients with pathological finding in thyroid scan (33.7%) were operated. Histological results were benign in 24 patients (89.9%) and malignant in 3 others (11.1%). The nodule size in youngest children at radiation (< 7 years) was significantly larger than in older children at radiation (> 7 years) (p < 0.05).

The nodule size detected by ultrasound associated inversely (Figure 1) with the age at radiation (r = −0.22; p = < 0.05) but correlated with the latency period (r = 0.13; p < 0.05). The prevalence of thyroid nodules (39/72 in females vs. 45/108 in males; p = 0.01) and the size of nodules (29.6 ± 11.1 in females vs. 20.3 ± 12.4 in males; p = 0.005) was significantly higher in irradiated females as compared to males. However, the irradiated females were at radiation significantly (p = 0.0002) younger (6.4 ± 1.7 y) than males (8.1 ± 2.4 y).

## Conclusion

This study confirm the high prevalence of thyroid nodules and thyroid neoplasm in individuals with previous history of radiation to the scalp. The size of thyroid nodule at diagnosis associates inversely with age at radiation but directly with latency period. Screening for thyroid nodules is indicated in all individuals with previous history of radiation in the childhood, particularly in the youngest children at radiation.

## References

[1] Ron, E: Ionizing radiation and cancer risk: evidence from epidemiology. Radiat Res (1998) 150: 30–41.
[2] Farahati, J., E. P. Demidchik, J. Biko et al.: Inverse association between age at the time of radiation exposure and extent of disease in cases of radiation-induced childhood thyroid carcinoma in Belarus. Cancer (2000) 88: 1470–1476.

## 3.6 Gehäuftes Auftreten von anaplastischen Schilddrüsenkarzinomen im Jahre 2003 am Bundeswehrzentralkrankenhaus Koblenz

*E. Ostwald-Lenz, H. Eichler, A. Schendera, R. Schwab, H.P. Becker, H. Wieler*

## Einleitung

Das anaplastische Schilddrüsenkarzinom ist ein schnell wachsender Tumor mit schlechter Prognose. Die Inzidenz des anaplastischen Schilddrüsenkarzinoms liegt innerhalb der Gruppe klinisch nachgewiesener Schilddrüsenkarzinome bei 2% [1]. Die mittlere 5-Jahres-Überlebensrate liegt bei 7,1%, das mittlere Überleben bei 6,2 Monaten [1, 2, 3]. Je jünger die Patienten zum Zeitpunkt der Erstdiagnose sind, desto länger ist das relative Überleben [15]. Bei einzelnen Patienten ist ein längeres Überleben beschrieben, allerdings nach aggressiver Therapie mit einer Kombination aus Chirurgie, percutaner Radiatio und auch Chemotherapie [11].

## Patienten und Methodik

Im Jahre 2002 sind 8 Patienten mit anaplastischen Schilddrüsenkarzinomen in der Nuklearmedizin des Bundeswehrzentralkrankenhauses Koblenz vorgestellt worden. Nach Durchführung einer Referenzhistologie ergaben sich hier 5 primär anaplastische Schilddrüsenkarzinome. Die übrigen drei wurden als ein insuläres, ein papilläres mit anaplastischen Anteilen und ein gering differenziertes medulläres Schilddrüsenkarzinom klassifiziert.

Das Alter der Patienten liegt zwischen 45 und 85 Jahren, die Geschlechtsverteilung entspricht mit 4 männlichen und 4 weiblichen Patienten von 8 (Gesamtanzahl) bzw. 3 weiblichen und 2 männlichen Patienten von 5 (primär anaplastische Schilddrüsenkarzinome), der bekannten etwa gleichmäßigen Verteilung, die auch in anderen Arbeiten beschrieben wird.

Bei 3 der primär anaplastischen Schilddrüsenkarzinome wurde eine I-131-Ganzkörperszintigraphie durchgeführt. Bei einem Patienten wurde rekombinantes TSH zur peripheren Stimulation und zur diagnostischen I-131 Ganzkörperszintigraphie eingesetzt. Die Diagnostik wurde mit 370 MBq I-131 durchgeführt, die Acquisition der Ganzkörperszintigramme erfolgte 48 h nach Applikation des I-131. Auch bei den nicht primär anaplastischen Karzinomen wurde in gleicher Weise eine diagnostische Ganzkörperszintigraphie durchgeführt.

## Ergebnisse

Bei drei Patienten mit einem primär anaplastischen Schilddrüsenkarzinom zeigte sich eine Speicherung von I-131 im ehemaligen Schilddrüsenbett. Dabei handelte es sich bei zwei der Patienten um einen postoperativen Status, bei einem Patienten um eine Diagnostik 4 Jahre nach Erstdiagnose. Alle drei Patienten wurden einer Radioiodtherapie mit jeweils 3,7 GBq I-131 zugeführt. Die posttherapeutisch durchgeführten Ganzkörperszintigramme zeigten eine intensive Traceraufnahme im Bereich der im diagnostischen Scan nachgewiesenen Speicherung. Im dritten Fall handelte es sich um einen Patienten 4 Jahre nach Erstdiagnose, der im Dezember 2002 symptomatisch mit Schwindel in der neurochirurgischen Abteilung des Hauses aufgenommen worden war. Im CT Schädel zeigten sich zerebrale Filiae, die operativ entfernt wurden.

Die Histologie ergab auch hier zerebrale Metastasen des bekannten primär anaplastischen Schilddrüsenkarzinoms. In diesem Fall hat sich jedoch keine zerebrale I-131-Speicherung gezeigt, weder mit der diagnostischen Dosis von 370 MBq I-131 nach rTSH Gabe noch nach Absetzen der L-Thyroxin-Substitution und der Therapie mit 3,7 GBq I-131.

Tabelle 1: ÜL = Überleben bis 10/2003, † = verstorben, I-131 = I-131-Speicherung im diagnostischen Ganzkörperszintigramm mit anschl. möglicher Radioiodtherapie.

| P | ED | Histologie | Klassifikation | ÜL/† | Therapie | I-131 |
|---|----|-----------|----------------|------|----------|-------|
| 1 | 6/02 W /68 | Primär anapl. | pT4pN0pMx | † 7/02 | Thyreoidektomie u. LA 6/02 | Kein RITest, da Exitus postop |
| 2 | 9/02 W /78 | Primär anapl. | pTxpNxpMx | ÜL | Thyreoidektomie | Ja / RIT |
| 3 | 8/02 M /68 | Primär anapl. | pT4pN1pMx | ÜL | Thyreoidektomie u. LKdissekttion | ? Nicht vorgestellt |
| 4 | 11/02 W /75 | Primär anapl. | pT4pN1pMx | ÜL | Thyreoidektomie u. perkutane Radiatio lokal (45 Gy) | Ja / RIT |
| 5 | 4/99 M /56 | Primär anapl. | pT3pNxpM2 (zerebral/ mediastinal) | † 5/03 (4 J.) | Totale Thyreoidektomie und perkutane Radiation; 2/03 Radioiodtherapie | Speicherung/ Lokalrezidiv RIT |
| 6 | 10/02 W /78 | Teils anaplastisch/ pap | pT4pNxpMx | ÜL | Thyreoidektomie Radioiodtherapie | ? Nicht vorgestellt |
| 7 | 2/02 M /56 | Insuläres Sd-Ca | pT4pNxpM1 | † 3/03 | Thyreoidektomie, Radioiodtherapie, percutane Radiatio | Ja / RIT |
| 8 | 8/02 M/45 | Medullär neuroendokrin | pT4pN1Mx | ÜL | Thyreoidektomie, Radioiodtherapie | Ja / RIT |

Bei den drei Patienten mit nicht primär anaplastischem Schilddrüsenkarzinom wurde ebenfalls nach positiver Diagnostik mit lokaler Speicherung im ehemaligen Schilddrüsenbett eine Radioiodtherapie mit 3,7 GBq I-131 durchgeführt.

## Diskussion

Zunächst ist eine genau differenzierte Histologie erforderlich [4], da zur Feststellung einer Häufung von anaplastischen Schilddrüsenkarzinomen nur primär anaplastische Karzinome verglichen werden können [13]. Papilläre Schilddrüsenkarzinome mit anaplastischen Anteilen sind histologisch und ätiologisch hiervon zu differenzieren und als primär papilläre Schilddrüsenkarzinome zu klassifizieren.

Ein entscheidender Beitrag zur Therapie ist die operative Sanierung, der OP-Bericht sollte bei Vorstellung des Patienten in der Nuklearmedizin vorliegen.

Das extreme Ausmaß der Aggressivität dieses Tumors rechtfertigt aus unserer Sicht den Einsatz einer zusätzlichen Strahlenexposition, auch ohne dass eindeutige Nachweise einer Verlängerung des Überlebens vorliegen, denn ein Schaden für den Patienten ist ebenfalls nicht bekannt. Weiterhin ist die Radioiodtherapie keine (zumindest körperlich) erheblich belastende Therapie für den Patienten, die aus diesem Grunde nicht zugemutet werden könnte. Eine große Studie aus Florenz (70 Fälle, [10]) berichtet über ein Überleben von längstens 2,5 Jahren. Eine perkutane Radiatio > 45 Gy verbessert nachweislich das Überleben [12]. In jedem Einzelfall sollte eine multimodale Therapie geplant und neue interdisziplinäre Therapiekonzepte erstellt werden [11].

Im Gegensatz zu den derzeit gültigen Leitlinien der DGN (Stand 25. 1. 1999) sollte jeder Patient mit jedem Schilddrüsenkarzinom einer Diagnostik mit I-131 zugeführt werden, um zumindest bei speicherndem Restgewebe die große Chance einer hochdosierten Radioiodtherapie zu nutzen. Dies sollte in das multimodale Behandlungskonzept eingefügt werden. Unsere Beobachtungen entsprechen denen einer anderen Gruppe [15], die in 27% der Fälle mit anaplastischem Schilddrüsenkarzinom eine hTG-Expression und Radioiodspeicherung nachgewiesen hat.

## Schlussfolgerung

Auch Patienten mit entdifferenzierten Schilddrüsenkarzinomen sollte eine diagnostische Ganzkörperszintigraphie mit I-131 angeboten werden, um ggf. mittels Radioiodtherapie speicherndes Restgewebe, gleichgültig welcher Dignität, zu abladieren oder in palliativer Intention zu therapieren. Wichtig ist dies insbesondere unter der Berücksichtigung der in der Regel fehlenden Verlaufskontrolle durch den Tumormarker hTG.

Es ist bisher nicht nachgewiesen, dass eine RIT keinen Vorteil bringt, bei der verbleibenden Lebenserwartung ist die geringe Strahlenbelastung für den Patienten vernachlässigbar.

In diesem Falle der Endlichkeit des Lebens eines jeden von dieser Erkrankung betroffenen Patienten, sollte auch berücksichtigt werden, dass hier ärztliches Handeln allein begründet auf der Vermutung eines Nutzens der Therapie nicht von Verordnungen, als die Leitlinien häufig angesehen werden, behindert werden sollte.

Da es sich hier fast immer um Palliativmedizin handelt, bei der der Patient sich wünschenswerter Weise zu Hause aufhält, bedeutet die Radioiodtherapie mit der Möglichkeit einer schnellen Entlassung in die häusliche Atmosphäre keine große Einschränkung.

## Offene Fragen

Es soll zur Diskussion gestellt werden, ob nicht beim Nachweis eines primär anaplastischen Schilddrüsenkarzinoms oder grundsätzlich entdifferenzierter Schilddrüsenkarzinome in jedem Fall eine Vorstellung zur diagnostischen I-131-Ganzkörperszintigraphie sinnvoll ist. Bei nachgewiesener I-131-Speicherung kann im Anschluss eine hochdosierte Radioiodtherapie durchgeführt werden.

Rechtfertigt die Vermutung, dass Schilddrüsenkarzinome häufig relativ spät entdeckt werden in Zusammenhang mit den nachgewiesenen Daten in der Sonographie-Screening-Studie (mehr Schilddrüsenknoten als vermutet) eine Art „Screeningprogramm", gerade in Deutschland als Iodmangelgebiet?

Oder ist es im Rahmen einer auch mit multimodaler Therapie nicht nachweisbar besseren Prognose, aber ggf. besserer „Lebensqualität" der verbleibenden Zeit im Rahmen der „Kosten-Nutzen-Analyse" gerechtfertigt, den Versuch einer Radioiodtherapie auszulassen?

## Literatur

[1] Aldinger K. A., Samaan N. A., Ibanez M. L., Hill CSjr.: Anaplastic carcinoma of the thyroid: a review of 84 cases of spindle and giant cell carcinoma of the thyroid. Cancer (1978) 41: 195–202.
[2] Carangiu M. L., Steeper T., Zampi G., Rosai J: Anaplastic thyroid carcinoma. A study of 70 cases. Am J Clin Pathol (1985) 83: 135–158.
[3] Ezaki H., Ebihara S., Fujimoto Y., et al.:Analysis of thyroid Carcinoma based on material registered in Japan during 1977–1986 with special reference to predominance of papillary type. Cancer (1992) 15: 83–88.
[4] Fadare O., Sinard J. H.: Glandular patterns in thyroid carcinoma with insular and anaplastic features: a case with possibile implications for the classification of thyroid carcinomas. Ann Diagn Pathol (2002) 6 (6): 389–398.
[5] Gemsenjäger E., Heitz P. U., Martina B., Schweizer I: Differenziertes Schilddrüsenkarzinom. Chirurg (2002) 73; 38–45.
[6] Livolsi V. A., Brooks J. J., Arendash-Durand B.: Anaplastic thyroid tumors. Immunhistology. Am J Clin Pathol (1987) 87, 434–442.

[7] Haberkorn U., Altmann A., Jiang S., Morr I., Mahmut M., Eisenhut M.: Iodide uptake in human anaplastic thyroid carcinoma cells after transfer of the human thyroid peroxidase gene. Eur J Nuc Med (2001) 28 (5): 633−638.

[8] HadjevaT: Quantitative approach to radioiodine ablation of thyroid remnants following surgery for thyroid cancer. Radiobiol Radiother (1986) 26; 819−824.

[9] Maxon3rd H. R., Englaro E. E., Thomas S., Hertzberg VS., Hinneberg J. D., Chen LS., Smith H., Cummings D., Aden M. D.: Radioiodine-131 therapy for well differentiated thyroid cancer − a quantitative radiation dosimetric approach: outcome and validation in 85 patients. J Nucl Med (1992) 33: 1132−1136.

[10] Maxon3rd H. R., Thomas S., Hertzberg VS., Kereiakes J. G., Chen I. W., Sperling M. I., Saenger E. L.: Relation between effective radiation dose and outcome of radioiodine therapy for thyroid cancer. N Engl J Med (1983) 309: 937−941.

[11] Pasieka J. L.: Anaplastic thyroid cancer. Curr Opin Oncol (2003) 15: 78−83.

[12] Pierie J. P., Muzikansky A, Gaz R. D., Faquin WC, Ott M. J.: The effect of surgery and radiotherapy on outcome of anaplastic thyroid carcinoma. Ann Surg Oncol (2002) 9: 57−64.

[13] Rodriguez J. M., Pinero A., Ortiz S., Moreno A., Sola J., Soria T., Robles R., Parrilla P.: Clinical and histological differences in anaplastic thyroid carcinoma. Eur J Surg (2000) 166 (1): 34−38.

[14] Samaan N. A., Ordonez N. G.: Uncommon types of thyroid cancer. Endocrinol Metab Clin North Am (1990) 19: 637−648.

[15] Venkatesh Y. S., Ordonez N. G., Schultz P. N., Hickey R. C., Goepfert H., Samaan N. A.: Anaplastic carcinoma of the thyroid. A clinicopathologic study of 121 cases. Cancer (1990) 66: 321−330.

## 3.7 Metastase einer drüsig papillären Neoplasie − papilläres Schilddrüsenkarzinom?

*A. Teubner, J. O. Habeck, K. Bauch*

Supraklavikuläre Lymphknotenschwellungen sind in 34−50 % maligner Natur, insbesondere bei einem Patientenalter von mehr als 40 Jahren [1, 2]. Die Häufigkeit von Lymphknotenmetastasen beim papillären Schilddrüsenkarzinom wird in der Literatur zwischen 37 und 65 % angegeben [3]. Die supraklavikuläre Lymphknotengruppe ordnet man dem zervikolateralen Kompartement des lokoregionären Lymphknotensystems der Schilddrüse zu. Zur lymphogenen Metastasierung kommt es beim papillären und medullären Schilddrüsenkarzinom in das ipsilaterale zervikolaterale Kompartement bei 32−68 % und im kontralateralen zervikolateralen Kompartement bei 12−24 % [4].

Wie die folgende Beobachtung zeigt, kann im Einzelfall die Zuordnung einer supraklavikulären Metastase zum Primärtumor sehr schwierig sein.

## Fallbericht

Nach chirurgischer Exstirpation eines rechts supraklavikulär lokalisierten vergrößerten Lymphknotens wurde uns eine 50-jährige Patientin mit der Diagnose eines papillären Schilddrüsenkarzinoms überwiesen.

## Anamnese

Die Patientin wurde wegen Dyspnoe und Thoraxschmerz hospitalisiert. Ein halbes Jahr früher hatte die Patientin eine schwere Lungenembolie erlitten, dabei fielen unklare Perikard- und Pleuraergüsse auf. Die wegen einer Gewichtsabnahme von 15 kg durchgeführte Tumorsuche blieb zunächst erfolglos. Bei der erneuten stationären Aufnahme fiel neben einem kleinen solitären Schilddrüsenknoten links eine Lymphknotenschwellung rechts supraklavikulär auf, die histologisch eine Metastase einer drüsig papillären epithelialen Neoplasie ergab und einem papillären Schilddrüsenkarzinom zugeordnet wurde.

## Untersuchungsbefunde

Die bildgebenden und laborchemischen Untersuchungen ergaben neben einem sonographisch 5 × 6 mm großen Schilddrüsenknoten im linken Schilddrüsenlappen keinen eindeutigen Hinweis auf einen malignen Schilddrüsenprozess. Mittels Bronchoskopie konnte histologisch eine lymphangische Ausbreitung eines gut differenzierten papillären Karzinoms nachgewiesen werden. Eine abdominelle und vaginale Sonographie zeigte bei Zustand nach Exstirpation von Uterus und beiden Adnexen einen unauffälligen Befund. Kalzitonin und Thyreoglobulin befanden sich im Normbereich, die CA 125-Konzentration war mit 1453,0 kU/l (Normbereich < 35,0 kU/l) deutlich erhöht.

## Weitere Anamnese

Eine nochmalige Anamneseerhebung ergab, dass die Patientin 1976 wegen eines zystischen Ovarialtumors links, histologisch einem Kystoma pseudomucinosum papilliferum partim proliferans, operiert wurde. Eine Totalexstirpation des Uterus und der rechten Adnexe erfolgte 1978 wegen eines proliferierenden Oberflächenpapilloms mit Implantationsmetastasen auf Tube und Uterus.

Die erneute histologische Beurteilung des Lymphknotenpräparates unter Kenntnis aller anamnestischen und klinischen Daten ließen auf Grund des adenopapillär strukturierten Tumorgewebes mit Nachweis von massenhaft psammomartigen Verkalkungen bei Fehlen von Milchglaskernen, Kolloid und immunhistologischem Nachweis von Thyreoglobulin einen Primärtumor im Bereich der Ovarien vermuten.

## Verdachtsdiagnose

Supraklavikuläre und pulmonale Spätmetastasierung eines ovariellen Neoplasmas.

## Therapie und weiterer Verlauf

Unter dem Verdacht auf Spätmetastasierung eines Ovarialprozesses erhielt die Patientin in einer gynäkologischen Klinik eine Chemotherapie mit Carboplatin und Gemcitabin. Ein Jahr später musste eine atypische Segmentresektion der rechten Lunge wegen Lymphangiosis carcinomatosa durchgeführt werden. Trotz der folgenden Chemotherapie mit Treosulfan kam es zu weiterer Progredienz der Erkrankung und Anstieg der Tumormarker. Zwei Jahre später führte eine Tumorinfiltration der Mesenterialwurzel zur Nekrose der linken Kolonflexur mit Perforation und diffuser Peritonitis. Auf Grund des Verlaufs wird derzeit nur ein palliatives Therapiekonzept verfolgt.

## Diskussion

In Zusammenfassung aller erhobenen Befunde erscheint ein papilläres Schilddrüsenkarzinom wegen der fehlenden dachziegelartigen Überlagerungen der Tumorzellkerne, des fehlenden Nachweises von Milchglaskernen, Kolloid und Thyreoglobulin als unwahrscheinlich.

Die Histomorphologie sowie die Vorbefunde mit Operationen eines „Kystoma pseudomucinosum papilliferum partim proliferans" des rechten Ovars 1976 sowie eines „proliferierenden Oberflächenpapilloms" 1979 lassen an einen Primärtumor im Bereich der Ovarien denken. Aus heutiger Sicht kann zumindest vom Vorliegen eines Borderline-Tumors (Tumor mit niedrig malignen Potential) ausgegangen werden, da damals proliferierende, sich an der Oberfläche befindliche Tumoren beschrieben wurden.

In der Literatur finden sich nur wenige Kasuistiken einer isolierten supradiaphragmalen Metastatisierung eines ovariellen Tumors ohne Anhalt für ein infradiaphragmales Rezidiv. Patel et al. [5] berichten von fünf Kasuistiken mit initialer supradiaphragmaler Manifestation eines papillären serösen Adenokarzinoms des Ovars.

Im ersten Fall wird von einer 24-jährigen Patientin mit linksseitiger cervikaler Lymphadenopathie berichtet. Die histologische Diagnose ergab ein papilläres Karzinom. Anschließend erfolgte die totale Thyreoidektomie und Lymphknotenentfernung, ohne dass ein Schilddrüsenkarzinom nachgewiesen werden konnte. Nach zehn Monaten kam es zum erneuten Auftreten von Halslymphknotenmetastasen mit ähnlicher Histologie. Im weiteren Verlauf entwickelte sich ein großer Beckentumor unter Einbeziehung beider Ovarien. Die Histologie des Operationsbefundes zeigte einen Borderline-Tumor mit invasiven Implantaten des Omentums. Immunhistologisch ließ sich nachweisen, dass die Halslymphknotenmetastasen von den Ovarien ausgingen.

Eine weitere Kasuistik beschreibt eine 32-jährige Patientin, die wegen eines serösen Borderline-Tumors unter Mitnahme beider Adnexen hysterektomiert wurde und anschließend eine Chemotherapie erhielt. Fünf Jahre später zeigte sich eine Lymphknotenschwellung rechts supraklavikulär. Das perinodale Gewebe war durch ein papilläres seröses Adenokarzinom infiltriert. Zusätzlich waren Psammomkörper nachweisbar. Hinweise für ein infradiaphragmales Rezidiv der Erkrankung fanden sich bei Anstieg des CA 125 nicht.

Diese von Patel et al. dargestellten Fallberichte weisen Gemeinsamkeiten mit unserer Kasuistik auf. Papilläre Adenokarzinome des Ovars können sich als supradiaphragmale lymphogene Metastasierung manifestieren, ohne dass ein infradiaphragmales Rezidiv des Tumors vorliegt. Trotz einer Latenzzeit von mehreren Jahren treten supraklavikuläre Lymphknotenmetastasen als erste Rezidivmanifestation auf. Histologisch lassen sich Psammomkörper nachweisen. Wegen der histomorphologischen Gemeinsamkeiten ist eine exakte Abgrenzung zum papillären Schilddrüsenkarzinom erforderlich.

Das papilläre Schilddrüsenkarzinom zeichnet sich aus durch hochdifferenzierte papilläre Drüsenformationen mit dachziegelartigen Überlagerungen der Tumorzellkerne, ausgedehnte Kernfurchen, Milchglaskerne und Kolloid [6, 7] . Histologische Kalzifizierungen in Form von Psammomkörper sind bei bis zu 50 % der papillären Schilddrüsenkarzinome [8], aber auch bei 35 % der serösen Adenokarzinome nachweisbar [9].

Die CA 125-Konzentrationen im Plasma, insbesondere Werte > 100 U/ml, können entscheidende Hinweise für eine ovarielle Genese geben [10]. Fehlender Nachweis von Kernfurchen, Milchglaskernen und immunhistologisch von Thyreoglobulin sprechen gegen das Vorliegen eines papillären Schilddrüsenkarzinoms.

## Schlussfolgerung

Bei einer supraklavikulären Lymphknotenmetastasierung mit histologischem Nachweis einer adenopapillären Neoplasie ist eine exakte Differenzialdiagnostik erforderlich. Neben dem papillären Schilddrüsenkarzinom muss trotz fehlender infradia-phragmaler Manifestation und langer Latenzzeit ein Primärtumor im Bereich der Ovarien in die differenzialdiagnostischen Überlegungen mit einbezogen werden.

## Zusammenfassung

Es wird über eine 50-jährige Patientin mit einer supraklavikulären Lymphknotenme-tastase berichtet, als deren Primärtumor ein papilläres Schilddrüsenkarzinom ange-nommen wurde. Aufgrund eingehender Anamnese, serologischer, histologischer und immunhistologischer Untersuchungen ist jedoch von einem Primärtumor im Bereich der Ovarien auszugehen.

## Literatur

[1] Chau I, Kelleher MT, Cunningham D, Norman AR, Wotherspoon A, Trott P, Rhys-Evans P, Querci Della RG, Brown G, Allen M, Waters JS, Haque S, Murray T, Bishop L. Rapid access multidisciplinary lymph node diagnostic clinic: analysis of 550 patients. Br J Cancer (2003) 88: 354−361.

[2] Fijten GH, Blijham GH. Unexplained lymphadenopathy in family practice. An evaluation of the probability of malignant causes and the effectiveness of physicians' workup. J Fam Pract (1988) 27: 373−376.

[3] Fonseca E, Soares P, Rossi S, Sobrinho-Simoes M. Prognosefaktoren bei differenzierten Schild-drüsenkarzinomen. Pathologe (1997) 18: 275−285.

[4] Dralle H, Gimm O. Lymphadenektomie beim Schilddrüsenkarzinom. Chirurg (1996) 67: 788−806.

[5] Patel SV, Spencer JA, Wilkinson N, Perren TJ. Supradiaphragmatic manifestations of papillary serous adenocarcinoma of the ovary. Clin Radiol (1999) 54: 748−754.

[6] Kulacoglu S, Ashton-Key M, Buley I. Pitfalls in the diagnosis of papillary carcinoma of the thyroid. Cytopathology (1998) 9: 193−200.

[7] Riede U, Oberholzer M, Klöppel G. Schilddrüse. In: Riede UN, Schaefer HA (Hrsg). Allge-meine und spezielle Pathologie. 3. Aufl. Stuttgart; New York. Thieme, (1993) 992−1005.

[8] Mann K. Diagnostik und Therapie differenzierter Schilddrüsenkarzinome. Internist (Berl) (2002) 43: 174−185.

[9] Mitchell DG, Hill MC, Hill S, Zaloudek C. Serous carcinoma of the ovary: CT identification of metastatic calcified implants. Radiology (1986) 158: 649−652.

[10] Jacobs IJ, Skates S, Davies AP, Woolas RP, Jeyerajah A, Weidemann P, Sibley K, Oram DH. Risk of diagnosis of ovarian cancer after raised serum CA 125 concentration: a prospective cohort study. BMJ (1996) 313: 1355−1358.

## 3.8 Papilläres Schilddrüsenkarzinom mit disseminierter mikronodulärer Lungenmetastasierung (2 Fallberichte)

*S. Massoudi, W. U. Kampen, N. Czech, E. Henze, D. Noßke*

## Zusammenfassung

Ein 22-jähriger Patient mit beidseits disseminierten, mikronodulären Lungenmetastasen eines mäßig differenzierten, papillären Schilddrüsenkarzinoms erhielt vier Radioiodtherapien mit insgesamt 18 GBq I-131 im Zeitraum von 4/99−6/00 nach totaler Thyreoidektomie mit Lymphknotenausräumung. Ein ähnlicher Fall ist der einer 32-jährigen Patientin, die nach operativer Entfernung der Schilddrüse mit Lymphadenektomie sechs Radioiodtherapien mit insgesamt 68 GBq I-131 im Zeitraum von 06/99−04/01 erhielt. Unter dieser, in der Literatur gängigen Therapieform kam es zu einer Regredienz der Lungentumormasse, gesichert mittels Computertomographie und I-131-Szintigraphie. Eine komplette Remission ist jedoch selten und in der Literatur nur in wenigen Fällen beschrieben. Zur Diagnose und für Verlaufsuntersuchungen ist die Szintigraphie mit I-131 notwendig, da die Computertomographie unauffällig sein kann, obwohl im I-131-Scan eine disseminierte, mikronoduläre Lungenmetastasierung bei erhöhtem Tumormarker Thyreoglobulin nachweisbar ist. Eine Computertomographie des Thorax (nativ) sollte jedoch zur Größenabschätzung (mikro- versus makronodulär) der Lungenfiliae und Entscheidung zur Durchführung der Radioiodtherapie mit herangezogen werden.

## Anamnese

Wir berichten über einen 22-jährigen Patienten mit einem zum Diagnosezeitpunkt 3/99 mäßig differenzierten, papillären Schilddrüsenkarzinom pT4 N1b Mx G2 R1.

Aufgefallen war 3/99 eine palpable Lymphknotenschwellung rechts cervical, die sich nach operativer Exstirpation als Metastase eines papillären Schilddrüsenkarzinoms herausstellte.

Nach totaler Thyreoidektomie mit Ausräumung beider zentraler und lateraler Lymphknotenkompartimente erfolgte die Vorstellung des Patienten in unserer Klinik.

## Klinik

Bei der Erstvorstellung war der Patient in einem reduzierten körperlichen Allgemeinzustand. Er berichtete über Abgeschlagenheit und Nachtschweiß. Im Laufe der Behandlung nahmen die Beschwerden ab.

## Eingeleitete Therapie

Im Anschluss an den operativen Eingriff wurden vier Radioiodtherapien mit insgesamt 18 GBq I-131 im Zeitraum von 4/99–6/00 durchgeführt. Der Patient ist mit
Thybon 70 µg und L-Thyroxin 125 µg pro Tag TSH-suppressiv eingestellt und ist
darunter klinisch euthyreot.

## Laborparameter

Die Blutbildparameter (Erythrozyten, Leukozyten, Thrombozyten, Hämoglobin,
Hämatokrit) waren im gesamten Beobachtungszeitraum unauffällig. Für den Tumormarker Thyreoglobulin (Tg) wurde 4/99 mit 45,7 ng/ml unter TSH-Stimulation der
höchste pathologische Wert gemessen. Über den Behandlungszeitraum wies das Tg
eine abnehmende Tendenz auf. Der letzte Wert unter TSH-Stimulation lag bei
12,4 ng/ml.

## Lungenfunktionbestimmung

Regelmäßige Lungenfunktionsuntersuchungen wurden durchgeführt, zuletzt 9/00.
Diese waren unauffällig und entsprachen einer altersentsprechenden Lungenfunktion. 9/00 betrugen die Vitalkapazität 3,28 l und die relative Einsekundenkapazität
95,4 %.

## Nuklearmedizinische Diagnostik und Therapie

Die erste, ablative Radioiodtherapie mit 3 GBq I-131 erfolgte 4/99. Die posttherapeutische Szintigraphie mit I-131 zeigte ausgedehntes Restgewebe im Bereich der

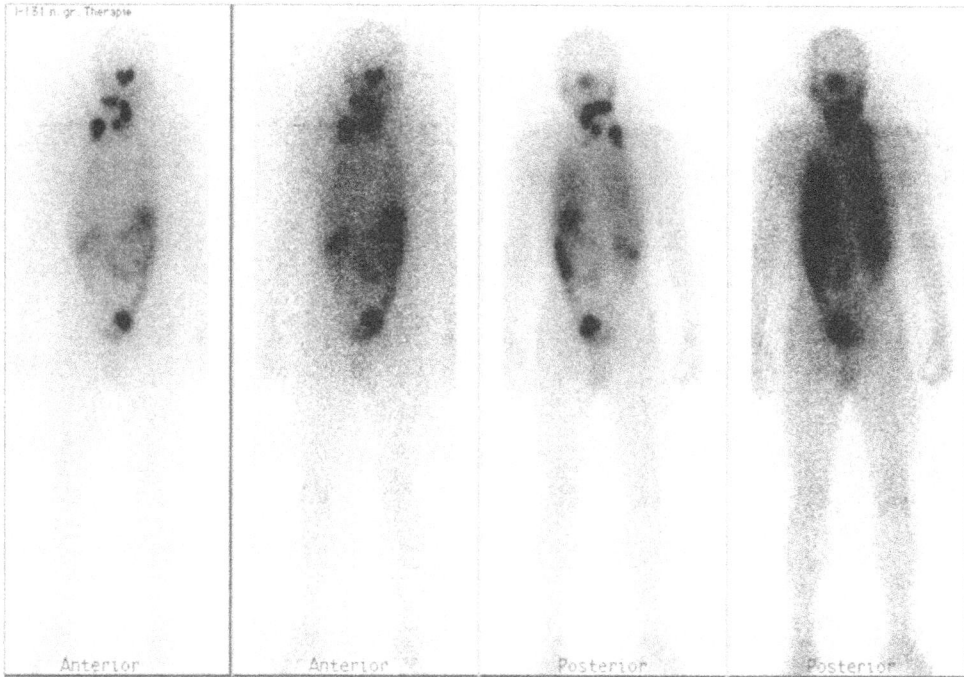

Abb. 1a: Ganzkörperszintigraphie 4/99 96 h nach Applikation von 3 GBq I-131. Restgewebe in der Schilddrüsenloge und rechtsseitige cervicale Lymphknotenmetastasen. Bei flauer, diffuser Nuklidbelegung in der Lunge beidseits besteht der Verdacht auf eine disseminierte Lungenmetastasierung beidseits. Serum-Tg unter TSH-Stimulation 45,7 ng/ml.

Schilddrüsenloge und rechtsseitig cervicale Lymphknotenmetastasen (Abb. 1a). Zu diesem Zeitpunkt wurde szintigraphisch der Verdacht auf eine disseminierte Lungenmetastasierung erhoben, bei einem in ROI (Region of Interest)-Technik ermittelten I-131-Uptake der Lunge von 11 %, welche in der prätherapeutischen I-123-Szintigraphie nicht zur Darstellung gekommen war. Mittels einer Referenz-ROI im Hirn fand sich ein Verhältnis Lunge:Referenz von 2,7 : 1 Nach operativer Entfernung der cervicalen Lymphknotenmetastasen erfolgte eine zweite Radioiodtherapie mit 4 GBq I-131 9/99. Die Entlassungsszintigraphie mit I-131 (Abb. 1b) zeigte jetzt deutlich eine disseminierte Lungenmetastasierung beidseits mit kräftiger, homogener Traceranreicherung in beiden Lungenflügeln (Lungen-Uptake: 36%, Lunge-Referenz-Verhältnis 8,7 : 1).

In der Szintigraphie 1/00 nach Durchführung einer dritten Radioiodtherapie mit 4 GBq I-131 fanden sich erstmalig umschriebene Traceranreicherungen im Bereich der Lungenspitzen beidseits (Lungen-Uptake: 36%, Lunge-Referenz-Verhältnis 9,8 : 1). Nach einer vierten Radioiodtherapie mit 8 GBq I-131 6/00 (Abb. 2) kam es

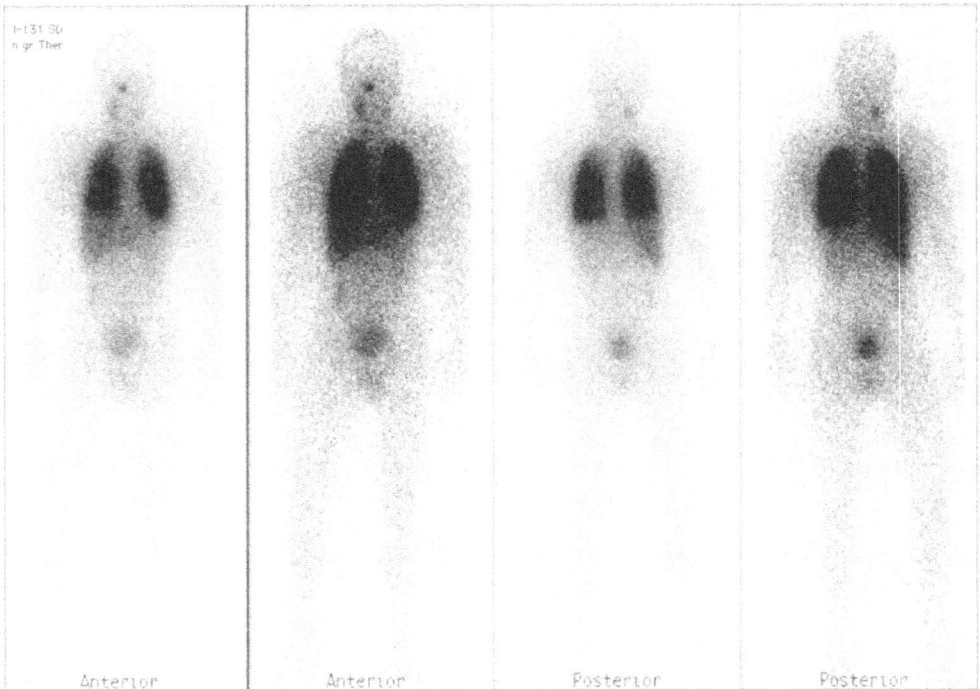

Abb. 1b: Ganzkörperszintigraphie 9/99 96 h nach Applikation von 4 GBq I-131. Kräftige, homogene Traceranreicherung in beiden Lungenflügeln im Sinne einer disseminierten, mikronodulären Metastasierung. Serum-Tg unter TSH-Stimulation 24,0 ng/ml.

zu einer deutlichen Regredienz der bekannten Lungenfilialisierung mit Reduktion des I-131-Uptake ohne erneuten Nachweis der vorbeschriebenen Herde in den Lungenspitzen (Lungen-Uptake: 23 %, Lunge-Referenz-Verhältnis 5,2 : 1).

## Radiologische Diagnostik

Eine Computertomographie (CT) des Thorax nativ (Abb. 3a) bestätigte 9/99 die disseminierte, mikronoduläre Metastasierung in den Lungenflügeln beidseits. In der nativen CT des Thorax 6/00 (Abb. 3b) fand sich keine sichere Darstellung der szintigraphisch nachgewiesenen, disseminierten, mikronodulären Lungenfilialisierung. Es zeigten sich jedoch vereinzelte makronoduläre metastasenverdächtige Herde.

Die CT wurde zur Vermeidung einer Iodkontamination obligat ohne Kontrastmittel durchgeführt.

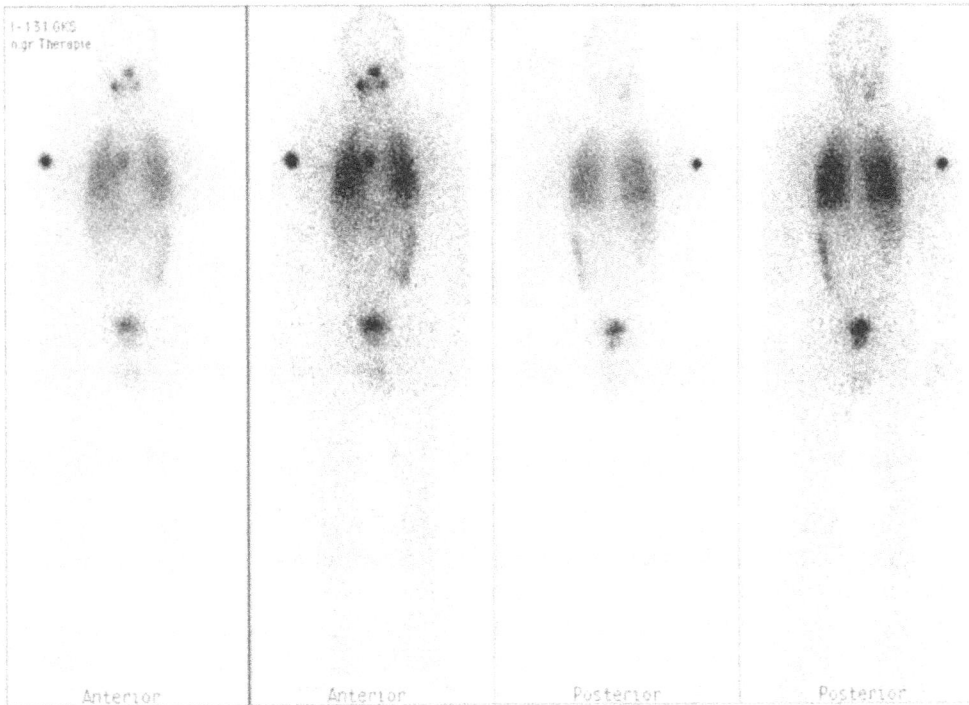

Abb. 2: Ganzkörperszintigraphie 96 h nach Applikation von 8 GBq I-131 6/00. Regredienz der vorbeschriebenen Herde in den Lungenspitzen und Abnahme des I-131-Uptake der Lunge im Sinne einer Rückläufigkeit der disseminierten, mikronodulären Lungenmetastasierung. Die umschriebene Nuklidanreicherung in Projektion auf den rechten Oberarm ist eine Kontamination. Serum-Tg unter TSH-Stimulation 12,4 ng/ml.

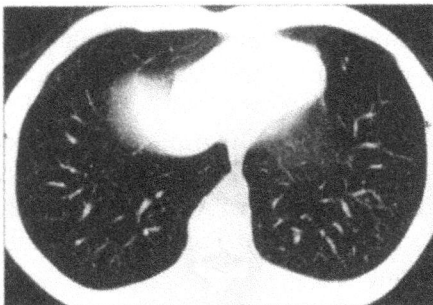

Abb. 3a: Computertomographie des Thorax ohne Kontrastmittel 9/99. Nachweis multipler, kleinster Herde im Sinne einer disseminierten, mikronodulären Lungenmetastasierung beidseits. Kein Nachweis pathologisch vergrößerter mediastinaler Lymphknoten.

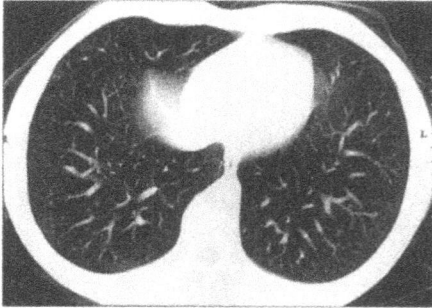

Abb. 3b: Computertomographie des Thorax ohne Kontrastmittel 6/00. Keine eindeutige Darstellung der szintigraphisch bekannten, disseminierten und mikronodulären Lungenmetastasierung.

## Ein weiterer Patientenfall

Ein ähnlich gelagerter Fall ist der einer 32-jährigen Patientin mit der Diagnose eines multifokalen, hochdifferenzierten, papillären Schilddrüsenkarzinoms mit disseminierter, mikronodulärer Lungenmetastasierung im Stadium pT4 pN1 M1 (pulmonal) 04/99. Die Patientin wurde nach zweizeitiger totaler Thyreoidektomie mit Resektion von Teilen der Halsmuskulatur und Lymphadenektomie mit sechs Radioiodtherapien mit insgesamt 68 GBq I-131 im Zeitraum von 06/99–04/01 behandelt. Unter dieser Therapie kam es ebenfalls zur einer Regredienz der Lungentumormasse, gesichert mittels Computertomographie und I-131-Szintigraphie. Die Lungenfunktion ist alterentsprechend. Die Patientin hat nach einer komplikationslosen Schwangerschaft 08/03 ein gesundes Kind entbunden.

## Kommentar

Unsere Falldarstellungen beschreiben die eher seltenen Fälle eines initial in die locoregionalen Lymphknoten metastasierten, papillären Schilddrüsenkarzinoms mit Entwicklung einer disseminierten, mikronodulären Lungenmetastasierung beidseits. Mikronoduläre Metastasen sind definiert als < 1 cm im Durchmesser [7]. Anhand histologischer Evaluationen zeigten Sisson et al., dass ein Großteil der mikronodulären Lungenmetastasen einen Durchmesser < 1 mm aufweisen [7]. Eine gesicherte Definition für eine dissemenierte (disseminare – aussäen) Ausbreitung lässt sich aus der rezenten Literatur nicht ableiten. Wir definieren im Folgenden disseminiert als eine flächige Ausbreitung der Metastasierung.

Lungenfiliae beim differenzierten Schilddrüsenkarzinom kommen in etwa 5–10 % der Fälle vor [9]. In der Literatur finden sich jedoch keine Angaben über die Häufigkeit einer disseminierten, mikronodulären Lungenmetastasierung. Betroffen sind vor allem jugendliche Patienten mit einem papillären Schilddrüsenkarzinom und cervicalen Lymphknotenmetastasen. Diese Lymphknotenabsiedlungen werden als Leitschiene für die Entwicklung der Lungenfilialisierung angesehen [5, 6].

In der Röntgen-Thoraxuntersuchung werden lediglich 50 % dieser Lungenfiliae diagnostiziert. Bis zu 80 % der Lungenfiliae lassen sich mittels einer nativ durchgeführten Computertomographie nachweisen. Metastasen kleiner 1−2 mm sind in der Computertomographie nicht adäquat zu beurteilen und können nicht sicher von Gefäßstrukturen unterschieden oder werden als Tuberkulose falsch interpretiert. In der I-131-Szintigraphie zeigen bis zu 86 % der Lungenfiliae einen Uptake, bei jugendlichen Patient sogar mehr [2, 4, 5, 7].

Die Beurteilung einer disseminierten Lungenmetastasierung kann während der ablativen Radioiodtherapie schwierig sein, wenn zusätzlich iodavide Lymphknotenmetastasen und Restgewebe in der Schilddrüsenloge vorhanden sind, die einen Großteil des I-131 aufnehmen. Zur sicheren Beurteilung der Lungensituation ist eine vollständige Radioiodablation des Schilddrüsenrestgewebes und Entfernung der Lymphknotenmetastasen mittels I-131 oder Operation erforderlich [5].

In den bisher in der Literatur beschriebenen Fällen war die Radioiodtherapie die gängige Therapieform. Es sind jedoch zur Behandlung der Lungenfiliae höhere Gesamtaktivitäten und meist mehr Therapien notwendig als zur Ablation von Schilddrüsenrestgewebe [5]. Mit jeder Therapie zeigt sich eine Reduktion des Lungenuptake in der I-131-Ganzkörperszintigraphie. In unserem Fall fanden wir eine Reduktion des Lungenuptake von 36 % auf 23 %. In eigenen Beobachtungen anhand von 12 Patienten mit differenziertem Schilddrüsenkarzinom ohne Lungenfiliae fanden wir im Mittel einen I-131-Uptake in der Lunge von 8 %.

In der Literatur werden die größten Reduktionen des Uptake im Sinne eines Ansprechens auf die Therapie während der ersten Radioiodtherapien beobachtet. Bei den nachfolgenden Therapien sind die Reduktionen des Uptake nur gering.

In den meisten Fällen mit disseminierter, mikronodulärer Lungenmetastasierung kommt es nur zu einer partiellen Reduktion der Lungentumormasse gemessen an der Größen- und Anzahlreduktion der Metastasen in der Computertomographie und der Abnahme des Lungenuptake in der I-131-Szintigraphie. Das Resttumorgewebe persistiert, wobei jedoch der Patient über Jahre bis Jahrzehnte asymptomatisch bleiben kann. Nur in seltenen Fällen gelingt eine totale Remission, mit Normalisierung des Tumormarkers Thyreoglobulin, unauffälligem Befund in der Computertomographie und Normalisierung des Lungenuptakes in der I-131-Szintigraphie [3, 5, 6].

Anhand mathematischer Berechnungen, die mit freundlicher Unterstützung des Bundesamtes für Strahlenschutz durchgeführt wurden, zeigte sich eine Abnahme der erreichten I-131 Herddosis von 680 Gy über 650 Gy und 562 Gy auf 340 Gy in Abhängigkeit des Durchmessers der Metastasen von 9,73 mm, 5,69 mm, 2,64 mm und 1,00 mm. Für dieses Berechnungsmodell wurde angenommen, dass bei Applikation von 6 GBq I-131 ein Gesamtlungenuptake von 20 % vorliegt mit einer homogenen Verteilung des I-131 in einem Gesamtmetastasenvolumen von 50 ml und dass dieI-131-Aktivität im Tumor verbleibt und nur durch physikalischen Zerfall abnimmt.

Sisson et al. beschreiben in dosimetrischen Messungen, dass in mikronodulären Lungemetastasen bei einer applizierten Aktivität zwischen 9 und 12 GBq hohe Dosen erreicht werden. Da jedoch eine komplette Remission nur selten erreicht wird, sind Erklärungen gefordert. Ein möglicher Ansatz kann in der Größe der Metastasen liegen, da bei einem Durchmesser von 0,5 mm und kleiner über 60 % der, vom inkorporiertem I-131, resultierenden Beta-Strahlung die Tumorzelle verlässt und zu einer Strahlenbelastung lediglich des umgebenden Gewebes führt. Einen limitierenden Faktor für die Fortführung der Radioiodtherapie stellt somit auch die Entwicklung einer Lungenfibrose dar. Weitere Überlegungen sind, dass Tumorzellen, die zu klein sind um Follikel zu bilden, I-131 nicht ausreichend speichern können und dass eine ungleichmäßige Aufnahme des I-131 in die Metastasen nicht zu einer ausreichenden Strahlenwirkung auf alle neoplastische Zellen führt [5, 7].

Auch nach mehrfacher Radioiodtherapie zur Behandlung der disseminierten, mikronodulären Lungenmetastasierung mit hohen, applizierten I-131 Aktivitätsmengen sind, entsprechend zu unserem Fall, komplikationslose Schwangerschaften und Geburten beschrieben [1, 5, 8, 10].

Die Radioiodtherapie als gängige Therapieform führte in den von uns beschriebenen Fällen zu einer deutlichen Reduktion der diffusen Lungenmetastasierung, bestätigt durch die Computertomographie und I-131-Szintigraphie unter Verwendung der ROI-Technik. Eine vollständige Remission mit Thyreoglobulin-Normalisierung war in unseren Fällen bisher nicht zu erreichen. Zur Diagnose und zur Verlaufskontrolle der Lungenfiliae erwies sich die I-131-Szintigraphie als notwendig, da die Computertomographie der Lunge ohne iodhaltiges Kontrastmittel normal imponieren kann, obwohl in der I-131-Szintigraphie noch eine disseminierte, mikronoduläre Lungenmetastasierung mit entsprechend erhöhtem Serum-Thyreoglobulinspiegel nachzuweisen war. Die Computertomographie sollte jedoch zur Größenabschätzung (mikro- versus makronodulär) der Lungenfiliae stets mit herangezogen werden.

Die Entscheidung zur Durchführung einer I-131-Therapie von mikronodulären disseminierten Lungenfiliae bei einem differenzierten Schilddrüsenkarzinom sollte, zur Abschätzung der Effektivität der Therapie, stets in Zusammenschau der I-131-Szintigraphie zur Verifizierung der Iodspeicherung, der Computertomographie zur Größenabschätzung der Metastasen und dem Tumormarker Thyreoglobulin erfolgen.

# Literatur

[1] Ehrenheim C, Hauswirth C, Fitschen J, Martin E, Oetting G, Hundeshagen H. Genetic risk after high dose radioiodine therapy with regard to gonadal dose. Nuklearmedizin (1997) 36: 157–66.

[2] Hernandez GR, Forner CV, Peris MVF. I-131 whole body scintigraphy in a patient with micronodular pulmonary metastases from papillary thyroid carcinoma. Nuklearmedizin (2000) 1: 29–30.

[3] Hindie E, Melliere D, Lange F, Hallaj I, De Labriolle-Vaylet C, Jeanguillaume C, et al. Functioning pulmonary metastases of thyroid cancer : does radioiodine influence the prognosis? Eur J Nucl Med Mol Imaging (2003) 7: 974–81.

[4] Pietkarski JD, Schlumberger M, Leclere J, Coufanet D, Masselot J, Parmentier C. Chest computed tomography (CT) in patients with micronodular lung metastases of differentiated thyroid carcinoma. Int J Radiat Oncol Biol Phys; (1985) 11: 1023–7.

[5] Samuel AM, Rajashekharreo B, Shah DH. Pulmonary metastases in children and adolescents with well-differentiated thyroid cancer. J Nucl Med (1998) 39: 1531–6.

[6] Sisson JC, Giordano TJ, Jamadar DA, Kazerooni EA, Shapiro B, Gross MD et al. I-131 treatment of micronodular pulmonary metastases from papillary thyroid carcinoma. Cancer (1996) 78: 2184–92.

[7] Sisson JC, Jamadar DA, Kazerooni EA, Giordano TJ, Carey JE, Spaulding SA. Treatment of micronodular lung metastases of papillary thyroid carcinoma: are the tumors too small for effective irradiation from radioiodine? Thyroid (1998) 8 (3): 215–21.

[8] Schlumberger M, De Vathaire F, Ceccarelli C, Delisle MJ, Francese C, Couette JE, et al. Exposure to radioactive iodine-131 for scintigraphy or therapy does not preclude pregnancy in thyroid cancer patients. J Nucl Med (1996) 34 (4): 606–12.

[9] Vassilopoulou-Sellin R, Klein MJ, Smith TH, Samaan NA, Frankenthaler RA, Goepfert H, et al. Pulmonary metastases in children and young adults with differentiated thyroid cancer. Cancer (1993) 71: 1348–52.

[10] Vini L, Heyer S, Al-Saadi A, Pratt B, Harmer C. Prognosis for fertility and ovarian function after treatment with radioiodine for thyroid cancer. Postgrad Med J (2002) 78 (916): 92–3.

## 3.9  Klinischer Stellenwert eines neuen 3-Generations-Thyreoglobulin (TG)-immunoradiometrischen-Assays (IRMA) in der Nachsorge des differenzierten Schilddrüsenkarzinoms

*C.-O. Sahlmann, I. Schreivogel, C. Angerstein, U. Siefker, K. Lehmann, G. Altenvoerde, M. Hüfner, J. Meller*

## Einleitung

Das humane Thyreoglobulin (Tg) ist ein ausschließlich durch Thyreozyten syntheti-siertes komplexes iodiertes Glykoprotein mit einem Molekulargewicht von 660 kD. Tg wird von fast allen papillären und follikulären Karzinomzelllinien exprimiert, wie dies immunhistochemisch und jüngst auch molekularbiologisch nachgewiesen wer-den konnte [18]. Tg wird in den Thyreozyten aus Untereinheiten synthetisiert und bildet die Matrix für die Schilddrüsenhormonsynthese. Der Aufbau ist durch unter-schiedliche Kohlenhydratanteile und Iodierungsgrade insbesondere in malignem Schilddrüsengewebe heterogen.

In der klinischen Nachsorge von Patienten mit einem differenzierten Schilddrüsen-karzinom gilt die Bestimmung des Serum-Tg als der zuverlässigste Verlaufsparameter [18, 19, 20].

Übereinstimmend wird heute zur Bestimmung des Serum-Tg die Verwendung hoch-sensitiver Immunoradiometrischer Assays (IRMAs) mit einer unteren Nachweis-grenze von < 1 ng/ml favorisiert wie auch ein in dieser Studie verwendete Assay, der kürzlich erstmalig von Morgenthaler und Mitarbeitern beschrieben wurde [10, 19]. Diese Festphasen-Assays verwenden hochaffine monoklonale Tg-Antikörper mit ei-ner hohen Bindungskonstante. Desweiteren werden durch lange Inkubationszeiten Tg-Antikörper im Patientenserum aus Ihrer relativ schwachen Bindung an endogenes Thyreoglobulin gelöst, so dass die Anzahl falsch negativer Ergebnisse reduziert wird.

Falsch negative Ergebnisse können nicht nur durch Tg-Antikörper, sondern auch durch andere Interferenzen (z. B. Humane-Anti-Maus-Antikörper [HAMAs], High dose hook-Effekt) hervorgerufen werden. Während Tg-Antikörper mittels spezieller Assays erkannt werden können, wird als weiterer Suchtest auf unspezifische Interfe-renzen die Bestimmung der Wiederfindung (Recovery) empfohlen, wobei beide Me-thoden parallel eingesetzt werden sollten [22]. Auch eine geringe Tumormasse, wie sie beispielsweise bei kleinen Lymphknotenmetastasen und Fernmetastasen vorliegt, sowie entdifferenzierte oder vielfach mit Radioiod vortherapierte Tumore können zu falsch negativen Ergebnissen im Assay führen [1, 11, 12].

Die Freisetzung von Thyreoglobulin aus neoplastischen Thyreozyten unterliegt der Kontrolle durch TSH, da Schilddrüsenkarzinomzellen in der Regel den TSH-Rezeptor (TSH-R) exprimieren [21]. Die Sensitivität aller Tg-Assays verbessert sich mit der Höhe des TSH-Spiegels zum Zeitpunkt der Blutentnahme. Werden Tg-Spiegel von thyreoidektomierten und radioiodabladierten Patienten mit Metastasen oder einem lokoregionären Rezidiv unter suppressiver Medikation und danach in Hypothyreose gemessen, steigen die Werte nach Absetzen der Thyroxinmedikation auf das 1,7–20-fache an [16].

Ziel der vorliegenden Studie war der formale und klinische Vergleich eines neuen 3-Generations-Tg-IRMAs (3-G-IRMA; Dynotest® Tg-plus) mit einem konventionellen Tg-IRMA (SELco® Tg-Assay) bei einer großen Anzahl konsekutiver Seren von Patienten mit einem differenzierten Schilddrüsenkarzinom.

Potenziell weist der hier evaluierte neue 3-G-IRMA im Vergleich zur herkömmlichen Methode mehrere Vorteile auf. Einerseits verwendet der neue Assay einen polyklonalen statt monoklonalen Antikörper. Dies sollte durch die Bindung an unterschiedliche Epitope des endogenen Tg zum Nachweis auch atypischer Tg-Moleküle führen. Eine längere Inkubationszeit von Patientenserum mit den antikörperbeschichteten Tubes könnte zudem Interferenzen mit endogenen Tg-Antikörpern im Patientenserum minimieren.

Anhand der klinischen Ergebnisse der Studie sollte die Frage beantwortet werden, ob sich für die verwendeten Assays ein Schwellenwert (Cut-off) definieren lässt, bei dessen Überschreitung eine weiterführenden Diagnostik sinnvoll ist.

## Material und Methoden

### Patienten

93 konsekutive Patienten (68 Frauen, 25 Männer) mit einem differenzierten Schilddrüsenkarzinom aus der interdisziplinären Schilddrüsenambulanz der Georg-August-Universität Göttingen wurden in einem Zeitraum zwischen Januar 2001 und März 2002 untersucht. Bei 73 Patienten lag ein papilläres, bei 17 ein follikuläres Schilddrüsenkarzinom und bei drei Patienten eine unklare Histologie vor (Tab. 1 und 2). Histologisch gesicherte Lymphknotenmetastasen fanden sich bei 26 Patienten, eine Fernmetastasierung bestand bei 5 Patienten. Bei 83 Patienten lag eine, bei 10 Patienten lagen zwei oder drei Serumproben vor.

Bei papillären pT1 N0 M0-Tumoren war in der Regel eine Hemithyreoidektomie erfolgt, in Ausnahmefällen eine totale Thyreoidektomie meist ohne eine nachfolgende Radioiodablation.

Tabelle 1: Patienten mit einem papillären Schilddrüsenkarzinom (TNM)

|      | Gesamt | N0 | N1 | M0 |
|------|--------|----|----|----|
| PT1  | 24     | 14 | 10 | 24 |
| PT2  | 33     | 24 | 9  | 33 |
| PT3  | 4      | 3  | 1  | 4  |
| PT4  | 11     | 6  | 5  | 11 |
| PTX  | 1      | 1  | 0  | 1  |

Tabelle 2: Patienten mit einem follikulären Schilddrüsenkarzinom (TNM)

|      | Gesamt | N0 | N1 | M0 | M1 |
|------|--------|----|----|----|----|
| PT1  | 1      | 1  | 0  | 1  | 0  |
| PT2  | 9      | 8  | 1  | 7  | 2  |
| PT3  | 3      | 3  | 0  | 1  | 2  |
| PT4  | 1      | 1  | 0  | 1  | 0  |
| PTx  | 3      | 3  | 0  | 2  | 1  |

Bei follikulären Schilddrüsenkarzinomen jeden Stadiums und papillären Schilddrüsenkarzinomen ab dem Tumorstadium größer pT1 N0 M0 erfolgte eine totale Thyreoidektomie mit Lymphknotendissektion nach den Empfehlungen der Interdisziplinären Leitlinie der Deutschen Krebsgesellschaft und der Deutschen Gesellschaft für Chirurgie [4]. Diese Patienten erhielten eine Radioiodablation mit 3,7 GBq $^{131}$Iod sowie mindestens eine Kontrollszintigraphie (74 MBq-7,4 GBq $^{131}$Iod) im Abstand von 6 Monaten.

## Laborchemische Untersuchungen

Insgesamt wurden 105 Seren untersucht. Dabei wurden die Laborparameter TSH, Thyreoglobulin, die Thyreoglobulin-Antikörper und die Wiederfindung bestimmt.

Die TSH-Bestimmung erfolgte mit dem kommerziell erhältlichen ADVIA Centaur-TSH-Assay mit einer analytischen Sensitivität von 0,010 mIU/l. Der Normbereich liegt bei diesem Assay zwischen 0,43 und 3,2 µU/ml. Patienten mit Werten < 0,1 µU/ ml wurden als supprimiert betrachtet. Werte > 30 µU/ml wurde in Übereinstimmung mit den geltenden Empfehlungen [5] als ausreichend stimuliert angesehen.

Antikörper gegen Thyreoglobulin wurden mit dem ADVIA Centaur anti-Tg-Test bestimmt. Es handelt sich dabei um ein direktes Chemiluminiszenzverfahren, bei dem humane Anti-Tg-Antikörper mit festphasenfixierten polyklonalen Ziege-anti-Human-Antikörpern um AE-markiertes Humanthyreoglobulin konkurrieren. Die funktionelle Sensitivität wird mit 30 U/ml angegeben. Normalwerte liegen bei Werten unter 60 U/ml vor.

Tabelle 3: Ergebnisse der Messwerte aller Patienten bei einem Cut-off von < 0,5 ngTg/ml (SELco®Tg) und < 0,2 ngTg/ml (Dynotest® Tg-plus)

|  | Richtig positiv | Richtig negativ | Falsch positiv | Falsch negativ |
|---|---|---|---|---|
| SELco®-Tg | 24 | 72 | 0 | 9 |
| Dynotest® Tg-plus | 25 | 71 | 1 | 8 |

Tabelle 4: Sensitivität und Spezifität aller Proben bei einem Cut-off von < 0,5 ngTg/ml (SELco®Tg) und < 0,2 ngTg/ml (Dynotest® Tg-plus)

|  | SELco®Tg | Dynotest® Tg-plus |
|---|---|---|
| Sensivität | 72,7 % | 75,8 % |
| Spezifität | 100 % | 98,6 % |

Die Thyreoglobulinwerte wurden immunoradiometrisch sowohl mit dem Assay der Fa. Medipan (SELco® Tg-Assay) als auch mit dem 3-Generations-Assay der Fa. Brahms (Dynotest® Tg-plus) bestimmt. Bei beiden Testverfahren handelt es sich um ein Coated-Tube-System mit an der Teströhrcheninnenwand fixiertem Antikörper gegen Thyreoglobulin. Der Nachweis von endogenem Tg erfolgt durch die Zugabe $^{125}$Iod markierter Anti-Tg-Antikörper als Tracer im Überschuss mit der Ausbildung festphasenfixierter Sandwich-Komplexe. Das gemessene Signal verhält sich dabei direkt proportional zur Konzentration des endogenen Tg. Die Standardisierung erfolgte bei beiden Assays mit dem Referenzmaterial CRM 457.

Bei dem SELco® Tg-Assay ist an der Röhrcheninnenwand ein monoklonaler Mausantikörper gegen Tg fixiert. Die Inkubation erfolgt über Nacht unter Zugabe eines $^{125}$Iod markiertem monoklonalen Mausantikörpers im Überschuss. Nach dem Waschen des Ansatzes erfolgt die Messung. Dabei ist die endogene Tg-Konzentration im Serum proportional zum Signal.

Der Dynotest® Tg-plus der Fa. Brahms beinhaltet einen polyklonalen Kaninchenantikörper gegen Tg, der sich an der Röhrcheninnenwand fixiert findet. Nach einer Inkubation über Nacht erfolgt im Gegensatz zu dem SELco® Tg-Assay erst am nächsten Tag nach einem Waschschritt die Zugabe eines $^{125}$Iod-markierten monoklonalen Mausantikörpers. Nach einem weiteren Waschschritt erfolgt dann die Messung mit ebenfalls direkt zum Signal proportionaler Tg-Konzentration.

Die vom Hersteller angegebene funktionelle Assaysensitivität (FAS, 20 % Inter-Assay-Variationskoeffizienten) beträgt 0,5–1,0 ngTg/ml bei dem SELco® Tg-Assay sowie 0,2 ngTg/ml bei dem Dynotest® Tg-plus. Zusätzlich wurde die funktionelle Sensitivität beider Assays im eigenen Labor bestimmt.

Für die Wiederfindung empfehlen bei beiden Assays die Hersteller einen Referenzbereich > 70 % bis 130 %.

Tabelle 5: Klinische Bewertung aller Patienten bei einem Cut-off von < 0,5 ngTg/ml (SELco®Tg) und
< 0,2 ngTg/ml (Dynotest® Tg-plus)

| Stoffwechsellage | Klin. Bewertung | SELco®Tg | Dynotest® Tg-plus |
|---|---|---|---|
| Hypothyreose | Richtig positiv | 12 | 13 |
| | Richtig negativ | 5 | 5 |
| | Falsch positiv | 0 | 0 |
| | Falsch negativ | 3 | 2 |
| TSH > 0,1 und < 30 µU/ml | Richtig positiv | 6 | 6 |
| | Richtig negativ | 10 | 9 |
| | Falsch positiv | 0 | 1 |
| | Falsch negativ | 1 | 1 |
| Suppression | Richtig positiv | 6 | 6 |
| | Richtig negativ | 57 | 57 |
| | Falsch positiv | 0 | 0 |
| | Falsch negativ | 5 | 6 |

## Patienteneinteilung

Die Stratifizierung der Patienten erfolgte in zwei Gruppen:

• Gruppe 1: Nachweis von Tumorgewebe oder eines Schilddrüsenrestes in einem
  zeitlichen Abstand zur Blutentnahme von ≥ 3 Monaten mit mindestens einem
  Verfahren ([131]Iod- oder [123]Iod-Szintigraphie, CT, MRT, [99 m]Tc-MIBI, [18]Fluor-
  FDG, Sonographie, Chromatographie, Zytologie).
• Gruppe 2: Kein Hinweis für das Vorliegen von Tumorgewebe oder eines Schilddrüsenrestes in einem zeitlichen Abstand zur Blutentnahme von ± 3 Monaten mit
  den o. g. Methoden.

Ausgewertet wurde durch zwei erfahrene unabhängige Untersucher in Unkenntnis
der gemessenen Laborwerte. Falls sich Diskrepanzen in der Bewertung der beiden
Untersucher ergaben, wurden diese im Konsens gelöst.

## Befundinterpretation

Die Korrelation der Tg-Werte und der klinischen Daten erfolgte in dreifacher Weise.
Es wurden zunächst Schwellenwerte für die Tg-Positivität bzw. -Negativität der Seren definiert.

Tg-Positivität im SELco®Tg-Assay wurde angenommen, wenn die Tg-Serumkonzent-
ration, unabhängig von der Höhe des Serum-TSH, entweder über der unteren Nachweisgrenze (0,5 ng Tg/ml) lag, oder arbiträr festgelegte Grenzwerte von 1 ng Tg/ml
und 2 ng Tg/ml überschritt.

Tg-Positivität im Dynotest®Tg-plus-Assay wurde angenommen, wenn die Tg-Serum-
konzentration, unabhängig von der Höhe des Serum-TSH, entweder über der unte-

Tabelle 6: Sensitivität und Spezifität unter Hypothyreose, Suppression und bei messbarem TSH bei einem Cut-off von < 0,5 ngTg/ml (SELco®Tg) und < 0,2 ngTg/ml (Dynotest® Tg-plus)

|  |  | SELco®Tg | Dynotest® Tg-plus |
|---|---|---|---|
| Hypothyreose | Sensitivität | 80 % | 86 % |
|  | Spezifität | 100 % | 100 % |
| TSH > 0,1 und < 30µU/ml | Sensitivität | 85,7 % | 85,7 % |
|  | Spezifität | 100 % | 90 % |
| Suppression | Sensitivität | 54 % | 54 % |
|  | Spezifität | 100 % | 100 % |

ren Nachweisgrenze (0,2 ng Tg/ml) lag, oder arbiträr festgelegte Grenzwerte von 1 ng Tg/ml und 2 ng Tg/ml überschritt.

Als richtig positiv gewertet wurden Seren von Patienten, bei denen die Tg-Serumkonzentrationen über dem jeweilig verwendeten Schwellenwert lagen und bei denen gleichzeitig ein Schilddrüsenrest, ein lokoregionäres Rezidiv oder distante Metastasen vorlagen. Die gewählte Definition nimmt keine Trennung zwischen benignen und malignen Residuen vor.

Als falsch positiv gewertet wurden Seren von Patienten, bei denen die Tg-Serumkonzentrationen über dem jeweilig verwendeten Schwellenwert lagen und bei denen durch andere Untersuchungen ein Schilddrüsenrest, ein lokoregionäres Rezidiv oder distante Metastasen ausgeschlossen werden konnten.

Als richtig negativ gewertet wurden Seren von Patienten, bei denen die Tg-Serumkonzentrationen unter dem jeweilig verwendeten Schwellenwert lagen und bei denen weder ein Schilddrüsenrest, ein lokoregionäres Rezidiv oder distante Metastasen nachweisbar waren.

Als falsch negativ gewertet wurden Seren von Patienten, bei denen die Tg-Serumkonzentrationen unter dem jeweilig verwendeten Schwellenwert lagen und bei denen entweder ein Schilddrüsenrest, ein lokoregionäres Rezidiv oder distante Metastasen vorlagen.

## Statistik

Die Berechnungen erfolgten mit der Software Statistica® der Fa. Statsoft, dabei kam eine einfache Regression sowie der Wilcoxon-Test für gepaarte Stichproben (Irrtumswahrscheinlichkeit < 0,05) zum Einsatz. Mit dem McNemar-Test wurde die Sensitivität und Spezifität beider Teste miteinander verglichen.

## Allgemeine Ergebnisse

105 Seren von insgesamt 93 Patienten wurden auf Thyreoglobulin mit beiden Tg-IRMAs und TSH untersucht. Die Wiederfindung wurde bei allen Seren bestimmt. Bei 9 von 105 Seren wurden keine Anti-Tg-Antikörper bestimmt. Bei diesen Patienten bestand keine Diskrepanz zwischen den gemessenen Serum-Tg-Werten und den klinischen Befunden sowie keine Störung der Wiederfindung der Tg-Werte.

In 68 Seren fand sich ein supprimiertes TSH, entsprechend $< 0,1$ µU/ml, in 17 Seren waren die TSH-Werte messbar, d. h. das TSH lag zwischen 0,1 und 30 µU/ml, 20 Seren zeigten TSH-Werte $> 30$ µU/ml. Die Prävalenz residualer Erkrankungen (Schilddrüsenrest, Rezidiv, Metastasen) betrug in unserem Patientenkollektiv 32 %.

4 Patientenseren (3,8 %) zeigten erhöhte Tg-Antikörper ($> 60$ U/ml). Bei zwei dieser Seren war die Wiederfindung im SELco®Tg-Assay gestört, bei einem im Dynotest®Tg-plus-Assay, bei einer Probe zeigte sich eine ungestörte Wiederfindung.

In 2 Seren war die Recovery im SELco®Tg-Assay gestört. In einem Serum ließen sich keine Tg-Antikörper nachweisen. Bei dem weiteren Serum lagen erhöhte Tg-Autoantikörperwerte vor.

Im Dynotest®Tg-plus-Assay war die Recovery ebenfalls bei 2 Seren gestört. In einer dieser Proben waren die Tg-Autoantikörperwerte erhöht. Dieses Serum war mit dem Serum, das im SELco®Tg-Assay Anti-Tg positiv war, identisch. In der zweiten Probe lagen keine erhöhten Anti-Tg-Werte vor.

Die mit beiden Assays gemessenen Tg-Werte zeigten keinen signifikanten Unterschied (Median SELco®Tg-Assay 0,5 ngTg/ml, Median Dynotest®Tg-plus-Assay 0,2 ngTg/ml). Die Werte der Wiederfindung im Dynotest®Tg-plus-Assay lagen signifikant niedriger als die entsprechenden Werte im Medipan-SELco®-Assay (Median SELco®Tg-Assay 102 %, Median Dynotest®Tg-plus-Assay 91 %).

Die Tg-Werte beider Assays korrelierten mit 97 %, die Wiederfindung korrelierte jedoch nur gering mit 40 %. Die in unserem Labor bestimmte funktionelle Assaysensitivität lag bei dem SELco®Tg-Assay bei 0,5 ng Tg/ml, bei dem Dynotest®Tg-plus-Assay bei 0,2 ng Tg/ml.

Der Nachweis benigner und maligner Residuen erfolgte bei 18 Patienten sonographisch, bei 5 dieser Patienten erfolgte der Nachweis zusätzlich mit der Radioiodszintigraphie. Hierbei handelte es sich bis auf einen Fall um Patienten mit einem papillären pT1, N0, M0-Tumor bei Z. n. Hemi- oder subtotaler Thyreoidektomie. Bei 15 Patienten erfolgte der Nachweis u.a mit Radioiod, meist in Kombination mit einer weiteren Methode. Bei je 2 Patienten war die Kombination aus MRT und [18]Fluor-FDG-PET bzw. die Kombination aus MRT und [99m]Tc-MIBI diagnostisch erfolgreich, bei einem Patienten die Kombination aus CT und [18]Fluor-FDG-PET. Bei 2 Patienten wurde die Diagnose zytologisch gestellt. Bei 2 Patienten war lediglich die Chromatographie positiv.

## Klinische Ergebnisse

Bei Verwendung eines Grenzwertes für Tg-Positivität bzw. -Negativität von 0,2 ng Tg/ml (Dynotest®Tg-plus-Assay) und 0,5 ng Tg/ml (SELco®Tg-Assay) fanden sich 24 richtig positive, 72 richtig negative und 9 falsch negative Tg-Werte im SELco®Tg-Assay. Im Dynotest®Tg-plus-Assay waren 25 Patientenseren richtig positiv, 71 richtig negativ, 1 falsch positiv und 8 falsch negativ.

Sensitivität (SELco®Tg-Assay 72,7 %, Dynotest®Tg-plus-Assay 75,8 %) und Spezifität (SELco®Tg-Assay 100 %, Dynotest®Tg-plus-Assay 98,6 %) beider Assays zeigten keine signifikanten Unterschiede (p < 0,05).

Bei Patientenseren, die in Hypothyreose gemessen wurden, zeigte sich bei dem SELco®Tg-Assay eine Sensitivität von 80 % und Spezifität von 100 %, bei dem Dynotest®Tg-plus-Assay eine Sensitivität von 86 % und eine Spezifität von 100 %. Bei Patientenseren, die ein messbares TSH aufwiesen, zeigte sich bei dem SELco®Tg-Assay eine Sensitivität von 85,7 % und Spezifität von 100 %, bei dem Dynotest®Tg-plus-Assay eine Sensitivität von 85,7 % und eine Spezifität von 90 %. Bei Patientenseren, die eine Suppression des TSH aufwiesen, zeigte sich bei dem SELco®Tg-Assay eine Sensitivität von 54 % und Spezifität von 100 %, bei dem Dynotest®Tg-plus-Assay ebenfalls eine Sensitivität von 54 % und eine Spezifität von 100 %.

Im SELco®Tg-Assay waren 9 Befunde falsch negativ. 4 Patienten hatten einen Schilddrüsenrest und ein supprimiertes TSH. Zwei Patienten waren hypothyreot (TSH > 30 µU/ml) und wiesen einen Schilddrüsenrest auf. 3 Patienten hatten eine residuale Erkrankung. Von diesen Patienten war einer hypothyreot (TSH > 30 µU/ml), der andere supprimiert, der dritte hatte ein messbares TSH (0,1 − 30 µU/ml) sowie erhöhte Anti-Tg-Antikörper und eine gestörte Wiederfindung. Bei zwei dieser Patienten gelang der Nachweis einer residualen Erkrankung nur durch die Chromatographie. Bei dem dritten Patienten lagen radioiodspeichernde Knochenmetastasen vor (Tabelle 7).

Im Dynotest®Tg-plus-Assay waren 8 Seren falsch negativ. Sieben Seren waren mit den bereits im SELco®-Tg-Assay falsch negativen identisch.

Ein Patient mit einem Schilddrüsenrest, der in Hypothyreose untersucht wurde, war nur im Dynotest®Tg-plus-Assay richtig positiv, hingegen im SELco®Tg-Assay falsch negativ. Die klinischen Ergebnisse bei Patienten mit falsch negativen Befunden in Abhängigkeit vom TSH-Wert zum Zeitpunkt der Blutentnahme werden in Tab. 7 dargestellt.

Im SELco®-Tg-Assay war keine Probe falsch positiv, während im Dynotest®Tg-plus-Assay eine Serumprobe mit einem Tg-Wert von 0,4 ngTg/ml als falsch positiv bewertet wurde. Dieser Patient war klinisch in Remission und wies ein messbares TSH auf.

Bei Verwendung eines Grenzwertes für Tg-Positivität bzw. -Negativität von 1,0 ng Tg/ml wurden im SELco®Tg-Assay zusätzlich 2 weitere Seren falsch negativ.

Tabelle 7: Charakteristika der falsch negativen Patienten bei einem Cut-off von < 0,5 ng Tg/ml (SELco®Tg) und < 0,2 ng Tg/ml (Dynotest® Tg-plus)

| Patient | Karinom-typ | TNM | TSH | Medi-pan | Reco-very | Brahms | Reco-very | aTgAK | Gewebe | Diagnostik |
|---------|-------------|-----|-----|----------|-----------|--------|-----------|-------|--------|------------|
| 1 | gering differen-ziert | pT2, N1a, M0 | 0,03 | 0,5 | 100,2 | 0,2 | 106,8 | 7,1 | SD-Rest | [131]I |
| 2 | papillär | pT1, N0M0 | 0,0 | 0,5 | 93,3 | 0,2 | 83,0 | 18,4 | SD-Rest | Ultraschall |
| 3 | follikulär | pTx, Nx M1 | 0,03 | 0,5 | 87,5 | 0,2 | 89,2 | 17,0 | Knochen-metastasen | CT, MRT, [131]I |
| 4 | papillär | pT2, N0 M0 | 0,0 | 0,5 | 109,9 | 0,2 | 96,8 | 13,8 | SD-Rest | [131]I |
| 5 | papillär | pT1 N0 M0 | 0,04 | 0,5 | 96,6 | 0,2 | 116,7 | 14,2 | SD-Rest | Ultraschall |
| 7 | papillär | pT2, N0 M0 | 49,62 | 0,5 | 107,1 | 0,59 | 113,6 | nicht be-stimmt | SD-Rest | Ultraschall |
| 8 | follikulär | üT3, N0 M1 | 0,65 | 0,5 | 50,9 | 0,2 | 26,5 | 459,9 | Residuum | Chromato-graphie |
| 9 | papillär | pT2, N0 M0 | 63,91 | 0,5 | 106,4 | 0,2 | 100 | 4,8 | Residuum | Chromato-graphie |

Bei einem Patienten lag ein Schilddrüsenrest vor (nachweisbares TSH), ein high-risk Patient (papilläres Karzinom, pT4, Alter: 65 Jahre), der in Hypothyreose untersucht wurde, hatte Lungenmetastasen.

Im Dynotest®Tg-plus-Assay wurden bei Verwendung eines Grenzwertes für Tg-Positivität bzw. -Negativität von 1 ngTg/ml vier Seren falsch negativ. Zusätzlich zu den bereits im SELco®Tg-Assay falsch negativen wurden zwei Seren von Patienten mit Schilddrüsenrest falsch negativ (1 Patientenserum mit messbarem TSH < 30μU/ml, 1 Patient in Hypothyreose).

Insgesamt nahm bei Verwendung eines Grenzwertes für Tg-Positivität bzw. -Negativität von 1,0 ngTg/ml die Sensitivität deutlich ab (auf 66% bei dem SELco®Tg-Assay und 63,6% bei dem Dynotest®Tg-plus-Assay) bei unveränderter Spezifität beider Assays (100%). Sensitivität und Spezifität beider Assays zeigten keine signifikanten Unterschiede ($p < 0,05$).

Tabelle 8: Ergebnisse der Messwerte aller Patienten bei einem Cut-off von 1 ng Tg/ml (SELco®Tg und Dynotest® Tg-plus)

|  | Richtig positiv | Richtig negativ | Falsch positiv | Falsch negativ |
|---|---|---|---|---|
| SELco®Tg | 22 | 72 | 0 | 11 |
| Dynotest® Tg-plus | 21 | 72 | 0 | 12 |

Bei Verwendung eines Grenzwertes für Tg-Positivität bzw. -Negativität von 2,0 ng Tg/ml fanden sich keine Unterschiede in den ermittelten Sensitivitäten (SELco®Tg-Assay und Dynotest®Tg-plus-Assay jeweils 48,5%) und Spezifitäten (jeweils 100%). Hier zeigten sich keine signifikanten Unterschiede (p < 0,05). Bei Verwendung eines solchen Grenzwertes wären drei Patienten mit Lymphknotenmetastasen und Lungenmetastasen in beiden Assays zusätzlich falsch negativ bewertet worden. Einer dieser Patienten war hypothyreot und hatte Lungenmetastasen, ein Patient war hypothyreot und wies mediastinale Lymphknotenmetastasen auf und ein Patient unter Thyreosuppression hatte ebenfalls mediastinale Lymphknotenmetastasen. Die restlichen Patienten hatten Schilddrüsenreste.

## Diskussion

In der vorliegenden Studie fanden sich keine signifikanten Unterschiede in den mit beiden Assays gemessenen Tg-Werten. Die Werte korrelierten gut miteinander, was als erster Hinweis auf eine prinzipielle Gleichwertigkeit beider Assays gewertet werden kann.

Auch in den klinischen Ergebnissen ergaben sich keine signifikanten Unterschiede zwischen den beiden Assays. Dies gilt sowohl bei der Verwendung verschiedener Cut-offs als auch beim Vergleich der jeweiligen Subgruppen, bei denen die Tg-Werte entweder in Hypothyreose, bei messbarem oder supprimiertem TSH bestimmt worden waren.

Somit scheinen theoretische Überlegungen, die aufgrund der Verwendung polyklonaler Antikörper und längerer Inkubationszeiten von einer besseren Performance des neuen 3-G-IRMA ausgehen, nicht zutreffend zu sein.

Bei der Verwendung der jeweiligen im eigenen Labor bestimmten und mit den Herstellerangaben konkordanten funktionellen Assaysensitivität als Cut-off, fand sich unabhängig von der Höhe des TSH im Vergleich beider IRMAs eine insignifikant höhere Sensitivität des Dynotest®Tg-plus-Assays. Es ist dabei bemerkenswert, dass der einzige diskrepante Befund bei unseren Untersuchungen in Hypothyreose erhoben wurde, während die Befunde bei messbarem TSH und unter Suppression völlig konkordant waren. Somit konnten wir in unserem heterogenen Patientenkollektiv

Tabelle 9: Sensitivität und Spezifität aller Proben bei einem Cut-off von 1 ng Tg/ml

|                | SELco®Tg | Dynotest® Tg-plus |
|----------------|----------|-------------------|
| Sensitivität   | 66 %     | 63,6 %            |
| Spezifität     | 100 %    | 100 %             |

die von Giovanella et al. beschriebene hohe Sensitivität des neuen 3-G-IRMA bei Patienten unter Thyreosuppression nicht bestätigen [6].

Unsere Ergebnisse stehen in Übereinstimmung mit einer 1999 publizierten Arbeit, in der der in unserer Studie verwendete Assay der Fa. Medipan (FAS 0,5 ng Tg/ml) mit einem IRMA, der eine FAS von 0,3 ng Tg/ml aufwies, verglichen wurde (Dynotest®Tg-S-Assay; Fa. Brahms). In dieser Studie fand sich keinen Vorteil einer erhöhten funktionellen Sensitivität [9].

In unserem Kollektiv wurden acht Patientenseren, unabhängig von der Höhe des TSH, in beiden Assays bei Verwendung der unteren Assay-Nachweisgrenze als Cut-off falsch negativ bewertet. Ein weiteres Serum war zusätzlich im SELco®Tg-Assay falsch negativ. Dies steht in Übereinstimmung mit der Literatur, in der die Häufigkeit Tg-negativer-Rezidive, Metastasen oder Residuen mit bis zu 10 % angegeben wird. In einer Arbeit wird eine sogar noch höhere Häufigkeit − allerdings bei Verwendung älterer und vergleichsweise wenig sensitiver IRMAs − beschrieben [7].

Bei sechs von insgesamt neun falsch negativ beurteilten Patientenseren in unserer Studie lag ein Schilddrüsenrest vor. Zwei dieser Patientenseren waren in Hypothyreose und vier unter Thyreosuppression gemessen worden. Die klinische Relevanz dieser Ergebnisse war jedoch gering, da mittels anderer Methoden residuelles Tumorgewebe weitgehend ausgeschlossen werden konnte.

Bei einem Patienten lagen bekannte Knochenmetastasen vor, die mittels [131]I erfolgreich im Sinne einer partiellen Remission behandelt worden waren. Der falsch negative Befund ist am ehesten durch die Vorbehandlung und die Bestimmung der Tg-Werte unter Thyreosuppression erklärlich [16]. Zwei Patienten waren lediglich chromatographisch positiv, wobei keine Speicherung im [131]I-Ganzkörperszintigramm nachweisbar war [2].

Bei den zuletzt beschriebenen, lediglich chromatographisch positiven Patienten, stellt sich die Frage, ob eine Radioiodtherapie überhaupt sinnvoll ist. Prospektive Daten hierüber existieren zur Zeit nicht. Selbst bei Tg-positiven Patienten ohne Nachweis einer [131]I-Speicherung im Posttherapiescan ist die Wirksamkeit einer Radioiodtherapie bekanntterweise umstritten [14, 15].

Die Verwendung immer sensitiverer TG-Assays hat dazu geführt, dass bei einem Teil der Patienten mit gering erhöhten Tg-Werten die weiterführenden diagnostischen Untersuchungen zum Teil ohne Ergebnis bleiben. Dies führt nach Ansicht einiger

Tabelle 10: Klinische Bewertung aller Patienten bei einem Cut-off von 1 ng Tg/ml

| Stoffwechsellagen | Klin. Bewertung | SELco®Tg | Dynotest® Tg-plus |
|---|---|---|---|
| Hypothyreose | Richtig positiv | 11 | 11 |
| | Richtig negativ | 5 | 5 |
| | Falsch positiv | 0 | 0 |
| | Falsch negativ | 4 | 4 |
| TSH > 0,1 und < 30 µU/ml | Richtig positiv | 5 | 4 |
| | Richtig negativ | 10 | 10 |
| | Falsch positiv | 0 | 0 |
| | Falsch negativ | 2 | 3 |
| Suppression | Richtig positiv | 6 | 6 |
| | Richtig negativ | 57 | 57 |
| | Falsch positiv | 0 | 0 |
| | Falsch negativ | 5 | 5 |

Tabelle 11: Sensitivität und Spezifität unter Hypothyreose, Suppression und bei messbarem TSH bei einem Cut-off von 1 ng Tg/ml

| | | SELco®Tg | Dynotest® Tg-plus |
|---|---|---|---|
| Hypothyreose | Sensitivität | 73 % | 73 % |
| | Spezifität | 100 % | 100 % |
| TSH > 0,1 und < 30 µU/ml | Sensitivität | 71 % | 57 % |
| | Spezifität | 100 % | 90 % |
| Suppression | Sensitivität | 54,5 % | 54,5 % |
| | Spezifität | 100 % | 100 % |

Autoren zu einer größeren Unsicherheit bei Untersuchern und Patienten [9]. Einige Autoren folgern aus der Tatsache, dass eine bildgebende Diagnostik erst dann zum Einsatz kommen sollte, wenn das Tg einen zentrumsspezifischen Schwellenwert übersteigt [20]. Andere Autoren lehnen ein solches Vorgehen ab und empfehlen eine weiterführende Diagnostik bei jedem Patienten, bei dem ein Tg-Wert über der Nachweisgrenze des verwendeten Assays liegt, bzw. eine engmaschige Verlaufskontrolle des Tg-Spiegels [13].

Bei Verwendung eines Cut-off von 1 ng Tg/ml zeigte sich bei unseren Patienten in beiden Assays eine deutliche Abnahme der Sensitivität von 72,7 % (SELco®Tg-Assay) und 75,7 % (Dynotest®Tg-plus-Assay) auf 66 % (SELco®Tg-Assay) und 63,6 % (Dynotest®Tg-plus-Assay). Die Unterschiede zwischen den Assays waren statistisch nicht signifikant.

Während die meisten der zusätzlich falsch negativen Befunde klinisch irrelevant waren, da es sich hierbei um metastasenfreie Patienten mit einem Schilddrüsenrest handelte, wäre ein high-risk Patient (65 Jahre, pT4), der in beiden Assays einen Tg-Wert von 0,8 ng Tg/ml in Hypothyreose aufwies, mit einer pulmonalen Mikrometastase,

Tabelle 12: Ergebnisse der Messwerte aller Patienten bei einem Cut-off von 2 ng Tg/ml (SELco®Tg und Dynotest® Tc-plus)

|                    | Richtig positiv | Richtig negativ | Falsch positiv | Falsch negativ |
|--------------------|-----------------|-----------------|----------------|----------------|
| SELco®Tg           | 16              | 72              | 0              | 17             |
| Dynotest® Tc-plus  | 16              | 72              | 0              | 17             |

Tabelle 13: Sensitivität und Spezifität aller Proben bei einem Cut-off von 2 ngTg/ml

|              | SELco®Tg | Dynotest® Tg-plus |
|--------------|----------|-------------------|
| Sensitivität | 48,5 %   | 48,5 %            |
| Spezifität   | 100 %    | 100 %             |

Tabelle 14: Ergebnisse der Messwerte aller Patienten bei einem Cut-off von 2 ngTg/ml

| Stoffwechsellagen        | Klin. Bewertung  | SELco®Tg | Dynotest® Tg-plus |
|--------------------------|------------------|----------|-------------------|
| Hypothyreose             | Richtig positiv  | 8        | 7                 |
|                          | Richtig negativ  | 5        | 5                 |
|                          | Falsch positiv   | 0        | 0                 |
|                          | Falsch negativ   | 7        | 7                 |
| TSH > 0,1 und < 30 µU/ml | Richtig positiv  | 3        | 3                 |
|                          | Richtig negativ  | 10       | 10                |
|                          | Falsch positiv   | 0        | 0                 |
|                          | Falsch negativ   | 4        | 4                 |
| Suppression              | Richtig positiv  | 5        | 6                 |
|                          | Richtig negativ  | 57       | 57                |
|                          | Falsch positiv   | 0        | 0                 |
|                          | Falsch negativ   | 6        | 6                 |

die erfolgreich mit Radioiod behandelt wurde, übersehen worden. Bei einem Cut-off von 1 oder 2 ng/ml wäre eine Radioiodtherapie wahrscheinlich erst zu einem späteren Zeitpunkt erfolgt. Es ist seit langem bekannt, dass inzipiente mikronoduläre Lungenmetastasen radioiodtherapeutisch besser beeinflussbar sind als ein fortgeschrittenerer pulmonaler Befall. Somit hätte sich durch eine zeitliche Verzögerung möglicherweise die Prognose des Patienten verschlechtert [17].

Bei einem Cut-off von 2 ng Tg/ml fiel die Sensitivität beider Assays auf nur noch 48,5 % ab. Bei Verwendung dieses Grenzwertes, wie er in einer kürzlich erschienen Studie als Entscheidungskriterium für eine weiterführende Diagnostik unter rTSH-Stimulation empfohlen wurde [8], fand sich bei unseren Patienten ein u. E. nicht akzeptabler hoher Prozentsatz an zusätzlich falsch negativen Befunden. Unter anderem wären 2 hypothyreote Patienten mit einem Tg-Wert < 2 ng/ml mit Lymphknoten und Lungenmetastasen nicht erkannt worden.

Tabelle 15: Sensitivität und Spezifität unter Hypothyreose, Suppression und bei messbarem TSH bei einem Cut-off von 2 ng Tg/ml

|  |  | SELco®Tg | Dynotest® Tg-plus |
|---|---|---|---|
| Hypothyreose | Sensitivität | 53 % | 53 % |
|  | Spezifität | 100 % | 100 % |
| TSH > 0,1 und < 30 µU/ml | Sensitivität | 42,8 % | 42,8 % |
|  | Spezifität | 100 % | 90 % |
| Suppression | Sensitivität | 45 % | 45 % |
|  | Spezifität | 100 % | 100 % |

Bei insgesamt drei Patientenseren lag eine gestörte Recovery vor, bei vier Patientenseren erhöhte Werte der Anti-Tg-Antikörper. Lediglich bei einem der Seren waren sowohl die Recovery gestört, als auch die Anti-Tg-Antikörper erhöht. Dies unterstreicht die Notwendigkeit im Follow-up von Patienten mit einem differenzierten Schilddrüsenkarzinom beide Parameter zu bestimmen [22, 3].

Zudem kann bei Patienten, die einer totalen Thyreoidektomie und Radioiodablation unterzogen wurden, die Persistenz von Tg-Antikörpern auf ein residuales Tumorleiden hinweisen [3]. Dies bestätigte sich auch bei einem Patienten unserer Serie, bei dem deutlich erhöhte Anti-Tg-Antikörper vorlagen und bei dem eine residuelle Erkrankung zumindest chromatographisch gesichert werden konnte.

## Schlussfolgerung

Entgegen theoretischen Überlegungen zeigen sich bei dem untersuchten heterogenen Patientenkollektiv einer universitären Schilddrüsenambulanz keine signifikanten Unterschiede zwischen dem neuen Dynotest®Tg-plus-Assay und dem etablierten SELco®Tg-Assay.

Bei in Hypothyreose gemessenen Tg-Werten, die über der jeweiligen funktionellen Assaysensitivität liegen, sollten bei Patienten mit papillären Schilddrüsenkarzinomen und Tumorstadien größer pT1N0M0 kürzerfristige Kontrollen im Verlauf erfolgen. Bei Werten zwischen 1 und 2 ng/ml halten wir aufgrund unserer Daten eine erweiterte Diagnostik für indiziert.

Ein Grenzwert von ≥ 2 ng/ml, bei dem sich in unserer Serie ein u. E. nicht akzeptabler hoher Prozentsatz an falsch negativen Befunden bei Patienten mit einer Metastasierung fand, erscheint als Entscheidungshilfe für eine weiterführende Diagnostik zu hoch gewählt zu sein.

## Literatur

[1] Ashcraft, M. W., A. J. Van Herle: The comparative value of serum thyroglobulin measurements and iodine-131 total body scans in the follow-up study of patients with treated differentiated thyroid cancer. Am J Med (1981) 71: 806–814.

[2] Bianchi R., G. Iervasi, F. Matteucci et al.: Chromatographic identification in serum of endogenously radioiodinated thyroid hormones after iodine-131 whole-body scintigraphy in the follow-up of patients with differentiated thyroid carcinoma. J Nucl Med (1993) 34: 2032–2037.

[3] Chung J. K., Y. J. Park, T. Y. Kim: Clinical significance of elevated level of serum antithyroglobulin antibody in patients with differentiated thyroid cancer after thyroid ablation. Clin Endocrinol (2002) 57: 215–221.

[4] Interdisziplinäre Leitlinie der Deutschen Krebsgesellschaft und der Deutschen Gesellschaft für Chirurgie. Maligne Schilddrüsentumoren. Dt. Krebsgesellschaft: Kurzgefasste Interdisziplinäre Leitlinien 2002, 3. Auflage (2002).

[5] Dietlein M., J. Dressler, J. Farahati: Leitlinie zur Radioiodtherapie (RIT) beim differenzierten Schilddrüsenkarzinom. Nuklearmedizin 1999) 38: 221–222.

[6] Giovanella L., L. Ceriani: High-Sensitive Human Thyroglobulin (hTg) Immunoradiometric Assay in the Follow-up of Patients with Differentiated Thyroid Cancer. Clin Chem Lab Med (2002) 40: 480–484.

[7] Klutmann S., L. Jenicke, M. Geiss-Tönshoff et al.: Prevalence of iodine- and thyreoglobulin-negative findings in differentiated thyroid cancer. Nuklearmedizin (2001) 40: 143–147.

[8] Mazzaferri E. L., R. T. Kloos: Is Diagnostic Iodine-131 Scanning with Recombinant Human TSH Useful in the Follow-Up of Differentiated Thyroid Cancer after Thyroid Ablation? J Clin Endocrinol Metabolism (2002) 87: 1490–1498.

[9] Mikosch P., H. J. Gallowitsch, E. Kresnik et al.: Comparison of Two Thyroglobulin Immunoradiometric Assays on the Basis of Comprehensive Imaging in Differentiated Thyroid Carcinoma. Thyroid (1999) 9: 933–941.

[10] Morgenthaler N. G., J. Froehlich, J. Rendl et al.: Technical Evaluation of a New Immunoradiometric and a New Immunoluminometric Assay for Thyroglobulin. Clin Chem (2002) 48: 1077–1083.

[11] Müller-Gärtner H. W., C. Schneider, M.T. Tempel: Serum-Thyreoglobulin in der Metastasendiagnostik des differenzierten Schilddrüsenkarzinoms. Nuklearmedizin (1986) 25: 194–200.

[12] Pacini F., A. Pinchera, C. Giani et al.: Serum thyreoglobulin in thyroid carcinoma and other thyroid disorders. J Endocrinol Invest (1980) 3: 283–292.

[13] Pacini F., A. Pinchera: Serum and tissue thyroglobulin measurement: clinical applications in thyroid disease. Biochimie (1999) 81: 463–467.

[14] Pacini F., L. Agate, R. Elisei et al.: Outcome of differentiated thyroid cancer with detectable serum Tg and negative diagnostic (131)I whole body scan: comparison of patients treated with high (131)I activities versus untreated patients. J Clin Endocrinol Metabolism (2001) 86: 4092–4097.

[15] Sahlmann C. O., J. Meller, K. Lehmann et al.: Therapeutic Efficacy of Iodine-131-Therapy in Thyroid Cancer Patients with Positive Thyroglobulin but Negative Iodine-131 Whole Body Scans. Eur J Nucl Med (2001) 28: PS64.

[16] Schlumberger M., P. Fragu, C. Parmentier et al.: Thyroglobulin assay in the follow-up of patients with differentiated thyroid carcinomas: comparison of its value in patients with or without normal residue tissue. Acta Endocrinologica (1981) 98: 215–221.

[17] Schlumberger M., O. Arcangioli, J. D. Piekarski et al.: Detection and treatment of lung metastases of differentiated thyroid carcinoma in patients with normal chest X-rays. J Nucl Med (1988) 29: 1790–1794.

[18] Schlumberger M.J.: Papillary and follicular thyroid carcinoma. New England Journal of Medicine 338 (1998) 297–306.

[19] Schlumberger M., E. Baudin: Serum thyroglobulin determination in the follow-up of patients with differentiated thyroid carcinoma. European Journal of Endocrinology 138 (1998) 249–252.

[20] Schlumberger M., F. Pacini: Thyroid Tumors. Paris: Nucleon (1999) pp. 320.

[21] Sheils O. M., E. C. Sweeney: TSH receptor status of thyroid neoplasms – TaqMan RT-PCR analysis of archival material. J Pathol 188 (1999) 87–92.

[22] Zöphel K., G. Wunderlich, U. Liepach et al.: Recovery-test or immunoradiometric measurement of anti-thyroglobulinautoantibodies. Nuklearmedizin 40 (2001) 155–163.

# 4 Latente Schilddrüsenfunktionsstörungen

## 4.1 Molekulare Aspekte von Schilddrüsenfunktionsstörungen

*O. E. Janssen, B. Quadbeck, K. Mann*

## Einleitung

Die Identifizierung und Charakterisierung diverser Gendefekte der Hypophyse, der Schilddrüse und extrathyreoidaler Zielgewebe hat in den letzten zehn Jahren wesentlich zur Aufklärung der Physiologie und Pathophysiologie der Schilddrüse und dem Verständnis der benignen und malignen Schilddrüsenerkrankungen beigetragen. Vererbte Schilddrüsenfunktionsstörungen sind insgesamt mit einer Inzidenz von 1:3.000 relativ selten, die einzelnen Gendefekte haben eine Inzidenz von 1:4.000 bis < 1:100.000. Beim Down-Syndrom und anderen Chromosomenanomalien treten Schilddrüsenfunktionsstörungen jedoch in bis zu 15% der Fälle recht häufig auf. Die vererbten sind von den erworbenen Schilddrüsenfunktionsstörungen abzugrenzen, die durch Ernährung (z.B. Iodmangel), Autoimmunprozesse (z.B. Morbus Basedow) oder iatrogen (z.B. Medikamente, Radioiodtherapie, Operation) verursacht werden. Das autonome Wachstum von Schilddrüse und Schilddrüsenknoten wird sowohl durch genetische Prädisposition als auch Umweltfaktoren beeinflusst. Die genetischen Defekte der Schilddrüsenfunktion lassen sich in Störungen der Sekretion, des Transports, der Wirkung und der Regulation einteilen (Abb. 1).

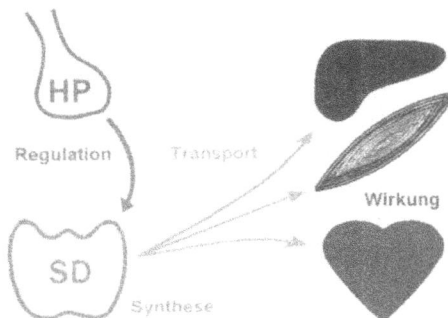

Abb. 1: Systematik von Schilddrüsenfunktionsstörungen.

## Synthesestörungen

Die bei fetal aufgetretenem Schilddrüsenhormon-Mangel zu beobachtende Kombination bestimmter dauerhafter Entwicklungsstörungen des Skelett- und Nervensystems sowie typischer Hautveränderungen wird als kongenitale Hypothyreose, das Vollbild mit einer schweren Entwicklungsverzögerung und geistigen Retardierung wird als Kretinismus bezeichnet. Hinweise auf einen pränatal bestehenden Schilddrüsenhormonmangel sind verlängerte Schwangerschaftsdauer, erhöhtes Geburtsgewicht und vor allem ein prolongierter Icterus neonatorum. Symptome beim Neugeborenen sind außerdem Makroglossie, Obstipation, Trinkschwäche, Bewegungsarmut, vermehrtes Schlafbedürfnis, eine trockene, blasse, kühle Haut, Störungen der Atmung, Bradykardie, Hypotonie und eine oft heisere Stimme, später Retardierung der intellektuellen und psychosomatischen Entwicklung. Der endemische Kretinismus (mit Kropf: Kropfkretinismus) als Folge fetalen Iodmangels in Kropfgebieten (z. B. in den Alpen, Pyrenäen) wird von der sporadischen Form abgegrenzt. Der sporadische Kretinismus entwickelt sich infolge Bildungsstörung der Schilddrüse (A- oder Dysgenesie) bzw. infolge angeborener Störung der Iodverwertung (Dyshormonogenese durch Störungen des Iodidtransports (Iodination) oder der Thyroninbildung aus Tyrosinen (Iodisation), der Thyreoglobulinsynthese oder bei Dehalogenasemangel) oder infolge Schilddrüsenerkrankung (Thyreoiditis). Das gesetzlich vorgeschriebene, postnatale TSH-Screening dient der frühzeitigen Aufdeckung und damit der Vermeidung der Folgeschäden einer unerkannten Hypothyreose.

## Anlagestörung der Schilddrüse

Bei einem von 3.000 Neugeborenen muss mit einer angeborenen Unterfunktion der Schilddrüse gerechnet werden. Die Ursache dieser kongenitalen Hypothyreose liegt in den meisten Fällen (80 %) in einer Störung der Schilddrüsenentwicklung [32]. Die Schilddrüse kann dabei ganz fehlen (Agenesie der Schilddrüse = Athyreose: 20 %) oder unvollständig angelegt sein (Dysgenesie: als Zungengrundstruma 50 % oder unvollständig am Hals 10 %) [22]. In den letzten Jahren wurde die Suche nach spezifischen Gendefekten der Schilddrüsendysgenesie verstärkt, nachdem die Beteiligung verschiedener Transkriptionsfaktoren an der Organogenese der Schilddrüse im Mausmodell [9] und beim Menschen aufgeklärt werden konnte [12]. Auch wenn inzwischen in einzelnen Fällen eine Korrelation einer Schilddrüsendysgenesie mit Mutationen in den Genen für den TSH-Rezeptor, den „forkhead box E1" (FOXE1; früher: „thyroid-trancription-factor-2" TITF-2; nicht jedoch mit TITF-1), und dem Transkriptionsfaktor „paired box 8" PAX-8 nachgewiesen wurde, ist die Pathogenese der Schilddrüsendysgenesie immer noch weitgehend unklar und in den meisten Fällen nicht durch die oben beschriebenen Gendefekte verursacht [5].

## Dyshormonogenese

Etwa 20% der angeborenen Hypothyreosen werden durch verschiedene Stoffwechseldefekte in den Schilddrüsenzellen hervorgerufen und treten familiär gehäuft auf. In diesen Fällen ist in der Regel eine normal große Schilddrüse, mit zunehmendem Alter dann auch eine Struma vorhanden, die jedoch nicht in der Lage ist, ausreichend Schilddrüsenhormone zu produzieren. Die Gendefekte betreffen alle an der Synthese der Schilddrüsenhormone beteiligten Proteine (Abb. 2).

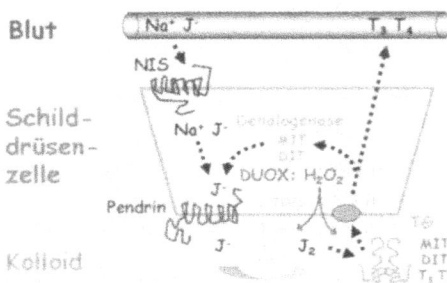

Abb. 2: Schematische Darstellung der Schilddrüsenhormonsynthese. Iodid (J⁻) wird durch den Natrium-iodid-Symporter (NIS) vom Blut in die Schilddrüsenzelle und vom Pendrin weiter in das Kolloid transportiert (Iodination). Dort wird es von der Schilddrüsenperoxidase (TPO) in Iod ($J_2$) oxidiert und dieses an Tyrosinreste des Thyreoglobulins (TG) gebunden (Iodisation). Das dazu erforderliche Wasserstoffsuperoxid ($H_2O_2$) wird von der dualen Oxidase (DUOX) zur Verfügung gestellt. Das bei der Iodisation entstehende Mono- und Diiodthyronin (MIT und DIT) wird ebenfalls von der TPO zu Triiodthyronin ($T_3$) und Thyroxin ($T_4$) gekoppelt. Bei Bedarf wird TG durch Pinozytose in die Schilddrüsenzelle aufgenommen, lysosomal verdaut und das freiwerdende $T_3$ und $T_4$ in das Blut sezerniert. Das Iod von ungekoppeltem MIT und DIT wird durch die Dehalogenase freigesetzt und für die erneute Iodisation recycled.

## Natrium-Iodid-Symporter

Der Natrium-Iodid-Symporter (NIS) transportiert unter Energieverbrauch zwei Natriumionen zusammen mit einem Iodid gegen ein erhebliches Konzentrationsgefälle aus dem Blut in die Schilddrüsenzelle [7]. Der zur Familie der Natrium-abhängigen Transportermoleküle zählende NIS ist ein integrales Membranprotein mit 13 Transmembrandomänen, dessen Aminoterminus, extrazellulär und dessen Carboxyterminus intrazellulär liegt [13]. Neben der Schilddrüse sind auch einige extrathyreoidale Gewebe wie Speicheldrüsen, Magenschleimhaut, laktierende Brustdrüse, Plexus choroideus und Ziliarkörper des Auges in der Lage, Iod anzureichern [10, 46]. Der Iodtransport in diesen extrathyreoidalen Geweben ist ebenfalls durch Perchlorat und Thiocyanat hemmbar, wird jedoch durch TSH nicht stimuliert. Mittlerweile wurden

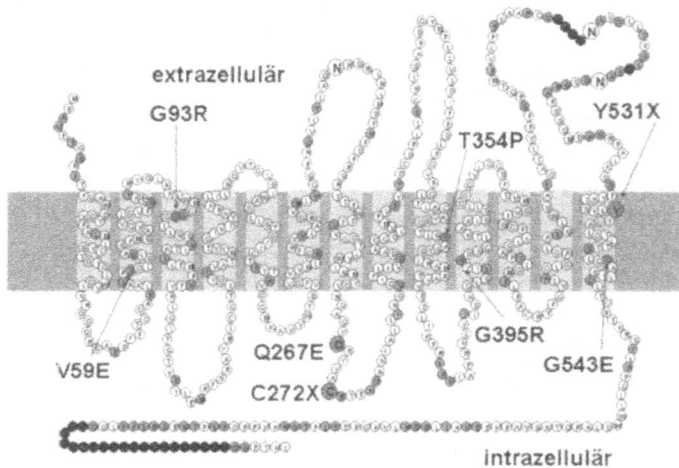

Abb. 3: Struktur und Mutationen des humanen Natrium-Iodid-Symporters (NIS). Dargestellt ist die Orientierung der 13 Transmembransegmente des NIS relativ zum intra- und extrazellulären Raum. Die im Vergleich mit dem NIS der Ratte substituierten Aminosäuren sind grau, Insertionen finden sich vor allem nahezu endständig intrazellulär. Die bekannten Mutationen des humanen NIS sind: G93R, V59E, Q267E, C272X, G395R, G543E, T354P, Y531X (teilweise mit Pfeil gekennzeichnet) (modifiziert nach [36]).

über 40 Fälle von Iodtransportdefekte durch Mutationen im NIS-Gen beschrieben, wobei ein Drittel der Patienten Japaner sind [31]. Eine Übersicht bekannter NIS-Gendefekte zeigt Abb. 3.

## Pendrin

Im Jahre 1896 beschrieb Pendred eine Familie mit vier Schwestern und einem Bruder, in der zwei der Mädchen taubstumm waren und große Kröpfe aufwiesen [35]. Die Assoziation zwischen Struma und Taubheit in Verbindung mit einem positiven Perchlorat-Freisetzungstest wird heute als Pendred-Syndrom bezeichnet. Patienten mit diesem Syndrom weisen eine normale Schilddrüsenfunktion oder eine leichte Hypothyreose auf. Die Thyreoglobulin-Serumspiegel sind aufgrund der chronischen TSH-Stimulation erhöht. Die Taubstummheit ist auf einen Defekt in der Cochlea („Mondini-Cochlea") [29] zurückzuführen, bei der ein Hohlraum mit nur zwei anstatt von drei Bogengängen vorliegt. Das Pendred-Syndrom wird autosomal-rezessiv vererbt. Iodid wird in der Schilddrüse angereichert, jedoch nicht adäquat organifiziert. Mit Hilfe einer positionalen Klonierungsstrategie konnte das Pendred-Syndrom-Gen (PDS-Gen) identifiziert werden [15]. Es kodiert für einen Sulfat-Transporter (Pendrin) der vorwiegend in der Schilddrüse exprimiert wird. In den letzten drei Jahren konnten jedoch mehr als 40 verschiedene Mutationen im PDS-Gen nach-

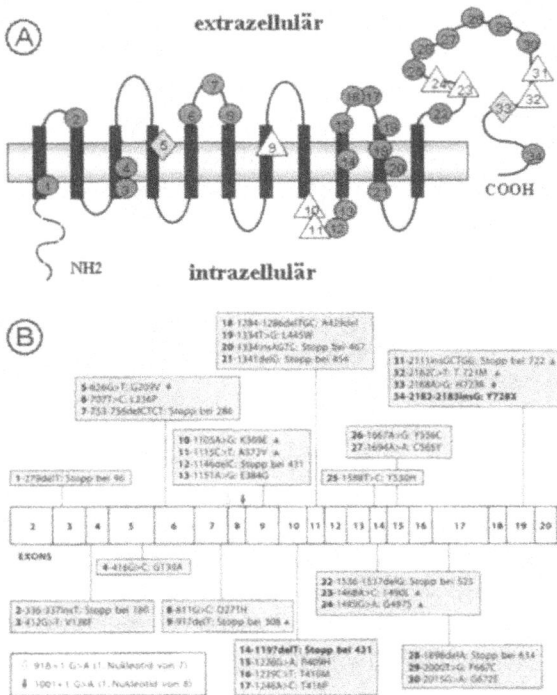

Abb. 4: Strukturmodell des Pendrin und Mutationen im PDS-Gen. (A) Die 11 Transmembrandomänen des Pendrin sind relativ zum intra- und extrazellulären Raum dargestellt. Kreise kennzeichnen Mutationen in Familien in Pendred-Syndrom, Dreiecke Mutationen in Familien mit LVAS (large vestibular aqueduct syndrom (Syndrom vererbter Schwerhörigkeit mit vergrößertem Vestibularorgan) und Rauten Mutationen in Familien, in denen beide oben genannten Syndrome auftreten. Die Nummern korrespondieren zu den in (B) dargestellten Positionen der PDS-Gen Mutationen (nach [17]).

gewiesen werden, die bei Homozygoten oder compound-Heterozygoten ein Pendred-Syndrom verursachen [17]. Abb. 4 zeigt die bekannten PDS-Mutationen am Strukturmodell und der cDNA des Pendrin.

## Schilddrüsenperoxidase

Defekte der Schilddrüsenperoxidase (TPO) zählen zu den häufigsten Ursachen angeborener Störungen der Schilddrüsenhormonsynthese [1]. Die erste Mutation im TPO-Gen wurde bei einem hypothyreoten Knaben entdeckt, der einen Organifikationsdefekt und eine konnatale Struma aufwies: es handelte sich um eine homozygote Duplikation von 4 Basenpaaren (GGCC) im Exon 8 des TPO-Gens. Diese Insertion müsste zu einer Verschiebung des Leserahmens und dementsprechend zu einem stark verkürzten TPO-Protein führen. Interessanterweise existiert jedoch eine verborgene

Spleißing-Stelle, die den Leserahmen weiter stromabwärts wiederherstellt, sodass die Insertion zur Substitution von Aminosäuren in der Mitte des TPO-Proteins führt, ohne das Protein am Carboxyterminus vorzeitig zu verkürzen. In neun Familien mit kompletten Organifizierungsdefekt wurden weitere Mutationen im TPO-Gen entdeckt. Neben mehreren Leserahmen-verschiebenden Mutationen (z. B. 20 bp-Insertion im Exon 2, 4 bp-Duplikation im Exon 8, C-Insertion an Position 2505 im Exon 14) wurden verstreut an mehreren Stellen auch Punktmutationen nachgewiesen, die zum vorzeitigen Translationsabbruch, zu Substitutionen einzelner Basen sowie Veränderungen des Spleißings (z. B. Exon 10/Intron 10-Grenze) führen [21, 42]. In vier Familien waren die betroffenen Patienten homozygot für eine dieser Mutationen, während die Mitglieder in 4 Familien „compound"-heterozygot waren.

## Thyreoglobulin

Defekte der Thyreoglobulinsynthese wurden bei Tieren und beim Menschen umfassend untersucht und charakterisiert, wobei qualitative und quantitative Defekte unterschieden werden [32]. Zu den qualitativen Defekten zählen Strukturdefekte des Thyreoglobulins, Störungen der Thyreoglobulin-Ausschleusung aus den Schilddrüsenfollikelzellen sowie Glykosylierungsdefekte. Bei Patienten mit abnormer Thyreoglobulin-Struktur können Störungen der Iodtyrosin-Kopplung auftreten, so dass das Thyreoglobulin-gebundene Iod überwiegend von Form von Monoiodtyrosin und Diiodtyrosin vorliegt. Klinisch weisen diese Patienten eine Struma auf, die Schilddrüsenfunktion variiert von euthyreot bis hypothyreot. Thyreoglobulindefekte werden autosomal-rezessiv vererbt, wobei meist Blutverwandtschaft der Eltern gegeben ist. Die Prävalenz von Thyreoglobulin-Defekten wird — den Daten aus dem Neugeborenen-Screening auf kongenitale Hypothyreose zufolge — auf 1 : 40.000 Neugeborene geschätzt [21]. Typischerweise entwickelt sich bereits in der frühen Kindheit eine Struma. Die thyreoidale Radioiodaufnahme ist grundsätzlich erhöht. Im Radioimmunoassay gemessene, niedrige oder grenzwertig niedrige Thyreoglobulinspiegel, die nach TSH-Stimulation nicht ansteigen, weisen auf einen quantitativen Defekt hin. Im Gegensatz hierzu sind die Thyreoglobulin-Serumspiegel bei qualitativen Defekten normal oder sogar erhöht. Für eine abnorme Thyreoglobulin-Synthese spricht auch der Nachweis abnormer Iodoproteine im Serum. Bei einem Mangel an Thyreoglobulin werden Albumin und andere Proteine iodiniert, wobei Iodtyrosine und Iodhistidine entstehen.

## Transportdefekte

Von der Schilddrüse werden die Schilddrüsenhormone im Blut von Serumproteinen transportiert und von den Zielorganen teils durch freie Diffusion, teils durch Membrantransporter vermittelt aufgenommen.

## Transportproteine

Der überwiegende Teil der Schilddrüsenhormone (> 99,7%) ist im Blut an Transportproteine gebunden. In der Reihenfolge ihres Anteils an der $T_4$- und $T_3$-Bindung sind dies Thyroxin-bindendes Globulin (TBG) [38], Transthyretin (TTR) [44] und Albumin, ein kleiner Anteil ist auch an verschiedene Apolipoproteine gebunden [2]. Die Bindungsproteine stellen ein Mehrkomponenten-Speichersystem für die Schilddrüsenhormone dar [44], welches die Halbwertszeit von $T_4$ auf etwa 8 Tage und von $T_3$ auf etwa 19 Stunden anhebt. Dies vermindert nicht nur erheblich die renale Clearance der Schilddrüsenhormone, sondern stellt auch deren Verfügbarkeit für den ganzen Organismus sicher [25].

Defekte des Thyroxin-bindenden Globulins (TBG) werden nach der TBG-Serumkonzentration eingeteilt in TBG-Exzess, TBG-Mangel (= partial deficiency) und TBG-Defizienz (= complete deficiency) [37]. Von den mittlerweile knapp 30 bekannten TBG-Gendefekten sind 20 proteinbiochemisch und molekularbiologisch charakterisiert [27, 38, 45]. Als Beispiel zeigt Abb. 5 drei verschiedene TBG-CD Varianten. Aufgrund seiner Hitzestabilität ist das TBG-Chicago als eine „gain-of-function" Mutation anzusehen [28]. Anhand der Kristallstruktur der Serin-Proteinase-Inhibitoren, zu denen auch TBG wegen seiner Homologie zum Antitrypsin zählt, konnte ein Strukturmodell des TBG [19] und seiner Ligandenbindungsstelle [3] entwickelt werden.

Das Transthyretin (TTR) ist das zweitwichtigste Serumtransportprotein für Schilddrüsenhormone. Seine $T_4$-Bindungsaffinität ist allerdings um zwei Zehnerpotenzen

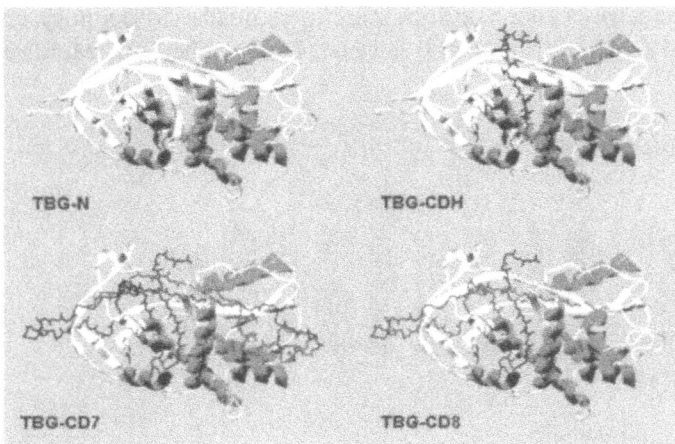

Abb. 5: Strukturmodelle von drei verschiedenen Defektmutanten des Thyroxin-bindenden Globulins. Im Vergleich zum normalen Thyroxin-bindenden Globulin (TBG-N) findet sich bei den drei TBG-Defekten (CDH, CD7 und CD8) nach der Mutation eine veränderte Aminosäuresequenz und ein fehlender C-Terminus nach dem vorzeitigen Translationsstop.

geringer als die des TBG. Mittlerweile konnten über 80 TTR-Mutationen identifiziert werden [43], mit sehr variablen Auswirkungen auf die Bindung von Schilddrüsenhormonen [16, 40]. Einige der TTR-Varianten sind mit einer familiären Amyloidose assoziiert, die zu einer fortschreitenden Polyneuropathie führt [8].

Humanes Albumin ist ein 65 kDa großes Protein bestehend aus 585 Aminosäuren. Im Serum dient es vor allem der Aufrechterhaltung des kolloidosmotischen Drucks und beteiligt sich am Transport, der Verteilung und Metabolisierung vieler Liganden. Die häufigste Form einer vererbten euthyreoten Hyperthyroxinämie ist die „familiäre dysalbuminämische Hyperthyroxinämie" (FDA). Diese Laborkonstellation hat per se keinen Krankheitswert, wird autosomal dominant vererbt und durch ein Albumin mit erhöhter $T_4$-Bindungsaffinität verursacht. Sie wird durch zwei verschiedene Punktmutation im Albumingen verursacht, die zur Substitution des normalen Arginin$^{218}$ mit Histidin [47] bzw. Prolin [34] führen.

## Membrantransporter

Obwohl die Schilddrüsenhormone als kleine lipophile Moleküle relativ leicht die Zellmembran überwinden können, kommt verschiedenen Membrantransportern dennoch eine wesentliche Funktion in der Erleichterung der Diffusion zu. Neben dem schon früh erkannten Mechanismus des Schilddrüsenhormontransports durch TTR in Liquor cerebrospinalis, vor allem bei Tieren, wurden mittlerweile verschiedene Thyronin-Membrantransporter identifiziert, die zu den Proteinfamilien der „organic anion transporters" (OATP), „aminoacid transporters" (4F2hc und LAT1/2) und den „monocarboxylate transporters" (MCT) gehören. Der letteren Gruppe zugehörig wurden erst von Visser und Grüters (persönliche Mitteilung) und kurz darauf von Refetoff's Arbeitsgruppe [14] jeweils zwei Familien mit Mutationen im

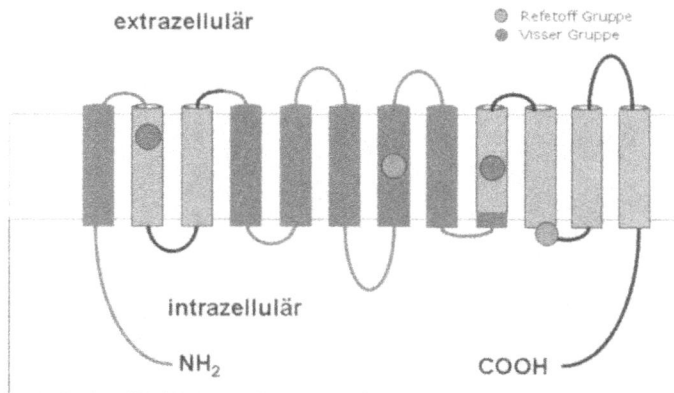

Abb. 6: Mutationen im MTC8-Membrantransporter.

MCT8-Gen beschrieben, bei denen hohe TSH und $T_3$, aber niedrige $T_4$ und $rT_3$-Spiegel als Folge eines Membrantransportdefektes mit schweren neurologischen Ausfällen korrelieren.

## Wirkungsverlust von Schilddrüsenhormonen

Die Wirkung der Schilddrüsenhormone wird durch Bindung von $T_3$ an die Schilddrüsenhormonrezeptoren TR-α und TR-β vermittelt (Abb. 7). Ein Wirkungsverlust, auch Schilddrüsenhormonresistenz (RTH) genannt, wird durch Mutationen im TR-β verursacht. Bei Mutationen im TR-α findet sich keine generelle Resistenz, sondern höchstens eine geringe Wachstums- und Ossifikationsstörung der Knochen. Bei einigen Familien mit biochemisch und klinisch apparenter RTH fanden sich weder Mutationen im TR-β, noch TR-α, so dass in diesen Fällen am ehesten von Defekten von Ko-Aktivatoren oder Ko-Repressoren der Schilddrüsenhormonrezeptoren auszugehen ist.

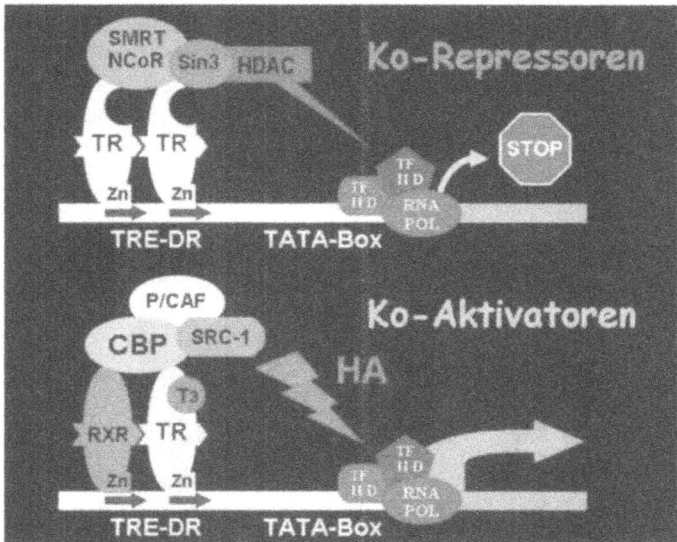

Abb. 7: Aktivierung der Schilddrüsenhormonrezeptoren durch $T_3$. Das obere Bild zeigt die Inaktivierung eines $T_3$-responsiblen Gens durch Bindung eines TR-Homodimers an seinem „thyroid hormone response element-direct repeat" (TRE-DR). Die an diesen Komplex bindenden Ko-Repressoren (u. a. SMRT und Sin3) bewirken eine Histon-Deacetylierung (HDAC), die die Aktivierung der RNA-Polymerase (RNA-POL) und damit die Transkription stoppt. Das untere Bild zeigt die Aktivierung der Genexpression nach Bindung von $T_3$. Am TRE-DR ist nun ein Heterodimer aus TR und Retinoid-X-Rezeptor (RXR) gebunden, der über verschiedene Ko-Aktivatoren (u. a. CBP, P/CAF und SRC-1) eine Histon-Acetylierung vermittelt und damit die Aktivierung der RNA-Polymerase und der Transkription ermöglicht.

## Schilddrüsenhormonresistenz

Das Syndrom der Resistenz gegen Schilddrüsenhormone (resistance to thyroid hormone, RTH), welches nach dem Erstbeschreiber auch Refetoff-Syndrom [39] genannt wird, ist durch eine im Verhältnis zu ihren Serumspiegeln verminderte Wirkung von Schilddrüsenhormonen gekennzeichnet. Das klinische Erscheinungsbild der RTH ist sehr variabel, so dass praktisch alle betroffenen Patienten erst aufgrund der typischen Laborkonstellation erhöhter $T_4$ und $T_3$ Serumspiegel bei normalem oder sogar erhöhtem TSH identifiziert werden. Ein spezifisches klinisches Erscheinungsbild oder pathognomonische Beschwerden und Symptome gibt es bei der RTH nicht. Selbst Mitglieder derselben Familie zeigen häufig eine unterschiedliche Ausprägung der Manifestationen des Syndroms. Die häufigsten Auffälligkeiten, die zur weiteren Untersuchung eines Patienten mit RTH führten, sind Struma, Lernschwäche, Entwicklungsverzögerung, Tachykardie sowie der Verdacht auf eine Hyperthyrose oder der (zufällige) Nachweis einer Hyperthyroxinämie. Bei der Hälfte aller Kinder mit RTH lässt sich eine Lernschwäche, oft kombiniert mit einem „Hyperaktivitäts-Syndrom" nachweisen [24]. Erwachsene Patienten haben oft kognitive Defizite [38]. Inzwischen sind bei fast 600 Patienten aus über 100 Familien Mutationen des TR-$\beta_1$-Gens nachgewiesen worden [26]. Alle Mutationen befinden sich in und um die $T_3$-bindende Domäne, und zwar in drei „hot spots" zwischen den Aminosäuren $234-282$, $310-353$ und $429-461$, die in der Kristallstruktur des T3-Rezeptors mit den Helices 3, 5 und 12 korrelieren [48], die gemeinsam die Ligandenbindungsstelle bilden (Abb. 8) [6, 6a, 38]

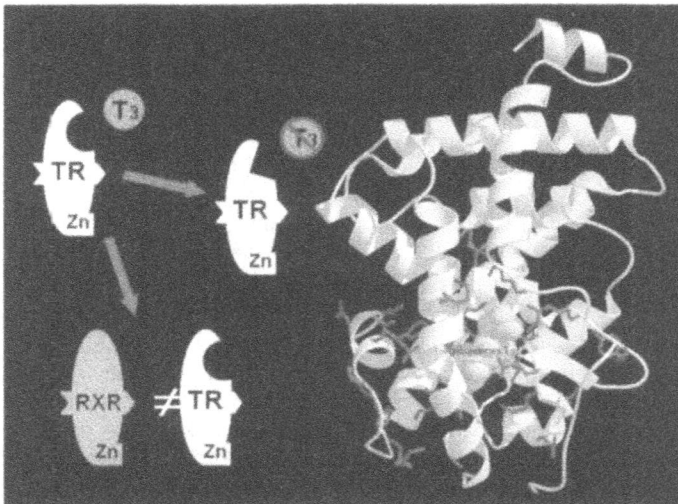

Abb. 8: Struktur des Schilddrüsenhormonrezeptors TR-ß1. Alle Mutationen (R383H ist nicht dargestellt) sind in der $T_3$-bindenden Domäne lokalisiert (nach [48]).

## Regulationsstörungen

Funktionsstörungen der Schilddrüse können auch durch vererbte Regulationsstörungen verursacht werden. Hier sind die seltenen Anlagestörungen der Hypophyse, die meist nicht nur die Schilddrüe betreffen, und die aktivierenden und inaktivierenden Mutationen im TSH-Rezeptor sowie im Gsα-Protein zu nennen.

### Anlagestörungen der Hypophyse

Mit Hilfe der Untersuchung der embryonalen Entwicklung der Hypophyse im Mausmodell und von transgenen knock-out Mäusen, zum Teil im Vergleich zu extrem seltenen Defekten beim Menschen, konnten in den letzten Jahren eine Reihe von Transkriptionsfaktoren identifiziert werden, die die Anlage der Hypophyse steuern. Dazu gehören LHX3 (LIM (Lin-11, Isl-1, Mec-3) homeobox 3), HESX1 (homeobox expressed in embryonic stem cells 1), TITF1 (thyroid transcription factor 1), PROP1 (prophet of PIT1), POU1F1 (POU domain class 1) und PIT1 (POU domain class 1 transcription factor). Eine ausführliche Darstellung findet sich bei [30, 33].

### TSH-Rezeptor und Gs

In den letzten Jahren wurden zunehmend Mutationen in zahlreichen G-Protein-gekoppelten Rezeptoren mit 7 Transmembrandomänen entdeckt, die zu einer konstitutiven Rezeptoraktivierung führen [20]. Somatische Mutationen im TSH-Rezeptor wurden in zahlreichen autonomen Adenomen sowie in multifokalen Autonomien der Schilddrüse entdeckt, wobei die Angaben zur Häufigkeit dieser Mutationen von knapp 10 % bis 80 % reichen. Aktivierende TSH-Rezeptor-Mutationen führen zu einer konstitutiven Erhöhung des basalen cAMP-Spiegels, bei bestimmten Mutationen auch zu einer konstitutiven Aktivierung der Phospholipase C-Kaskade. Die aktivierenden Mutationen sind über die gesamte Transmembranregion des TSH-Rezeptors verteilt und kommen vereinzelt sogar in der extrazellulären Domäne vor (Abb. 9). Im Unterschied zu somatischen Mutationen führen Keimbahnmutationen des TSH-Rezeptors zur nicht-autoimmunen familiären Hyperthyreose. Funktionssteigernde Mutationen sind definitionsgemäß dominant, d. h. es genügt bereits ein mutiertes Allel für die Manifestation der Erkrankung. Die resultierende Aktivierung der Adenylatzyklase-Kaskade führt zum Wachstum (Schilddrüsenhyperplasie) und zur Funktionssteigerung (Hyperthyreose) der Schilddrüsenfollikelzellen [18, 23].

Ähnlich wie die funktionssteigernden Mutationen im TSH-Rezeptor führen auch konstitutiv aktivierende Mutationen in der α-Untereinheit des stimulatorischen G-Proteins (Gsα), auch *gsp*-Mutationen genannt, zur kontinuierlichen Aktivierung der cAMP-Signalkaskade. Auch hierbei resultieren Wachstum und Funktonssteigerung der Schilddrüsenfollikelzellen. Im Schilddrüsengewebe wurden somatische

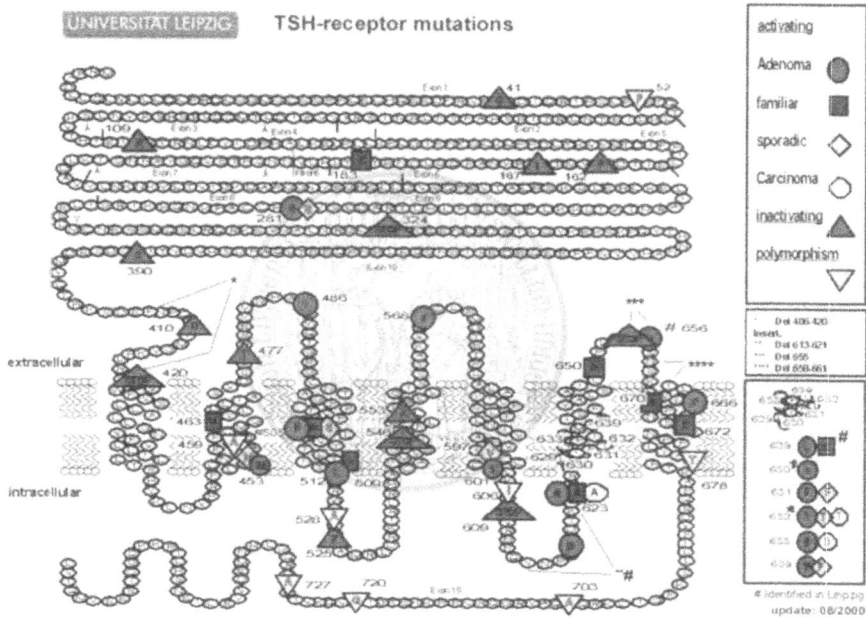

Abb. 9: Mutationen des TSH-Rezeptors. Aus www.uni-leipzig.de/innere/TSH ([18]).

*gsp*-Mutationen mit unterschiedlicher Häufigkeit in szintigraphisch kalten Schilddrüsenadenomen, in szintigraphisch heißen autonomen Adenomen und in differenzierten Schilddrüsenkarzinomen nachgewiesen. Am häufigsten sind die Aminosäuren Arginin an Position 201 und Glutamin an Position 227 betroffen [11.

## Literatur

[1] Bakker B., H. Bikker, T. Vulsma, J. S. de Randamie, B. M. Wiedijk, J. J. De Vijlder: Two decades of screening for congenital hypothyroidism in The Netherlands: TPO gene mutations in total iodide organification defects (an update). J Clin Endocrinol Metab (2000) 85: 3708−3712.

[2] Benvenga S.: A thyroid hormone binding motif is evolutionarily conserved in apolipoproteins. Thyroid (1997) 7: 605−611.

[3] Buettner C., H. Grasberger, K. Hermansdorfer, B. Chen, B. Treske , O. E. Janssen: Characterization of the thyroxine-binding site of thyroxine-binding globulin by site-directed mutagenesis. Mol Endocrinol (1999) 13: 1864−1872.

[4] Chatterjee, V. K.: Resistance to thyroid hormone. Horm Res (1997) 48: 43−46.

[5] Chiovato L., P. Lapi, M. Zannini , R. DiLauro: Congenital hypothyroidism: searching for its genetic basis. Curr Opin Endocrinol Diabetes (1999) 6: 277−281.

[6] Collingwood T. N., R. Wagner, C. H. Matthews, R. J. Clifton-Bligh, M. Gurnell, O. Rajanayagam, M. Agostini, R. J. Fletterick, P. Beck-Peccoz, W. Reinhardt, G. Binder, M. B. Ranke, A. Hermus, R. D. Hesch, J. Lazarus, P. Newrick, V. Parfitt, P. Raggatt, F. de Zegher, [6a] V. K. Chatterjee: A role for helix 3 of the TRbeta ligand-binding domain in coactivator recruitment

identified by characterization of a third cluster of mutations in resistance to thyroid hormone. Embo J (1998) 17: 4760−4770.

[7] Dai G., O. Levy , N. Carrasco: Cloning and characterization of the thyroid iodide transporter. Nature (1996) 379: 458−460.

[8] Damas A. M. , M. J. Saraiva: Review: TTR amyloidosis-structural features leading to protein aggregation and their implications on therapeutic strategies [In Process Citation]. J Struct Biol (2000) 130: 290−299.

[9] De Felice M., C. Ovitt, E. Biffali, A. Rodriguez-Mallon, C. Arra, K. Anastassiadis, P. E. Macchia, M. G. Mattei, A. Mariano, H. Scholer, V. Macchia, R. Di Lauro: A mouse model for hereditary thyroid dysgenesis and cleft palate. Nat Genet (1998) 19: 395−398.

[10] De La Vieja A., O. Dohan, O. Levy , N. Carrasco: Molecular analysis of the sodium/iodide symporter: impact on thyroid and extrathyroid pathophysiology. Physiol Rev (2000) 80: 1083−1105.

[11] Derwahl M., D. Manole, A. Sobke , M. Broecker: Pathogenesis of toxic thyroid adenomas and nodules: relevance of activating mutations in the TSH-receptor and Gs-alpha gene, the possible role of iodine deficiency and secondary and TSH-independent molecular mechanisms. Exp Clin Endocrinol Diabetes (1998) 106, S6−9.

[12] Devos H., C. Rodd, N. Gagne, R. Laframboise, G. Van Vliet: A search for the possible molecular mechanisms of thyroid dysgenesis: sex ratios and associated malformations. J Clin Endocrinol Metab (1999) 84: 2502−2506.

[13] Dohan I., I. De La Vieja, I. Carrasco: Molecular Study of the Sodium-Iodide Symporter (NIS): A New Field in Thyroidology. Trends Endocrinol Metab (2000) 11: 99−105.

[14] Dumitrescu A. M., Liao, X.-H., Best, T. B., Brockmann, K., S. Refetoff: A novel syndrome combining thyroid and neurological abnormalities is associated with mutations in a momocarboxylate transporter gene. Am J Hum Genet (2004) 74: 168−175.

[15] Everett L. A., B. Glaser, J. C. Beck, J. R. Idol, A. Buchs, M. Heyman, F. Adawi, E. Hazani, E. Nassir, A. D. Baxevanis, V. C. Sheffield , E. D. Green: Pendred syndrome is caused by mutations in a putative sulphate transporter gene (PDS). Nat Genet (1997) 17: 411−422.

[16] Fitch N. J. S., M. T. Akbari , D. B. Ramsden: An inherited non-amyloidogenic transthyretin variant, [Ser6]-TTR, with increased thyroxine-binding affinity, characterized by DNA sequencing. Journal of Endocrinology (1991) 129: 309−313.

[17] Fugazzola L., D. Mannavola, N. Cerutti, M. Maghnie, F. Pagella, P. Bianchi, G. Weber, L. Persani , P. Beck-Peccoz: Molecular analysis of the Pendred's syndrome gene and magnetic resonance imaging studies of the inner ear are essential for the diagnosis of true Pendred's syndrome. J Clin Endocrinol Metab (2000) 85: 2469−2475.

[18] Fuhrer D., M. Mix, H. Willgerodt, H. P. Holzapfel, W. Von Petrykowski, P. Wonerow, R. Paschke: Autosomal dominant nonautoimmune hyperthyroidism. Clinical features- diagnosis-therapy. Exp Clin Endocrinol Diabetes (1998) 106: S 10−15.

[19] Grasberger H., C. Buettner, O. E. Janssen: Modularity of serpins. A bifunctional chimera possessing alpha1-proteinase inhibitor and thyroxine-binding globulin properties. J Biol Chem (1999) 274: 15046−15051.

[20] Grossmann M., B. D. Weintraub, M. W. Szkudlinski: Novel insights into the molecular mechanisms of human thyrotropin action: structural, physiological, and therapeutic implications for the glycoprotein hormone family. Endocr Rev (1997) 18: 476−501.

[21] Gruters A., B. Kohler, A. Wolf, A. Soling, L. de Vijlder, H. Krude, H. Biebermann: Screening for mutations of the human thyroid peroxidase gene in patients with congenital hypothyroidism. Exp Clin Endocrinol Diabetes (1996) 104: 121−123.

[22] Gruters A., H. Krude, H. Biebermann, K. P. Liesenkotter, T. Schoneberg, T. Gudermann: Alterations of neonatal thyroid function. Acta Paediatr Suppl (1999) 88: 17−22.

[23] Gruters A., T. Schoneberg, H. Biebermann, H. Krude, H. P. Krohn, H. Dralle , T. Gudermann: Severe congenital hyperthyroidism caused by a germ-line neo mutation in the extracellular portion of the thyrotropin receptor. J Clin Endocrinol Metab (1998) 83: 1431−1436.

[24] Hauser P., A. J. Zametkin, P. Martinez, B. Vitiello, J. A. Matochik, A. J. Mixson, B. D. Weintraub: Attention deficit-hyperactivity disorder in people with generalized resistance to thyroid hormone. N Engl J Med (1993) 328: 997−1001.

[25] Hayashi Y., S. Refetoff, Genetic abnormalities of thyroid hormone transport serum proteins. In: Weintraub, B. D. (ed.), Molecular endocrinology: Basic concepts and clinical correlations, pp. 371−387, Raven Press Ltd., New York (1995).

[26] Janssen O. E.: Resistenz gegen Schilddrüsenhormone. Internist (Berl) (1998) 39: 613−618.

[27] Janssen O. E., R. Bertenshaw, K. Takeda, R. Weiss, S. Refetoff: Molecular basis of inherited thyroxine-binding globulin defects. Trends in Endocrinology and Metabolism (1992) 3: 49−53.

[28] Janssen O. E., B. Chen, C. Buttner, S. Refetoff, P. C. Scriba: Molecular and structural characterization of the heat-resistant thyroxine-binding globulin-Chicago. J Biol Chem(1995) 270: 28234−28238.

[29] Johnsen T., M. B. Jorgensen, S. Johnsen: Mondini cochlea in Pendred's syndrome. A histological study. Acta Otolaryngol (1986) 102: 239−247.

[30] Kim S.-S., Kim, Y., Shin, Y.-L., Kim, G.-H., Kim, T.-U., H.-W. Yoo: Clinical characteristics and molecular analysis of PIT1, PROP1, LHX3, and HESX1 in combined pituitary hormone deficiency patients with abnormal pituitary MR imaging. Horm Res (2003) 60: 277−283.

[31] Kosugi S., S. Bhayana , H. J. Dean: A novel mutation in the sodium/iodide symporter gene in the largest family with iodide transport defect. J Clin Endocrinol Metab (1999) 84: 3248−3253.

[32] LaFranchi S.: Congenital hypothyroidism: etiologies, diagnosis, and management. Thyroid (1999) 9: 735−740.

[33] Netchine I., Sobrier, M.-L., Krude, H., Schnabel, D., Maghnie, M., Marcos, E., Duriez, B., Cacheux, V., Moer, A. V., Gossens, M., Gruters, A., S. Amselem: Mutations in LHX3 result in a new syndrome revealed by combined pituitary hormone deficiency. Nat Genet (2000) 25: 182−186.

[34] Pannain S., M. Feldman, U. Eiholzer, R. E. Weiss, N. H. Scherberg, S. Refetoff: Familial dysalbuminemic hyperthyroxinemia in a Swiss family caused by a mutant albumin (R218P) shows an apparent discrepancy between serum concentration and affinity for thyroxine. J Clin Endocrinol Metab (2000) 85: 2786−2792.

[35] Pendred V.: Deaf-mutism and goiter. Lancet, II, 532 (1896).

[36] Pohlenz J., S. Refetoff: Mutations in the sodium/iodide symporter (NIS) gene as a cause for iodide transport defects and congenital hypothyroidism. Biochimie (1999) 81: 469−476.

[37] Refetoff S.: Inherited thyroxine-binding globulin abnormalities in man. Endocrine Reviews (1989) 10: 275−293.

[38] Refetoff S., Resistance to thyroid hormone. In: Braverman, L. E. and R. D. Utiger (eds.), Werner and Ingbar's the thyroid: a fundamental and clinical text, pp. 1032−1048, Lippincott-Raven, Philadelphia New York (1996).

[39] Refetoff S., L. T. DeWind, L. J. DeGroot: Familial syndrome combining deaf-mutism, stuppled epiphyses, goiter and abnormally high PBI: possible target organ refractoriness to thyroid hormone. J Clin Endocrinol Metab. (1967) 27: 279−294.

[40] Refetoff S., F. E. Dwulet, M. D. Benson: Reduced affinity for thyroxine in two of three structural thyroxine-binding prealbumin variants associated with familial amyloidotic polyneuropathy. Journal of Clinical Endocrinology and Metabolism (1986) 63: 1432−1437.

[41] Refetoff S., Y. Murata, Y. Mori, O. E. Janssen, K. Takeda, Y. Hayashi: Thyroxine-binding globulin: organization of the gene and variants. Horm Res (1996) 45: 128−138.

[42] Santos C. L., H. Bikker, K. G. Rego, A. C. Nascimento, M. Tambascia, J. J. De Vijlder, G. Medeiros-Neto: A novel mutation in the TPO gene in goitrous hypothyroid patients with iodide organification defect. Clin Endocrinol (Oxf) (1999) 51: 165−172.

[43] Saraiva M. J.: Transthyretin mutations in health and disease. Hum Mutat. (1995) 5: 191−196.
[44] Schreiber G., S. J. Richardson: The evolution of gene expression, structure and function of transthyretin. Comp Biochem Physiol. (1997) 116B: 137−160.
[45] Schussler G. C.: The thyroxine-binding proteins. Thyroid (2000) 10: 141−149 (2000).
[46] Spitzweg C., W. Joba, W. Eisenmenger, A. E. Heufelder: Analysis of human sodium iodide symporter gene expression in extrathyroidal tissues and cloning of its complementary deoxyribonucleic acids from salivary gland, mammary gland, and gastric mucosa. J Clin Endocrinol Metab. (1998) 83: 1746−1751.
[47] Tang K. T., H. J. Yang, K. B. Choo, H. D. Lin, S. L. Fang, L. E. Braverman: A point mutation in the albumin gene in a Chinese patient with familial dysalbuminemic hyperthyroxinemia. Eur J Endocrinol (1999) 141: 374−378 (1999).
[48] Wagner R. L., J. W. Apriletti, M. E. McGrath, B. L. West, J. D. Baxter, R. J. Fletterick: A structural role for hormone in the thyroid hormone receptor. Nature (1995) 378: 690−697.

## 4.2 Pathophysiologische Aspekte bei latenten Schilddrüsenfunktionsstörungen

*P. Theissen*

Schilddrüsenfunktionsstörungen entwickeln sich mit zunehmendem Lebensalter allmählich. Hypo- und Hyperthyreose werden daher zu verschiedenen Stadien diagnostiziert. Werden Funktionsstörungen in der latenten, auch als subklinisch bezeichneten Phase erfasst, so sind sie im Gegensatz zu den manifesten Funktionsstörungen der Schilddrüse meist stumm, symptomarm oder bei älteren Patienten durch Komorbidität verdeckt. Beim biochemischen Test zeigt sich die latente Hyperthyreose an einem endogen supprimierten TSH-basal, die latente Hypothyreose am erhöhten TSH-basal bei jeweils im Normalbereich liegenden Werten für die freien Schilddrüsenhormone. In Iodmangelgebieten ist die latente Hyperthyreose hauptsächlich aufgrund von Schilddrüsenautonomien zu finden. Sie kann bei 3 bis 10 % der Patienten pro Jahr zu einer manifesten Hyperthyreose führen [8, 28, 34, 35, 41]. In Regionen mit normaler Iodversorgung beruht eine latente Hyperthyreose häufiger auf einem Morbus Basedow oder einer Thyreoiditis de Quervain. Die latente Hypothyreose dagegen beruht ganz überwiegend auf Autoimmunthyreoiditiden, zumeist einer Hashimoto-Thyreoiditis, und nur selten auf konnatalen Schilddrüsenerkrankungen.

Die Begriffe latente, oder wie im angloamerikanischen Schrifttum verbreitet subklinische Funktionsstörung der Schilddrüse erweisen sich als irreführend, besser erscheint es, von einer milden Form der Hyper- oder Hypothyreose zu sprechen. Verschiedene Autoren belegen eine eindeutig zu erhebende Symptomatik, welche allerdings in den meisten Fällen der ausgeprägten Symptomatik bei einer manifesten Hyperthyreose nicht vergleichbar ist. Zudem liegen Berichte über die latenten Funktionsstörungen als unabhängiger Risikofaktor für Herzkreislauferkrankungen bzw. als Faktor für eine allgemein gesteigerte Morbidität und Mortalität vor [25].

Bezüglich der latenten Hyperthyreose wird in verschiedenen Arbeiten über eine gehäuft vorkommende Osteoporose berichtet [9], Holsboer und Mitarbeiter beschreiben das vermehrte Auftreten von Parametern der Depression [10]. In Arbeiten von Röckel und Novotny wird über psychische und kognitive Beeinträchtigungen berichtet, welche eine Befundbesserung unter thyreostatischer Medikation erfahren [26, 32]. Des Weiteren findet sich ein erhöhter Crooks-Wayne-Hyperthyreose-Index [33], vermehrt paroxysmale Dyspnoen sowie ein aufgehobener zirkadianer Rhythmus der TSH-Sekretion [40]. Die klinische Erfahrung, dass gehäuft Herzrhythmusstörungen in Form von paroxysmalen Tachykardien und einer absoluten Arrhythmie mit Vorhofflimmern bei der latenten Hyperthyreose auftreten, wurde durch die Arbeit von Sawin und Mitarbeitern belegt, welcher ein etwa 3fach gesteigertes Risiko für eine absolute Arrhythmie mit Vorhofflimmern bei älteren Patienten mit latenter Hyperthyreose zeigte [29, 30]. Parle verweist in seiner Erhebung auf die gesteigerte kardiovaskuläre Morbidität und die allgemeine, allein vom erniedrigten TSH abhängige Steigerung der Mortilität bei älteren Patienten mit latenter Hyperthyreose [25].

Bei der latenten Hypothyreose konnten ein pathologischer Hypothyreose-Index [25], pathologische psychometrische Testwerte [22], ein erhöhter Homocystin-Plasmaspiegel als Indikator für ein gesteigertes kardiovaskuläres Risiko [7, 16] und eine endotheliale Dysfunktion als Faktor in der Genese der Atherosklerose gezeigt werden [11, 19]. Diastolische Parameter der Myokardfunktion wie die isovolumetrische Relaxation und die mitrale Flussrate sind verändert [6]. Paoli konnte zeigen, dass eine latente Hypothyreose einen unabhängigen Risikofaktor für Atherosklerose und Myokardinfarkt darstellt [24]. Monzani und Mitarbeiter berichten über neuromuskuläre Veränderungen [21]. Eine große Zahl von Arbeiten belegt die Prädisposition für Fettstoffwechselstörungen schon durch eine latente Hypothyreose [3, 16].

Um die Bedeutung latenter Funktionsstörungen der Schilddrüse auf zellulärer Ebene im Hinblick auf ihre Therapierelevanz zu demonstrieren, sollen pathophysiologische bzw. metabolische Parameter bei Patienten mit latenter Hyperthyreose vorgestellt werden.

Die Messung objektiver, pathophysiologischer Parameter bei einer latenten Funktionsstörung erfordert Untersuchungen an den Zielgeweben der Schilddrüsenhormone wie zum Beispiel der Skelettmuskulatur und dem Myokard. Nach der T3-Rezeptordichte ist die Muskulatur eines der vorrangigen Zielorgane der Schilddrüsenhormone [23]. Die Symptomatik bei Hyper- oder Hypothyreose betrifft immer auch das Myokard und den Skelettmuskel. In diesem Zusammenhang spricht die erhöhte Inzidenz von Herzrhythmusstörungen bei latenter Hyperthyreose für eine Dysfunktion im Bereich des Vorhofmyokards. Hierzu passend wurde im Tierversuch bei manifester Hyperthyreose eine Aktivitätssteigerung der Kalziumkanalfunktion gefunden [5, 18]. Zum anderen konnte die eigene Arbeitsgruppe bei manifester Hyperthyreose mit der in-vivo-Phosphor-Kernspinspektroskopie Stoffwechselveränderungen der energiereichen Phosphate am Myokard und an der Skelettmuskulatur feststellen [20].

Zur Vorbereitung einer kardialen Bypass-Operation wird eine kleine Gewebemenge von rechtsatrialem Myokard des Vorhofohres bei der Einbringung der Anschlüsse der Herzlungenmaschine entfernt. Da sich bisher auch Patienten, bei denen gleichzeitig eine latente Hyperthyreose und eine koronare Herzerkrankung (KHK) mit Indikation zu einer Bypass-Operation vorliegt, einer solchen Operation unterziehen, ergibt sich hierdurch die Gelegenheit, Zielgewebe der Schilddrüsenhormone direkt untersuchen zu können. Im Tiermodell mit manifester Hyperthyreose konnten am Myokard durch elektrophysiologische und proteinbiochemische Untersuchungen Funktionsstörungen und eine veränderte Proteinexpression der L-Typ-Kalziumkanäle festgestellt werden (18). Vom Vorhofmyokard bei Patienten mit latenter Hyperthyreose gehen gehäuft Störungen des Herzrhythmus aus [14, 29, 30]. Asservierte man eine Probe dieses myokardialen Gewebes bei entsprechenden Patienten (endogene latente Hyperthyreose mit einem TSH von $\leq 0,1$ µIE/ml aufgrund einer Schilddrüsenautonomie, n = 15) sowie Kontrollpersonen (n = 15) und vereinzelte man die Vorhofmyozyten, so konnten unmittelbar die elektrophysiologischen Untersuchungen mittels der sog. Patch-Clamp-Methode angeschlossen werden, welche es erlaubte, das Schaltverhalten der L-Typ-Kalziumkanäle zu messen. Es erfolgte hierbei eine Einzelkanalmessung in der sog. „cell-attached" Konfiguration zur Messung des Kalziumkanalstromes. Hierbei wird eine bis auf 0,2 µm dünne ausgezogene Glaspipette an die Zellmembran herangeführt und die Myozyten über eine Badelösung depolarisiert [15]. Aus mehreren Ableitungen der Reizantwort der L-Typ-Kalziumkanäle auf einen depolarisierenden Reiz hin wird ein sog. mittlerer Summenstrom errechnet, von welchem sich die folgenden Hauptparameter der Kalziumkanalfunktion bestimmen lassen: Offenwahrscheinlichkeit $P_0$ [%] (Zeitanteil, in dem ein verfügbarer Kanal geöffnet ist), durchschnittlicher Kanalstrom I [fA] (maximale Amplitude), Verfügbarkeit fa [%] (Wahrscheinlichkeit, mit der sich ein Kanal auf einen Depolarisationspuls hin öffnet), mittlere Offenzeit mTo [ms] (Dauer der Kanalöffnung) und mittlere Geschlossenheit mTc [ms] (Zeit zwischen 2 Kanalöffnungen).

Aus der Abb. 1 geht hervor, zu welchem Ergebnis die Testung der Aktivität der L-Typ-Kalziumkanäle des Vorhofmyozyten führt: Bei den Parametern Offenwahrscheinlichkeit, durchschnittlicher Kanalstrom, Verfügbarkeit und mittlere Geschlossenzeit ergeben sich statistisch signifikante Unterschiede der Werte zwischen solchen

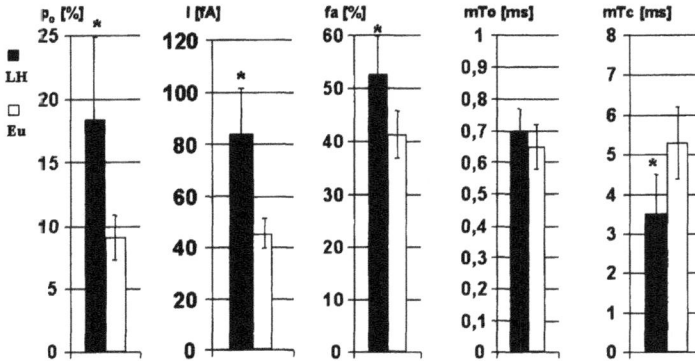

Abb. 1: Elektrophysiologie: Aktivitätsparameter der L-Typ-Kalziumkanäle des menschlichen Vorhofmyozyten: $P_0$ = Offenwahrscheinlichkeit, I = durchschnittlicher Kanalstrom, fa = Verfügbarkeit, mTo = mittlere Offenzeit, mTc = mittlere Geschlossenheit (siehe Text); * $p < 0{,}05$; LH = latente Hyperthyreose, Eu = Euthyreose

KHK-Patienten mit und solchen ohne latente Hyperthyreose. Bei den Patienten mit latenter Hyperthyreose waren alle Werte in der Weise verändert, dass sie eine gesteigerte Aktivität des L-Typ-Kalziumkanales anzeigten (erhöhte Offenwahrscheinlichkeit, erhöhter durchschnittlicher Kanalstrom, erhöhte Verfügbarkeit und eine kürzere Geschlossenzeit).

Die Untersuchung der Proteinbiochemie der L-Typ-Kalziumkanäle des Vorhofmyokards erfolgt mittels Western-Blot-Test, bei dem die relative Expression des $\alpha$1c-Subunits des L-Typ-Kalziumkanalproteins untersucht werden kann. Hierzu wurde mittels Elektrophorese das Protein auf eine Nitrozellulosemembran transferiert. In dieser Weise wurde auch ein Teil der Myokardproben der eigenen Patienten untersucht, wobei mittels polyklonaler Antikörper gegen das $\alpha$1c-Protein-Subunit des L-Typ-Kalziumkanales der Immunoblot erfolgte, welcher densitometrisch ausgewertet wurde [15].

Das Ergebnis dieser Untersuchung zur Proteinbiochemie der Kalziumkanäle bot ein kongruentes Bild im Vergleich zur Elektrophysiologie: Der Immunoblot zeigte eine intensivere Bandenstärke der Kanalproteinuntereinheit $\alpha$1c bei Patienten mit latenter Hyperthyreose im Vergleich zu den euthyreoten Patienten. Dies spiegelt auch die Gesamtauswertung der Densitometrie wider: Mit einem Wert von $0{,}93 \pm 0{,}11$ bei Patienten mit latenter Hyperthyreose liegt die relative Kanalexpression der Kalziumkanalproteinuntereinheit $\alpha$1c um etwa das Dreifache über dem von Patienten ohne latente Hyperthyreose ($0{,}30 \pm 0{,}12$, $p < 0{,}01$).

Die in-vivo-Phosphor-Kernspinspektroskopie erlaubt eine gezielte, nichtinvasive Untersuchung des Skelettmuskels und des Myokards, um Verschiebungen der energiereichen Phosphate der Muskelzellen festzustellen und zu quantifizieren [37].

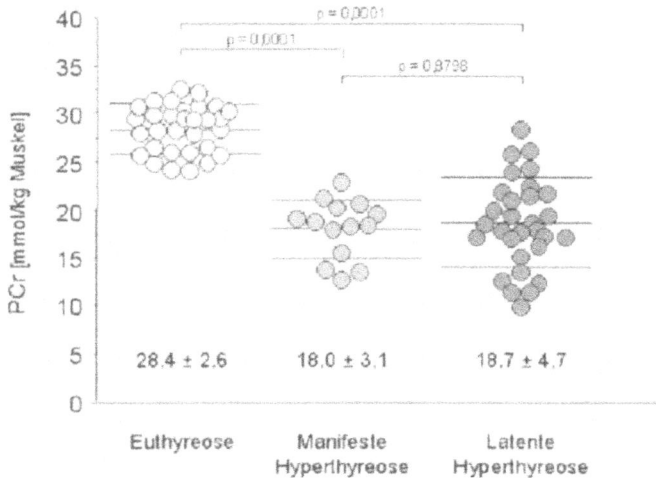

Abb. 2: Kernspinspektroskopie: Konzentration des muskulären Phosphokreatin (PCr) in der spektroskopischen Messung der Patienten mit latenter Hyperthyreose im Vergleich zu Patienten mit manifesten Hyperthyreose und euthyreoten Probanden

Die Aufnahme von Phosphor-31-Spektren der eigenen Patienten erfolgte in einem
1,5-Tesla-Ganzkörpermagneten Gyroscan der Firma Philips. Die Akquisition der
Spektren erfolgte über eine Oberflächenspule mit der Volumenselektionsmethode
ISIS [17] am Myokard sowie an der Wadenmuskulatur und nach Verschieben des
Volume of Interest über einem der Wade benachbart gelagerten Reagenzglas mit
der Referenzsubstanz K2HPO4. Die Redistributionszeit betrug 4000 ms. Folgende
Metabolite wurden erfasst: Phosphokreatin (PCr), Adenosintriphosphat (ATP),
anorganisches Phosphat (Pi) und die Phosphodiester (PDE). Wegen technischer
Gründe kann eine Quantifizierung der Spektren gegen einen externen Standard bei
der Untersuchung des Myokards nicht erfolgen, weshalb das herkömmliche Auswer-
teverfahren mit Berechnung von Quotienten zwischen Phosphokreatin und ATP angewandt wurde. Die Datenanalyse der Spektren erfolgte nach Sättigungskorrektur
mit einer Auswertungsroutine mittels iterativer Dekonvolution [38, 39]. Die in-vivo-
Phosphorspektroskopie des Skelettmuskels und des Myokards erfolgte bei Patienten
(n = 30 bzw. n = 12) mit latenter Hyperthyreose aufgrund einer Schilddrüsenautonomie (TSH ≤ 0,1 µIE/ml), manifest hyperthyreoten Patienten mit Schilddrüsenautonomie (n = 14 bzw. n = 12) und gesunden Probanden (n = 30 bzw. n = 24).

Die Ergebnisse der in-vivo-Phosphor-31-Spektroskopie ließen als bedeutenste Veränderung der Spektren deutlich niedrigere Peaks für das Phosphokreatin (PCr) als dem
Hauptenergielieferanten für die Muskelkontraktion bei den Patienten mit latenter
Hyperthyreose im Vergleich zu den Gesunden erkennen. Nach Berechnung der Konzentrationen von Phosphorkreatin, ATP und anorganischem Phosphat mittels des

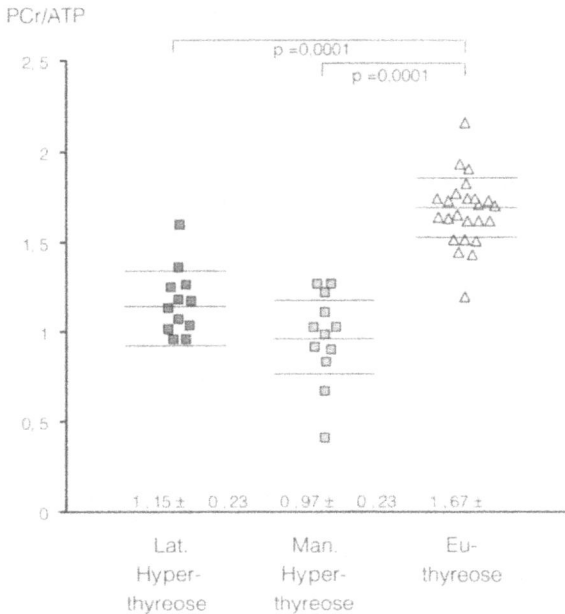

Abb. 3: Kernspinspektroskopie des Herzens: Quotienten des myokardialen Phosphokreatin (PCr) und des ATP in der spektroskopischen Messung der Patienten mit latenter Hyperthyreose im Vergleich zu Patienten mit manifester Hyperthyreose und euthyreoten Probanden.

externen Standards K2HPO4 bzw. als PCr/ATP-Quotient am Myokard ergaben sich die ausgeprägtesten Unterschiede beim Phosphorkreatin. Wie aus den Abb. 2 und 3 erkennbar ist, sind die Werte der Patienten mit latenter Hyperthyreose gegenüber den euthyreoten Probanden sowohl am Skelettmuskel wie auch am Myokard signifikant verringert. Zudem sind sie nahezu auf das Niveau von Patienten mit einer manifesten Hyperthyreose abgesunken.

## Schlussfo gerungen

Die vorliegenden Daten pathophysiologischer Untersuchungen am Erfolgsorgan der Schilddrüsenhormone sowohl für den menschlichen Kardiomyozyten wie auch für den quergestreiften Muskel lassen objektiv nachweisbare Veränderungen bei latenter Hyperthyreose erkennen. Diese beziehen sich zum einen auf eine gesteigerte Funktion der L-Typ-Kalziumkanäle und zum anderen auf eine Veränderung des Energiestoffwechsels des Skelettmuskels und des Myokards. Die beschriebenen Untersuchungen bei latenter Hyperthyreose zeigten denen bei manifester Hyperthyreose vergleichbare Resultate: Zum einen fand sich korrelierend zur gesteigerten Aktivität der L-Typ-Kalziumkanäle bei manifester Hyperthyreose im Tierversuch ebenfalls eine

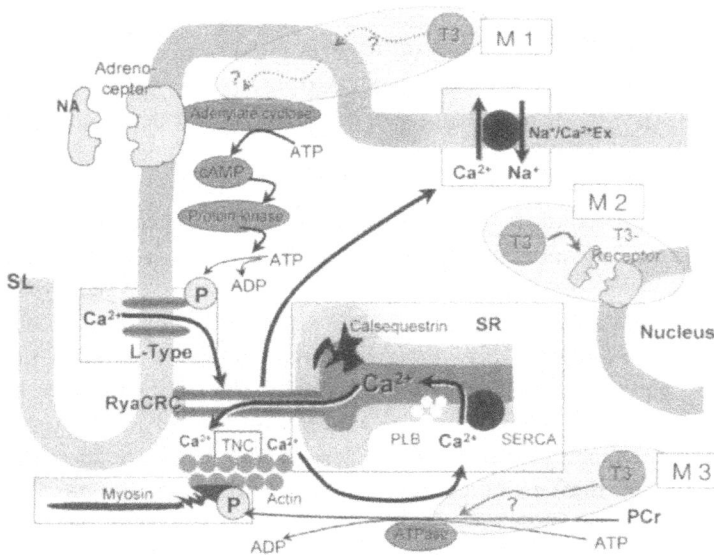

Abb. 4: Schematische Darstellung eines Myozyten mit Kalziumsignalübertragung per L-Typ-Kalzium-kanal, Kalziumbereitstellung für die Muskelkontraktion aus dem sakroplasmatischen Retikulum (SR) mit den entsprechenden Funktionsproteinen (SERCA, Calsequestrin und Phospholamban (PLB) und Mechanismus der Muskelkontraktion; Zellmembran (SL), Natrium-Kalzium-Exchanger (Na$^+$/Ca$^{2+}$Ex). Einflussmechanismen der Schilddrüsenhormone (T3) bei latenter Hyperthyreose auf die Adenylatzy-klase-cAMP-Aktivierung des L-Typ-Kalziumkanals (M1), über die Kernrezeptoren auf die Proteinex-pression des Kalziumkanals (M2) und auf die Energiebereitstellung für den Kontrakionsmechanis-mus (M3).

gesteigerte Aktivität und Proteinexpression der L-Typ-Kalziumkanäle am humanen Vorhofmyozyten. Dies könnte unter anderem eines der Korrelate für die beschriebe-nen, gehäuft vorkommenden Rhythmusstörungen sein, deren Ursprung zumeist auf Vorhofebene liegt [5, 15, 27]. Auch die mittels Kernspinspektroskopie gemessene Konzentrationsverminderung der energiereichen Phosphate, in besonderem Maße des Phosphokreatins als Hauptenergielieferant der Energie des Kontraktionsmecha-nismus der Skelettmuskulatur, passt zu den Ergebnissen bei manifester Hyperthyre-ose [4, 20, 36]. Zudem passen diese Ergebnisse in den Zusammenhang der häufiger berichteten muskulären und kardiovaskulären Symptomatik von Patienten mit late-ner Hyperthyreose. Die vorgelegten Ergebnisse, welche erstmals am menschlichen Gewebe erhoben wurden, lassen auch die Ergebnisse anderer Studien, z. B. die be-schriebenen psychischen und kognitiven Veränderungen in einem objektiven Licht erscheinen [26, 31, 32].

Obwohl die vorgelegten Befunde verschiedene pathophysiologische Aspekte bei der latenten Hyperthyreose auf zellulärer Ebene erhellen, sind die Zusammenhänge zwi-schen den vorgelegten objektivierbaren Beobachtungen zum Teil noch hypothetischer Natur. Wie aus der Abbildung 4 ersichtlich ist, zeigen die vorgelegten Ergebnisse, dass auch schon bei latenter Funktionsstörung der Schilddrüse eine Einflussnahme auf folgende zelluläre Mechanismen stattfindet: Wahrscheinlich liegt eine über membranständige Effektoren vermittelte T3-Wirkung auf den Adenylatzyklase-cAMP-Mechanismus vor (Abb. 4 *M1*). Dies dürfte zur der gesteigerten Aktivität der L-Typ-Kalziumkanäle führen und damit zumindest einen der Gründe für die gesteigerte Vulnerabilität des Myokards für Rhythmusstörungen, insbesondere der absoluten Arrhythmie mit Vorhofflimmern bei latenter Hyperthyreose liefern. Des Weiteren zeigt sich, dass es sowohl bei manifester wie auch bei latenter Hyperthyreose über die T3-Wirkung am Kernrezeptor zu einer gesteigerten Proteinexpression auch für Kalziumkanäle kommt (Abb. 4 *M2*). Am Myokard und Skelettmuskel kommt es darüber hinaus zu einer Fehlsteuerung der Energiebereitstellung für den Kontraktionsmechanismus, wobei hier eher an eine mittelbare T3-Wirkung zu denken ist (Abb. 4 *M3*). Diese Beobachtung einer Veränderung der energiereichen Phosphate der Myozyten deckt sich mit den klinischen Symptomen und der Beobachtung, dass eine eingeschränkte myokardiale Leistungsreserve vorliegt und dass bei gesteigerter Herzfrequenz nur eine normale Ejektionfraktion resultiert [12, 13].

Die aktuell vorgelegten Daten pathophysiologischer Studien auf zellulärer Ebene in-vivo zeigen mit unterschiedlichem Ansatz gleichermaßen, dass die latente Hyperthyreose Krankheitswert besitzt, und belegen das Kontinuum der sich entwickelnden Hyperthyreose. Wenn nicht generell, so ist daher eine Therapie der latenten Hyperthyreose doch zumindest bei symptomatischen Patienten indiziert.

## Literatur

[1] Ackerman JJ, Grove TH, Wong GG, Gadian DG, Radda GK. Mapping of metabolites in whole animals by 31P NMR using surface coils. Nature (1980) 283:167–170.

[2] Adlin EV, Maurer AH, Marks AD, Channick BJ. Bone mineral density in postmenopausal women treated with L-thyroxine. Am J Med 1991; 90: 360–366.

[3] Althaus BU, Staub JJ, Ryff-De Leche A, Oberhansli A, Stahelin HB LDL/HDL-changes in subclinical hypothyroidism: possible risk factors for coronary heart disease. Clin Endocrinol (Oxf) (1988) 28: 157–163.

[4] Argov Z, Renshaw PF, Boden B, Winokur A, Bank WJ. Effects of thyroid hormones on skeletal muscle bioenergetics. In vivo phosphorus-31 magnetic resonance spectroscopy study of humans and rats. J Clin Invest (1988) 81: 1695–1701.

[5] Binah O, Rubinstein I, Gilat E. Effects of thyroid hormone on the action potential and membrane currents of guinea pig ventricular myocytes. Pflugers Arch (1987) 409: 214–216.

[6] Biondi B, Fazio S, Palmieri EA, et al. Left ventricular diastolic dysfunction in patients with subclinical hypothyroidism. J Clin Endocrinol Metab (1999) 84: 2064–2067.

[7] Deicher R, Vierhapper H. Homocysteine: a risk factor for cardiovascular disease in subclinical hypothyroidism? Thyroid (2002) 12: 733–736.

[8] Emrich D, Bahre M. Autonomy in euthyroid goitre: maladaptation to iodine deficiency. Clin Endocrinol (Oxf) (1978) 8: 257–265.

[9] Faber J, Jensen IW, Petersen L, Nygaard B, Hegedus L, Siersbaek-Nielsen K. Normalization of serum thyrotrophin by means of radioiodine treatment in subclinical hyperthyroidism: effect on bone loss in postmenopausal women. Clin Endocrinol (Oxf) (1998) 48: 285–290.

[10] Holsboer F, Gerken A, von Bardeleben U, Grimm W, Stalla GK, Muller OA. Relationship between pituitary responses to human corticotropin-releasing factor and thyrotropin-releasing hormone in depressives and normal controls. Eur J Pharmacol (1985) 110: 153–154.

[11] Kahaly GJ. Cardiovascular and atherogenic aspects of subclinical hypothyroidism. Thyroid (2000) 10: 665–679.

[12] Kahaly GJ, Kampmann C, Mohr-Kahaly S. Cardiovascular hemodynamics and exercise tolerance in thyroid disease. Thyroid (2002) 12: 473–481.

[13] Kahaly GJ, Wagner S, Nieswandt J, Mohr-Kahaly S, Ryan TJ. Stress echocardiography in hyperthyroidism. J Clin Endocrinol Metab (1999) 84: 2308–2313.

[14] Koutras DA. Subclinical hyperthyroidism. Thyroid (1999) 9: 311–315.

[15] Kreuzberg U, Theissen P, Schicha H, et al. Single-channel activity and expression of atrial L-type Ca(2+) channels in patients with latent hyperthyroidism. Am J Physiol Heart Circ Physiol (2000) 278: H723–730.

[16] Luboshitzky R, Aviv A, Herer P, Lavie L. Risk factors for cardiovascular disease in women with subclinical hypothyroidism. Thyroid (2002) 12: 421–425.

[17] Luyten PR, Groen JP, Vermeulen JW, den Hollander JA. Experimental approaches to image localized human 31P NMR spectroscopy. Magn Reson Med (1989) 11: 1–21.

[18] Mager S, Palti Y, Binah O. Mechanism of hyperthyroidism-induced modulation of the L-type Ca2+ current in guinea pig ventricular myocytes. Pflugers Arch (1992) 421: 425–430.

[19] McAllister RM, Luther KL, Pfeifer PC. Thyroid status and response to endothelin-1 in rat arterial vessels. Am J Physiol Endocrinol Metab (2000) 279: E252–258.

[20] Moka D, Theissen P, Linden A, Waters W, Schicha H. [The effect of hyper- and hypothyroidism on the energy metabolism of skeletal muscles – a study using 31P-magnetic resonance spectroscopy]. Nuklearmedizin (1991) 30: 77–83.

[21] Monzani F, Caraccio N, Siciliano G, Manca L, Murri L, Ferrannini E. Clinical and biochemical features of muscle dysfunction in subclinical hypothyroidism. J Clin Endocrinol Metab (1997) 82: 3315–3318.

[22] Nowotny B, Teuber J, an der Heiden W, et al.: The role of TSH psychological and somatic changes in thyroid dysfunctions. Klin Wochenschr (1990) 68: 964–970.

[23] Oppenheimer JH, Surks MI. The peripheral action of the thyroid hormones. Med Clin North Am (1975) 59: 1055–1061.

[24] Paoli M, Bellabarba G, Velazquez E, et al.: Sex steroids, lipids, and lipoprotein cholesterols in women with subclinical and overt hypothyroidism before and after L-thyroxine therapy. Clin Chim Acta (1998) 275: 81–91.

[25] Parle JV, Maisonneuve P, Sheppard MC, Boyle P, Franklyn JA.: Prediction of all-cause and cardiovascular mortality in elderly people from one low serum thyrotropin result: a 10-year cohort study. Lancet (2001) 358: 861–865.

[26] Rockel M, Teuber J, Schmidt R, Kaumeier S, Hafner H, Usadel KH.: Correlation of „latent hyperthyroidism" with psychological and somatic changes. Klin Wochenschr (1987) 65: 264–273.

[27] Rubinstein I, Binah O.: Thyroid hormone modulates membrane currents in guinea-pig ventricular myocytes. Naunyn Schmiedebergs Arch Pharmacol (1989) 340: 705–711.

[28] Sandrock D, Olbricht T, Emrich D, Benker G, Reinwein D. Long-term follow-up in patients with autonomous thyroid adenoma. Acta Endocrinol (Copenh) (1993) 128: 51–55.

[29] Sawin CT. Subclinical hyperthyroidism and atrial fibrillation. Thyroid (2002) 12: 501–503.

[30] Sawin CT, Geller A, Wolf PA, et al. Low serum thyrotropin concentrations as a risk factor for atrial fibrillation in older persons [see comments]. N Engl J Med (1994) 331: 1249–1252.

[31] Schlote B, Schaaf L, Schmidt R, et al. Mental and physical state in subclinical hyperthyroidism: investigations in a normal working population. Biol Psychiatry (1992) 32: 48−56.

[32] Schlote B, Nowotny B, Schaaf L, et al. Subclinical hyperthyroidism: physical and mental state of patients. Eur Arch Psychiatry Clin Neurosci (1992) 241: 357−364.

[33] Stott DJ, McLellan AR, Finlayson J, Chu P, Alexander WD. Elderly patients with suppressed serum TSH but normal free thyroid hormone levels usually have mild thyroid overactivity and are at increased risk of developing overt hyperthyroidism. Q J Med (1991) 78: 77−84.

[34] Studer H, Ramelli F.: Simple goiter and its variants: euthyroid and hyperthyroid multinodular goiters. Endocr Rev (1982) 3: 40−61.

[35] Szabolcs I, Podoba J, Feldkamp J, et al.: Comparative screening for thyroid disorders in old age in areas of iodine deficiency, long-term iodine prophylaxis and abundant iodine intake. Clin Endocrinol (Oxf) (1997) 47: 87−92.

[36] Theissen P, Kaldewey S, Moka D, Bunke J, Voth E, Schicha H.: 31P-magnetic resonance spectroscopy: impaired energy metabolism in latent hyperthyroidism. Nuklearmedizin (1993) 32: 134−139.

[37] Tofts PS, Wray S.: Noninvasive measurement of molar concentrations of 31P metabolites in vivo, using surface coil NMR spectroscopy. Magn Reson Med (1988) 6: 84−86.

[38] van der Veen JW, de Beer R, Luyten PR, van Ormondt D.: Accurate quantification of in vivo 31P NMR signals using the variable projection method and prior knowledge. Magn Reson Med (1988) 6: 92−98.

[39] van Dobbenburgh JO, Lekkerkerk C, van Echteld CJ, de Beer R.: Saturation correction in human cardiac 31P MR spectroscopy at 1.5 T. NMR Biomed (1994) 7: 218−224.

[40] Vardarli I, Teuber J, Schlote-Sautter B, et al.: Circadian and pulsatile levels of human thyroid-stimulating hormone (TSH) in various stages of hyperthyroidism. Klin Wochenschr (1988) 66: 1039.

[41] Wiersinga WM.: Subclinical hypothyroidism and hyperthyroidism. I. Prevalence and clinical relevance. Neth J Med (1995) 46: 197−204.

[42] Zulewski H, Muller B, Exer P, Miserez AR, Staub JJ.: Estimation of tissue hypothyroidism by a new clinical score: evaluation of patients with various grades of hypothyroidism and controls. J Clin Endocrinol Metab (1997) 82: 771−776.

# 4.3 Subklinische Hyperthyreose und Herzbeschwerden

*G. J. Kahaly*

Die Einflüsse einer erhöhten Schilddrüsen (SD)-Hormonsekretion auf die kardiovaskuläre Funktion wurden bereits 1786 von Parry beschrieben, welcher Herzklopfen und Tachykardie mit der SD-Überfunktion in Zusammenhang brachte. Eine Hyperthyreose führt häufig zur supraventrikulären Arrhythmie und Vorhofflimmern, sie kann in sehr seltenen Fällen mit ventrikulären Arrhythmien, plötzlichem Herztod, einer reversiblen Kardiomyopathie und mit einem Herzinfarkt einhergehen. Andererseits spiegeln Veränderungen des Stoffwechsels thyroidealer Hormone bei schwerer Herzinsuffizienz die enge Verknüpfung zwischen beiden Organen wieder. Eine Hyperthyreose kann kardiale Erkrankungen wie Kardiomegalie und Herzinsuffizienz auslösen. Das lässt sich durch die pathophysiologischen Veränderungen erklären, die von den erhöhten SD-Hormonkonzentrationen hervorgerufen werden. Die SD-Hormone führen zu einem erhöhten Sauerstoffbedarf sowohl der Peripherie als auch des Myokards. Zusammen mit dem herabgesetzten arteriellen Widerstand und dem erhöhten Venentonus bewirken diese Faktoren einen höheren Blutrückstrom zum Herzen und ein erhöhtes Herzminutenvolumen. Reaktiv kommt es zu einer Zunahme der myokardialen Proteinsynthese und einer Hypertrophie des Herzmuskels. Die positiv-chronotrope Wirkung der SD-Hormone beruht auf einer Abnahme der Refraktärperiode. T3 hat positiv inotrope Wirkungen und beschleunigt die diastolische Relaxation. Ferner führen SD-Hormone zu einer Zunahme der maximalen Anstiegsgeschwindigkeit des Aktionspotentials, zu einer höheren Erregungsleitungs-Geschwindigkeit und zu einer beschleunigten Impulsüberleitung.

Die typischen Symptome einer Herzbeteiligung bei Hyperthyreose sind Atemnot bei Anstrengung und Palpitationen. Klinisch fallen eine hohe Herzfrequenz, ein hoher Pulsdruck und ein verstärkter Spitzenstoß auf. Auskultatorisch ist als Folge des vermehrten atrioventrikulären Blutstroms ein paukender 1. Herzton und ein mesodiastolisches Geräusch zu vernehmen, die vor allem bei einem gleichzeitig bestehenden Vorhofflimmern mit einer Mitralstenose verwechselt werden können. Die Hyperkinesie des Herzens kann auch ein pleuroperikardiales Reiben hervorrufen, das einer Perikarditis ähnelt. An eine Hyperthyreose sollte insbesondere bei Patienten mit anhaltender Sinustachykardie oder Vorhofflimmern gedacht werden, vor allem, wenn sich die Ventrikelfrequenz mit der üblichen Digoxindosis nicht senken lässt; ferner bei Patienten mit Herzinsuffizienz ohne erkennbare Ursache oder mit gleichzeitigem Gewichtsverlust sowie bei Patienten mit unerklärlicher Verschlimmerung einer Angina Pectoris. In solchen Fällen sollte stets der basale TSH-Spiegel bestimmt werden; ist er erniedrigt, werden zusätzlich die freien SD-Hormone gemessen. Eine Hyperthyreose, die zu kardialen Erkrankungen geführt hat, wird mit Thyreostatika und ß-Blocker behandelt. Bestand vor der Hyperthyreose noch keine Herzerkrankung, kommt es in der Regel nach Erreichen einer Euthyreose wieder zu einer Normalisierung der Herzfunktion.

## Kardiovaskuläre Funktion bei subklinischer Hyperthyreose

Der thyreoidal induzierte erhöhte Sauerstoffverbrauch und der kalorigene Hormoneffekt bedingen charakteristische Kreislaufbefunde, die im Wesentlichen durch eine Steigerung des Herzminutenvolumens, eine verkürzte Kreislaufzeit und Dilatation des peripheren Gefäßsystems für den Wärmeaustausch gekennzeichnet sind. Die belastende und unökonomische Herzarbeit kann bei lange bestehender SD-Überfunktion zur Dekompensation des Herzens führen. Ob es eine thyreogene Herzmuskelerkrankung im Sinne einer Kardiomyopathie gibt, ist noch nicht eindeutig geklärt. Hinweise auf eine reversible Kardiomyopathie ergeben sich aus Untersuchungen, die eine abnorme LV-Funktion bei Hyperthyreose aufgezeigt haben. Dabei war die Auswurffraktion des LV bei Belastung, nicht aber in Ruhe vermindert. Mit einer Normalisierung der LV-Funktion kann nach angemessener thyreostatischer Therapie gerechnet werden. Eigene echokardiographische Untersuchungen in Ruhe an 130 Patienten mit subklinischer Hyperthyreose ergaben keine Unterschiede bezüglich der LV Funktion zwischen hyperthyreoten Gruppen (Morbus Basedow und funktioneller Autonomie) und den euthyreoten Kontrollen.

Mit Hilfe der Spiroergometrie, welche die Messung der körperlichen Leistungsfähigkeit nach einem Rampenprotokoll mit kontinuierlicher Leistungssteigerung auf dem Fahrradergometer mit Hilfe eines computergestützten Analyseverfahrens beschreibt, lässt sich der thyreoidale Einfluss auf das Herz-Kreislaufsystem darstellen. Diese Technik wurde im Bereich der SD-Diagnostik bisher selten angewandt. In einer eigenen Arbeit wurden spiroergometrische Untersuchungen bei Patienten mit subklinischer Hyperthyreose durchgeführt und die erhobenen Daten mit denen eines Kontrollkollektives verglichen. Dabei wurde das Verhalten der Herzfrequenz bei submaximaler Belastung vor und nach thyreostatischer Therapie betrachtet. Zur Berechnung der anaeroben Schwelle wurde die V-Slope-Methode nach Beaver angewendet. Die Arbeit zeigte in der Untersuchung der aeroben Kapazität bei Patienten mit subklinischer Hyperthyreose eine Verminderung der kardiopulmonalen Leistungsfähigkeit bei submaximaler Belastung. Die Belastbarkeit war bei subklin. Hyperthyreose deutlich reduziert, dieses war auch erkennbar an der niedrigeren Watt-Leistung an der anaeroben Schwelle im Vergleich zur Euthyreose. Die Patienten hatten eine erhöhte Herzfrequenz in Ruhe und einen im Vergleich zu Kontrollpersonen geringeren

Herzfrequenzanstieg bei Belastung. Dieses führte dazu, dass die Beziehung Herzfrequenz zu Sauerstoffaufnahme eine verminderte Steigung aufwies. In einer weiteren Studie wurden Patienten vor Behandlung einer subklin. Hyperthyreose kardiopulmonal belastet. Das Atemminutenvolumen und die Atemfrequenz waren bei maximaler Belastung signifikant erhöht, die anaerobe Schwelle deutlich vermindert. Die maximale Sauerstoffaufnahme betrug lediglich 53 % des vorhergesagten Wertes. Nach erfolgter antithyreoidaler Therapie erreichten die Patienten eine höhere Leistung, und die Atemfrequenz sank. An der anaeroben Schwelle konnte in einer eigenen Untersuchung ein reduziertes Atemminuten- und Atemzugvolumen, sowie eine Erhöhung der Atemfrequenz festgestellt werden. Das erniedrigte Atemzugvolumen ist mit einer erhöhten Atemfrequenz gekoppelt, so bleibt das Atemminutenvolumen gleich.

In einer weiteren Untersuchung konnte bei jungen gesunden Patienten mit experimenteller subklin. Kurzzeithyperthyreose eine verminderte Belastungsfähigkeit festgestellt werden, welche auf eine verminderte Skelettmuskelmasse und eine verminderte oxidative Kapazität in Bezug auf eine Erhöhung des Proteinkatabolismus zurückzuführen war. Somit lässt sich schlussfolgern, dass eine Ermüdung der Atemmuskulatur in Verbindung mit einer schnellen und ineffektiven Atmung, sowie ein Anstieg des anaeroben Stoffwechsels bei subklin. hyperthyreoten Patienten zu einer Leistungsverminderung führt. Dennoch konnte gezeigt werden, dass die Dyspnoe während einer Belastung bei subklin. hyperthyreoten Patienten nicht größer war, als in einer Kontrollgruppe. Eine Atemmuskulaturschwäche scheint deshalb als Ursache der Dyspnoe unwahrscheinlich.

Schließlich führten wir vor kurzem eine kardiale Funktionsanalyse bei Patienten mit subklin. Hyperthyreose mittels dynamischer Stress-Echokardiographie und simultaner Spiroergometrie sowohl bei hyperthyreoter Stoffwechsellage, nach einwöchiger ß-Blockade als auch in Euthyreose durch. Die Untersuchung zeigte eine hyperkontraktile LV-Funktion, die unter Belastung nicht mehr gesteigert werden kann. Bei supprimierten TSH-Werten vor Therapie, nahm die Ejektionsfraktion unter Belastung signifikant ab. Die Herzfrequenz zeigte bei Sinustachykardie in Ruhe, noch einen deutlichen Anstieg unter Belastung, die Differenz der Herzfrequenz zwischen Ruhe und Belastung war jedoch in Euthyreose deutlich größer.

## Herzrhythmusstörungen bei subklin. Hyperthyreose

Mit Hilfe der Langzeitelektrokardiographie wurde gezeigt, dass die Herzfrequenz bei Patienten mit subklin. Hyperthyreose signifikant höher ist als bei gesunden Kontrollen. Ein Tag-Nacht-Unterschied der Herzfrequenz war nachweisbar. Bei euthyreoter Stoffwechsellage näherte sich das Frequenzprofil der Normalkurve an. Außer zur Sinustachykardie kann es bei Patienten mit subklin. Hyperthyreose, insbesondere in höherem Lebensalter, auch zu Vorhofflimmern kommen. Die Inzidenz liegt bei 15−22%; bei Patienten mit Autonomie betrug sie 43%, bei Morbus Basedow 10%. In dieser Studie bestand eine Korrelation zwischen Alter und Vorhofdurchmesser einerseits sowie zwischen Vorhofgröße und Vorhofflimmern andererseits.

Mit 24-stündiger EKG-Überwachung konnten wir bei allen subklin. hyperthyreoten Patienten supraventrikuläre Extrasystolen (SVES) feststellen, die Prävalenz ventrikulärer Arrhythmien war jedoch nicht erhöht. Im Rahmen einer prospektiven kontrollierten Studie war die Anzahl der Patienten mit SVES gegenüber der Kontrollgruppe deutlich erhöht; Patienten mit SVES waren durschnittlich älter als solche ohne SVES. Des Weiteren waren SVES bei Autonomie signifikant häufiger als bei Morbus Basedow. Eine Abhängigkeit der SVES-Inzidenz von anfänglichen T3- und T4-Spiegeln konnte nicht festgestellt werden. Ventrikuläre Arrhythmien treten selten auf und ändern sich wenig im Krankheitsverlauf. Im Rahmen dieser kontrollierten Studie hatten 29% der unbehandelten Patienten mit nicht immunogener subklin. Hyperthyreose mehr als 100 VES/24h, dagegen keiner der Basedow-Patienten. Eine Abnahme der Metabolisierung von SD-Hormone in der Peripherie mit konsequenter Spiegelerhöhung von T3, wurde bei Patienten mit komplexen ventrikulären Arrhythmien beschrieben. Insgesamt lässt sich ableiten, dass Patienten mit subklin. Hyperthyreose (vor allem Morbus Basedow) ohne organische Herzkrankheit nicht gehäuft an ventrikulären Arrhythmien leiden. Sie weisen aber eine ausgeprägte, zum Teil altersabhängige Neigung zu supraventrikulären Arrhythmien auf. Eine Persistenz der SVES nach Normalisierung der SD-Stoffwechsellage findet man vorwiegend bei Patienten höheren Lebensalters; sie wird wahrscheinlich durch die Thyroxinsubstitution im Rahmen der thyreostatischen Therapie begünstigt.

## Literatur

[1] Kahaly GJ, Dillmann WH: Thyroid Hormone Action in the Heart. Endocrine Reviews (2004), im Druck.
[2] Kahaly GJ, Matthews CH, Mohr-Kahaly S, Richards CA, Chatterjee VKK: Cardiac involvement in thyroid hormone resistance. J Clin Endocrinol Metab (2002) 87: 204.
[3] Kahaly GJ, Kampmann C, Mohr-Kahaly S: Cardiovascular hemodynamics and exercise tolerance in thyroid disease. Thyroid (2002) 12: 473.
[4] Kahaly GJ, Wagner S, Nieswandt J, Mohr-Kahaly S, Ryan TJ: Stress echocardiography in hyperthyroidism. J Clin Endocrinol Metab (1999) 84: 2308.
[5] Kahaly GJ, Nieswandt J, Wagner S, Schlegel J, Mohr-Kahaly S, Hommel G: Ineffective cardiorespiratory function in hyperthyroidism. J Clin Endocrinol Metab (1998) 83: 4075.

## 4.4 Subklinische Hypothyreose und kardiovaskuläres Risiko

*A. Hamann, M. Morcos*

### Einleitung

Die Assoziation der manifesten Hypothyreose mit einem erhöhten kardiovaskulären Risiko ist seit vielen Jahren gut dokumentiert [19, 23]. Der Zusammenhang ist plausibel, da die hypothyreote Stoffwechsellage verschiedene kardiovaskuläre Risikofaktoren ungünstig beeinflusst, insbesondere den Lipidstatus. So steigen bei Hypothyreose Gesamtcholesterin, LDL-Cholesterin und Apolipoprotein B im Serum signifikant an, wobei das Ausmaß der Hyperlipidämie eine gute Korrelation zum Ausmaß der Hypothyreose zeigt [18]. Ein verminderter Abbau von LDL-Cholesterin via LDL-Rezeptoren spielt hierbei pathogenetisch eine wichtige Rolle [21]. Zudem konnte unlängst gezeigt werden, dass die Expression des LDL-Rezeptors auf transkriptioneller Ebene via SREBP-2 (sterol regulatory element-binding protein-2) durch Schilddrüsenhormon reguliert wird [17]. Insofern kann postuliert werden, dass die Effekte der Hypothyreose auf den Cholesterinspiegel sekundär zum Effekt von Schilddrüsenhormon auf SREBP-2 erfolgen. Einzelne Studien zeigen auch erniedrigte Spiegel von HDL-Cholesterin bei Hypothyreose, ebenso wie einen synergistischen Effekt mit dem kardiovaskulären Risikofaktor Rauchen. Schließlich konnte auch ein Zusammenhang zwischen Hypothyreose und diastolischer Hypertonie gezeigt werden (Übersicht in [4]). Kontrovers wird weiterhin beurteilt, ob bereits die subklinische Hypothyreose zu einem erhöhten Risiko für Herz-Kreislauf-Erkrankungen führt. Die hierzu vorhandene Datenlage, einschließlich der möglichen Bedeutung einer subklinischen Hypothyreose für die Regulation des Körpergewichts, soll im Folgenden kurz zusammengefasst werden.

### Subklinische Hypothyreose und kardiovaskuläres Risiko

Eine subklinische Hypothyreose ist durch eine isolierte Erhöhung des basalen TSH im Serum auf Werte über 4 mU/l bei gleichzeitig im Normbereich liegenden peripheren Schilddrüsenwerten gekennzeichnet. Die Prävalenz der subklinischen Hypothyreose steigt mit zunehmendem Lebensalter, wobei drei Viertel der Betroffenen nur geringfügig erhöhte TSH-Werte bis 10 mU/l aufweisen. Bei zumeist fehlender oder sehr milder klinischer Symptomatik gibt es stark divergierende Ansichten hinsichtlich der Bedeutung einer subklinischen Hypothyreose und ggf. ihrer Korrektur durch Substitution von L-Thyroxin für das kardiovaskuläre Risiko [6].

In der Rotterdam-Studie wurden 1.149 Frauen im Alter von 69,0 ± 7,5 Jahre im Mittel über 4,7 ± 0,7 Jahre beobachtet [10]. Der Anteil von Frauen mit subklinischer Hypothyreose lag bei 10,8% (n = 124). Im Vergleich zu den Frauen mit Euthyreose fand sich kein Unterschied für BMI und Blutdruck, wohl aber überraschend eine leichte Erniedrigung des Gesamt-Cholesterins sowie ein Trend zu einer geringfügigen Verminderung des HDL-Cholesterins. Mit der Diagnose einer subklinischen Hypothyreose ging ein erhöhtes Risiko für arteriosklerotische Veränderungen (gemessen am Vorhandensein und Ausmaß einer Kalzifizierung in der Aorta) ebenso einher wie für einen manifesten Myokardinfarkt. Diejenigen Frauen mit subklinischer Hypothyreose bei erhöhten anti-TPO-Titern wiesen dabei ein nochmals leicht höheres Risiko auf. In einer anderen Kohortenstudie mit einer Beobachtungszeit über 20 Jahre war zuvor kein signifikant erhöhtes Risiko bezüglich Gesamtmortalität und kardiovaskulärer Mortalität bei Individuen mit subklinischer Hypothyreose zu Studienbeginn im Vergleich zur Euthyreose beobachtet worden [22]. Die vorhandene Datenlage kann also durchaus als rar und nicht eindeutig bezeichnet werden.

Welche Effekte im Zusammenhang mit subklinischer Hypothyreose könnten zu einem erhöhten kardiovaskulären Risiko beitragen? Für einen Effekt auf die Herzfrequenz in Ruhe sowie auf die Ejektionsfraktion gibt es keinen überzeugenden Anhalt. Kontrovers wird die Datenlage zu einem möglichen Effekt der subklinischen Hypothyreose auf die kardiale Funktion beurteilt. In einigen Studien konnten Störungen von myokardialer Struktur und Kontraktilität festgestellt werden, speziell unter Belastung [2, 11]. Zudem ließ sich unter Substitution mit L-Thyroxin eine Verbesserung zuvor gestörter Parameter beobachten. Einerseits muss angemerkt werden, dass in anderen Studien derartige Effekte nicht beobachtet werden konnten, andererseits darf nicht vergessen werden, dass insbesondere die bessere apparative Diagnostik immer subtilere Untersuchungen ermöglicht und das Aufdecken von Unterschieden zwischen zwei Patientenpopulationen erleichtert. Das gilt auch für Untersuchungen zur endothelialen Dysfunktion, für die auch unabhängig von einer möglichen Hyperlipidämie eine Assoziation zur subklinischen Hypothyreose gezeigt werden konnte.

Untersuchungen zu Störungen im Lipoproteinstoffwechsel erbrachten ebenfalls widersprüchliche Ergebnisse. Anders als bei der manifesten Hypothyreose (s. o.) konnten in untersuchten Kohorten von Patienten mit subklinischer Hypothyreose zumeist keine Unterschiede für LDL-Cholesterin oder andere Lipidfraktionen im Vergleich zu euthyreoten Individuen nachgewiesen werden [11], während einzelne Studien bei subklinischer Hypothyreose höhere Spiegel von Gesamtcholesterin, LDL-Cholesterin oder Apolipoprotein B zeigten [5]. Letztlich lässt sich jedoch die Annahme, durch Korrektur der subklinischen Hypothyreose dem erhöhten kardiovaskulären Risiko infolge einer manifesten Hyperlipidämie zu begegnen, vornehmlich durch Daten aus Therapiestudien begründen. Ähnliches gilt für die beschriebenen kardialen Alterationen bei subklinischer Hypothyreose.

## Ergebnisse aus Interventionsstudien bei subklinischer Hypothyreose

In zumeist kleinen Studien an wenigen Probanden mit subklinischer Hypothyreose ließen sich gestörte, zumeist echokardiographisch diagnostizierten Surrogat-Parameter weitgehend normalisieren [2]. Über die klinische Relevanz für harte Endpunktkriterien läßt sich in Ermangelung einer Endpunktstudie jedoch nur spekulieren.

Der Nutzen einer Substitution von L-Thyroxin auf das Lipidprofil von Patienten mit subklinischer Hypothyreose konnte in einer doppelblinden Placebo-kontrollierten Studie an 66 Frauen gezeigt werden [14]. Durch die Gabe von L-Thyroxin (im Mittel 85,4 ± 4,3 µg/d) wurde in der Verum-Gruppe eine Absenkung des TSH in den Normbereich erreicht, was im Vergleich zu Placebo über 48 Wochen mit einer signifikanten Abnahme von Gesamt-Cholesterin, LDL-Cholesterin und Apolipoprotein B einherging, wohingegen HDL-Cholesterin, Triglyzeride und Lipoprotein(a) nicht signifikant beeinflusst wurden. Das Ausmaß des Effekts auf das LDL-Cholesterin war von der Höhe des TSH sowie dem LDL-Cholesterin bei Studienbeginn abhängig. Ein TSH über 12 µU/ml und ein LDL-Cholesterin über 160 mg/dl hatten dabei prädiktive Bedeutung für einen größeren Nutzen der Gabe von L-Thyroxin [14]. Jegliche Extrapolation der Daten hinsichtlich einer Verminderung des kardiovaskulären Risikos sollte nur sehr zurückhaltend bewertet werden. Legt man jedoch vorhandene epidemiologische Daten zum Zusammenhang von Hyperlipidämie und kardiovaskulärem Risiko zugrunde (z. B. aus der Framingham- oder der PROCAM-Studie), könnte die unter Substitution von L-Thyroxin beobachtete mittlere Absenkung des LDL-Cholesterins auf den möglichen Nutzen für eine Risikoverminderung hindeuten.

Eine andere Studie, in welche nur Frauen mit leichtgradiger subklinischer Hypothyreose aufgenommen wurden (5–10 mU/l), ergab keinen signifikanten Effekt von L-Thyroxin auf die untersuchten Lipidparameter [12]. Die Abhängigkeit des Effekts von L-Thyroxin auf das LDL-Cholesterin bei subklinischer Hypothyreose vom Ausmaß der TSH-Erhöhung zeigte sich auch in einer weiteren Studie [5], ebenso wie die Abhängigkeit des Therapieeffekts von der Höhe der Lipidwerte vor Intervention. Dieses ließ sich auch in einer Metaanalyse von 13 zumeist kleinen Interventionsstudien, die insgesamt nur eine Gesamtzahl von 247 Patienten umfassten, zeigen [12]. Zusammengefasst legen die publizierten Daten nahe, dass eine Substitution von L-Thyroxin mit dem Ziel der Optimierung des kardiovaskulären Risikoprofils vornehmlich bei Patienten mit subklinischer Hypothyreose sowie TSH-Werten über 10 mU/l und/oder LDL-Cholesterin oberhalb des angestrebten Zielbereichs erwogen werden sollte. Dieses gilt unabhängig von der Empfehlung, dass eine Substitution bei Patienten TSH-Werten über 10 mU/l und/oder positivem anti-TPO-Befund wegen des erhöhten Risikos für die Konversion zur manifesten Hypothyreose ohnehin empfohlen wird. Gleiches gilt bei negativem anti-TPO-Befund und TSH von 4−10 mU/l, aber Symptomen, Schwangerschaft oder Störungen der weiblichen Fertilität [6].

## Praktisches Vorgehen

Im Rahmen der Bewertung und Therapie von Fettstoffwechselstörungen hat das LDL-Cholesterin vor dem Hintergrund der aktuellen Datenlage oberste Priorität. Die vorhandenen Erkenntnisse stammen vornehmlich aus Interventionsstudien mit Statinen. Deren Effekt ist in zahlreichen Studien zur Sekundärprävention nach Myokardinfarkt ebenso wie in der Primärprävention bestens abgesichert [13]. Ohne Übertreibung kann konstatiert werden, dass es für keine andere Medikamentengruppe eine vergleichbare Datenlage gibt, was Zahl von Endpunktstudien bzw. Zahl von Patienten in solchen Studien betrifft. Eine Anhebung des HDL-Cholesterins oder eine Senkung der Triglyceride als mögliche alternative Ziele einer Lipidtherapie müssen vor diesem Hintergrund als nachrangig hinter dem LDL-Cholesterin eingeordnet werden.

Für das LDL-Cholesterin gibt es gegenwärtig in den aktuellen Empfehlungen 3 verschiedene Zielbereiche, die vom Risikoprofil des individuellen Patienten abhängig sind [7]:

• LDL-Cholesterin < 100 mg/dl bei KHK oder Risikoäquivalent,
• LDL-Cholesterin < 130 mg/dl bei mindestens zwei weiteren Risikofaktoren, und
• LDL-Cholesterin < 160 mg/dl bei keinem oder nur einem weiteren Risikofaktor.

Wie sollte bei einem Patienten mit subklinischer Hypothyreose vorgegangen werden, dessen LDL-Cholesterin oberhalb des Zielwerts liegt?

Ebenso wie bei allen anderen Patienten sollte eine Ernährungsberatung hinsichtlich einer fett- bzw. cholesterinreduzierten Ernährung erfolgen. Bei einem TSH oberhalb der Norm sollte zudem die Gabe von L-Thyroxin erfolgen, bevor eine Statintherapie initiiert wird. Dieses gilt insbesondere in der Primärprävention, wenn noch keine manifeste KHK vorliegt. Die Dosis sollte in Abhängigkeit vom TSH gesteigert und nach ca. drei Monaten der Lipidstatus erneut kontrolliert werden. Sofern das LDL-Cholesterin trotz Substitution von L-Thyroxin weiterhin nicht im Zielbereich ist, sollte mit der Gabe eines Statins begonnen werden. Lag das Ausgangs-TSH unter 10 mU/l bei negativem anti-TPO-Titer und hat sich keine Verbesserung von Lipidprofil und/oder subjektivem Befinden unter der Substitution gezeigt, kann ein Absetzen erwogen werden.

Speziell bei KHK bzw. anderen manifesten makrovaskulären Schäden und somit einem LDL-Zielbereich von unter 100 mg/dl muss die Situation etwas differenzierter betrachtet werden. Hier hat sich die Statintherapie naturgemäß als weitaus effizienter gezeigt als in der Primärprävention. Dieses gilt unabhängig vom LDL-Cholesterin, was in der Heart Protection Study gezeigt werden konnte [8]. Neben der eigentlichen Cholesterinsenkung wird diese Effekt den pleiotropen Wirkungen der Statine zugeschrieben. Diese können naturgemäß nicht durch die Substitution von L-Thyroxin bei subklinischer Hypothyreose ersetzt werden, selbst wenn hierdurch im Einzelfall eine Absenkung des LDL-Cholesterins gelingen mag. Da es jedoch keine Endpunktdaten hierzu gibt, sollte insbesondere bei KHK-Patienten von vornherein ein Statin eingesetzt werden. Die Substitution von L-Thyroxin ist insbesondere bei nur geringer TSH-Erhöhung in diesem Fall kritisch zu hinterfragen, auch vor dem Hintergrund einer möglichen Erhöhung des myokardialen Sauerstoffverbrauchs. Grundsätzlich darf nicht außer acht gelassen werden, dass die Substitution von L-Thyroxin stets ein Risiko für eine iatrogene Hyperthyreose oder zumindest subklinische Hyperthyreose birgt. Gemäß den Daten der Framingham-Studie geht schon letztere bei älteren Patienten mit einem dreifach erhöhten Risiko für Vorhofflimmern einher, mit allen daraus resultierenden möglichen Komplikationen [15]. Das Risiko für eine Übersubstitution sollte nicht unterschätzt werden: so betrug in einer amerikanischen Beobachtungsstudie der Anteil von Patienten mit supprimiertem TSH unter Gabe von L-Thyroxin immerhin 21 % [3].

## Subklinische Hypothyreose und Adipositas

Schilddrüsenhormone verstärken den Energieumsatz sowie die katecholaminvermittelte Stimulation der Lipolyse, was beides zur Gewichtsabnahme bei hyperthyreoter Stoffwechsellage beiträgt. Die hyperthyreote Stoffwechsellage führt allerdings auch zu einer Steigerung des Appetits, wodurch die oben genannten Effekte zum erheblichen Teil kompensiert werden. Umgekehrt wird durch einen verminderten Energieumsatz infolge einer hypothyreote Stoffwechsellage eine Gewichtszunahme begünstigt, wobei sich die Körperzusammensetzung im Sinne eines vermehrten Fettanteil ändert [16]. Es gibt jedoch keinen Anhalt dafür, dass die routinemäßig durchgeführte Kontrolle der Schilddrüsenfunktion bei übergewichtigen bzw. adipösen Patienten im Vergleich zu normalgewichtigen signifikant häufiger eine hypothyreote Stoffwechsellage zeigt. Ebenso konnte bisher kein überzeugender Zusammenhang zwischen einer subklinischen Hypothyreose und Übergewicht nachgewiesen werden. In einer Vergleichsstudie mit 108 massiv adipösen Patienten mit subklinischer Hypothyreose und 131 euthyreoten Kontrollpersonen konnte bei annähernd gleichem mittleren BMI kein Unterschied für Nahrungsaufnahme, Energieumsatz und verschiedene Lipidparameter nachgewiesen werden [20]. Interessanterweise fand sich jedoch innerhalb

der Gruppe von adipösen Patienten mit subklinischer Hypothyreose bei jenen mit
TSH > 5,7 mU/l ein niedrigerer Ruheenergieumsatz pro kg fettfreie Masse im Vergleich zu Patienten mit TSH < 5,7 mU/l. Folglich könnte dieses bei subklinischer
Hypothyreose mit deutlicher TSH-Erhöhung auf einen Effekt auf den Energieumsatz
hindeuten, wobei jedoch hiermit keine Beeinträchtigung der Körperzusammensetzung oder des Lipidprofils assoziiert war. Ob derartige Patienten hinsichtlich ihres
Körpergewichts von einer L-Thyroxin profitieren, ist bisher unklar. Eine Studie an
Frauen mit leichtgradiger subklinischer Hypothyreose (5–10 mU/l) ergab keinen signifikanten Effekt von L-Thyroxin im Vergleich zu Placebo auf BMI, Körperzusammensetzung oder Energieumsatz [12].

Ältere klinische Studien zum Einsatz von Schilddrüsenhormon zur Adipositasthera-
pie zeigten, dass es neben einer moderaten Abnahme des Körperfetts zu einer über-
proportionalen Verminderung der Magermasse kommt [24]. Ein signifikanter therapeutischer Effekt ist bei Euthyreose nur mit hohen Dosen von L-Thyroxin zu erreichen, wobei es dann auch hier wieder zu einer Steigerung des Appetits kommt. Daten
zum Effekt einer Substitution auf eine Gewichtsabnahme bei adipösen Patienten
mit subklinischer Hypothyreose liegen nicht vor. Interessanterweise konnte in einer
kleinen Studie an Patienten mit unterschiedlichem Schilddrüsenstatus dosisabhän-
gige Effekte von L-Thyroxin auf den Ruheenergieumsatz nachgewiesen werden, die
auch innerhalb der Normalbereiche für fT3 und fT4 auftraten [1]. Folglich lässt sich
darüber spekulieren, ob derartige Veränderungen im Energieumsatz infolge einer
Substitution von L-Thyroxin langfristig auch Effekte auf Körpergewicht und Kör-
perfettanteil haben oder, ob andere Mechanismen kompensatorisch eingreifen, um
das Körpergewicht „zu verteidigen". Diese Frage kann nur durch eine entsprechende
Interventionsstudie an adipösen Patienten beantwortet werden. Vorher ist die Indikation zur Substitution von L-Thyroxin bei Übergewicht und Adipositas sehr zurückhaltend zu stellen.

## Zusammenfassung und Ausblick

Vor einer generellen Empfehlung für die Substitutionstherapie mit Schilddrüsenhormon bei Patienten mit subklinischer Hypothyreose mit dem Ziel der Verminderung
des kardiovaskulären Risikos ist eine Verbesserung der vorhandenen Datenlage zu
fordern. Das betrifft insbesondere Patienten mit nur geringer TSH-Erhöhung unter
10 mU/l und negativem Antikörperbefund. Intelligente Marketingstrategien der
pharmazeutischen Industrie zur Erschließung neuer Patientenkollektive für eine medikamentöse Behandlung ersetzen keine adäquaten und langfristig angelegten klinischen Studien. Dieses gilt insbesondere für das Konzept, die Substitution von Schilddrüsenhormon bei jeglichen Individuen mit nur geringfügig erhöhtem TSH als pro-

tektive Strategie gegenüber Herzinfarkt und Schlaganfall zu propagieren. An die Erfahrungen mit der Hormonersatztherapie bei postmenopausalen Frauen sollte in diesem Zusammenhang erinnert werden. Vor dem Hintergrund, dass Schilddrüsenhormone auch ungünstige kardiale Effekte haben können, erscheint für die Zukunft eine neue Strategie zur Nutzung des Systems für die Verminderung des kardiovaskulären Risiko denkbar: Während der ß-Subtyp von Schilddrüsenhormonrezeptoren (TR-ß) an der Regulation von Cholesterinspiegel und Körpergewicht beteiligt ist, spielt für die kardialen Effekte von Schilddrüsenhormon, z. B. auf die Herzfrequenz, der α-Subtyp (TR-α) die entscheidende Rolle. Durch selektive Aktivierung von TR-ß durch spezifische Agonisten kann, wie unlängst zumindest im Tierversuch gezeigt [9], eine deutliche Absenkung von Cholesterin, Lipoprotein(a) und Körpergewicht gelingen, ohne die Herzfrequenz zu erhöhen und das Risiko für unerwünschte kardiale Effekte zu steigern.

## Literatur

[1] al-Adsani H., L. J. Hoffer, J. E. Silva: Resting energy expenditure is sensitive to small dose changes in patients on chronic thyroid hormone replacement. J Clin Endocrinol Metab (1997) 82: 1118−1125.

[2] Biondi B., E. A. Palmieri, G. Lombardi, S. Fazio: Subclinical hypothyroidism and cardiac function. Thyroid (2002) 12: 505−510.

[3] Canaris G. J., N. R. Manowitz, G. Mayor, E. C. Ridgway: The Colorado thyroid disease prevalence study. Arch Intern Med (2000) 160: 526−534.

[4] Cappola A. R., P. W. Ladenson: Hypothyroidism and atherosclerosis. J Clin Endocrinol Metab (2003) 88: 2438−2444.

[5] Caraccio N., E. Ferrannini, F. Monzani et al.: Lipoprotein profile in subclinical hypothyroidism: response to levothyroxine replacement, a randomized placebo-controlled study. J Clin Endocrinol Metab (2002) 87: 1533−1538.

[6] Cooper D. S., G. J. Canaris, N. R. Manowitz et al.: Clinical practice. Subclinical hypothyroidism. N Engl J Med (2001) 345: 260−265.

[7] Expert Panel on Detection and Treatment of High Blood Cholesterol in Adults: Executive Summary of The Third Report of The National Cholesterol Education Program (NCEP) (Adult Treatment Panel III). JAMA (2001) 285: 2486−2497.

[8] Heart Protection Study Collaborative Group: MRC/BHF Heart Protection Study of cholesterol lowering with simvastatin in 20,536 high-risk individuals: a randomised placebo-controlled trial. Lancet (2002) 360: 7−22.

[9] Grover G. J., K. Mellstrom, L. Ye et al.: Selective thyroid hormone receptor-beta activation: a strategy for reduction of weight, cholesterol, and lipoprotein (a) with reduced cardiovascular liability. Proc Natl Acad Sci U S A (2003) 100: 10067−10072.

[10] Hak A. E., H. A. Pols, T. J. Visser et al.: Subclinical hypothyroidism is an independent risk factor for atherosclerosis and myocardial infarction in elderly women: the Rotterdam Study. Ann Intern Med (2000) 132: 270−278.

[11] Kahaly G. J.: Cardiovascular and atherogenic aspects of subclinical hypothyroidism. Thyroid (2000) 10: 665−679.

[12] Kong W. M., M. H. Sheikh, P. J. Lumb et al.: A 6-month randomized trial of thyroxine treatment in women with mild subclinical hypothyroidism. Am J Med (2002) 112: 348−354.
[13] Law M. R., N. J. Wald, A. R. Rudnicka: Quantifying effect of statins on low density lipoprotein cholesterol, ischaemic heart disease, and stroke: systematic review and meta-analysis. BMJ (2003) 326: 1423.
[14] Meier C., J. J. Staub, C. B. Roth et al.: TSH-controlled L-thyroxine therapy reduces cholesterol levels and clinical symptoms in subclinical hypothyroidism: a double blind, placebo-controlled trial (Basel Thyroid Study). J Clin Endocrinol Metab (2001) 86: 4860−4866.
[15] Sawin C. T., A. Geller, P. A. Wolf et al.: Low serum thyrotropin concentrations as a risk factor for atrial fibrillation in older persons. N Engl J Med (1994) 331: 1249−1252.
[16] Seppel T., A. Kosel, R. Schlaghecke: Bioelectrical impedance assessment of body composition in thyroid disease. Eur J Endocrinol (1997) 136: 493−498.
[17] Shin D. J., T. F. Osborne: Thyroid hormone regulation and cholesterol metabolism are connected through Sterol Regulatory Element-Binding Protein-2 (SREBP-2). J Biol Chem (2003) 278: 34114−34118.
[18] Staub J. J., B. U. Althaus, H. Engler et al.: Spectrum of subclinical and overt hypothyroidism: effect on thyrotropin, prolactin, and thyroid reserve, and metabolic impact on peripheral target tissues. Am J Med (1992) 92: 631−642.
[19] Steinberg A. D.: Myxedema and coronary artery disease − a comparative autopsy study. Ann Intern Med (1968) 68: 338−344.
[20] Tagliaferri M., M. E. Berselli, G. Calo et al.: Subclinical hypothyroidism in obese patients: relation to resting energy expenditure, serum leptin, body composition, and lipid profile. Obes Res (2001) 9: 196−201.
[21] Thompson G. R., A. K. Soutar, F. A. Spengel et al.: Defects of receptor-mediated low density lipoprotein catabolism in homozygous familial hypercholesterolemia and hypothyroidism in vivo. Proc Natl Acad Sci U S A (1981) 78: 2591−2595.
[22] Vanderpump M. P., W. M. Tunbridge, J. M. French et al.: The development of ischemic heart disease in relation to autoimmune thyroid disease in a 20-year follow-up study of an English community. Thyroid (1996) 6: 155−160.
[23] Vanhaelst L., P. Neve, P. A. Bastenie: Coronary-artery disease in myxoedema. Lancet (1967) 2: 1257−1258.
[24] Wolman S. I., H. Sheppard, M. Fern, J. C. Waterlow: The effect of tri-iodothyronine (T3) on protein turnover and metabolic rate. Int J Obes (1985) 9: 495−463.

# 4.5 Latente Hyperthyreose und Fertilität/Gravidität

*R. Hehrmann*

## Einleitung

Die Aufnahme des Themas „Latente Hyperthyreose und Fertilität/Gravidität" in das Programm der Konferenz Schilddrüse 2003 ist aus Gründen der Systematik nachvollziehbar, logisch und unumgänglich.

Bei näherer Betrachtung zeigt sich jedoch, dass es sich um ein außerordentlich seltenes Phänomen handelt und dass die Datenlage außerordentlich dünn ist, insbesondere was speziell die Auswirkungen einer latenten Hyperthyreose auf Fertilität und Gravidität angeht. Deshalb müssen teilweise indirekte Rückschlüsse aus den Auswirkungen von manifesten Hyperthyreosen auf Fertilität und Gravidität geschlossen werden.

## Voraussetzungen für die Diagnose der latenten Hyperthyreose in der Schwangerschaft

Voraussetzungen für die Diagnose einer latenten Hyperthyreose in der Schwangerschaft sind zum einen Kenntnisse über den physiologischen Verlauf von TSH, TBG, T3, T4 und FT3, FT4 während der Schwangerschaft und das Bedenken der möglichen Differenzialdiagnose der transienten Hyperthyroxinämie bei Hyperemesis gravidarum (THHG).

Die Veränderungen des Thyreoglobulins (TBG) im Laufe der Schwangerschaft sind in der Tab. 1 aufgeführt. Der Anstieg um etwa den Faktor 2 mit Maximum in der Mitte der Schwangerschaft führt zur Erhöhung der Gesamthormonkonzentrationen und zu methodenabhängigen Effekten auf die freien Hormonfraktionen FT4 und FT3.

Wichtiger für das Verständnis und die Diagnose einer latenten Hyperthyreose in der Schwangerschaft ist der physiologische Verlauf des Thyreotropins (TSH). Dieser ist in der Tab. 2 dargestellt. Im 1. Trimester kommt es durch die vermehrte HCG-

Tabelle 1: Diagnostik: TBG in der Schwangerschaft

- TBG-Anstieg um den Faktor 2
- Beginn 20. postovulatorischer Tag
- Maximum 20.–24. SS-Woche
- Abfall in den ersten Wochen post partum
- Kein Anstieg von TBPA und Albumin
- Konsequenz: Erhöhung von TT3/TT4
- Methodenabhängige Effekte auf FT4

Tabelle 2: TSH in der Schwangerschaft

- Abfall im 1. Trimester durch vermehrte HCG-Stimulation und transiente T4-Mehrsekretion, bei 10–20 % TSH < 0.3 µU/ml
- Wiederanstieg im 2. und 3. Trimester innerhalb des Normbereichs
- TSH-Werte bei Geburt höher als bei Eintritt der Schwangerschaft, aber innerhalb des Normbereichs

Stimulation der Schilddrüse zu einer transienten T4-Mehrsekretion. Immerhin bei 10–20 % gesunder Schwangeren kann das TSH unter 0,3 µU/ml abfallen [6]. Ein niedriges TSH im 1. Trimester bedeutet also keineswegs in jedem Fall eine latente Hyperthyreose.

Normalerweise kommt es im 2. und 3. Trimester zu einem Wiederanstieg des TSH innerhalb des Normbereichs, und die TSH-Werte liegen bei der Geburt in der Regel sogar höher als beim Eintritt der Schwangerschaft, aber ebenfalls innerhalb des Normbereichs.

Eine Besonderheit ist die transiente Hyperthyroxinämie bei Hyperemesis gravidarum. Es handelt sich hierbei um eine selten vorkommende Konstellation in der Frühschwangerschaft mit erniedrigtem TSH, erhöhtem FT4, T3/FT3 und einer spontanen Normalisierung etwa am Ende des 1. Trimenon. Assoziiert ist diese Situation mit einer Hyperemesis gravidarum und am Beginn der Schwangerschaft in der Regel auch mit einer Gewichtsabnahme [7] (Tab. 3).

Tabelle 3: Was ist THHG?

- Transiente Hyperthyroxinämie bei Hyperemesis gravidarum
- Selten vorkommende Konstellation in der Frühschwangerschaft mit
  - erniedrigtem TSH,
  - erhöhtem FT4, T3/FT3
  - spontane Normalisierung am Ende des 1. Trimenon
- Assoziiert mit Hyperemesis

## Literaturübersicht

Eine aktuelle Literaturrecherche in verschiedenen Literaturdateien, z. B. der National Library of Medicine: PUBMED, ergibt unter den Stichworten „Subklinische Hyperthyreose und Fertilität" sowie „Subklinische Hyperthyreose und männliche bzw. weibliche Fertilität" keinerlei Literaturstellen. Erweitert man die Literatursuche auf die Stichworte „Hyperthyreose und Fertilität", dann finden sich zwar durchaus etwa 30 Arbeiten, davon jedoch keinerlei Studien mit einem EBM-Evidenzgrad 1 und 2, und in den meisten Fällen handelt es sich auch um ältere Untersuchungen.

Eine aktuelle Metaanalyse [4] über „Thyroid disease and female reproduction" kommt zu dem Schluss, dass Anomalien des Menstruationszyklus in aktuellen Serien deutlich seltener sind als in früheren Studien. Lediglich 21,5 % von 214 thyreotoxischen Frauen hatten Zyklusanomalien gegenüber 50−60 % in früheren Studien.

Außerdem wird festgestellt, dass die meisten thyreotoxischen Frauen weiterhin ovulatorische Zyklen haben. Auch eine Übersicht [5] hält zwar fest, dass Menstruationsstörungen bei manifesten Hyperthyreosen häufig sind. Es gibt jedoch keine Evidenz, dass die Fertilität eingeschränkt sei. Außerdem ist eine Hyperthyreose in der Schwangerschaft ein seltenes Vorkommnis (ca. 2 auf 1000 schwangere Frauen). Poppe, Glinoer et al. [6] haben Schilddrüsenfunktion und Autoimmunität bei infertilen Frauen (N = 438) untersucht. Dabei waren die TSH-Werte minimal höher als bei Kontrollen (1,3 versus 1,2 µU/ml, p < 0,05). Die Anzahl erhöhter bzw. supprimierter TSH-Werte war jedoch in beiden Gruppen gleich. Erstaunlicherweise fand sich eine relativ hohe Prävalenz von TPO-Antikörpern bei solchen Frauen, die an einer Endometriose litten.

Auch bei der Literatursuche zur Frage der Hyperthyreose und der männlichen Fertilität finden sich zwar etwa 13 Arbeiten, aber keine einzige aktuelle Studie zum Einfluss einer manifesten oder gar latenten Hyperthyreose auf die männliche Fertilität. Deshalb sei ein Rückgriff auf eigene ältere Übersichten von 1993/1994 erlaubt [2, 3].

## Eigene Beiträge zu Hyperthyreose und Fertilität

Die wesentlichen Erkenntnisse über den Einfluss von manifesten Hyperthyreose auf die männliche Fertilität sind in der Tab. 4 zusammengefasst. Von praktischer Relevanz ist vor allem die Arbeit von Schill und Mitarbeitern [8], wo bei einer Untersuchung von 200 infertilen Männern keine einzige Hyperthyreose festgestellt wurde (und auch nur 2 Hypothyreosen). Somit spielt selbst eine manifeste Hyperthyreose für die Entstehung einer männlichen Infertilität offensichtlich keine relevante Rolle.

Tabelle 4: Hyperthyreose und männliche Fertilität (Übersicht Hehrmann 1993)

Tierexperimentell:
Widder: Abnahme der Spermatozoenmotilität und des Testosterons unter hochdosiertem T4;
      LH (⇑), FSH ⇔
Hähne: Abnahme von Spermavolumen und Oligospermie unter exzessiven SD-Hormondosen

Klinisch, laborchemisch:
● Erhöhung von SHBG, Abnahme FT,
● LH-Anstieg, Mehrsekretion von Östradiol und Testosteron
● Verstärkte Bindung von T an SHBG
● Vermehrte Östrogenwirkung

Selten:
● Oligospermie, Azoospermie

Häufig:
● Abnahme von Libido und Potenz
● Reversibel nach Behandlung der Hyperthyreose

Schill (Giessen) et al.1991:
● keine Hyperthyreose unter 200 infertilen Männern (2 Hypothyreosen)

## Häufigkeit von Schilddrüsenproblemen in der Schwangerschaft:

Zur Frage der Häufigkeit von Schilddrüsenerkrankungen und -problemen in der Schwangerschaft wurde einmal für die Übersicht 1993 [2] eine Analyse von 214 schwangeren Frauen in einem Zeitraum von 6 Jahren ausgewertet. Ganz im Vordergrund stand entweder eine vorbestehende Struma oder eine Erstmanifestation der Struma in der Schwangerschaft (ca. 70%). Eine Hyperthyreose in der Schwangerschaft bestand bei 43 Patientinnen, entsprechend 20% der Untersuchungspopulation.

Außerordentlich selten, d. h. jeweils etwa 1,5% bestand eine Hypothyreose in der Schwangerschaft, der Verdacht auf ein Schilddrüsen-Carcinom bzw. der Verdacht auf eine Thyreoiditis.

Eine Analyse der letzten 1½ Jahre in unserer Endokrinologischen Ambulanz ergab bei insgesamt 86 schwangeren Frauen mit Schilddrüsenproblemen in 19 Fällen eine Hyperthyreose, davon 15 manifeste Hyperthyreosen, entsprechend 17%, und 4 latente Hyperthyreosen. 7 weitere Patientinnen kamen wegen einer Post Partum-Thyreoiditis bzw. eines Morbus Basedow in der Postpartal-Periode zur Untersuchung.

Die 4 Fälle von latenter Hyperthyreose werden abschließend als Kasuistiken kurz dargestellt.

## Therapie der latenten Hyperthyreose in der Schwangerschaft

Auch die aktuelle Literatursuche zum Problem der latenten Hyperthyreose und Gravidität ergab keinerlei Arbeiten oder Studien, die sich speziell dem Problem der latenten Hyperthyreose in der Gravidität widmeten. Eine aktuelle Übersicht über „Diagnosis and management of Graves' disease" von [1], enthält zwar jeweils einen Abschnitt über subklinische Hyperthyreosen und über Hypothyreosen in der Schwangerschaft, aber eben nicht über subklinische Hyperthyreosen in der Schwangerschaft. So gibt es auch keine eindeutigen Hinweise darauf, dass die bekannten Komplikationen einer floriden Hyperthyreose in der Schwangerschaft tatsächlich auch bei latenten Hyperthyreosen vorkämen. Die wenigen folgenden Kasuistiken sprechen eher dagegen. Die bekannten Komplikationen einer manifesten Hyperthyreose in der Schwangerschaft sind auf Seiten der Mutter Aborte, Frühgeburten, Eklampsie, Hypertonie, vorzeitige Plazentalösung, insgesamt alle möglichen Komplikationen des Schwangerschaftsverlaufs, die deutlich häufiger sind als bei gesunden Müttern.

Auf Seiten des Kindes besteht eine erhöhte Missbildungsrate bei manifester Hyperthyreose der Mutter sowie eine seltene konnatale Hyperthyreose durch Antikörpertransfer bei Müttern mit Morbus Basedow und sehr hohen TSH-Rezeptor-Antikörpern. Unter thyreostatischer Therapie der Mutter besteht für das Kind das Risiko einer konnatalen Struma und einer konnatalen Hypothyreose. Deshalb erfolgt bei manifester Hyperthyreose in der Schwangerschaft eine sofortige thyreostatische Monotherapie in möglichst niedriger Dosierung, wobei die Schilddrüsenhormonkonzentrationen in den Normbereich gesenkt werden und dann die Dosis reduziert wird. Sämtliche Medikamente mit sehr hohem Iodgehalt (> 500 bzw. > 300 µg) sind bei Mutter und Kind kontraindiziert.

Bei der latenten Hyperthyreose in der Schwangerschaft ist in der Regel eine thyreostatische Therapie nicht erforderlich. Allerdings sollten auch hier sämtliche Medikamente mit sehr hohem Iodgehalt vermieden werden, und heute muss anamnestisch exakt auf eine mögliche Mehrfachmedikation mit Iod-Präparaten geachtet werden, weil inzwischen viele junge Frauen Iodid/Folsäure-Kombinationen einnehmen und/ oder zusätzliche Nahrungsmittelergänzungsstoffe mit Iodgehalt. Die Therapie der latenten Hyperthyreose in der Schwangerschaft ist in der Tab. 5 zusammengefasst.

Tabelle 5: Therapie der latenten Hyperthyreose in der Schwangerschaft

- Keine thyreostatische Therapie
- Sämtliche Medikamente mit sehr hohem Iodgehalt > 500 µg (? > 300 µg) sind bei Mutter und Kind kontraindiziert
- Mehrfachmedikation mit Iodid beachten (Iodid/Folsäure-Kombinationen, Nahrungsmittelergänzungsstoffe)

## Abschließende Kasuistiken

### Transiente Hyperthyroxinämie bei Hyperemesis gravidarum (THHG)

Eine 41-jährige japanische Patientin wurde im Dezember 2002 schwanger. In den ersten 10 Wochen der Schwangerschaft Hyperemesis gravidarum und Gewichtsabnahme von −7 kg. In der 14. Schwangerschaftswoche Erstvorstellung mit grenzwertig hohem T3 und FT4 und supprimiertem TSH. Alle schilddrüsenspezifischen Antikörper waren negativ. Es erfolgte keine thyreostatische Therapie. Bei einer Kontrolluntersuchung in der 18. Schwangerschaftswoche war das Gewicht nunmehr steigend. Die Hyperemesis gravidarum bestand nicht mehr. Die peripheren Schilddrüsenhormonkonzentrationen lagen jetzt im mittleren Normbereich, das TSH war aber weiterhin supprimiert. Auch bei einer weiteren Kontrolle in der 22. Schwangerschaftswoche war der Schwangerschaftsverlauf nunmehr komplikationslos. T3 und FT4 weiterhin im mittleren Normbereich, das TSH war allerdings weiterhin supprimiert. Dieser Befund ist ungewöhnlich, meist ist das TSH zu diesem Schwangerschaftszeitpunkt wieder normalisiert. Die Besonderheit dieser Patientin lag auch in ihren japanischen Ernährungsgewohnheiten unter Verwendung von Algen- und Tang-Präparaten mit sehr hohem Iodgehalt. Diese erklären möglicherweise die Persistenz des supprimierten TSHs.

### Klinisch milde Hyperthyreose und latente Hyperthyreose in zwei aufeinanderfolgenden Schwangerschaften

Eine 1965 geborene Patientin war im Dezember 1998 in der 13. Schwangerschaftswoche und hatte zu diesem Zeitpunkt eine klinisch milde, aber eindeutige Hyperthyreose mit leicht erhöhten T3-, FT3- und FT4-Konzentrationen sowie einem supprimierten TSH. Die Antikörper-Konzentrationen waren normal. Auch das Binnenreflexmuster der Schilddrüse war normal, das Volumen im oberen Grenzbereich.

Wegen der klinischen Hyperthyreose-Symptomatik und der eindeutigen Laborchemie erfolgte eine niedrig dosierte thyreostatische Therapie mit 5 mg Carbimazol bis zur Entbindung einer gesunden Tochter.

Im Oktober 2000 bestand eine 2. Schwangerschaft in der 12. Schwangerschaftswoche. Jetzt waren T3, FT3 und FT4 an der oberen Normgrenze gelegen, das TSH wiederum supprimiert, aber es bestand keine eindeutige klinische Symptomatik, so dass auf eine Therapie verzichtet wurde. In der 23. Schwangerschaftswoche waren T3, FT3 und FT4 im mittleren Normbereich und das TSH mit 0,3 μU/ml auch nicht mehr komplett supprimiert. Es folgte ein weiterer komplikationsloser Schwangerschaftsverlauf bis zur Entbindung eines gesunden Sohnes.

## Iatrogene latente Hyperthyreose in der Schwangerschaft

Eine 30-jährige Patientin war 1997 wegen eines papillären Schilddrüsen-Carcinoms thyreoidektomiert und anschließend zweimal mit Radioiod behandelt worden. Sie war klinisch euthyreot unter 200 µg L-Thyroxin mit normalem FT4 und supprimiertem TSH.

Sie stellte sich im 6. Schwangerschaftsmonat vor. Die Levothyroxin-Medikation wurde unverändert beibehalten bei einem supprimierten TSH, und es wurde zusätzlich die Gabe von 100 µg Iodid empfohlen. Die Patientin entband in der 37. Schwangerschaftswoche einen gesunden Sohn per Sectio. Auch postpartal waren die peripheren Schilddrüsenhormonkonzentrationen unter Substitution im oberen Grenzbereich. Das TSH war weiterhin supprimiert und das Thyreoglobulin 0.

## Zusammenfassung

- Subklinische Hyperthyreosen haben keinen Einfluss auf die Fertilität.
- Subklinische Hyperthyreosen in der Schwangerschaft sind sehr selten.
- Subklinische Hyperthyreosen bedürfen in der Regel keiner thyreostatischen Therapie. Hohe Iodzufuhr > 300−500 µg sollte vermieden werden.
- Es gibt keine durch Studien gesicherten Therapieempfehlungen.
- Die Behandlung ist individuell, möglichst durch erfahrenen „Experten" (trotz EBM-level 4).

## Literatur

[1] Ginsberg, J.: Diagnosis and management of Graves' disease. CMAJ (2003) 168: 575−585.
[2] Hehrmann, R.: Konzeption/Gravidität und Autoimmunthyreoiditis. Der Nuklearmediziner (1993) 16: 191−196.
[3] Hehrmann R.: Schilddrüsenerkrankungen als Ursache von Fertilitätsstörungen. Der informierte Arzt-Gazette Médicale (1994) 15: 133−140.
[4] Krassas G. E.: Thyroid disease and female reproduction.Fertil. Steril. (2000) 74: 1063−1070.
[5] Masiukiewicz U. S., Burrow, G. N.: Hyperthyroidism in pregnancy: diagnosis and treatment. Thyroid (1999) 9: 647−652.
[6] Poppe K., Glinoer, D. et al.: Thyroid dysfunction and autoimmunity in infertile women.Thyroid (2002) 12: 997−1001.
[7] Ross D.: S.: Overview of thyroid disease in pregnancy. UpToDate 2003.
[8] Schill W.-B., Möseler, G., Haidl, G.: Schilddrüsenfunktionsstörung und männliche Fertilität. Med. Welt (1991) 42: 5−10.
[9] Woeber K. A.: Update on the management of hyperthyroidism and hypothyroidism. Arch. Intern. Med. (2000) 160: 1067−1071.

## 4.6 Latente Hypothyreose – Einfluss auf Fertilität/Gravidität

*T. Strowitzki*

## Definition der subklinischen Hypothyreose

Eine latente oder subklinische Hypothyreose ist im allgemeinen definiert durch ein erhöhtes basales TSH > 4 mU/l bei einem im Normbereich liegenden Parameter für das freie T4. Der Begriff „milde Hypothyreose" ist ihrer klinischen Bedeutung eher adäquat [17].

Für die Gynäkologie spielt die latente Hypothyreose eine wesentliche Rolle für die Fertilität und in der Schwangerschaft.

## Latente Hypothyreose und Sterilität

Während Sterilitätsprobleme bei der klinisch manifesten Hypothyreose ein geläufiges Bild sind, ist oft unklar, ob auch bereits durch eine latente Hypothyreose bedingte Fertilitätsstörungen große Bedeutung haben und insbesondere, ob hier aufgrund des unerfüllten Kinderwunsches bereits eine Therapieempfehlung abzugeben ist, die nach streng internistischen Kriterien so noch nicht ausgesprochen würde.

Die Prävalenz der latenten Hypothyreose liegt je nach Literatur zwischen 0,5 und 6 % und steigt mit zunehmendem Lebensalter [22]. Bei infertilen Frauen wird die Prävalenz der subklinischen Hypothyreose mit 0,23 % bis 2,3 % angegeben [16, 21].

[21] haben bei insgesamt 444 Frauen nur in 3 Fällen erhöhte TSH-Werte gefunden und davon bei 2 infertilen Frauen ohne klinische Zeichen der Hypothyreose. Alle

⇨ 444 infertile Frauen
⇨ 3 x TSH erhöht (> 4,5 mlU/l)
⇨ fT4 immer im Normbereich (0,8 – 1,8 ng/ml)
↓

**Fazit:**
Beschränkung des TSH-Screening nur auf
Frauen mit Ovulationsstörungen??

Abb. 1: Sind routinemäßige Schilddrüsenfunktionstests bei infertilen Frauen notwendig? [21]

| Diagnose | Pat.-Zahl | TSH > 5,5 mIU/l |
|---|---|---|
| Ovulationsstörungen | 96 (32 %) | 6 (6,3 %) |
| Tubare Sterilität | 39 (13 %) | 1 (2,6 %) |
| Androl. Sterilität | 68 (23 %) | 1 (1,5 %) |
| Schwere Endometriose | 12 (4 %) | 0 |
| Idiopath. Sterilität | 84 (28 %) | 4 (4,8 %) |
| Gesamt | 299 | 12 (4 %) |
| (subklinisch) | | (1,7 %) |
| (manifest) | | (3,3 %) |

Abb. 2: Hypothyreose bei infertilen Frauen in Finnland. [2]

Frauen mit erhöhtem TSH hatten Follikelreifungsstörungen. Sie haben deshalb empfohlen, das TSH-Screening auf Frauen mit Ovulationsstörungen zu beschränken (Abb. 1).

Diese Prävalenz wird aber allgemein als zu niedrig eingestuft und ist in anderen Studien mit mehr als 30 % beziffert [19].

In einer retrospektiven finnischen Studie an 299 infertilen Patientinnen fand sich bei 4 % ein erhöhtes TSH [2]. Die Prävalenz war mit 6,3 % am höchsten in der Gruppe der Frauen mit Ovulationsstörungen und erwartungsgemäß mit 1,5 % am niedrigsten in der Gruppe mit ausschließlich andrologisch bedingter Sterilität (Abb. 2).

## Klinik

Klassische Symptome fehlen meist definitionsgemäß, können aber auch entgegen der Bezeichnung dann in häufig abgeschwächter Form vorkommen.

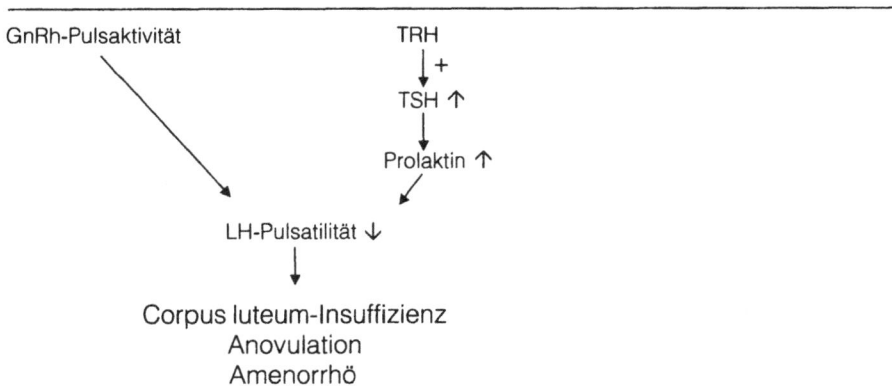

GnRh-Pulsaktivität          TRH
                             ↓ +
                            TSH ↑
                             ↓
                         Prolaktin ↑

        LH-Pulsatilität ↓
                ↓
        Corpus luteum-Insuffizienz
              Anovulation
               Amenorrhö

Abb. 3: Latente Hypothyreose.

Stim. TSH > 20 µU/ml (n = 4)
manifeste Hypothyreose (n = 1)
Kontrolle (n = 5)

⇩

Kein sign. Unterschied für TSH, LH, Prolaktin bzgl.
⇨ Peak volume
⇨ Amplitude
⇨ AUC
⇨ Höhe
⇨ Länge

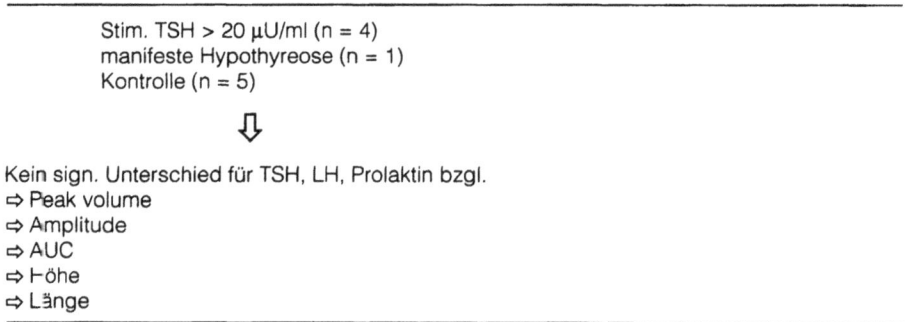

Abb. 4: Wertigkeit subklinischer Hypothyreose [4].

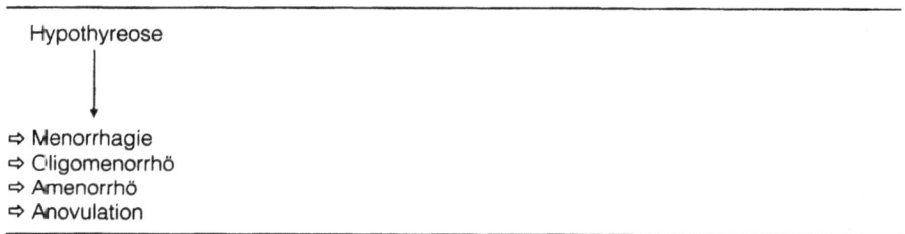

Hypothyreose

⇩

⇨ Menorrhagie
⇨ Oligomenorrhö
⇨ Amenorrhö
⇨ Anovulation

Abb. 5: Auswirkungen der latenten Hypothyreose [4].

Bereits die subklinische Hypothyreose kann über eine Veränderung der pulsatilen
GnRH-Freisetzung zu Zyklusstörungen mit Lutealinsuffizienz und Anovulation bis
hin zur Amenorrhö führen und damit ursächlich für Infertilität sein (Abb. 3).

In einer Studie an 5 infertilen Frauen mit subklinischer (n = 4) oder manifester
(n = 1) Hypothyreose und Corpus luteum-Insuffizienz konnten [4] im Vergleich zu
einer gesunden Kontrollgruppe keine Veränderungen in der LH-Pulsrhythmik nachweisen (Abb. 4).

Mögliche gynäkologische Befunde sind weiterhin Menorrhagien (Abb. 5) [17], die in
erster Linie als Durchbruchsblutungen bei Anovulation interpretiert werden [12]. In
der finnischen Studie von [2] fanden sich Zyklusstörungen im Sinne einer Oligo-/
Amenorrhö bei 8 der 12 infertilen Frauen mit erhöhten TSH-Werten, entsprechend
67 % im Vergleich zu 101 der 299 Frauen des Gesamtkollektivs, entsprechend 34 %.

Häufigkeiten von Blutungsstörungen bei manifester Hypothyreose aus verschiedenen Studien sind in Abb. 6 angegeben.

Epidemiologische Studien konnten aber zeigen, dass die Hypothyreose meist nur mit
geringgradigen Zyklusstörungen einhergeht [12], von denen die Oligomenorrhö mit
42,5 % die häufigste ist. Deshalb werden auch andere Einflüsse der Hypothyreose

| Autor | Blutungsstörung | Häufigkeit |
|---|---|---|
| Goldsmith et al. 1952 | Menorrhagie | 80 % (8/10) |
| Benson und Dailey 1955 | Menorrhagie, Polymenorrhö | 58,6 % (18/31) |
| Scott und Mussey 1964 | Menometrorrhagie | 56 % (28/50) |
| Joshi et al. 1993 | Oligomenorrhö (8 Pat.) | 68,2 % (15/22) |
| | Amenorrhö (2 Pat.) | |
| | Menorrhagie (5 Pat.) | |
| Krassas et al. 1999 | Oligomenorrhö (17 Pat.) | 23,4 % (40/171) |
| | Hypomenorrhö (6 Pat.) | |
| | Amenorrhö (5 Pat.) | |
| | Menorrhagie (12 Pat.) | |
| Arojoki et al. 2000 | Oligomenorrhö bei infertilen Frauen | 67 % (8/12) |
| | Oligomenorrhö im Gesamtkollektiv | 34 % (101/99) |

Abb. 6: Zyklusstörungen bei Hypothyreose.

diskutiert, z. B. eine gestörte Funktion der Granulosazellen. Insofern gehört die Analyse der Schilddrüsenparameter zur Basisdiagnostik bei jeder Kinderwunschpatientin!

## Diagnostik

In der Diagnostik ist die Bestimmung des TSH in der Regel ausreichend.

Ein TSH > 4 mIU/l ist Hinweis auf die latente Hypothyreose in Verbindung mit einem normalen freien T4. Der TRH-Test ist in der internistischen Endokrinologie in der Diagnostik primärer Schilddrüsenfunktionsstörungen weitgehend obsolet. In der Abklärung von Fertilitätsstörungen hat der TRH-Test jedoch noch seinen Platz und wird von der Deutschen Gesellschaft für Gynäkologie und Geburtshilfe empfohlen (Abb. 7). Seit der Publikation von [6] werden in der Gynäkologie üblicherweise infertile Patientinnen mit einem TSH >15 µIU/ml im TRH-Test bereits mit Thyroxin behandelt. Dieser Wert ist nicht nur aus internistischer Sicht umstritten,

⇨ TSH < 4 mIU/l

⇨ fT4 normal

⇨ TRH-Test: stim. TSH > 15 mIU/l bei Infertilität??

　　oder

⇨ TRH-Test: stim. TSH > 25 mIU/l bei Infertilität?

Abb. 7: Diagnostik bei latenter Hypothyreose.

⇨ basales TSH bei pathol. TRH-Test: 3,1 mIU/l

⇨ basales TSH bei normalem TRH-Test: 1,7 mIU/l

↓

Höhere Sensitivität des TRH-Tests bei für die Infertilität
relevanten geringgradigen Dysfunktionen?

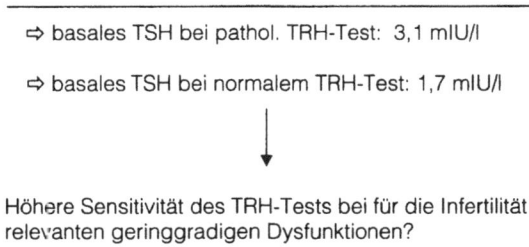

Abb. 8: Bedeutung des TRH-Tests. [19]

⇨ Inzidenz von SD-AK bei 700 RSA-Pat. 22,5 % vs.
14,5 % der Kontrolle (n = 200) [13]

⇨ signifikant höhere TPO-AK-Titer bei RSA-Pat. mit
erneutem Abort (n = 7) vs. RSA-Pat. mit jetzt
ausgetragener Schwangerschaft [23]

Abb. 9: Schlddrüsen-Autoantikörper und rez. Spontanaborte (RSA).

fanden sich doch bei einem Drittel schilddrüsengesunder, normozyklischer Frauen
ohne Sterilitätsanamnese stimulierte TSH-Werte >15 µU/ml [4]. Auch registrierten
die Autoren beim Vergleich von 5 Patientinnen mit entweder subklinischer Hypothyreose (stimuliertes TSH >20 µIU/ml, n = 4) oder primärer Hypothyreose (n = 1)
mit 5 gesunden Kontrollpatientinnen (stim. TSH <15 µIU/ml) wie bereits oben beschrieben keine Unterschiede in der LH-Pulsaktivität [5]. Somit konnte die subklinische Hypothyreose nicht als Ursache einer lutealen Insuffizienz definiert werden, die
behandlungsbedürftig wäre. Bei einer latenten Hypothyreose, deren Diagnose allein
auf einem pathologischen TRH-Test beruht, wird demnach heute bei Sterilitätspa-
tientinnen nicht automatisch eine Therapie indiziert.

In [19] wurde nochmals der TRH-Test in die Beurteilung der subklinischen Hypothyreose bei infertilen Frauen miteinbezogen. Das basale TSH war bei den Studienteil-
nehmerinnen mit pathologischem TRH-Test höher als bei unauffälligem TRH-Test
(3,1 vs. 1,7 mIU/l). Dies wurde als höhere Sensitivität zur Bestimmung auch geringerer Dysfunktionen der Schilddrüse eingestuft, da bereits basale TSH-Werte im oberen Normbereich mit einer Pathologie der Schilddrüse vergesellschaftet sein können
(Abb. 8) [8].

Bei subklinischer Hypothyreose ist insbesondere in der Reproduktionsmedizin die
Erfassung einer möglichen autoimmunen Störung der Schilddrüse erforderlich. SD-
AK finden sich signifikant gehäuft bei infertilen Frauen und insbesondere bei Frauen
mit rezidivierenden Spontanaborten und signifikant häufiger bei Frauen, die auch in
der nachfolgenden Schwangerschaft einen Abort erleiden (Abb. 9) [13, 23]

In einer case control Studie haben Poppe und Velkeniers an 438 infertilen Patientinnen signifikant höhere TSH-Spiegel im Vergleich zur Kontrolle gefunden (1,6 + −2,6 vs. 1,2 + −0,7 mIU/l). Die Inzidenz von TPO-Ak betrug bei den infertilen Frauen 14 % vs. 8 % der Kontrolle.

## Therapie

Eine grundsätzliche Indikation zur Therapie der subklinischen Hypothyreose ist aus gynäkologischer Sicht in der Schwangerschaft und bei Infertilität mit anovulatorischen Zyklusstörungen oder zumindest lutealer Insuffizienz gegeben.

Prospektive Studien zur Therapie der subklinischen Hypothyreose bei Infertilität liegen aber nicht vor.

---

„Thyroxine treatment modified in infertile woman according to TRH-testing ..."

---

⇨ 155 Frauen mit TSH > 15 mIU/l n. TRH-Test
⇨ 76 Frauen mit basalem TSH > 4,5 mIU/l

⇨ Schwangerschaften n. Behandlung (follow up 14–26 Monate):
latente Hypothyreose:          31% (TTP 6 Monate)
pathol. TRH-Test:               46% (TTP 6 Monate)
Euthyreose incl. TRH-Test:     37% (TTP 9 Monate)
Euthyreose ohne TRH-Test:      33% (TTP 18 Monate)

TSH nie < 2,5 mIU/l unter Behandlung:
signifikant niedrigere Konzeptionsrate ($p < 0,05$)

---

Abb. 10: Bedeutung der Therapie. [19]

Die Bedeutung der Therapie bei subklinischer Hypothyreose konnten [19] an 283 Frauen nachweisen. Alle Patienten mit einem TSH > 15 mIU/l im TRH-Test wurden mit Thyroxin behandelt, entsprechend 155 Frauen, zusätzlich 76 Frauen mit basalem TSH > 4 mIU/l. Die Schwangerschaftsraten bei einem durchschnittlichen follow up von 14 bis 26 Monaten lagen bei 31 % bis 46 % und unterschieden sich nicht von euthyreoten Frauen (37 %). Frauen, deren TSH nie unter 2,5 mIU/l supprimiert werden konnte, waren signifikant häufiger in der weiterhin infertilen Gruppe zu finden (Abb. 10). Allerdings waren andererseits 25 % der behandelten Frauen bei Schwangerschaftseintritt immer noch subklinisch hypothyroid.

In der finnischen Studie von [2] wurden 7 Frauen mit erhöhtem TSH mit Thyroxin eingestellt. In dieser Gruppe traten 9 Schwangerschaften auf, darunter 5 spontan, 2 nach Clomifenstimulation, eine nach Gonadotropinen und eine nach IVF. 2 dieser 9 Schwangerschaften endeten in einem Frühabort. Bei den verbleibenden 5 Frauen

| Pat. mit TSH > 5,5 mIU/l | 12 |
|---|---|
| Therapierte Pat.: | 7 |
|    Schwangerschaften | 9 |
|    Aborte | 2 |
| nicht therapierte Pat.: | 5 |
|    Schwangerschaften | 0 |

Abb. 11: Hypothyreose bei infertilen Frauen in Finnland. [2]

mit initial erhöhtem TSH lagen die Kontrollwerte im Normbereich, sodass auf eine Thyroxineinstellung verzichtet worden war. Schwangerschaften traten in dieser Gruppe nicht auf (Abb. 11).

## Bedeutung in der Reproduktionsmedizin

Unklar ist, ob eine latente Hypothyreose vor Maßnahmen der künstlichen Befruchtung substitutionspflichtig sein sollte. In einer prospektiven Studie an mehr als 500 IVF-Zyklen war die Schwangerschaftsrate nicht vom TSH-Wert abhängig. TSH korreliert aber signifikant mit der Fertilisationsrate der einzelnen Oozyte [7].

## Subklinische Hypothyreose und Gravidität

Die Schwangerschaft geht mit tiefgreifenden Veränderungen auch des Schilddrüsenhormon-Metabolismus einher [15].

Eine klinisch manifeste, nicht substituierte Hypothyreose findet sich wegen der damit einhergehenden schweren Fertilitätsstörung nur sehr selten in der Schwangerschaft. Häufiger ist die subklinische Hypothyreose. Die Abortrate ist bei subklinischer Hypothyreose erhöht.

Bei insgesamt 45 Frauen mit Abortus imminens fanden sich signifikant höhere TSH-Werte und niedrigere fT4-Werte bei den 14 Frauen, die konsekutiv abortierten (Abb. 12) [14].

| | Ausgetragene Grav. | Abort | Sign. |
|---|---|---|---|
| Pat.-Zahl | 31 | 14 | |
| FT4 (ng/ml) | $1,98 \pm 0,22$ | $1,25 \pm 0,26$ | $P < 0,001$ |
| TSH (mIU/l | $1,01 \pm 0,41$ | $1,72 \pm 0,84$ | $P < 0,001$ |

Abb. 12: Schilddrüsenfunktion und Abortus imminens. [14]

⇨ Retrospektives TSH-Screening 25.216 Schwangere
⇨ 47 Schwangere mit TSH > 99,7. Perz.
⇨ 15 Schwangere mit TSH 98.–99,6. Perz.
⇨ Matched control 124 Schwangere

Wechsler-Intelligenzskala der 7–9-jährigen Kinder:

|  | mütterl. erhöhtes TSH | mütterl. erhöhtes TSH ohne Subst. in grav. | Kontrollkinder |
|---|---|---|---|
| IQ < 85 | 15% | 19% | 5% |

Abb. 13: Schilddrüsenfunktion und neuropsych. Entwicklung. [10]

150 Schwangerschaften bei 114 Frauen mit bekannter Hypothyreose. SD-Stoffwechsellage zu Grav.-Beginn: euthyreot: 99, manifest-hypothyreot: 16, latent hypothyreot: 35

|  | Nicht oder inadäquat therapiert | Adäquat therapiert |
|---|---|---|
| Abortrate | 71 % | 0 % |
| Frühgeburtlichkeit | 7,2 % | 9,5 % |
| Termingeburten | 21,4 % | 90,5 % |

Kein Unterschied zwischen latenter und manifester Hypothyreose

Abb. 14: Schwangerschaftsverlauf bei latenter Hypothyreose. [1]

Weiterhin geht die subklinische Hypothyreose nach neueren Erkenntnissen mit signifikanten neuropsychologischen Entwicklungsschäden und einem dauerhaft niedrigeren IQ der Nachkommen einher, wenn sie nicht adäquat substituiert wird [10]. Sowohl mit als auch ohne Einleitung der Therapie in der Schwangerschaft fand sich bei den dann 7 bis 9-jährigen Kindern ein signifikant höherer Prozentsatz von Kindern mit einem IQ < 85 (Abb. 13).

Ein TSH-Screening in der Gravidität ist grundsätzlich empfohlen [1]. In einer Verlaufsbeobachtung wurden 150 Schwangerschaften bei 114 Frauen mit primärer Hypothyreose verfolgt [1]. Bei 99 Schwangerschaften waren die Frauen zu Beginn euthyreot, 16 mal zeigte sich eine manifeste Hypothyreose und 35 mal eine latente Hypothyreose. Ohne oder bei inadäquater Levothyroxinbehandlung lag die Abortrate bei Frauen mit latenter Hypothyreose bei 71,4 %, die Frühgeburtlichkeit bei 7,2 % und die termingerechte Geburt bei 21,4 %. Unter einer adäquaten Einstellung trugen 90,5 % der Frauen die Schwangerschaften aus ohne Frühaborte (Abb. 14). Es fanden sich keine Unterschiede im Schwangerschaftsverlauf zwischen Frauen mit latenter oder manifester Hypothyreose, so dass eine Substitution auch bei Frauen mit latenter Hypothyreose empfohlen wurde.

---

Latente Hypothyreose

↓

Absolute Indikation zur Therapie in der Schwangerschaft

TSH-Screening in der Frühschwangerschaft
TSH um ca. 1 mIU/l einstellen
Zusatzbedarf in der Schwangerschaft ca. 50 µg Thyroxin

---

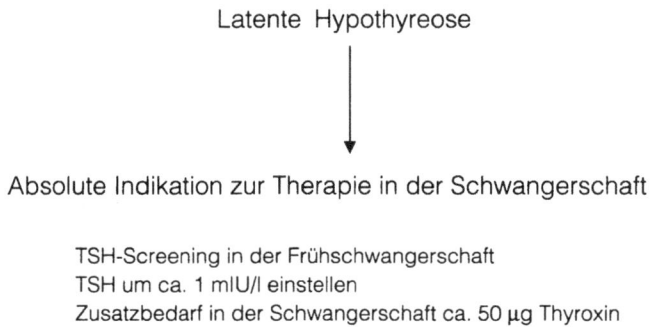

Abb. 15: Indikation zur Therapie.

Insgesamt liegen Studien zum Verlauf der subklinischen Hypothyreose mit bzw. ohne Substitution nicht vor.

Eine subklinische Hypothyreose in der Schwangerschaft sollte somit eine eindeutige Indikation für eine Schilddrüsenhormon-Substitutionstherapie sein.

Dabei sollte ein TSH-Wert im unteren Normbereich (ca. 1 mU/l) angestrebt werden. Bei vorbestehender Hypothyreose bedarf es hierzu in der Schwangerschaft einer Steigerung der T4-Dosis um im Mittel 50 µg/die (Abb. 15).

Abschließend sei noch einmal betont, dass wegen der Häufigkeit von Schilddrüsenfunktionsstörungen und wegen deren potenziell schweren Konsequenzen für Mutter und Kind die einmalige Bestimmung des TSH-Wertes zu Beginn einer jeden Schwangerschaft indiziert ist, auch wenn dies in den Mutterschaftsrichtlinien noch keinen Eingang gefunden hat.

## Fazit

Zusammenfassend hat die latente Hypothyreose ihre Bedeutung sowohl in Diagnostik und Therapie der Sterilität als auch in besonderem Maße in der Schwangerschaft. Eine frühzeitige Substitution bei großzügiger Indikationsstellung ist empfehlenswert.

## Literatur

[1] Abalovich M, Gutierrez S, Alcaraz G, Maccallini G, Garcia A, Levalle O. Overt and subclinical hypothyroidism complicating pregnancy. Thyroid. (2002) 12: 63−68.
[2] Arojoki M, Jokimaa V, Juuti A, Koskinen P, Irjala K, Anttila L. Hypothyroidism among infertile women in Finland. Gynecol Endocrinol (2000) 14: 127−131.

[3] Bals-Pratsch M, Schober O, Hanker JP, de Geyter C, Schneider HP. Disorders of thyroid function and sterility in the woman. Zentralbl Gynakol (1993) 115: 18–23.

[4] Bals-Pratsch M, De Geyter C, Muller T, Frieling U, Lerchl A, Pirke KM, Hanker JP, Becker-Carus C, Nieschlag E. Episodic variations of prolactin, thyroid-stimulating hormone, luteinizing hormone, melatonin and cortisol in infertile women with subclinical hypothyroidism. Hum Reprod (1997) 12: 896–904.

[5] Benson RC, Dailey ME. Menstrual pattern in hyperthyroidism and subsequent post-therapy hypothyroidism. Surg Gynaecol Obstet (1955) 100: 19–26.

[6] Bohnet HG, Fiedler K, Leidenberger FA. Subclinical hypothyroidism and infertility. Lancet (1981) 2 (8258): 1278.

[7] Cramer DW, Sluss PM, Powers RD, McShane P, Ginsburgs ES, Hornstein MD, Vitonis AF, Barbieri RL. Serum prolactin and TSH in an in vitro fertilization population: is there a link between fertilization and thyroid function? J Assist Reprod Genet (2003) 20: 210–215.

[8] Dayan CM, Saravanan P, Bayly G. Whose normal thyroid function is better – yours or mine? Lancet (2002) 360 (9330): 353.

[9] Goldsmith RE, Sturgis SH, Lerman J, Standburg JB. The menstrual pattern in thyroid disease. J Clin Endocrinol Metab (1952) 12: 846–855.

[10] Haddow JE, Palomaki GE, Allan WC, Williams JR, et al. Maternal thyroid deficiency during pregnancy and subsequent neuropsychological develpoment of the child. New Engl J Med (1999) 341, 549–555.

[11] Joshi JV, Bhandarkar SD, Chadha M, Balaiah D, Shah R. Menstrual irregularities and lactation failure may precede thyroid dysfunction or goitre. J Postgrad Med (1993) 39: 137–41.

[12] Krassas GE, Pontikides N, Kaltsas T, Papadopoulou P, Paunkovic J, Paunkovic N, Duntas LH. Disturbances of menstruation in hypothyroidism. Clin Endocrinol (Oxf) (1999) 50: 655–659.

[13] Kutteh WH, Yetman DL, Carr AC, Beck LA, Scott RT Jr. Increased prevalence of antithyroid antibodies identified in women with recurrent pregnancy loss but not in women undergoing assisted reproduction. Fertil Steril (1999) 71: 843–848.

[14] la Marca A, Morgante G, De Leo V. Human chorionic gonadotropin, thyroid function, and immunological indices in threatened abortion. Obstet Gynecol (1998) 92: 206–211.

[15] Lazarus JH, Kokandi A. Thyroid disease in relation to pregnancy: a decade of change. Clin Endocrinol Oxf (2000) 53: 265–278.

[16] Lincoln SR, Ke RW, Kutteh WH. Screening for hypothyroidism in infertile women. J Reprod Med (1999) 44: 455–457.

[17] Mann K, Latente Hypothyreose, Hashimoto-Thyreoiditis: Wann welche Therapie? Endokrinologie Informationen (2003) 27, 77–81.

[18] Poppe K, Velkeniers B. Thyroid disorders in infertile women. Ann Endocrinol (Paris) (2003) 64: 45–50.

[19] Raber W, Nowotny P, Vytiska-Binstorfer E, Vierhapper H. Thyroxine treatment modified in infertile women according to thyroxine-releasing hormone testing: 5 year follow-up of 283 women referred after exclusion of absolute causes of infertility. Hum Reprod (2003) 18: 707–714.

[20] Scott JC, Mussey E. Menstrual patterns in myxedema. Am J Obstet Gynecol (1964) 90: 161–165.

[21] Shalev E, Eliyahu S, Ziv M, Ben-Ami M. Routine thyroid function tests in infertile women: are they necessary? Am J Obstet Gynecol (1994) 171: 1191–1192.

[22] Vanderpump MP, Tunbridge WM, French JM, Appleton D, Bates D, Clark F, Grimley Evans J, Hasan DM, Rodgers H, Tunbridge F, et al. The incidence of thyroid disorders in the community: a twenty-year follow-up of the Whickham Survey. Clin Endocrinol (Oxf) (1995) 43: 55–68.

[23] Wilson R, Ling H, MacLean MA, Mooney J, Kinnane D, McKillop JH, Walker JJ. Thyroid antibody titer and avidity in patients with recurrent miscarriage. Fertil Steril (1999) 71: 558–561.

## 4.7 Subklinische Hyperthyreose und Osteoporose

*J. Pfeilschifter*

## Einleitung

Schilddrüsenhormone haben einen erheblichen Einfluss auf das menschliche Skelett. Sie beeinflussen den Knochen über zwei fundamentale Mechanismen: Zum einen bestimmen Sie über die direkte Beeinflussung der endochondralen Knochenbildung und des Längenwachstums die Größe des Knochens [46, 60]. Zum anderen bestimmen sie über die direkte Beeinflussung des Knochenumbaus zusätzliche Komponenten der Knochenfestigkeit [48, 18]. Hinweise dafür, dass es schon bei einer subklinischen Hyperthyreose zu einer Verschlechterung der Knochenfestigkeit kommt, sind angesichts der großen Zahl von älteren Menschen, die davon betroffen sind [50], zunehmend in den Blickpunkt der klinischen Medizin geraten.

## Direkte Wirkung der Schilddrüsenhormone auf Knochenzellen

Nach Abschluss des Längenwachstums wird die Festigkeit des menschlichen Skeletts durch Knochenumbauvorgänge bestimmt. Der Knochen ist ein dynamisches Organ. Seine Festigkeit passt sich fortlaufend den äußeren und inneren Gegebenheiten an. Die am Knochenumbau beteiligten Zellspezies exprimieren alle bekannten Subtypen der Schilddrüsenhormonrezeptoren [1, 34]. Über diese Rezeptoren können Schilddrüsenhormone direkt auf den osteoklastären Knochenabbau und den osteoblastären Knochenaufbau Einfluss nehmen [3, 20, 25]. Sie tun dies über verschiedene Mechanismen, von denen derzeit vermutlich nur ein Teil bekannt ist.

Ein Beispiel für die direkte Wirkung der Schilddrüsenhormone auf den Knochenabbau ist ihre Interaktion mit dem RANK (Receptor Activator of NFκ-B) / RANKL (RANK-Ligand)-System. Osteoblastäre Zellen exprimierten RANKL. Osteoklastäre Vorläuferzellen exprimieren RANK. Die Bindung von RANKL and RANK hat eine Schlüsselfunktion für die Differenzierung osteoklastärer Zellen in reife, Knochensubstanz resorbierende Osteoklasten [10]. Schilddrüsenhormone tragen über eine Steigerung der Expression von RANKL in Osteoblasten direkt zu einer Steigerung der Knochenresorption bei [35].

Ein Beispiel für die direkte Wirkung der Schilddrüsenhormone auf den Knochenaufbau ist ihre Interaktion mit dem IGF-I (Insulin-like Growth Factor) / IGF-I-Rezeptor System. Osteoblasten exprimierten das anabol wirkende IGF-I und IGF-I-Rezeptoren. Das sezernierte IGF-I wirkt somit als autokriner Wachstumsfaktor. Schilddrüsenhormone steigern sowohl die Expression von IGF-I, als auch die von IGF-I-Rezeptoren in osteoblastären Zellen. Sie tragen damit direkt zu einer Steigerung der Knochenneubildung bei [21,41]. Auch in der Zirkulation ist die Konzentration von freiem Thyroxin positiv mit der IGF-I-Konzentration korreliert [51].

Zusammenfassend führen Schilddrüsenhormone somit zu einer direkten Steigerung von Knochenabbau und Knochenanbau.

## Wirkung auf biochemische Umbaumarker des Knochenstoffwechsels

Die vermehrte zelluläre Aktivität bei einer Zunahme der Schilddrüsenhormonkonzentration spiegelt sich in der Zunahme der Konzentration biochemischer Produkte des Knochenabbaus und des Knochenaufbaus in der Zirkulation und im Urin wider [2, 16, 22]. Eine Hyperthyreose führt innerhalb weniger Tage zu einem Anstieg in der Zirkulation und im Urin messbarer Kollagenabbauprodukte wie z. B. Desoxypyridinolin, N-Terminales Telopeptid oder ß-Crosslaps. Bei einer manifesten Hyperthyreose ist die Zunahme dieser Abbauprodukte beträchtlich. Sie beträgt zwischen 100% und 500%. Anstiege dieser Kollagenanbauprodukte in der Zirkulation und im Urin sind auch für die subklinische Hyperthyreose dokumentiert [11, 26, 54]. Sie betragen hier aber nur 20% bis 40%. Durch die direkte stimulierende Wirkung der Schilddrüsenhormone auf den Knochenaufbau und durch die indirekte reaktive Wirkung des vermehrten Knochenabbaus auf den Knochenaufbau kommt es auch zu einer Steigerung der Konzentration osteoblastärer Aktivitätsparameter wie der alkalischen Phosphatase in der Zirkulation [2, 16, 22]. Bei einer manifesten Hyperthyreose ist die Konzentration osteoblastärer Produkte um 100% bis 200% gesteigert. Auch hier kommt es bei einer subklinischen Hyperthyreose zu einem Anstieg, der wiederum geringer ausfällt als bei der manifesten Hyperthyreose [11, 26, 54].

Da bei einer manifesten oder subklinischen Hyperthyreose sowohl der Knochenabbau, als auch der Knochenaufbau gesteigert werden, stellt sich die berechtigte Frage nach der Nettobilanz. Überwiegt der Knochenabbau und kommt es somit fortlaufend zu einem Knochenverlust? Oder überwiegt der Knochenanbau und kommt es fortlaufend zu einer Knochenzunahme? Oder stellt sich langfristig ein Gleichgewicht zwischen Abbau und Anbau ein, und kommt es zu keinem Verlust? Leider lassen sich derartige Aussagen aus den zirkulierenden Veränderungen der biochemischen Umbauparameter des Knochenstoffwechsels nicht verlässlich ableiten. Für die Beantwortung der Frage, wie denn die Nettobilanz des gesteigerten Knochenumbaus aussieht, sind wir auf andere Parameter angewiesen.

Zusammenfassend kommt es bei einer manifesten Hyperthyreose, in geringerem Ausmaß aber auch bei einer subklinischen Hyperthyreose zu einer Steigerung des Knochenumbaus.

## Wirkung auf die Knochendichte

Einer der Parameter, der eine Aussage zur Nettobilanz von Veränderungen des Knochenumbaus erlaubt, ist die Knochendichtemessung mittels Dual-X-Ray-Absorptiometrie (DXA). DieBedeutung dieses Parameters hat dadurch zugenommen, dass er als bester zu messender Parameter der Knochenfestigkeit inzwischen sogar nicht ganz unproblematisch in die Definition der Osteoporose Eingang gefunden hat. So wird eine Osteoporose heute nach einer WHO-Definition über eine bestimmte Abweichung der Messung der Knochendichte von dem Messwert junger Erwachsener definiert [24].

Bei der Interpretation der Auswirkungen der Schilddrüsenhormone auf die Knochendichte muss man berücksichtigen, dass es bei jeder Steigerung des Knochenumbaus unabhängig von der Nettobilanz zunächst zu einer Abnahme des DXA-Mineralgehalts kommt. Diese Abnahme beruht darauf, dass Knochen, der sich umbaut, durch die in den verschiedenen Stadien des Umbaus befindlichen Resorptionslakunen weniger Knochenmasse hat als ein ruhender Knochen. Der allein durch den vermehrten Umbau unabhängig von der Bilanz erklärbare Knochenverlust wird als „Remodeling Space" bezeichnet. Er beträgt bis zu 10 % der Knochenmasse [42]. Zum Zweiten muss man berücksichtigen, dass Knochen, der sich rasch umbaut, geringer mineralisiert ist als Knochen, der sich langsam umbaut. Der geringere Mineralgehalt geht unmittelbar in den Messwert der DXA-Messung ein, ohne ein Maß für die Knochenmasse zu sein.

Die eigentlich spannende Frage ist, wie sich die Knochenmasse über den kurzfristigen Verlust an Knochenmasse durch die Zunahme des Remodeling-Spaces hinaus durch die Beeinflussung der Netto-Bilanz von Anbau zu Abbau verändert. Bei der Gabe von Wachstumshormon [40] und bei der intermittierenden subkutanen Gabe von Parathormon [37] kommt es trotz der Steigerung des Knochenumbaus und der damit verbundenen Zunahme des Remodeling Spaces mittel- bis langfristig zu einer Zunahme der Knochenmasse, da der Anbau den Abbau überwiegt. Dies reflektiert sich in einer kontinuierlichen Zunahme der DXA-Knochendichte. Dagegen kommt es im Rahmen der Menopause über die Steigerung des Knochenumbaus langfristig zu einem neuen Gleichgewicht von Knochenanbau und Knochenabbau. Der DXA-Messwert liegt dann aufgrund des erhöhten Remodeling Spaces auf einem im Mittel 10 % niedrigen Niveau als vor der Menopause. Er bleibt aber in den folgenden Jahren nach Erreichung eines neuen Gleichgewichts konstant [45].

In Bezug auf die Schilddrüsenüberfunktion fehlen prospektive Kohortenstudien mit einer langen Zeitdauer. Eine Langzeit-Extrapolation der Daten aus prospektiven Kurzzeitstudien ist problematisch. In Bezug auf Langzeitwirkungen sind wir derzeit deshalb auf Fall-Kontrollstudien angewiesen. Diese deuten an, dass eine Situation vorliegt, die ähnlich der nach der Menopause ist: Kurzfristig kommt es zu einer raschen Abnahme der DXA-Messwerte. Bei einer manifesten Hyperthyreose beträgt diese Abnahme an der Wirbelsäule und am Schenkelhals ca. 10 % [39, 47]. Bei der subklinischen Hyperthyreose sind Abnahmen um 5–8 % beschrieben. Im Verlauf von wenigen Jahren scheint es aber zu einer Plateauphase zu kommen und die DXA-Werte bleiben konstant [6, 8, 14, 17, 18, 23, 31, 44, 55].

Eine ebenso spannende Frage ist die der Interaktion der Schilddrüsenhormone mit anderen Parametern des Knochenstoffwechsels. Es sind additive oder subtraktive Einflüsse, aber keine Interaktionen belegt [27, 28, 30, 47]. Nach der Menopause kommt es zu einer Zunahme des Knochenumbaus und einer Abnahme der DXA-Werte. Dies wird durch eine Erhöhung der Schilddrüsenhormone zwar additiv, aber nicht potenzierend beeinflusst. Wenn ich ein Kalziumdefizit ausgleiche, und den damit verbundenen PTH-bedingten Knochenumbau verringere, kann ich umgekehrt einen Teil der Schilddrüsenhormon-bedingten Steigerung des Knochenumbaus hemmen. Auch hier lässt sich aber eine Interaktion nicht nachweisen.

Zusammenfassend kommt es bei einer subklinischen Hyperthyreose innerhalb weniger Monate zu einer 5–8 %igen Erniedrigung der mit DXA gemessenen Knochendichte, die im Folgenden konstant bleibt.

## Wirkung auf die Knochenfestigkeit und Frakturen

Eine Erniedrigung der DXA-Knochendichte geht mit einer erhöhten Frakturanfälligkeit einher [33]. In den wenigen qualitativ guten Studien aus Frakturregistern und Befragungen, die es zu dieser Fragestellung gibt, ist dies auch für die mit einer Schilddrüsenüberfunktion assoziierte Erniedrigung der Knochendichte dokumentiert. Das relative Frakturrisiko liegt bei einer manifesten Hyperthyreose bei etwa 2,5 für den Schenkelhals, bis zu 9 an der Wirbelsäule, bis zu 3 am Radius, und 2 für sämtliche Frakturen [57, 58, 59]. Bei Schenkelhalsfrakturen scheint dies auch mit einer erhöhten Mortalität verbunden zu sein [15].

Es gibt nur eine einzige qualitativ gute Kohortenstudie, die das Frakturrisiko auch bei einer subklinischen Hyperthyreose untersucht hat. Das ist die „Study of Osteoporotic Fractures" (SOF), eine prospektive multizentrische Bevölkerungsstudie in den USA zum Frakturrisiko von Frauen und Männern, die zu Beginn der Studie 65 Jahre und älter waren [9]. Frauen und Männern mit einem erniedrigten TSH hatten in dieser Studie eine relatives Frakturrisiko (95 % Konfidenzintervall) von 3,6 (1,0–12,9) für den Schenkelhals, 4,5 (1,3–15,6) für die Wirbelsäule, und 2,2 (1,0–5,0) für sämtliche Frakturen. Offensichtlich ist hier das Frakturrisiko also fast ähnlich hoch wie das einer manifesten Hyperthyreose.

Ein relatives Frakturrisiko größer zwei ist ein erhebliches Risiko, dass nur von wenigen Einzelfaktoren erreicht wird. Das stärkste derzeitig bekannte Risiko ist eine bereits vorhandene Wirbelkörperfraktur mit einem relativen Risiko von 4–6. Eine

Abnahme der DXA-Knochendichtemessung um 2 Standardabweichungen nach unten geht mit einem 3−4fach erhöhten Risiko einher. Die meisten anderen Einzelrisiken, wie Familienanamnese einer Schenkelhalsfraktur, frühe Menopause, kalziumarme Ernährung oder geringe körperliche Aktivität liegen deutlich unterhalb einer 2fachen Risikoerhöhung [43]. Einem niedrigen TSH kommt somit bei der klinischen Erfassung von Frakturrisiken eine erhebliche Bedeutung zu.

Allerdings: Es gibt derzeit keine randomisierte, prospektive Studie, die den Einfluss eines niedrigen TSH auf Frakturen untersucht hat. Die Ergebnisse der SOF-Studie sind nur unzureichend durch weitere Studien belegt. Auch sind in der SOF-Studie lediglich punktuelle TSH-Messungen vorgenommen worden ohne Analyse der peripheren Schilddrüsenhormone, so dass transiente Zustände einer manifesten Hyperthyreose nicht auszuschliessen sind. Studien, die die Kausalität und Reversibilität des erhöhten Frakturrisikos bei einer latenten Hyperthyreose eindeutiger nachweisen, wird es aus methodischen und praktischen Gründen aber in den nächsten Jahren kaum geben. Für die klinische Bewertung sind wir also auf absehbare Zeit auf die Interpretation der vorhandenen Daten angewiesen.

Interessant ist auch, dass das deutlich erhöhte Frakturrisiko in Diskrepanz zu der in Relation dazu eher geringen Abnahme der Knochendichte steht. Die alleinige Zunahme des Frakturrisikos durch eine 5−8%ige Abnahme der Knochendichte lässt sich auf weniger als 100% schätzen [33]. Die tatsächliche Steigerung des Frakturrisikos beträgt aber offensichtlich bis zu 400%. Das Ausmaß der Knochendichteverminderung scheint also nur ein schlechtes Maß für das Frakturrisiko zu sein. Leider gibt es derzeit keine Möglichkeit, neben der Knochenmasse andere Merkmale der Knochenfestigkeit wie z. B. die Architektur des Knochens verlässlich zu schätzen. Auch die Größe des Knochens, die zeitlebens durch den periostalen und endostalen Knochenanbau veränderbar ist, geht in die Festigkeit des Knochens maßgeblich ein. Dann gibt es bei den peripheren Frakturen natürlich viele Faktoren, die die Frakturhäufigkeit unabhängig von der Knochenfestigkeit bestimmen, wie die neuromuskuläre Funktion und die Zahl und Art der Stürze. Bei der sehr gut dokumentierten Beeinträchtigung der neuromuskulären Funktion im Rahmen einer Hyperthyreose ist es daher gut denkbar [4], aber bisher leider überhaupt nicht untersucht, dass eine subklinische Hyperthyreose auch über eine vermehrte Sturzgefährdung die Frakturgefahr mitbestimmt. Die Diskrepanz zwischen Frakturrate und Knochendichte relativiert die in der Vergangenheit eher überschätzte Rolle der Knochendichtemessung auf die Rolle eines von mehreren zur Abschätzung des Frakturrisikos wichtigen Einzelfaktoren [43].

Zusammenfassend scheint eine subklinische Hyperthyreose ein erheblicher klinischer Risikofaktor für Frakturen zu sein. Dies lässt sich nur teilweise über die Erniedrigung der DXA-Knochendichtewerte erklären.

# Konsequenzen für die Praxis

Für die praktischen Konsequenzen des erhöhten Frakturrisikos bei einer subklinischen Hyperthyreose ist es sehr aufschlussreich, wenn man sich die Ursache der subklinischen Hyperthyreose genauer ansieht. Denn in der SOF-Studie war die subklinische Hyperthyreose zu 86% durch eine L-Thyroxin-Therapie bedingt. Nur zu einem geringen Prozentsatz lag eine endogene Mehrproduktion von Schilddrüsenhormonen zugrunde [9]. Die Bedeutung einer L-Thyroxin-Therapie wird durch eine kürzliche Analyse der United Kingdom General Practice Research Database bestärkt [53]. In dieser Analyse hatten Männer, aber nicht Frauen, mit einer L-Thyroxintherapie, auch nach Adjustierung für mögliche Einflussfaktoren ein 1,69fach höheres (95% Konfidenzintervall 1,12−2,56) Schenkelhalsfrakturrisiko als Männer ohne L-Thyroxintherapie. Auch hier kommt als Erklärung eine mögliche Übersubstitution in Frage. Dies könnte auch manche Studien erklären, die ein erhöhtes Risiko für Frakturen in Anschluss an eine vorangegangene Behandlung einer Schilddrüsenüberfunktion fanden [12, 32, 38], zumal die Möglichkeiten der normnahen Einstellung der Schilddrüsenfunktion durch die Verbesserung der TSH-Messungen erst seit einigen Jahren gegeben ist. Umgekehrt gibt es bisher keinen Hinweis auf Veränderungen der Knochendichte oder eine erhöhte Frakturgefährdung bei einer L-Thyroxin-Therapie, bei der das TSH gut dokumentiert im Normbereich liegt [19, 56, 59]. Ein wesentlicher Teil des erhöhten Frakturrisikos scheint also therapeutisch erzeugt zu sein.

Es gibt bisher keine Studie, die belegt, dass sich das erhöhte Frakturrisiko nach einer TSH-Normalisierung auch wieder normalisieren lässt. Belegt ist aber, dass sich die biochemischen Umbauparameter des Knochenstoffwechsels [36] und die DXA-Knochendichtemesswerte [5, 13, 29] nach Beseitigung einer manifesten oder subklinischen Hyperthyreose im Verlauf von zwei Jahren wieder vollständig normalisieren. Das schließt eine bleibende Beeinträchtigung anderer Strukturparameter der Knochenfestigkeit nicht gänzlich aus. So gab es bis vor kurzem das Dogma, dass ein perforiertes Knochenbälkchen nicht mehr in der Lage ist, die perforierten Enden wieder zu verbinden. Solche permanenten Strukturverluste erfasst die DXA-Messung nicht. Neue histologische Analysen lassen aber vermuten, dass Perforationen physiologisch sind und durchaus repariert werden [7]. Auch in Hinblick auf die Knochenarchitektur ist damit wahrscheinlich kein bleibender Strukturverlust zu befürchten. Zusammenfassend lassen die vorhandenen Daten also vermuten, dass die schädlichen Wirkungen einer vermehrten Schilddrüsenhormonkonzentration auf den Knochen vollständig reversibel sind, und dass sich auch das damit verbundene erhöhte Frakturrisiko nach der Normalisierung der Schilddrüsenhormone wieder vollständig normalisieren lässt.

Die praktische Konsequenz daraus ist zweierlei. Zum Einen ist es ratsam, bei einer Schilddrüsenhormonsubstitution ein niedriges TSH zu vermeiden, zumal das Risiko von Vorhofflimmern neben dem Frakturrisiko ein zweiter gewichtiger Grund für eine normnahe TSH-Einstellung ist [49]. Zum Anderen erscheint es ratsam, die TSH-Einstellung auch regelmäßig zu überprüfen. Denn die oben genannten Daten legen nahe, dass die Einstellung in vielen Fällen nicht optimal ist.

Ein besonderes Problem stellen dabei die Patienten dar, bei denen die Risiken einer TSH-suppressiven Therapie nach einem papillären oder follikulären Schilddrüsenkarzinom derzeit als das „kleinere Übel" gegenüber der Gefahr eines möglichen Rezidivs oder Wachstums des Schilddrüsenkarzinoms gesehen werden. Bei diesen Patienten sind eine Abschätzung des Gesamtrisikos für Frakturen und eine an das Gesamtrisiko angepasste Therapie und Verlaufskontrolle nötig. In die Beurteilung dieses Gesamtrisikos geht ein, ob bereits niedrigtraumatische Frakturen aufgetreten sind, das Lebensalter und der Body Mass Index, das Sturzrisiko, mögliche andere Risiken für Frakturen aufgrund von Komorbiditäten oder Medikamenten (z. B. Steroide) und der DXA-Messwert. Ein Frakturregister ist hier wünschenswert.

Ein generelles TSH-Screening ist bezüglich der möglichen Auswirkungen auf Frakturen und Vorhofflimmern und der Kosten-Nutzen-Analyse unzureichend belegt. Eine TSH-Messung sollte aber zum Basisprogramm der Laborbestimmungen bei allen Personen mit einem aufgrund klinischer Risikofaktoren deutlich erhöhten Frakturrisiko gehören. Entsprechend wurde die TSH-Messung in die Empfehlungen zur Basisdiagnostik bei frakturgefährdeten Personen in den im März 2003 verabschiedeten Evidenz-basierten Konsensusleitlinien des Dachverbands der Deutschsprachigen Osteologischen Wissenschaftlichen Fachgesellschaften (DVO) mit aufgenommen [43; www.bergmannsheil.de/leitlinien-dvo].

Zusammenfassend wird empfohlen, bei einer L-Thyroxintherapie das TSH mit Ausnahme der Nachsorge bei einem follikulären oder papillären Schilddrüsenkarzinom im Normbereich einzustellen und regelmäßig zu kontrollieren. Bei Patienten mit einem klinisch erhöhten Frakturrisiko gehört die TSH-Messung zur Basisdiagnostik, um ein leicht behebbares Frakturrisiko zu erkennen und zu behandeln.

## Zusammenfassung

- Eine subklinische Hyperthyreose führt zu einer Beschleunigung des Knochenumbaus.
- Die Knochendichte nimmt im Verlauf weniger Monate nach Eintritt einer subklinischen Hyperthyreose um 5–8 % ab. Sie bleibt dann aber vermutlich im weiteren Verlauf konstant.
- In einer epidemiologischen Studie war eine subklinische Hyperthyreose mit einer deutlichen Erhöhung des Frakturrisikos assoziiert.
- Die Erhöhung des Frakturrisikos lässt sich nur zum Teil über die Erniedrigung der Knochenmasse erklären.

- Das erhöhte Frakturrisiko lässt sich durch eine Normalisierung der Schilddrüsenfunktion vermutlich vollständig beseitigen.
- Die klinische Konsequenz ist die Vermeidung einer TSH-suppressiven Therapie mit Ausnahme von Patienten mit Zustand nach Schilddrüsenkarzinom und die regelmäßige Überprüfung der TSH-normalen Einstellung.
- Bei Patienten mit einem erhöhten Frakturrisiko gehört die TSH-Messung zur Basisdiagnostik.

## Literatur

[1] Abu E. O., S. Bord, A. Horner et al.: The expression of thyroid hormone receptors in human bone. Bone. (1997) 21: 137–142.

[2] Akalin A., O. Colak, O. Alatas et al.: Bone remodelling markers and serum cytokines in patients with hyperthyroidism. Clin. Endocrinol. (2002) 57: 125–129.

[3] Allain T. J., A. M. McGregor: Thyroid hormones and bone. J. Endocrinol. (1993) 139: 9–18.

[4] Alshekhlee A., H. J. Kaminski, R. L. Ruff: Neuromuscular manifestations of endocrine disorders. Neurol. Clin. (2002) 20: 35–58.

[5] Arata N., N. Momotani, H. Maruyama et al.: Bone mineral density after surgical treatment for Graves' disease. Thyroid (1997) 7: 547–554.

[6] Baldini M., M. Gallazzi, A. Orsatti et al.: Treatment of benign nodular goitre with mildly suppressive doses of L-thyroxine: effects on bone mineral density and on nodule size. J. Intern. Med. (2002) 251: 407–414.

[7] Banse X., J. P. Devogelaer, C. Delloye et al.: Irreversible perforations in vertebral trabeculae? J. Bone Miner. Res. (2003) 18: 1247–1253.

[8] Bauer D. C., M. C. Nevitt, B. Ettinger, et al.: Low thyrotropin levels are not associated with bone loss in older women: a prospective study. J. Clin. Endocrinol. Metab. (1997) 82: 2931–2936.

[9] Bauer D. C., B. Ettinger, M. C. Nevitt et al.: Risk for fracture in women with low serum levels of thyroid-stimulating hormone. Ann. Intern. Med. (2001) 134: 561–568.

[10] Boyle W. J., W. S. Simonet, D. L. Lacey: Osteoclast differentiation and activation. Nature (2003) 423: 337–342.

[11] Campbell J., P. Day, T. Diamond: Fine adjustments in thyroxine replacement and its effect on bone metabolism. Thyroid (1996) 6: 75–78.

[12] Cummings S. R., M. C. Nevitt, W. S. Browner et al.: Risk factors for hip fracture in white women. Study of Osteoporotic fractures Research Group. N. Engl. J. Med. (1995) 332: 767–773.

[13] Diamond T., J. Vine, R. Smart et al.: Thyrotoxic bone disease in women: a potentially reversible disorder. Ann. Intern. Med. (1994) 120: 8–11.

[14] Faber J., I. W. Jensen, L. Petersen et al.: Normalization of serum thyrotrophin by means of radioiodine treatment in subclinical hyperthyroidism: effect on bone loss in postmenopausal women. Clin. Endocrinol. (1998) 48: 285–290.

[15] Franklyn J. A., P. Maisonneuve, M. C. Sheppard et al.: Mortality after the treatment of hyperthyroidism with radioactive iodine. N. Engl. J. Med. (1998) 338: 712–718.

[16] Garnero P., V. Vassy, A. Bertholin et al.: Markers of bone turnover in hyperthyroidism and the effects of treatment. J. Clin. Endocrinol. Metab. (1994) 78: 955–959.

[17] Guo C. Y., A. P. Weetman, R. Eastell: Longitudinal changes of bone mineral density and bone turnover in postmenopausal women on thyroxine. Clin. Endocrinol. (1997) 46: 301–307.

[18] Greenspan, S. L., F. S. Greenspan: The effect of thyroid hormone on skeletal integrity. Ann. Intern. Med. (1999) 130: 750−758.

[19] Hanna F. W., R. J. Pettit, F. Ammari et al.: Effect of replacement doses of thyroxine on bone mineral density. Clin. Endocrinol. (1998) 48: 229−234.

[20] Harvey C. B., P. J. O'Shea, A. J. Scott et al.: Molecular mechanisms of thyroid hormone effects on bone growth and function. Mol. Genet. Metab. (2002) 75: 17−30.

[21] Huang B. K., L. A. Golden, G. Tarjan et al.: Insulin-like growth factor I production is essential for anabolic effects of thyroid hormone in osteoblasts. J. Bone Miner. Res. (2000) 15: 188−197.

[22] Isaia G. C., C. Roggia, D. Gola et al: Bone turnover in hyperthyroidism before and after thyrostatic management. J. Endocrinol. Invest. (2000) 23: 727−731.

[23] Jodar E., M. Begona Lopez, L. Garcia et al.: Bone changes in pre- and postmeno-pausal women with thyroid cancer on levothyroxine therapy: evolution of axial and appendicular bone mass. Osteoporos. Int. (1998) 8: 311−316.

[24] Kanis J. A., C. C. Gluer: An update on the diagnosis and assessment of osteoporosis with densitometry. Committee of Scientific Advisors, International Osteoporosis Foundation. Osteoporos. Int. (2000) 11: 192−202.

[25] Klaushofer K., F. Varga, H. Glantschnig et al.: The regulatory role of thyroid hormones in bone cell growth and differentiation. J. Nutr. 125 (Suppl.1) (1995) 1996S−2003S.

[26] Kumeda Y., M. Inaba, H. Tahara et al.: Persistent increase in bone turnover in Graves' patients with subclinical hyperthyroidism. J. Clin. Endocrinol. Metab. (2000) 85: 4157−4161.

[27] Kung A. W., S. S. Yeung: Prevention of bone loss induced by thyroxine suppressive therapy in postmenopausal women: the effect of calcium and calcitonin. J. Clin. Endocrinol. Metab. (1996) 81: 1232−1236.

[28] Langdahl B. L., A. G. Loft, N. Moller et al.: Skeletal responsiveness to thyroid hormone is not altered at menopause. Bone (1996) 19: 557−564.

[29] Langdahl B. L., A. G. Loft, E. F. Eriksen et al.: Bone mass, bone turnover, calcium homeostasis, and body composition in surgically and radioiodine-treated former hyperthyroid patients. Thyroid (1996) 6: 169−175.

[30] Langdahl B. L., A. G. Loft, N. Moller et al.: Is skeletal responsiveness to thyroid hormone altered in primary osteoporosis or following estrogen replacement therapy? J. Bone Miner. Res. (1997) 12: 78−88.

[31] Marcocci C., F. Golia, E. Vignali et al.: Skeletal integrity in men chronically treated with suppressive doses of L-thyroxine. J. Bone Miner. Res. (1997) 12: 72−77.

[32] Melton L. J. 3rd, E. Ardila, C. S. Crowson et al.: Fractures following thyroidectomy in women: a population-based cohort study. Bone (2000) 27: 695−700.

[33] Melton L. J. 3rd, C. S. Crowson, W. M. O'Fallon et al.: Relative contributions of bone density, bone turnover, and clinical risk factors to long-term fracture prediction. J. Bone Miner. Res. (2003) 18: 312−318.

[34] Milne M., M. I. Kang, G. Cardona et al.: Expression of multiple thyroid hormone receptor isoforms in rat femoral and vertebral bone and in bone marrow osteogenic cultures. J. Cell. Biochem. (1999) 74: 684−693.

[35] Miura M., K. Tanaka, Y. Komatsu et al.: A novel interaction between thyroid hormones and 1,25(OH)(2)D(3) in osteoclast formation. Biochem. Biophys. Res. Commun. (2002) 291: 987−994.

[36] Nagasaka S., H. Sugimoto, T. Nakamura et al.: Antithyroid therapy improves bony manifestations and bone metabolic markers in patients with Graves' thyrotoxicosis. Clin. Endocrinol. (1997) 47: 215−221.

[37] Neer R. M., C. D. Arnaud, J. R. Zanchetta et al.: Effect of parathyroid hormone (1−34) on fractures and bone mineral density in postmenopausal women with osteoporosis. N. Engl. J. Med. (2001) 344: 1434−1441.

[38] Nguyen T. T., H. Heath 3rd, S. C. Bryant et al.: Fractures after thyroidectomy in men: a population-based cohort study. J. Bone Miner. Res. (1997) 12: 1092−1099.

[39] Obermayer-Pietsch B., H. Dobnig, H. Warnkross et al.: Variable bone mass recovery in hyperthyroid bone disease after radioiodine therapy in postmenopausal patients. Maturitas (2000) 35: 159−166.

[40] Ohlsson C., B.-A. Bentsson, O. G.P. Isaksson et al.: Growth hormone and bone. Endocrine Rev (1998) 19: 55−79.

[41] Pepene C. E., C. Kasperk, J. Pfeilschifter et al.: Effects of triiodothyronine on the insulin-like growth factor system in primary human osteoblastic cells in vitro. Bone (2001) 29: 540−546.

[42] Pfeilschifter J.: Der Knochenstoffwechsel und seine Aktivitätsparameter. Der Internist (1990) 31: 727−736.

[43] Pfeilschifter J.: Die DVO-Leitlinien zur Osteoporose. Osteologie (2003) 12: 49−134.

[44] Quan M. L., J. L. Pasieka, O. Rorstad. Bone mineral density in well-differentiated thyroid cancer patients treated with suppressive thyroxine: a systematic overview of the literature. J. Surg. Oncol. (2002) 79: 62−69.

[45] Riggs B. L., S. Khosla, L. J. 3rd Melton: Sex steroids and the construction and conservation of the adult skeleton. Endocrine Rev. (2002) 23: 279−302.

[46] Robson H., T. Siebler, S. M. Shalet et al. : Interactions between GH, IGF-I, glucocorticoids, and thyroid hormones during skeletal growth. Pediatr. Res. (2002) 52: 137−147.

[47] Rosen C. J., R. A. Adler: Longitudinal changes in lumbar bone density among thyrotoxic patients after attainment of euthyroidism. J. Clin. Endocrinol. Metab. (1992) 75: 1531−1534.

[48] Ross D. S.: Hyperthyroidism, thyroid hormone therapy, and bone. Thyroid (1994) 4: 319−326.

[49] Sawin C. T., A. Geller, P. A. Wolf et al.: Low serum thyrotropin concentrations as a risk factor for atrial fibrillation in older persons. N. Engl. J. Med. (1994) 331: 1249−1252.

[50] Seck T., C. Scheidt-Nave, R. Ziegler et al.: Prävalenz von Schilddrüsenfunktionsstörungen bei 50−80 jährigen Männern und Frauen in einer südwestdeutschen Gemeinde: Eine epidemiologische Querschnittsstudie. Med. Klin. (1997) 92: 642−646.

[51] Seck T., C. Scheidt-Nave, R. Ziegler et al.: Positive association between circulating free thyroxine and insulin-like growth factor I in euthyroid elderly individuals. Clin. Endocrinol. (1998) 48: 361−366.

[52] Seeley D. G., J. Kelsey, M. Jergas et al.: Predictors of ankle and foot fractures in older women. The Study of Osteoporotic Fractures Research Group. J. Bone Miner. Res. (1996) 11: 1347−1355.

[53] Sheppard M. C., R. Holder, J. A. Franklyn: Levothyroxine treatment and occurrence of fracture of the hip. Arch. Intern. Med. (2002) 162: 338−343.

[54] Toivonen J., R. Tahtela, K. Laitinen et al.: Markers of bone turnover in patients with differentiated thyroid cancer with and following withdrawal of thyroxine suppressive therapy. Eur. J. Endocrinol. (1998) 138: 667−673.

[55] Uzzan B., J. Campos, M. Cucherat et al.: Effects on bone mass of long term treatment with thyroid hormones: a meta-analysis. J. Clin. Endocrinol. Metab. (1996) 81: 4278−4289.

[56] Van Den Eeden S. K., J. I. Barzilay, B. Ettinger et al.: Thyroid hormone use and the risk of hip fracture in women > or = 65 years: a case-control study. J. Womens Health (2003) 12: 27−31.

[57] Vestergaard P., L. Rejnmark, J. Weeke et al.: Fracture risk in patients treated for hyperthyroidism. Thyroid (2000) 10: 341−348.

[58] Vestergaard P., L. Mosekilde: Fractures in patients with hyperthyroidism and hypothyroidism: a nationwide follow-up study in 16,249 patients. Thyroid (2002) 12: 411−419.

[59] Wejda B., G. Hintze, B. Katschinski et al.: Hip fractures and the thyroid: a case-control study. J. Intern. Med. (1995) 237: 241−247.

[60] Weiss R. E., S. Refetoff: Effect of thyroid hormone on growth. Lessons from the syndrome of resistance to thyroid hormone. Endocrinol. Metab. Clin. North. Am. (1996) 25: 719−730.

## 4.8 Latente Hypothyreose und zentrales Nervensystem

*P.-M. Schumm-Draeger*

Klinische Studien, die sich mit dem Zusammenhang zwischen subklinischen Schilddrüsenstörungen und dem zentralem Nervensystem bzw. psychischen Veränderungen befasst haben, sind selten [4, 19, 2, 11, 12]. Dies ist insbesondere deshalb verwunderlich, da einerseits subklinische Schilddrüsenfunktionsstörungen insgesamt häufig sind [21]. Darüber hinaus weisen die Erkenntnisse zu physiologischen und pathophysiologischen Einflüssen des Schilddrüsenstoffwechsels auf das zentrale Nervensystem klar aus, dass psychische Symptome schon bei geringgradigen Schilddrüsenfunktionsstörungen, also auch der subklinischen Hypothyreose, erwartet werden müssen. Drittens ist in der Umkehrung der Thematik zu bemerken, dass subklinische Schilddrüsenfunktionsstörungen und hier besonders die subklinische Hypothyreose bei manifesten psychiatrischen Erkrankungen gehäuft festgestellt werden.

## Einfluss der Hormone des Schilddrüsenregelkreises (hypothalamo-hypophysäre thyreoidale Regulation) auf den Wechsel des zentralen Nervensystems

Die Schilddrüsenhormone greifen auf verschiedenen Ebenen steuernd in den Stoffwechsel des Erwachsenengehirns ein. Im Gegensatz zu den meisten Organen verfügt das Gehirn über die Möglichkeit einer fast unabhängigen Regulation des Schilddrüsenhormonhaushaltes, indem es das biologisch aktive Schilddrüsenhormon Triiodthyronin (T3) zum geringsten Teil direkt aus dem Blut aufnimmt, aber ganz überwiegend durch Deiodierung von Thyroxin über die Deiodinasen Typ 2 und 3 synthetisiert. Von Bedeutung ist, dass intrazelluläre T3-Rezeptoren im gesamten Gehirn existieren und sie vor allem in phylogenetisch jüngeren und für die Regulation psychischer Funktionen wichtigeren Hirnbereichen wie Amygdala und Hippocampus gefunden werden. Vielfältige Regulationen werden durch T3 gesteuert (z. B. Genexpressionen, G-Proteinsynthese, Glucosetransport über die Bluthirnschranke usw.).

Das hypothalamische Tripeptid TRH hat ebenfalls direkten Einfluss auf den Stoffwechsel des zentralen Nervensystems. Neben seiner stimulierenden Funktion auf die

TSH-Expression im Hypophysenvorderlappen wirkt es vor allem als Neurotransmitter und Neuromodulator. TRH-Rezeptoren werden nicht nur in der Hypophyse, sondern auch in weiten Bereichen des zentralen Nervensystems gefunden, wobei hier vor allem das Mittelhirn, limbische Strukturen und der Hirnstamm zu nennen sind. Das auf zentralnervös vermittelte, noradrenerge und dopaminerge Reize exprimierte TRH entfaltet hier vor allem psychisch stimulierende Wirkungen, die einer Analeptika- bzw. einer Stimulantienartigen Wirkung gleichen.

In neuen Studien wurde mit funktioneller Bildgebung des ZNS (Positronenemissionstomographie oder Magnetresonanzspektroskopie) gezeigt, dass insbesondere der Frontallappen des erwachsenen menschlichen Gehirns in seiner Funktion von der Schilddrüsenstoffwechsellage abhängt [20, 21]. Beeindruckend ist, dass mit diesen Methoden die Beeinflussung der regionalen Glutamat- und GABA-Konzentration, sowie die des regionalen zerebralen Blutflusses und des Glucosemetabolismus durch den Schilddrüsenhormonstoffwechsel gezeigt werden konnte [2]. Diese aktuellen Untersuchungen weisen darauf hin, dass bereits leichte, d. h. subklinische Störungen der Schilddrüsenfunktion auch psychische Auswirkungen haben müssen.

## Die subklinische Hypothyreose wird gehäuft bei affektiv erkrankten Patienten gefunden

Bei manifest psychiatrisch erkrankten Patienten wird eine Häufung subklinischer Schilddrüsenfunktionsstörungen, insbesondere der subklinischen Hypothyreose beschrieben, die wiederum vor allem bei Patienten mit depressiven Erkrankungen nachgewiesen wurde. Eine subklinische Hypothyreose wurde in 4–40 % bei Patienten mit behandlungsbedürftiger Depression gefunden [17]. In einer umfangreichen Untersuchung bei 250 depressiven oder antriebsgestörten Patienten konnten im stationären psychiatrischen Bereich immerhin 8 % mit einer hypothyreoten Stoffwechsellage ausgewiesen werden [9]. Auffällig ist, dass eine schlechte Ansprechbarkeit auf die antidepressive Behandlung vor allem dann gegeben ist, wenn eine subklinische Hypothyreose vorliegt [13]. Besonders häufig wird eine subklinische Hypothyreose bei Patienten mit dem sogenannten Rapid Cycling gefunden, dass das rezidivierende Auftreten von mindestens vier manischen und/oder depressiven Phasen innerhalb von 12 Monaten meint. Eine subklinische Hypothyreose wird bei bis zu 25 % dieser Patienten beschrieben [3].

## Subklinische Hypothyreose: Psychische Symptome sind milde und unspezifisch ausgeprägt

Im Gegensatz zur manifesten Hypothyreose sind psychische Symptome bei einer milden, subklinischen Hypothyreose eher unspezifisch und gering ausgeprägt. Es

handelt sich insbesondere um Konzentrationsstörungen, ein allgemeines Schwäche-
gefühl, Veränderungen der kognitiven Funktionen und motorische Verlangsamung
sowie häufig einer mäßig depressiv gedrückten Stimmung [2, 11]. Offen ist, und
die Studielage hierzu ist unklar, inwieweit die milden unspezifischen psychischen
Symptome einer subklinischen Hypothyreose im Verlauf einer Levothyroxinbehandlung rückläufig sind bzw. normalisiert werden können [11]. Bei Personen mit subklinischer Hypothyreose fiel in 56% eine depressive Störung in der Vorgeschichte auf,
im Gegensatz zu nur 20% bei solchen mit normaler Schilddrüsenfunktion [12].

Kontrovers diskutiert wird die Frage, inwieweit die Höhe des Serum-TSH-Wertes
mit psychischen Symptomen wie Angst und Schlafstörungen sowie mit dem Ansprechen auf die antidepressive Therapie bzw. der Schwere der psychischen Erkrankung
korreliert. Während einige Autoren [6, 16, 18] Symptome wie Angst, Schlafstörungen
sowie den Schweregrad der Depression mit dem Serum-TSH-Wert korreliert finden,
widersprechen dem andere Autoren und stellen fest, dass der Serum-TSH-Wert nicht
mit Symptomen wie Ängstlichkeit oder der Krankheits- und Episodendauer assoziiert ist [5, 14, 15, 24].

## Subklinische Hypothyreose und kognitive Funktion, demenzielle Störungen

In der „Women's Health- and Aging Study" [25] wurde gezeigt, dass die kognitive
Funktion bei älteren Frauen (Alter über 65 Jahre) mit euthyreoter Stoffwechsellage
in einer Verlaufsbeobachtung über drei Jahre dann absinkt, wenn die Serum-T4-
Spiegel im untersten Normbereich und gleichzeitig die Serum-TSH-Spiegel im obers-
ten Normbereich liegen. Es bestand hierbei keine Korrelation zwischen den Aus-
gangswerten des Serum-TSH oder Serum-T4.

In einer experimentellen Untersuchung, in der 13 bezüglich Schilddrüse und Psyche
gesunde Probanden über mehrere Wochen eine experimentelle Thyroxin-Hochdosis-
Medikation (500 µg täglich) einnahmen, hingegen fand sich in einer umfangreichen
neuropsychologischen Testbatterie keine Verschlechterung der kognitiven Funktionen im Vergleich zu vor der Behandlung [1].

In einer weiteren großen Untersuchung wurde überprüft, inwieweit die Schilddrüsenfunktion mit der Entwicklung demenzieller Störungen zusammenhängen. Fara
et al. [8] führen aus, dass eine Entwicklung in die definitive Demenz bei Männern
und Frauen über 65 Jahren assoziiert ist mit einem erhöhten Serum-TSH-Wert und
dass auch eine beginnende Demenzentwicklung dann häufiger besteht, wenn der
Serum-TSH-Wert oberhalb der Normgrenze liegt.

## Subklinische Hypothyreose der Mutter: Fetale und kindliche Entwicklung

Verschiedene aktuelle Untersuchungen weisen aus, dass bereits bei einer subklinischen Hypothyreose der Mutter fetale Fehlentwicklungen mit Störungen der neurointellektuell-neuropsychomotorischen Entwicklung und der neuropsychologischen Entwicklung auffällig werden und ein deutlich schlechterer mentaler Entwicklungsindex bei den Kindern dieser Mütter im Vergleich zu gesunden Müttern gefunden wird [10, 22]. Eine ältere Untersuchung postuliert, dass euthyreote Mütter mit positiven TPO-Antikörper-Titern Kinder haben, die in der Bewertung kognitiver Tests signifikant ungünstigere Befunde im Vergleich zu Kindern haben, deren Mütter negative TPO-Antikörper-Titer aufwiesen [18a].

Eine gerade publizierte Untersuchung [15a] zeigt eindrucksvoll, dass eine subklinische Hypothyreose in der Frühschwangerschaft die Hirnentwicklung des Feten schwer beeinträchtigt und diese Situation 150 bis 200-mal häufiger auftritt als eine kongenitale Hypothyreose.

## „Hashimoto-Enzephalopathie"

Die extrem selten diagnostizierte Enzephalopathie im Rahmen einer Autoimmunthyreoiditis gibt möglicherweise sehr gute Hinweise auf den Zusammenhang zwischen der Stoffwechsellage der Schilddrüse einerseits und des zentralen Nervensystems andererseits. In einer Untersuchung von Forchetti et al. (1997) wird eine interessante Kasuistik beschrieben, bei der eine zuvor gesunde euthyreote 59-jährige Frau eine Autoimmunthyreoiditis mit subklinischer Hypothyreose und einer rapid progressiven Demenz entwickelt. In dem SPECT-Scan wurde eine globale Hypoperfusion gefunden bei gleichzeitig pathologischen EEG-Befunden, die nach Krankheitsstabilisierung und Substitution der Hypothyreose mit Levothyroxin vollständig reversibel waren [7].

## Fazit

Die Schilddrüsenfunktionslage spielt eine sehr wichtige Rolle im zentralen Nervensystem. Während bei manifesten Schilddrüsenstörungen psychische Symptome gut belegt sind, sind bei subklinischen Schilddrüsenfunktionsstörungen wie der latenten Hypothyreose diese Symptome unzureichend untersucht. Bei bereits manifest psychiatrisch kranken Patienten ergibt sich eine Häufung subklinisch hypothyreoter Zustände. Wenngleich die psychischen Auffälligkeiten bei subklinischer Hypothyreose eher unspezifisch wirken und sich auf eine Abnahme kognitiver Funktionen, eine

Störung von Konzentration und Gedächtnisleistung, einer depressiven Stimmungslage und rasche Erschöpfbarkeit konzentrieren, sind diese zwingend in der klinischen Diagnostik zu beachten und sollten in Zusammenschau aller Befunde die Behandlungsindikation, d. h. die Substitution mit Levothyroxin voranbringen. Prospektive klinische Langzeitstudien zur Frage der Effektivität einer Levothyroxin-Therapie im Hinblick auf eine Normalisierung psychischer Auffälligkeiten fehlen und sind dringend erforderlich. Von besonderer Bedeutung erscheint eine konsequente Substitutionstherapie der Hypothyreose in der Schwangerschaft, um Fehlentwicklungen des Kindes sicher zu vermeiden. Eine Überprüfung der bisher zu Grunde gelegten Normgrenzen des Serum-TSH-Wertes im Hinblick auf einen niedrigeren „Cut off"-Wert des Serum-TSH für die Behandlungsindikation sind Gegenstand der aktuellen Diskussion und werden durch Experten der Sektion Schilddrüse und der Deutschen Gesellschaft für Endokrinologie in Form von Diagnostik- und Behandlungs-Leitlinien erarbeitet.

## Literatur

[1] Baethge C, Reischies FM, Berghöfer A, Baur H, Schlattmann P, Whybrow PC, Bauer M: Effects of supraphysiological doses of L-thyroxine on cognitive function in healthy individuals. Psychiatry Res. (2002) 110: 117−123.

[2] Bauer M, Whybrow PC: Thyroid Hormone, brain and behavior. In: Pfaff D, Arnold A, Etgen A, Fahrbach S, Rubin R (eds.) Hormones, Brain and Behavior. Academic Press, San Diego (2002)

[3] Bauer MS, Whybrow PC: Rapid cycling bipolar diorder: Clinical features, treatment, and etiology. Adv. Neuropsychiatry Psychopharmacol. (1991) 2: 191−208.

[4] Biondi B, Palmieri EA, Fazio S, Cosco C, Nocera M, Sacca L, Filetti S, Lombardi G, Perticone F: Endogenous subclinical hyperthyroidism affects quality of life and cardiac morphology and function in young and middle-aged patients. J. Clin. Endocrinol. Metab. (2000) 85: 4701−4705.

[5] Fava M, Labbate LA, Abraham ME, Rosenbaum JF: Hypothyroidism and hyperthyroidism in major depression revisited. J. Clin. Psychiatry (1995) 56: 186−192.

[6] Ganguli M, Burmeiser LA, Seaberg EC, Belle S, DeKosky ST: Association between Dementia and Elevated TSH: A Community-Based Study. Biol. Pschiatry (1996) 40: 714−725.

[7] Forchetti CM, Katsamakis G, Garron DC: Autoimmune thyroiditis and a rapidly progressive dementia: Global hypoperfusion on SPECT scanning suggests a possible mechanism. Neurology (1997) 49: 623−628.

[8] Fava M, Rosenbaum JF, Birnbaum R, Kelly K, Otto MW, MacLaughlin R: The thyrotropin response to thyrotropin-releasing hormone as a predictor of response to treatment in depressed outpatients. Acta Psychiat. Scand. (1992) 86: 42−45.

[9] Gold MS, Pottash AL, Extein I: Hypothyroidism and depression. Evidence from complete thyroid function evaluation. JAMA (1981) 245: 1919−1922.

[10] Haddow JE, Glenn EP, Allen WC, Williams JR, Knight GJ, Gagnon J, O'Heir CE, Mitchell ML, Hermos RJ, Waisbren SE, Faix JD, Klein RZ: Maternal Thyroid Deficiency During Pregnancy and Subsequent Neuropsychological Development of the Child. New Engl J Med (1999) 341: 549−555.

[11]  Haggerty JJ Jr, Garbutt JC, Evans DL, Golden RN, Pedersen C, Simon JS, Nemeroff CB: Subclinical hypothyroidism: a review of neuropsychiatric aspects. Int. J. Psychiatry Med. (1990) 20: 193–208.

[12]  Haggerty JJ Jr, Stern RA, Mason GA, Beckwith J, Morey CE, Prange AJ Jr: Subclinical hypothyroidism: a modifiable risk factor for depression? Am. J. Psychiatry (1993) 150: 508–510.

[13]  Hickie I, Bennett B, Mitchell P, Wilhelm K, Orlay W: Clinical and subclinical hypothyroidism in patients with chronic and treatment-resistant depression. Aust. N. Z. J. Psychiatry (1996) 30: 246–252.

[14]  Jain VK: A psychiatric study of hypothyroidism. Psychiatr. Clin. (Basel) (1972) 5: 121–130.

[15]  Kavoussi RJ, Coccaro EF, Klar H, Lesser J, Siever LJ: The TRH-stimulation test in DSM-III personality disorder. Biol.Psychiatry 34: 234–239, 1993

[15a] Lavado-Autric R, et al. and Morreale de Escobar G: Early maternal hypo-thyroxinemia alters histogenesis and cerebral cortex sytoarchitecture of the progeny. J Clin Invest (2003) 111 (7): 1073–1082.

[16]  Maes M, D'Hondt P, Blockx P, Cosyns P: A further investigation of basal HPT axis function in unipolar depression: effects of diagnosis, hospitalization, and dexamethasone administration. Psychiatry Res.(1994) 51: 185–201.

[17]  O'Connor D, Gwirtsman H, Loosen PT: Thyroid function in psychiatric disorders (Chapter 14). In: Wolkowitz and Rothschild (eds.) Psychoneuroendocrinology. American Psychiatric Press (2003).

[18]  Poirier MF, Loo H, Galinowski A, Bourdel MC, Remi-Bouissiere P, Piketty ML, Vanelle JM: Sensitive assay of thyroid stimulating hormone in depressed patients. Psychiatry Res. (1995) 57: 41–48.

[18a] Pop VJ, de Vries E., van Baar AL, Waelkens JJ, de Rooy HA, Horsten M, Donkers MM, Komproe IH, van Son MM, Vader HL. Endocrinol Metab (1995) 80: 3561–3566.

[19]  Rockel M, Teuber J, Schmidt R, Kaumeier S, Häfner H, Usadel KH: Correlation of „latent hyperthyroidism" with psychological and somatic changes. Klin. Wochenschr. (1987) 65: 264–273.

[20]  Silverman DHS, Lombardi CA, Lu CS, Whybrow PC, Czernin J, Phelps ME, Bauer M: Effect of thyroid disease on brain metabolism in patients with dementia symptoms. (Abstract) Nucl. Med. (2001) 42, suppl.: 225.

[21]  Smallridge RC: Disclosing subclinical thyroid disease. An approach to mild laboratory abnormalities and vague or absent symptoms. Postgrad. Med. (2000) 107: 143–152.

[22]  Smit BJ, Kok JH, Vulsma T, Briet JM, Boer K, Wiersinga WM: Neurologic development of the newborn and young child in relation to maternal thyroid function. Acta Paediatric (2000) 89: 291–295.

[23]  Smith CD, Ain KB: Brain metabolism in hypothyroidism studied with 31P magnetic-resonance spectroscopy. Lancet (1995) 345: 619–620.

[24]  Vandoolaeghe E, Maes M, Vandevyvere J, Neels H: Hypothalamic-pituitary-thyroid-axis function in treatment resistant depression. J. Affect. Dis. (1997) 43: 143–150.

[25]  Volpato S, Guralnik JM, Fried LP, Remaly AT, Cappola AR, Launer LJ: Serum thyroxine levels and cognitive decline in euthyroid older women. Neurology (2002) 58: 1055–1061.

## 4.9 Häufigkeit von Schilddrüsenfehlfunktionen in Deutschland

*P. Theissen, F. Jockenhövel, T. Lind, R. Vaupel, G. Herold, H. Schicha*

### Einleitung

Anfang der neunziger Jahre wurde die Strumahäufigkeit in Deutschland zwischen 30 und 50% geschätzt [4]. Um zu prüfen, wie häufig unter den Bedingungen des Iodmangels Schilddrüsenfunktionsstörungen in der arbeitenden Bevölkerung vorkamen, untersuchten Schaaf und Mitarbeiter mit einem TSH-Screening mehr als 6000 Mitarbeiter der BASF-Werke in Ludwigshafen [9]. Hierbei zeigte sich, dass je nach eingesetztem TSH-Grenzwert 5−10% der Untersuchten unerkannt veränderte Funktionswerte aufwiesen.

Durch verschiedene nicht-legislative Initiativen konnte die Iodversorgung in Deutschland seit der 2. Hälfte der neunziger Jahre stetig verbessert werden. Aktuell wird von einer im Wesentlichen normalisierten Iodversorgung ausgegangen, was sich erwartungsgemäß zuerst auf Kinder auswirkt, so dass von [3] und Rendl [8] über sinkende Schilddrüsenvolumina bei Schulkindern berichtet wird. Die in Köln durchgeführte Teilstudie der deutschlandweit angelegten Aktion Papillon I hatte zum Ziel, auch die aktuelle Häufigkeit von funktionellen Schilddrüsenveränderungen in der arbeitenden Bevölkerung unter den Bedingungen einer gesteigerten Iodversorgung zu prüfen.

### Probanden und Methoden

Die Unterstützung der Firma Sanofi-Synthelabo Geschäftseinheit Henning Berlin und der Fordwerke in Köln erlaubte es, 3349 Mitarbeiter aus allen verschiedenen Abteilungen der Automobilwerke Ford Köln bezüglich Schilddrüsenmorphologie zu untersuchen. 856 dieser Ford-Mitarbeiter (63% männlich, 37% weiblich) willigten in eine zusätzliche Blutabnahme zur Bestimmung der Schilddrüsenfunktionsparameter ein. Das mittlere Alter betrug $46,4 \pm 14,6$ Jahre, das Alter der Männer $46,0 \pm 12,2$ Jahre und das der Frauen $47,3 \pm 15,2$ Jahre. 11,8% aller Probanden machten anamnestische Angaben bezüglich einer bekannten Schilddrüsenveränderung bzw. einer Schilddrüsenmedikation. Die Ergebnisse dieser Probanden sind aus den im Folgenden dargestellten Ergebnissen ausgeschlossen.

Tabelle 1: Verwendete Testbestecke:

| | | |
|---|---|---|
| fT3 | Chemolumineszenz (BayerVital) | 2,0–4,6 pg/ml |
| fT4 | Chemolumineszenz (BayerVital) | 0,6–1,8 ng/100 ml |
| TSH | Chemolumineszenz (BayerVital) | 0,4–4,0 µIE/ml |
| TRAK | RIA (BRAHMS) | < 2,0 U/l |
| TPO | Chemolumineszenz (BayerVital) | < 100 U/ml |

Die Schilddrüsenuntersuchungen erfolgten sowohl im Gesundheitszentrum der Ford-Werke in Köln als auch in den Erste-Hilfe-Stationen in den verschiedenen Abteilungen der Fertigungsbetriebe der Ford-Werke, um keinen Selektionsbias, zum Beispiel zwischen Mitarbeitern der Fertigung und der Administration, zuzulassen.

Die Schilddrüsenfunktion wurde anhand der Analyse folgender Serumparameter untersucht: fT3, fT4 und TSH, Peroxidase- und Rezeptorantikörper (TPO/TRAK). Testbestecke und Normbereiche zeigt Tabelle 1.

## Ergebnisse

Bei den derzeit akzeptierten TSH-Grenzwerten von 0,4 bis 4,0 µIE/ml zeigten 8 % der Untersuchten eine bisher unbekannte Schilddrüsenfunktionsstörung. Wie aus Tabelle 2 zu ersehen ist, kamen überwiegend latente Funktionsstörungen vor, nur bei je einer Probandin wurde eine manifeste Hyperthyreose und eine manifeste Hypothyreose festgestellt. Die latente Hyperthyreose war die führende Funktionsveränderung mit 6,2 %. Bei Frauen war sie nur wenig häufiger als bei Männern (6,8 vs. 5,7 %). Die seltenere latente Hypothyreose kam dagegen bei Frauen erwartungsgemäß wesentlich häufiger vor (3,2 % vs. 0,6 %).

Unter den Patienten mit hyperthyreoter Stoffwechsellage fanden sich nur 15 % mit einer unauffälligen Schilddrüsenmorphologie, bei 83 % von ihnen zeigte sich eine Struma und bei 57 % Schilddrüsenknoten.

Tabelle 2: Häufigkeiten von Schilddrüsenfunktionsstörungen. Latente (Lat.)/manifeste (Man.) Hyperthyreose/Hypothyreose:

| | Männer n = 477 | | Frauen n = 278 | | Alle n = 755 | |
|---|---|---|---|---|---|---|
| | % | n | % | n | % | n |
| Euthyreose | 93,7 | 447 | 89,2 | 248 | 92,0 | 695 |
| Lat. Hyperth. | 5,7 | 27 | 6,8 | 19 | 6,2 | 46 |
| Man. Hyperth. | 0 | 0 | 0,4 | 1 | 0,1 | 1 |
| Lat. Hypoth. | 0,6 | 3 | 3,2 | 0 | 1,6 | 12 |
| Man. Hypoth. | 0 | 0 | 0,4 | 1 | 0,1 | 1 |

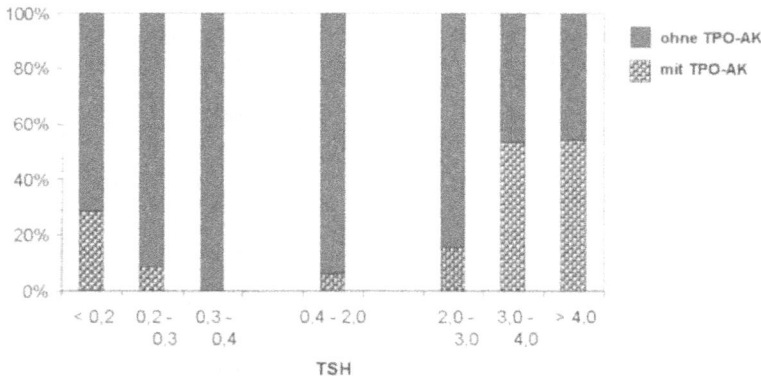

Abb. 1: Häufigkeit von Strumen und Schilddrüsenknoten, aufgeschlüsselt nach Altersklassen.

Die Frequenz pathologischer Antikörpertiter rangierte bei Frauen deutlich höher als bei Männern. TPO-Antikörper-positiv mit Titern unter 1000 U/ml waren 11,9 % der Probanden insgesamt, 21,9 % der Frauen und nur 6,9 % der Männer, wesentlich weniger Probanden hatten Titer oberhalb von 1000 U/ml (4,6 % ingesamt, 7,7 % der Frauen und 2,8 % der Männer). TRAK-positiv waren nur 1,6 % insgesamt, 2,6 % der Frauen und 1,1 % der Männer.

Wurden die TSH-Bereiche zu den relativen Häufigkeiten eines erhöhten TPO-Antikörper-Titers in Beziehung gesetzt, wie in Abb. 1, so ergab sich folgendes Bild: Im TSH-Bereich zwischen 3,0 und 4,0 µIE/ml fällt etwa die gleiche Häufigkeit von Probanden mit erhöhtem TPO-Titer an wie im Bereich oberhalb von 4,0 µIE/ml (56 % bzw. 57 %). Die übrigen TSH-Bereiche zeigen deutlich geringere Häufigkeiten TPO-positiver Patienten.

## Schlussfolgerung

Die vorliegenden Daten zeigen, dass sich weder die aktuelle Prävalenz funktioneller noch die morphologischer Veränderungen von der zu Beginn der neunziger Jahre unterscheidet (Tab. 3) [4, 9]: Acht Prozent der Patienten des Stichprobenkollektivs wiesen unerkannte funktionelle Schilddrüsenveränderungen auf, wobei solche Probanden nicht berücksichtigt sind, bei denen nur der Antikörperstatus pathologisch war. 35,5 % der Probanden zeigen Strumen und 15,4 % Schilddrüsenknoten. Bei älteren Personen liegt eine höhere Prävalenz auch für funktionelle Veränderungen vor. Unter den Funktionsstörungen der Schilddrüse erwiesen sich die latenten als weit überwiegend. Beruhend auf der jahrzehntelangen Einwirkung des Iodmangels in Deutschland ist die unerkannte latente Hyperthyreose aufgrund von Schilddrüsenau-

Tabelle 3: Häufigkeiten funktioneller und morphologischer Schilddrüsenveränderungen in Deutschland, USA und Österreich. Latente (Lat.)/manifeste (Man.) Hyperthyreose/Hypothyreose; Ergebnisse in Klammern mit unterem Grenzwert von TSH < 0,4 µIE/ml (aktuelle Studie), Werte ohne Klammern an TSH-Grenzwert von ≤ 0,2 µIE/ml bei Schaaf et al. angepasst

| | Funktions-störungen [%] | Lat./Man. Hyperthyr. [%] | Lat./Man. Hypothyr. [%] | Morph. Veränderungen [%] |
|---|---|---|---|---|
| D aktuell | 4,7 (7,8) | 3,0 (6,2) | 1,6 | > 35 |
| D Anfang 90er[1,2] | 4,3 | 3,3 | 1,0 | 50 |
| USA[3] | 9,9 | 1,0 | 8,9 | |
| A[4] | 2,8 | 0,8 | 2,0 | 16 |

[1] Schaaf et al. Clin Investig (1993) 71: 126
[2] Hampel et al. Med Klin (1995) 90: 324
[3] Canaris et al. Arch Intern Med (2000) 160: 526
[4] Lind et al. Thyroid (1998) 8: 1179

tonomien weiterhin das führende Problem. Die österreichischen Daten zeigen, wie dieses Problem bei ausgeglichener Iodversorgung rückläufig ist [6]. Autoimmunerkrankungen der Schilddrüse mit latenter Hypothyreose spielen im Gegensatz zu Regionen mit schon lange Zeit ausgeglichenem Iodmangel (wie z. B. den USA, Tab. 3) eine geringere Rolle [1]. Erwartungsgemäß wiesen Frauen deutlich häufiger erhöhte Antikörpertiter auf, wobei die TPO-Antikörper weit im Vordergrund standen. Bezüglich der Bewertung der latenten Hypothyreose deutet der Vergleich mit den TSH-Werten mit einer ähnlichen Häufung pathologischer TPO-Antikörpertiter bei TSH-Werten zwischen 3 und 4 µIE/ml wie oberhalb von 4 µIE/ml darauf hin, dass der bisher geltende obere TSH-Grenzwert zu hoch angesetzt ist. Die Daten passen diesbezüglich zu den Erfahrungen anderer Autoren, die bei Werten oberhalb von 2,5 µIE/ml eine latente bzw. milde Hypothyreose diagnostizieren [2, 5, 7].

Die aktuellen Ergebnisse machen deutlich, dass trotz einer verbesserten Iodversorgung in Deutschland eine optimierte Prävention weiter unabdingbar ist, aber eine besondere Aufmerksamkeit den so häufig unerkannten, latenten Funktionsstörungen der Schilddrüse gewidmet werden sollte, um sie frühzeitiger behandeln zu können.

## Literatur

[1] Canaris GJ, Manowitz NR, Mayor G, Ridgway EC: The Colorado thyroid disease prevalence study. Arch Intern Med (2000) 160: 526−534.
[2] Demers LM, Spencer CA: Laboratory medicine practice guidelines: laboratory support for the diagnosis and monitoring of thyroid disease. Clin Endocrinol (Oxf) (2003) 58: 138−140.
[3] Hampel R, Beyersdorf-Radeck B, Below H, Demuth M, Seelig K.: Urinary iodine levels within normal range in German school-age children. Med Klin (Munich) (2001) 96: 125−128.

[4] Hampel R, Kulberg T, Klein K, et al.:Goiter incidence in Germany is greater than previously suspected. Med Klin (Munich) (1995) 90: 324–329.

[5] Huber G, Staub JJ, Meier C, et al.: Prospective study of the spontaneous course of subclinical hypothyroidism: prognostic value of thyrotropin, thyroid reserve, and thyroid antibodies. J Clin Endocrinol Metab (2002) 87: 3221–3226.

[6] Lind P, Langsteger W, Molnar M, Gallowitsch HJ, Mikosch P, Gomez I: Epidemiology of thyroid diseases in iodine sufficiency. Thyroid (1998) 8: 1179–1183.

[7] McDermott MT, Ridgway EC: Subclinical hypothyroidism is mild thyroid failure and should be treated. J Clin Endocrinol Metab (2001) 86: 4585–4590.

[8] Rendl J, Juhran N, Reiners C.: Thyroid volumes and urinary iodine in German school children. Exp Clin Endocrinol Diabetes (2001) 109: 8–12.

[9] Schaaf L, Pohl T, Schmidt R, et al.: Screening for thyroid disorders in a working population. Clin Investig (1993) 71:126–131.

## 4.10 Die Bestimmung umbilikaler Schilddrüsenhormone bzw. -Antikörper zur Erkennung neonataler (latenter) Schilddrüsenfunktionsstörungen[1]

*H. G. Bohnet, M. Narwark, I. von Leffern*

### Einleitung

Die Hypothyreose ist die häufigste angeborene Stoffwechselerkrankung. Das vor etwa 20 Jahren eingeführte und standardisierte TSH-Screening am 5. Lebenstag hat sich zur Diagnostik der konnatalen Hypothyreose als zuverlässig erwiesen und bewährt. Durch die zunehmend verkürzte Liegedauer der Wöchnerinnen in den geburtshilflichen Abteilungen und durch die Zunahme der sog. ambulanten Geburten ist die Frage zu stellen, inwieweit das Neugeborenen-Screening seinen Stellenwert behält, da neue organisatorische Wege beschritten werden müssen.

Obwohl die Angaben zur Häufigkeit transienter und latenter Hypothyreosen [3, 15] von Neugeborenen spärlich sind, geht man davon aus, dass sie häufiger sind als kongenitale, permanente Hypothyreosen (Referenzen bei [8]); etwa die Hälfte der Kinder mit Struma connata weisen eine transitorische Hypothyreose auf [16]. So-

---

[1] Ein Teil der Ergebnisse entstammt der Dissertationsarbeit von Frau Narwark.

wohl leichte Vergrößerungen der Neugeborenenschilddrüse als auch ein moderater Iodmangel sind nicht einfach nachzuweisen; sie gelten dennoch als kritische, negative Einflussfaktoren auf die ZNS-Entwicklung, insbesondere bei Frühgeborenen [4, 13]. Die Prävalenz der transienten, kongenitalen Hypothyreose bzw. der Hyperthyreotropinämie (latente Hypothyreose) hängt vom Grad der Iodversorgung ab und kann bis zu 25% betragen [12]. Auch Schwangere weisen bis zu einem Viertel Strumen und/oder eine latente Hypothyreose auf [1].

Neben dem Iodmangel werden blockierende maternale Schilddrüsen-Antikörper, die auf den Feten übergehen, für transiente bzw. latente Hypothyreosen des Neugeborenen verantwortlich gemacht [5, 11]. Trotz einer zunehmenden Verbesserung der Allgemeinbevölkerung mit Iod ist die Iodversorgung in der Schwangerschaft noch nicht generell befriedigend [14] und die Überprüfung der Schilddrüsenfunktion ist bislang nicht in die Mutterschaftsrichtlinien aufgenommen.

Wir sind der Frage nachgegangen, inwieweit die Bestimmung von TSH, fT4 und anti-TPO im Nabelschnurblut mit dem Ergebnis des neonatalen TSH-Screening korreliert und ggf. als Alternative eingesetzt werden könnte, zumindest bei „Problemfällen". Gleichzeitig sollte eine Aussage über die Inzidenz (unerkannter) maternaler Hashimoto-Thyreoiditiden erzielt werden; auch sollte geklärt werden, ob sie ggf. Ursache einer konnatalen, latenten Hypothyreose sein können.

## Untersuchungsgut und Methoden

Zwischen Juli und September 2002 wurde im Krankenhaus Wandsbek Nabelschnurblut von Neugeborenen nach Spontangeburt entnommen, deren Mütter klinisch gesund waren und keine Schilddrüsentherapie erhielten; es handelte sich ausschließlich um reife Säuglinge, die zum Termin geboren wurden; 27 von 144 Müttern nahmen nach eigenen Angaben während der Schwangerschaft täglich 200 µg Iod.

Als Kontrollen diente das Nabelschnurblut von Kindern, deren Mütter wegen einer Hypothyreose, meist nach Strumaresektion, sowohl L-Thyroxin als auch Iod während der Schwangerschaft erhielten; die L-Thyroxindosis wurde in Abhängigkeit von TSH- und fT4-Kontrollen im Verlauf der Schwangerschaft mehrmals angepasst, so dass das TSH um ca. 1,0 µE/ml und das fT4 über 12 pg/ml lag.

Das Nabelschnurblut wurde abzentrifugiert und das Serum bis zur Analyse tiefgefroren. TSH, fT4 und anti-TPO wurden auf dem Analyseautomaten Elecsys der Fa. Roche gemessen. Die Neugeborenen sollten sich dennoch alle dem TSH-Screening unterziehen, was teilweise wegen des beendeten Klinikaufenthaltes bei der niedergelassenen Hebamme oder beim Pädiater erfolgen sollte. Da die entbundenen Frauen alle aus dem Hamburger Raum stammen, war zu erwarten, dass die Auswertung des Neugeborenen-TSH-Screening am Zentrallabor des Universitätskrankenhauses Hamburg-Eppendorf erfolgte.

## Ergebnisse

In 7 von 144 Fällen blieb das Ergebnis des TSH-Screening zunächst unbekannt, intensive Nachforschungen ergaben, dass bei 3 Fällen die Namen der Kinder völlig anders waren als die der Eltern; so konnten die TSH-Werte vom 5. Lebenstag doch noch ermittelt werden, was bei den übrigen 4 nicht gelang.

Die TSH-Konzentrationen im Nabelschnurblut zeigten eine große Streubreite (0,4–23,8 µE/ml) und waren zwischen denen, deren Mütter in der Schwangerschaft Iod bzw. kein Iod erhielten, nicht signifikant unterschiedlich; der Mittelwert aller Untersuchten lag bei 5,5 ± 3,6; die 95iger Perzentile betrug 11,7.

Auch die fT4-Konzentrationen im Nabelschnurblut waren in beiden Gruppen ähnlich; die Streubreite aller Werte bewegte sich zwischen 8,3 und 21,7 pg/ml; der Mittelwert lag bei 11,9 ± 1,8 pg/ml; die Fünfer-Perzentile betrug 10,1 pg/ml.

Bei den Kontrollen (n = 17) wurden im Nabelschnurblut TSH-Werte zwischen 2,4 und 9,9 µE/ml beobachtet; der Mittelwert betrug 5,8 ± 1,9 UE/ml; die fT4-Konzentrationen lagen zwischen 10,7 und 15,1 pg/ml; der Mittelwert belief sich auf 12,9 ± 1,6.

In 20 Nabelschnurproben konnten Antikörper gegen die TPO nachgewiesen werden; in 8 Fällen davon lag der Titer über dem Referenzintervall für Erwachsene (WHO-Standard > 35 E/ml).

Alle Neugeborenen galten aufgrund des Ergebnisses des TSH-Screenings als euthyreot. Von den 144 Studienfällen wiesen 10 Neugeborene ein umbilikales TSH von > 10 µE/ml auf und 10 einen fT4-Wert unterhalb der Referenz von 10 pg/ml.

## Diskussion

Es ist besorgniserregend, dass bei 4 Neugeborenen das Ergebnis des TSH-Screenings nicht zu ermitteln war; dies könnte im schlimmsten Fall heißen, dass es nicht durchgeführt wurde. Die über Jahrzehnte bestehenden festen und zuverlässigen Strukturen sind aufgebrochen, so dass nach neuen gesucht werden muss, damit weiterhin Sicherheit bezüglich des Neugeborenen-Screenings besteht. Hier könnte die Messung von TSH und fT4 im Nabelschnurblut eine Alternative darstellen. Die mit dem neonatalen Screening verbundenen Untersuchungen auf Stoffwechselstörungen können allerdings nicht vorgezogen bzw. ersetzt werden.

Auch die Tatsache, dass gerade mal etwa ein Fünftel aller Mütter eine konsequente Strumaprophylaxe durchführte, ist unbefriedigend. Wenn sie sich auch nicht in den umbilikalen TSH- und fT4-Konzentrationen niederschlug, so zeigen die Werte von denen, deren Mütter kein Iod einnahmen, eine Tendenz zu höheren TSH- und zu niedrigeren fT4-Werten. Die umbilikalen TSH- und fT4-Konzentrationen der Kontrollen wiesen eine relativ enge Schwankungsbreite auf, die in etwa identisch ist mit der 95er (oberen) bzw. fünften (unteren) Perzentile des TSH bzw. des fT4 im gesamten Untersuchungsgut. Das Neonatal-Screening am 5. Lebenstag galt primär der Erfassung athyreoter Neugeborener bzw. manifest hypothyreoter; die TSH-Grenze wurde zunächst auf 20, später auf 15 µE/ml festgelegt. Insofern muss man davon ausgehen, dass leichte oder gar geringe Schilddrüsenfunktionsstörungen des Neugeborenen selten erfasst werden; geringe Entwicklungsstörungen des ZNS z. B. bei moderatem Iodmangel oder bei blockierenden Schilddrüsen-Antikörpern sind klinisch nicht einfach nachzuweisen [16]. Dennoch muss man von latenten Schilddrüsenfunktionsstörungen des Neugeborenen ausgehen, die zu milden bleibenden Schäden führen [7, 9].

In diesem Zusammenhang muss die Frage erlaubt sein, inwieweit die alleinige TSH-Bestimmung ohnehin bei Säuglingen ein diskriminierender Faktor sein kann. Neuere diesbezügliche Publikationen [6, 9] weisen auf die Notwendigkeit der zusätzlichen (freien) T4-Bestimmung hin. Unsere Untersuchungsergebnisse bei Kontrollen und die Perzentilen der umbilikalen TSH- und fT4-Werte bei den Probanden lassen eine Grenze von 10 µE/ml bei TSH und 10 pg/ml für fT4 vermuten; ähnliche Grenzwerte werden allgemein für die Neonatalperiode angegeben [6]. Es ist gut belegt, dass erniedrigte maternale fT4-Werte in der Schwangerschaft mit psychomotorischen Störungen der Kleinkinder einhergehen [10]. Des Weiteren ist für ein hypothyreotes Neugeborenes entscheidend, wann die L-Thyroxin-Substitution einsetzt und ob die Dosis von Anfang an adäquat ist [2, 12].

Etwa ein Drittel der Neugeborenen von Müttern, die eine floride Hashimoto-Thyreoiditis in der Schwangerschaft aufweisen, entwickeln eine transiente oder gar permanente Hypothyreose [5]. Die relativ hohe Inzidenz bislang unerkannter maternaler Immunthyreopathien bei den Probanden lässt vermuten, dass eine „suboptimale" Schilddrüsen-Funktion bei den Neugeborenen vorhanden sein musste; ähnliches gilt, da die Iodversorgung bei einem Teil der Schwangeren unzureichend gewesen sein muss.

## Zusammenfassung

Es ist festzustellen, dass latente Neugeborenenhypothyreosen vorkommen und durch das TSH-Screening nicht erfasst werden, zumal in der Routine nicht berücksichtigt wird, wann es, d.h zwischen dem 3. und 5. Lebenstag durchgeführt wird. Ob die Bestimmung von TSH und fT4, ggf. auch anti-TPO im Nabelschnurblut geeignet ist, um Risikokinder bzw. eine latente Hypothyreose des Neugeborenen zu erfassen, wie es unsere Ergebnisse vermuten lassen, muss noch an einem größeren Untersuchungsgut überprüft werden.

## Literatur

[1] Bohnet H. G.: Differentialtherapie der euthyreoten Struma – Besonderheiten in der Schwangerschaft In: Reiners, C.,Weinheimer B. (Hrsg.): Iod und Schilddrüse. de Gruyter, Heidelberg (1997): 154–157.

[2] Bongers-Schokking J. J., Koot, H. M., Wiersma D. et al.: Influence of timing and dose of thyroid replacement on development in infants with congenital hypothyroidism. J.Pediatr. (2000) 136: 292–297.

[3] Brown R., Bellisaro R., Botero D. et al.: Incidence of transient congenital hypothyroidism due to maternal thyrotropin receptor blocking antibodies in over one million babies. J. Clin. Endocrinol. Metab. (1996) 81: 1147–1151.

[4] Delange F., Bourdoux P., Laurence M. et al.: Neonatal thyroid function in iodine deficiency, In: Delange, F., Dunn, J. T., Glinoer D. (Hrsg.): Iodine deficiency in Europe. A continuing concern. Plenum Press, New York (1993) 199–207.

[5] Dussault J. H., Fisher D. A.: Thyroid function in mothers of hypothyroid newborns. Ob. Gyn. (1999) 93: 15–20.

[6] Fisher D. A.: Disorders of the thyroid in the newborn and infant. In: Sperling M. A. (Hrsg.): Pediatric Endocrinolgy. Saunders, London (2002).

[7] Haddow J.E, Palomaki G. E., Allan W. C., et al.: Maternal thyroid deficiency during pregnancy and subsequent neuropsychological development of the child. N.Engl. J. Med. (1999) 341: 549–555.

[8] Meng W. (Hrsg.) Die Krankheiten der Schilddrüse, Urban und Fischer, Jena (1999).

[9] Morreale de Escobar G., Obregon M. J., Escobar del Rey, F.: Is neuropsychological development related to maternal hypothyroidism or to maternal hypothyroxinemia? J. Clin. Endocrinol. Metab. (2000) 85: 3975–3985.

[10] Pop V. J., de Vries E., van Baar, A. L. et al.: Maternal thyroid peroxidase antibodies during pregnancy: a marker of impaired child development? J.Clin. Endocrinol. Metab. (1995) 80: 3561–3566.

[11] Reiterer E., Borkenstein M. H., Stoffler G. et al.: Normal values for circulating thyroid hormones, T3 Uptake, thyrotropin before and after TRH. Radioimmunoassay determinations on 182 euthyroid children. Monatsschr. Kinderheilkd. (1980) 128: 422–427.

[12] Salerno M., Milierni R., Bravaccio C. et al.: Effect of different starting doses of Levothyroxin on growth and intellectual outcome at four years of age in congenital hypothyroidism. Thyroid (2002) 12: 45–52.

[13] Sara L., Delange F., Belfiore, A. et al.: Transient impairment of thyroid function in new borns from an area of endemic goiter. I.Clin. Endocrinol. Metab. (1984) 59: 90–95.

[14] Schaff J., Bühling, K. H.: Iodversorgung in der Schwangerschaft. Gyn. (2003) 8: 293–297.
[15] Weber G., Vigone M. C., Rapa A. et al.: Neonatal transient hypothyroidism: a etiological study. Arch. Dis. Child – Fetal Neonatal Ed. (1998) 79: 70–72.
[16] Willgerodt H., Stach B., Ockert C. H. et al.: Erste Hinweise über die Wirkung der Iodprophylaxe auf die Iodversorgung Neugeborener. Z. Klin. Med. (1989) 44: 283–285.

# 4.11 Erhöhte Prävalenz der latenten Hypothyreose beim Polyzystischen Ovarialsyndrom (PCOS)

*S. Hahn, R. Gärtner, N. Mehlmauer, K. Mann, O. E. Janssen*

## Hintergrund

Die Autoimmunthyreoiditis (AIT) ist die häufigste Ursache einer hypothyreoten Stoffwechsellage in Gebieten mit ausreichender Jodversorgung. Ursächlich für die AIT wird das Zusammenwirken einer genetischen Prädisposition mit Umweltfaktoren angenommen. Die 5 bis 10fach erhöhte Prävalenz der AIT bei der Frau wird zum Teil auf die erhöhten Östrogenspiegel zurückgeführt, die positiv mit Interleukin-6, einem wichtigen Mediator autoimmuner Prozesse, korrelieren [1, 2, 8].

Das Syndrom der Polyzystischen Ovarien (PCOS) ist mit einer Inzidenz von über 5% [3] eine der häufigsten endokrinen Erkrankungen geschlechtsreifer Frauen. In der National Institutes of Health (NIH) Conference im Jahre 1990 wurde das PCOS charakterisiert durch das Vorhandensein einer Oligo- oder Amenorrhö in Kombination mit klinischen und/oder laborchemischen Parametern einer Hyperandrogenämie, nach Ausschluss anderer Erkrankungen der Hypophyse, der Nebenniere und des Ovars. Bei 70% der Patientinnen finden sich sonographisch die klassischen namensgebenden polyzystischen Ovarien. Bei einem Großteil der PCOS-Patientinnen zeigt sich im Rahmen der anovulatorischen Zyklen eine verminderte Progesteron-Sekretion, die mit einem erhöhten Östrogen/Progesteron Quotienten einhergeht. Daher lag es nahe, systematisch die AIT-Prävalenz beim PCOS in einer multizentrischen Studie zu erfassen.

## Patienten und Methoden

Die Rekrutierung der 175 PCOS-Patientinnen erfolgte über die Klinik für Endokrinologie des Universitätsklinikums/Essen, der Medizinischen Klinik-Innenstadt der Ludwig-Maximilians-Universität/München, der Universitätsfrauenklinik/Essen, der niedergelassenen Gynäkologen der jeweiligen Einzugsgebiete und über unsere PCOS-Website. Ein Kontrollkollektiv (n=168) gleichen Alters wurde über einen Hormon-Check für Klinikumsangestellte rekrutiert.

Beide Kollektive wurden hinsichtlich ihrer Schilddrüsenmorphologie (München: Sonoline Elegra, Siemens, Deutschland; Essen: Quadroline 505, General Electric, Frankfurt, Deutschland), der Schilddrüsen-Stoffwechsellage (fT4, TSH), des Schilddrüsen-Antikörperstatus (TPO-, Tg- und TSH-Rezeptor-Antikörper) und der hormonellen und metabolischen Parameter (LH, FSH, Progesteron, Östradiol, Testosteron, HOMA-IR als Maß für die Insulinresistenz) untersucht.

Zur statistischen Auswertung wurden der Student's T-test und der Chi-Square Test eingesetzt.

## Ergebnisse

PCOS Patientinnen und Kontrollen unterschieden sich signifikant hinsichtlich ihrer TSH-, und Testosteronspiegel, ihrer LH/FSH Quotienten, ihrer Progesteronwerte und des HOMA-IR (alle $p < 0,001$). Signifikante Unterschiede in den Östrogenspiegeln (E2) ergaben sich nicht.

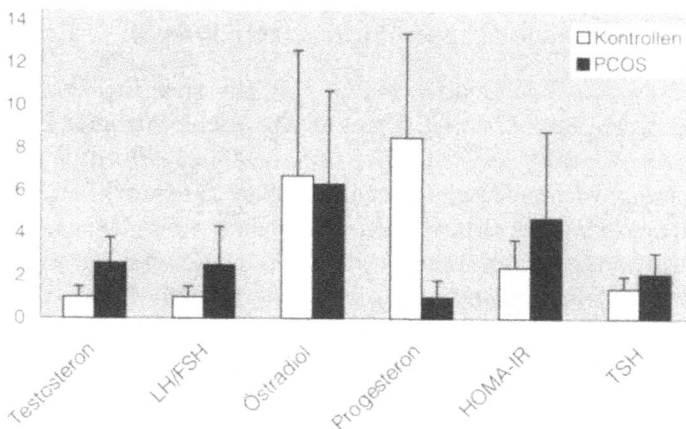

Abb. 1: Basisdaten Kontrollen vs. PCOS.

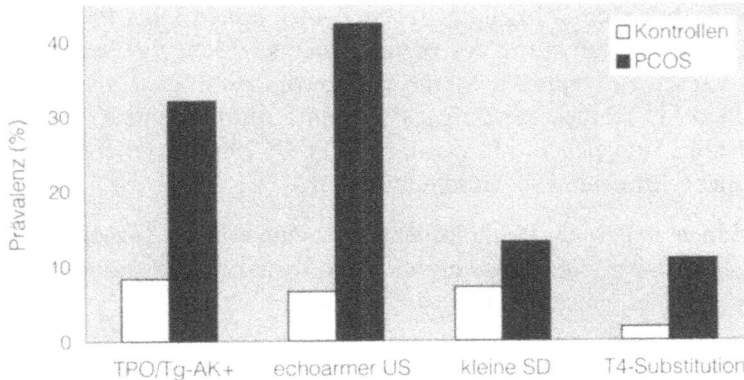

Abb. 2: Schilddrüsenparameter Kontrollen vs. PCOS.

Sonographisch (US) zeigten 42,3 % der PCOS Frauen und nur 6,5 % der Kontrollen eine echoarme Binnenstruktur der Schilddrüse. Pathologisch erhöhte TPO-AK und/ oder Tg-AK (> 100 U/ml) konnten bei 26,9 % der PCOS Patientinnen, jedoch nur bei 8,3 % der Kontrollen gemessen werden. Bei 10,9 % der PCOS Frauen bestand eine Levothyroxin-Substitution aufgrund einer bereits diagnostizierten subklinischen oder manifesten Hypothyreose. In der Kontrollgruppe lag der Anteil mit 1,8 % signifikant niedriger. Hinsichtlich der Prävalenz einer kleinen Schilddrüse (SD) (Volumen < 8ml) fanden sich in beiden Gruppen keine signifikanten Unterschiede.

Erwartungsgemäß hatten die Antikörper-positiven PCOS Patientinnen im Vergleich zu den AK-negativen PCOS-Frauen häufiger einen echoarmen Ultraschallbefund (63,6 vs. 32,2 %), wobei sich Schilddrüsengesamtvolumen (15,9 ± 17,4 vs. 14,3 ± 6,4 ml), TSH-Spiegel (2,1 ± 1,0 vs. 2,0 ± 1,0 mU/l) und fT4 (14,0 ± 2,1 vs. 14,1 ± 2,5 pM) nicht signifikant unterschieden.

## Schlussfolgerung

In dieser ersten systematischen Untersuchung der Schilddrüsenfunktion bei PCOS ergab sich eine 3-fach erhöhte Prävalenz einer AIT im Vergleich zu einem Kontrollkollektiv gleichen Alters. Fallbeschreibungen zum Vorkommen von Schilddrüsenerkrankungen beim PCOS wurden z. B. aus Italien [6] oder Indien [16] beschrieben. Die Prävalenz der erhöhten Schilddrüsenantikörper in unserem Kontrollkollektiv war vergleichbar mit anderen publizierten Studien [10, 12, 15, 17].

Die Ursachen für das vermehrte Auftreten von AIT bei PCOS-Frauen ist bislang noch unklar. Genetische Grundlagen werden diskutiert. Zudem scheint das Ungleichgewicht von hohen Östrogen- und niedrigen Progesteronwerten eine Rolle zu spielen. Die im Rahmen der anovulatorischen Zyklen erniedrigten Progesteronspiegel bewirken eine Überstimulation des Immunsystems, welche die Entwicklung von Autoimmunprozessen zu begünstigen scheint. Obwohl Androgene vermutlich einen protektiven Effekt hinsichtlich der Entwicklung einer Autoimmunerkrankung haben [1], scheinen die, im Vergleich zu Männern, beim PCOS nur diskret erhöhten Testosteron-Spiegel nicht vor einer AIT zu schützen.

PCOS-Patientinnen stellen ein Risikokollektiv für eine erhöhte Inzidenz von Autoimmunthyreoiditiden dar. Ein Screening auf das Vorhandensein einer AIT scheint daher bei allen Betroffenen sinnvoll.

## Literatur

[1] Ahmed SA, Hissong BD, Verthelyi D, Donner K, Becker K, Karpuzoglu-Sahin E: Gender and risk of autoimmune diseases: possible role of estrogenic compounds. Environ Health Perspect (1999) 107 Suppl 5: 681−6.

[2] Angstwurm MW, Gartner R, Ziegler-Heitbrock HW: Cyclic plasma IL-6 levels during normal menstrual cycle. Cytokine (1997) 9: 370−4.

[3] Asuncion M, Calvo RM, San Millan JL, Sancho J, Avila S, Escobar-Morreale HF: A prospective study of the prevalence of the polycystic ovary syndrome in unselected Caucasian women from Spain. J Clin Endocrinol Metab (2000) 85: 2434−8.

[4] Barbesino G, Chiovato L: The genetics of Hashimoto's disease. Endocrinol Metab Clin North Am (2000) 29: 357−74.

[5] Bussen S, Steck T, Dietl J: Increased prevalence of thyroid antibodies in euthyroid women with a history of recurrent in-vitro fertilization failure. Hum Reprod (2000) 15: 545−8.

[6] Carretti N, Prendin G: Relations between thyroid and ovarian function: estrogenism and basal metabolism. Attual Ostet Ginecol (1968) 1: 111−20.

[7] Dunaif A, Thomas A: Current concepts in the polycystic ovary syndrome. Annu Rev Med (2001) 52: 401−19

[8] Falcone M, Sarvetnick N: Cytokines that regulate autoimmune responses. Curr Opin Immunol 11: 670−6. Fenichel P, Gobert B, Carre Y, Barbarino-Monnier P, Hieronimus S 1999 Polycystic ovary syndrome in autoimmune disease. Lancet (1999) 353: 2210.

[9] Hayashi N, Tamaki N, Konishi J, Yonekura Y, Senda M, Kasagi K, Yamamoto K, Iida Y, Misaki T, Endo K, et al.: Sonography of Hashimoto's thyroiditis. J Clin Ultrasound (1986) 14: 123−6.

[10] Knudsen N, Jorgensen T, Rasmussen S, Christiansen E, Perrild H: The prevalence of thyroid dysfunction in a population with borderline iodine deficiency. Clin Endocrinol (Oxf) (1999) 51: 361−7.

[11] Kovacs G, Wood C: The current status of polycystic ovary syndrome. Aust N Z J Obstet Gynaecol (2001) 41: 65−68.

[12] Nohr SB, Jorgensen A, Pedersen KM, Laurberg P: Postpartum thyroid dysfunction in pregnant thyroid peroxidase antibody − positive women living in an area with mild to moderate iodine deficiency: is iodine supplementation safe? J Clin Endocrinol Metab (2000) 85: 3191−8

[13] Olsen NJ, Kovacs WJ: Gonadal steroids and immunity. Endocr Rev (1996) 17: 369−84.

[14] Paavonen T: Hormonal regulation of immune responses. Ann Med (1994) 26: 255−8.

[15] Reimand K, Talja I, Metskula K, Kadastik U, Matt K, Uibo R: Autoantibody studies of female patients with reproductive failure. J Reprod Immunol (2001) 51: 167−76.

[16] Sridhar GR, Nagamani G: Hypothyroidism presenting with polycystic ovary syndrome. J Assoc
Physicians India (1993) 41: 88−90
[17] Tomimori E, Pedrinola F, Cavaliere H, Knobel M, Medeiros-Neto G: Prevalence of incidental
thyroid disease in a relatively low iodine intake area. Thyroid (195) 5: 273−6.

# 4.12 Röntgenkontrastmittelexposition bei latenter Hyperthyreose

*E. Fricke, E. Esdorn, A. Kammeier, O. Lindner, D. Horstkotte, W. Burchert*

## Einleitung

In Deutschland werden jährlich mehr als 800.000 diagnostische und therapeutische
Herzkatheter unter Verwendung von Röntgen-Kontrastmitteln (KM) durchgeführt
[6]. Durch die Gabe von Kontrastmittel wird diesen Patienten eine hohe Menge Iod
zugeführt, entweder als freies Iodid, oder durch endogene Abspaltung von organisch
gebundenem Iodid [4].

Das Risiko einer iodinduzierten Hyperthyreose ist generell niedrig. Nach Koronarangiographie bei euthyreoten, unselektierten Patienten werden Häufigkeiten von
unter 1 % angegeben [5,9]. In einer aktuellen Studie von Fassbender et. al. wurde bei
102 euthyreoten Patienten keine manifeste Hyperthyreose beobachtet [3]. Es fehlen
jedoch Daten, wie hoch das Hyperthyreoserisiko von Patienten ist, bei denen schon
vor Gabe des KM ein gestörter Schilddrüsenregelkreis vorliegt.

Zusätzlich besteht bei herzkranken Patienten das besondere Risiko kardialer Komplikationen nach Manifestation einer Hyperthyreose [1]. Verursacht werden diese
zum einen durch die positiv inotrope und chronotrope Wirkung der Schilddrüsenhormone mit Anstieg des myokardialen Sauerstoffverbrauchs. Zum anderen wird
das Erregungsleitungssystem beeinflusst, wodurch das Auftreten von Arrhythmien
begünstigt wird. Daher sollten Risikopatienten eine Prophylaxe zur Vermeidung einer iodinduzierten Hyperthyreose erhalten.

Aber auch die thyreoprotektive Medikation ist nicht ohne Risiken. Zum einen ist
insbesondere bei Patienten mit Herzinsuffizienz eine Hypothyreose als Folge der

Medikation zu vermeiden, die zu einer Verschlechterung der linksventrikulären Pumpfunktion führen kann. Zum anderen haben Thyreostatika eine nennenswerte Nebenwirkungsrate, insbesondere bei hoher Dosierung oder bei Kombination mit anderen Präparaten [8]. Dabei reicht das Spektrum der Nebenwirkungen von leichten Erscheinungen wie Exanthemen oder Übelkeit bis zu lebensbedrohenden Komplikationen wie der aplastischen Anämie.

Ziel unserer Studie war, zu ermitteln, welche Patienten im Rahmen einer Koronarangiographie standardisiert eine medikamentöse Prophylaxe einer iodinduzierten Hyperthyreose erhalten sollten. Zusätzlich sollten Aussagen zur Art der medikamentösen Prophylaxe in Abhängigkeit vom individuellen Risiko einer Hyperthyreoseentwicklung getroffen werden.

## Methodik

### Patienten

Untersucht wurden 59 konsekutive Patienten vor geplanter Koronarangiographie, 52 Männer und 7 Frauen. Einschlusskriterium war eine latent hyperthyreote Stoffwechsellage. Folgende Kriterien führten zu einem Ausschluss aus der Studie:

- Das Vorliegen einer floriden Immunthyreopathie.
- Die Einnahme einer schilddrüsenspezifischen Medikation zum Einschlusszeitpunkt.
- Eine vorhergehende KM-Applikation in den letzten 3 Monaten.
- Die Einnahme von Amiodaron.
- Eine Niereninsuffizienz (Serumcreatinin > 2,0 mg/dl).

### Untersuchungen

Bei Einschluss in die Studie wurden die Patienten anhand eines standardisierten Anamnesebogens befragt und klinisch untersucht. Zusätzlich erfolgte eine Schilddrüsenszintigraphie mit quantitativer Bestimmung des thyreoidalen 99m-Tc-Uptakes (TcTU) sowie eine cervicale Sonographie (7,5 MHz) mit Dokumentation von Volumen, Schallmuster und Morphologie der Schilddrüse. Bei Nachweis fokaler Autonomien erfolgte die sonographische Bestimmung des autonomen Knotenvolumens.

Folgende Laborparameter wurden bei Studienbeginn bestimmt: Gesamt-T3-Spiegel (T3), freier T4-Spiegel (fT4), basales TSH (TSH), TSH-Rezeptor Antikörpernachweis (TRAK), Schilddrüsen-Peroxidase Antikörpernachweis (Anti-TPO), Thyreoglobulin Antikörpernachweis (Anti-Tg) und die Iodausscheidung bezogen auf die Kreatininausscheidung im Spontanurin.

Am Morgen nach der KM-Applikation sowie nach zwei und vier Wochen erfolgten erneute Bestimmungen der peripheren Schilddrüsenhormone, des basalen TSH sowie der Iodausscheidung im Urin. Zur Durchführung der Kontrollen erhielten die Patienten Probenröhrchen und einen Fragebogen für den Hausarzt. Die Bestimmung der Laborparameter erfolgte im selben Labor mit identischen Methoden (siehe Anhang). Im Fragebogen wurde erfasst, ob die thyreoprotektive Medikation wie vorgesehen erfolgt oder unterlassen worden ist. Zusätzlich wurden Nebenwirkungen der Medikation, klinische Zeichen einer Schilddrüsenfunktionsstörung und kardiale Komplikationen erfragt.

## Thyreoprotektive Medikation

Die Gabe einer thyreoprotektiven Medikation erfolgte nach szintigraphischen und sonographischen Kriterien. Dabei wurde für die Studie die in unserem Zentrum übliche Vorgehensweise nicht geändert. Angelehnt ist das Therapieschema an die Empfehlungen von Johann Rendl und Bernhard Saller [10]. Bei einem thyreoidalen Tc-Uptake < 1,5 % und weitgehend homogener Pertechnetataufnahme in der Schilddrüse erfolgte keine thyreoprotektive Medikation. Bei fokalen Autonomien erfolgte eine Thyreoprotektion nur dann nicht, wenn der TcTU < 1,0 % betrug. Ansonsten wurde die Medikation anhand des sonographisch gemessenen oder geschätzten autonomen Volumens dosiert.

Alle Patienten mit einem TcTU > 1,5 % erhielten 3 × 20 Tropfen (= 900 mg) Perchlorat/Tag über 14 Tage. Dabei wurde die Medikation mindestens drei Stunden vor der Kontrastmittelapplikation begonnen, um einen ausreichenden Serumspiegel des Perchlorats zum Zeitpunkt der Kontrastmittelgabe zu gewährleisten. Bei einem autonomen Volumen von über 5 ml wurden zusätzlich Thiamazol 20 mg 1 × 1/d über 7 Tage gegeben. Bei einem autonomen Volumen von > 10 ml wurden zusätzlich Thiamazol 20 mg 3 × 1/d über 7 Tage und dann Thiamazol 20 mg 1 × 1/d über 7 Tage gegeben.

Zur Abschätzung des autonomen Volumens bei disseminierter Autonomie wurde die Formel nach Emrich et al. [2] verwendet: $V_{aut} = 5 \times TcTU$. Dabei muss einschränkend gesagt werden, dass diese Formel nur gilt, wenn ein vollständig supprimierter Schilddrüsenregelkreis vorliegt. Zum Teil war bei den Patienten der basale TSH-Spiegel jedoch nur grenzwertig supprimiert. Demzufolge wurde bei disseminierter Autonomie mit hoher Wahrscheinlichkeit das autonome Volumen überschätzt.

## Kontrastmittelgaben

Zur Koronarangiographie/Lävokardiographie wurde als Kontrastmittel Ultravist 370® (Iopromid, Schering AG) verwendet. Dabei handelt es sich um ein nichtioni-

sches Röntgenkontrastmittel mit einem Gesamtiodanteil von 370 mg/ml. Nur
0,0009 % des Gesamtiods liegen als freies anorganisches Iodid vor. Durch endogene
Abspaltung werden jedoch deutlich höhere Mengen von Iodid im Körper freigesetzt.
Nach einer Abschätzung von Rendl und Saller werden nach Applikation von 80 ml
eines nichtionischen Kontrastmittels innerhalb einer Woche ca. 30−40 mg Iodid freigesetzt [10]. Appliziert wurden im Mittel 160 ± 85 ml KM (40 bis 450 ml KM,
Median 140 ml).

## Ergebnisse und Diskussion

### Sonographie und Szintigraphie

Das sonographisch bestimmte mittlere Schilddrüsenvolumen betrug 30,1 ± 16,6 ml
(11 bis 98 ml, Median 26 ml). Bei 27 von 59 Patienten lagen sonographisch knotige
SD-Veränderungen vor. Das Schallmuster wurde bei 37 Patienten als echonormal,
bei 22 Patienten als gering echovermindert beschrieben.

Szintigraphisch ergab sich bei 44 Patienten kein Anhalt für eine Autonomie. Bei 5
Patienten bestand der Verdacht auf eine disseminierte Autonomie. Unifokale Autonomien zeigten sich in 8, multifokale Autonomien in 2 Fällen. Der mittlere TcTU
betrug 0,81 ± 0,54 % (0,1 bis 2,6 %, Median 0,7 %).

### Iodausscheidung im Urin

Die mittlere Iodausscheidung im Urin vor der KM-Gabe betrug 116 µg Iod/g Kreatinin. Dieser Wert unterscheidet sich nicht wesentlich von den Ergebnissen epidemiologischer Studien in der Normalbevölkerung. So betrug 1996 die mittlere Iodausscheidung von Probanden in Berlin 116 µg Iod/g Kreatinin, 1997 im Saarland 126,9 µg
Iod/g Kreatinin [7]. Zwei Patienten zeigten mit 290 und 344 µg Iod/g Kreatinin eine
deutlich höhere Iodausscheidung als das übrige Kollektiv. Bei diesen Patienten
konnte nicht zweifelsfrei ausgeschlossen werden, dass vor Studieneinschluss doch
eine Applikation von Röntgenkontrastmittel erfolgt war.

Die statistische Auswertung ergab keine Korrelation von Iodausscheidung im Urin
und basalem TSH-Spiegel. Erwartungsgemäß zeigte sich eine Korrelation von Iodausscheidung als Wert für die Iodexposition und Tc-Uptake im Szintigramm.

Die Bestimmung der Iodausscheidung im Urin am Morgen nach der KM-Applikation erwies sich als technisch schwierig. Sie konnte nur nach Verdünnung des Urins
durchgeführt werden. Bei 14 Patienten war eine Quantifizierung der Iodausscheidung nicht möglich und der Wert wurde als > 3000 µg/l angegeben. Aufgrund des
begrenzten Messbereiches konnten somit keine kontinuierlichen Werte angegeben
werden.

Tabelle 1: Iodausscheidung im Urin in µg Iod/g Kreatinin vor der Kontrastmittelgabe, am Morgen nach der Kontrastmittelgabe sowie 2 Wochen und 4 Wochen danach

|                    | Vor KM  | Nach KM    | 2 Wochen  | 4 Wochen  |
|--------------------|---------|------------|-----------|-----------|
| Mittelwert ± 1 SD  | 116 ± 66 | > 2315    | 420 ± 187 | 208 ± 165 |
| Minimum−Maximum    | 34−345  | 330− > 6383 | 140−880   | 46−796    |
| Zahl der Proben    | 46      | 22         | 34        | 36        |

Vier Wochen nach der KM-Applikation war die Iodausscheidung im Mittel noch nahezu doppelt so hoch wie der Ausgangswert. Dies ist insbesondere im Hinblick darauf erstaunlich, dass 85 % des Kontrastmittels schon in den ersten 24 Stunden ausgeschieden werden [3]. Eine Korrelation von Iodausscheidung im Urin nach 4 Wochen und Schilddrüsenvolumen konnte nicht nachgewiesen werden.

## Schilddrüsen-Autoantikörper

Bei 6 von 59 Patienten erbrachte die Bestimmung der Schilddrüsen-Autoantikörper ein pathologisches Ergebnis. Drei Patienten zeigten leicht erhöhte TRAK-Werte (von 1,3−1,5 IU/l, Norm < 1 IU/l) bei fehlendem anti-TPO- oder Anti-Tg-Nachweis. Zwei dieser Patienten zeigten sonographisch ein echonormales Schallmuster und szintigraphisch keinen Anhalt für eine Autonomie. Bei einem Patienten lag eine unifokale Autonomie ohne funktionelle Relevanz bei sonographisch gering echovermindertem Schallmuster vor. Bei keinem der Patienten ergab sich der Verdacht auf einen M. Basedow. Bei drei Patienten zeigten sich erhöhte Anti-Tg-Spiegel, in einem Fall kombiniert mit einer Anti-TPO-Erhöhung; bei letzterem Patienten lag szintigraphisch eine disseminierte Autonomie vor.

Das Ergebnis der Antikörperbestimmung war jeweils erst nach der Entscheidung bezüglich einer thyreoprotektiven Medikation verfügbar. Auch retrospektiv hätte das Ergebnis aber in keinem Fall die Therapieentscheidung geändert.

## Periphere Hormonwerte und basaler TSH-Spiegel

Bei 48 der 59 Patienten hatte sich szintigraphisch keine funktionell relevante Autonomie gezeigt, so dass keine thyreoprotektive Medikation erfolgte. Bei keinem dieser Patienten trat eine manifeste Hyperthyreose auf. Bei der Blutentnahme am Morgen nach Kontrastmittelgabe zeigte sich ein initialer Abfall des T3-Spiegels (Abb. 1a). Dies ist möglicherweise auf eine Konversionshemmung durch die Kontrastmittelgabe zurückzuführen. Demgegenüber zeigte sich initial ein leichter, im weiteren Verlauf ein deutlicherer Anstieg des freien T4-Spiegels. Grund hierfür ist möglicherweise das vermehrte Iodangebot. Zusätzlich kann auch der beobachtete Anstieg des TSH-Spiegels ein Auslöser für die Erhöhung des fT4-Spiegels sein.

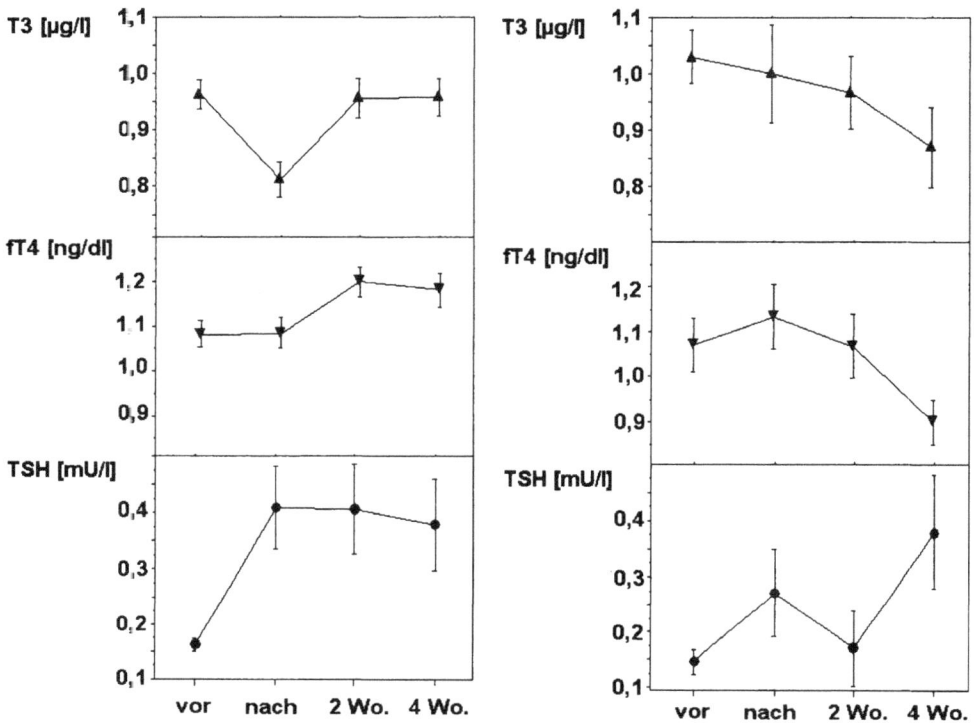

Abb. 1a: Mittelwert und Standardabweichung von T3-Spiegel, freiem T4-Spiegel und basalem TSH-Spiegel im Verlauf vor und nach Kontrastmittelgabe in der Untergruppe ohne thyreoprotektive Medikation.

1b: Mittelwert und Standardabweichung von T3-Spiegel, freiem T4-Spiegel und basalem TSH-Spiegel im Verlauf vor und nach Kontrastmittelgabe in der Untergruppe mit thyreoprotektiver Medikation.

Bei 11 Patienten erfolgte eine thyreoprotektive Medikation. Drei Patienten erhielten nur Irenat, sechs Patienten zusätzlich 20 mg Thiamazol. Zwei Patienten sollten zusätzlich über 7 Tage 3 × 20 mg Thiamazol erhalten. Bei einer Patientin wurde die thyreoprotektive Medikation jedoch innerhalb der ersten Woche vom Hausarzt wegen Übelkeit und Erbrechen abgesetzt. Bei dieser Patientin lag eine Struma nodosa III mit unifokaler Autonomie vor (autonomes Volumen 11 ml). Diese Patientin entwickelte im weiteren Verlauf eine manifeste Hyperthyreose und wurde mit Propylthiouracil behandelt. Die Patientin wurde von der weiteren Auswertung ausgeschlossen.

Von den 10 nach Studienprotokoll behandelten Patienten entwickelte keiner eine manifeste Hyperthyreose. Die peripheren Hormonparameter zeigten nach 4 Wochen einen Abfall, in Einzelfällen sogar in den hypothyreoten Bereich (Abb. 1b).

## Schlussfolgerungen

Bei gestörtem Schilddrüsenregelkreis besteht bei einem nennenswerten Anteil der Patienten szintigraphisch eine funktionell relevante Autonomie. Dieser Anteil lag bei den in der Studie erfassten Patienten über 18 %. Erfasst wurden in der Studie jedoch nur Patienten, bei denen tatsächlich eine Koronarangiographie erfolgte. Bei einigen Patienten wurde aufgrund der Autonomie die invasive Diagnostik bis zur definitiven Sanierung der Schilddrüse verschoben. Diese Patienten konnten in der Studie leider nicht nachverfolgt werden, da die Sanierungstherapie nicht in unserem Hause durchgeführt wurde.

Bei szintigraphischem Ausschluss einer funktionell relevanten Autonomie ist in keinem Fall eine manifeste Hyperthyreose aufgetreten. Somit ist die Schilddrüsenszintigraphie bei diesem Patientenkollektiv zur Entscheidung bezüglich einer thyreoprotektiven Medikation gut geeignet.

Sehr viel schwieriger ist die Frage, wie bei nachgewiesener Autonomie vorgegangen werden soll. Da in der therapierten Gruppe ein Absinken der peripheren Hormonparameter nachgewiesen wurde, scheint eine Übertherapie vorgelegen zu haben. Andererseits ist bei den 10 nach Studienprotokoll thyreoprotektiv behandelten Patienten keine manifeste Hyperthyreose aufgetreten. Somit wurde das Ziel, bei symptomatischer, therapiepflichtiger KHK eine manifeste Hyperthyreose sicher zu verhindern, erreicht. Es ist jedoch nicht vorhersagbar, ob die Patienten die Medikation vertragen werden. Bei der Patientin, bei der die Medikation wegen Nebenwirkungen abgesetzt werden musste, trat eine manifeste Hyperthyreose auf. Somit sollte bei nachgewiese-

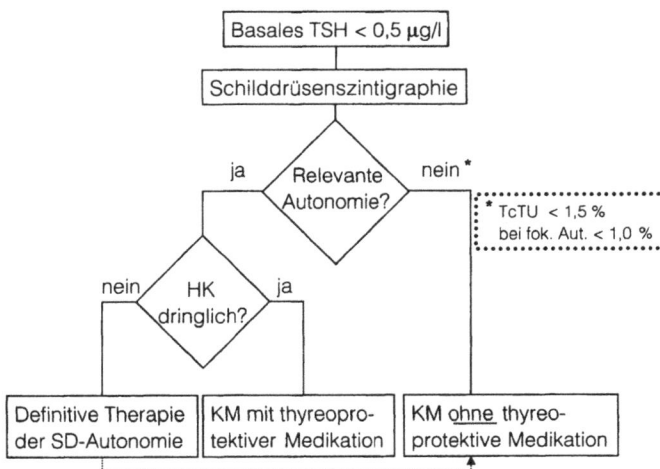

Abb. 2: Empfohlenes Vorgehen bei Patienten mit gestörtem Schilddrüsenregelkreis und geplanter Koronarangiographie (Flussdiagramm).

ner Autonomie die Indikation zur Koronarangiographie eng gestellt werden. Bei nicht dringlicher Diagnostik sollte eine KM-Applikation zunächst verschoben werden. Das nach unseren Ergebnissen empfohlene Vorgehen ist in Abb. 2 noch einmal zusammengefasst.

Die in dieser Studie verwendete thyreoprotektive Medikation ist noch nicht optimal dosiert. Hierzu sind weitere Studien erforderlich. Dabei ist jedoch zu bedenken, dass auch weiterhin bei symptomatischer KHK eine manifeste Hyperthyreose wirksam verhindert werden muss.

## Anhang

Die Bestimmung der Laborparameter erfolgte mit den folgenden Systemen:

1. Gesamt-T3: Mikropartikel-Enzymimmunoassay, Abbott Axsym® System
2. freies T4: Mikropartikel-Enzymimmunoassay, Abbott Axsym® System
3. basales TSH: Mikropartikel-Enzymimmunoassay, hTSH Ultrasensitiv II, Abbott Axsym® System
4. TRAK: Lumineszenzrezeptorassay, LUMItest®, BRAHMS Aktiengesellschaft
5. Anti-TPO: Festphasen-Chemilumineszenz-Enzymimmunoassay, Anti-TPO Ab-IMMULITE®, DPC Biermann GmbH
6. Anti-Tg: Festphasen-Chemilumineszenz-Enzymimmunoassay, Anti-TG-IMMU-LITE®, DPC Biermann GmbH
7. Kreatinin (Serum und Urin): kinetische Jaffe-Methode, SYNCHRON LX™-System, Beckmann Instruments
8. Iodausscheidung im Urin: modifizierte Cer-Arsenitmethode nach Wawschinek [11], Bestimmung erfolgt im Labor der Klinik für Nuklearmedizin der Medizinischen Hochschule Hannover (Dr. Scheller).

## Literatur

[1] Dunn J. T., Semigran, M. J., Delange, F., The prevention and management of iodine-induced hyperthyroidism and its cardiac features, Thyroid (1998) 8: 101–106.
[2] Emrich D., Erlenmaier, U., Pohl, M., Luig, H., Determination of the autonomously functioning volume of the thyroid, Eur J Nucl Med (1993) 20: 410–414.
[3] Fassbender W. J., Schlüter, S., Stracke, H., Bretzel, R. G., Waas, W., Tillmanns, H., Schilddrüsenfunktion nach Gabe iodhaltigen Kontrastmittels bei Koronarangiographie – eine prospektive Untersuchung euthyreoter Patienten, Z Kardiol (2001) 90: 751–759.
[4] Hartwig P., Mützel, W., V., T., Pharmacocinetics of johexol, jopamidol, jopromide and josimide compared with meglumine diatrizoate, Recent developments in nonionic contrast media. Thieme, Stuttgart, New York (1989) 220–223.
[5] Hintze G., Blombach, O., Fink, H., Burkhardt, U., Kobberling, J., Risk of iodine-induced thyrotoxicosis after coronary angiography: an investigation in 788 unselected subjects, Eur J Endocrinol (1999) 140: 264–267.

[6] Mannebach H., Hamm, C., Horstkotte, D., [18th report of the statistics of heart catheter laboratories in Germany. Results of a combined survey by the Committee of Clinical Cardiology and the Interventional Cardiology and Angiology Working Group (for ESC) of the German Society of Cardiology-Heart- and Cardiovascular Research 2001], Z Kardiol (2002) 91: 727–729.

[7] Meng W., Scriba, P. C., Iodversorgung in Deutschland, Deutsches Ärzteblatt (2002) 39: 2560–2564.

[8] Molnar I., Systemic adverse effect of antithyroid drugs, Clin Rheumatol (2000) 19: 78.

[9] Nolte, Muller, R., Siggelkow, H., Emrich, D., Hufner, M., Prophylactic application of thyrostatic drugs during excessive iodine exposure in euthyroid patients with thyroid autonomy: a randomized study, Eur J Endocrinol (1996) 134: 337–341.

[10] Rendl J., Saller, B., Schilddrüse und Röntgenkontrastmittel, Deutsches Ärzteblatt (2001) 7: 402–406.

[11] Wawschinek O., Eber, O., Petek, W., Wakonig, P., Gürakar, A., Bestimmung der Harniodausscheidung mittels einer modifizierten Cer-Arsenitmethode, Berichte der OGKC Jahrgang (1985) 8: 13–15.

# 4.13 Morbus Basedow und Gynäkomastie

*M. Grußendorf*

## Kasuistik: 35-jähriger Patient, Z. B.

Erstvorstellung hier 6/02:

- Ausgeprägter M. Basedow ED 5/02, Symptomatik wohl seit Anfang des Jahres.
- Seit 6 Monaten Gynäkomastie beidseits.

Untersuchungsbefund:

- Struma I, klinisch deutliche Hyperthyreose, leises Rauschen rechts.
- Endokrine Orbitopathie Ib, IIa,
- Hoden bds. unauffällig, Volumen bds. 10 ml, Sekundärbehaarung normal.
- Deutliche Gynäkomastie bds.

Sonographie:

- Diffus echoarme, rechtsseitig vergrößerte Schilddrüse, Volumen rechts 18 ml, links 12 ml.
- Keine umschriebenen Areale.
- rechte Brustdrüse 21 × 12 × 28 mm, linke Brustdrüse 10 × 24 × 28 mm.

Labor (6/02):

- FT4: 4,1 ng/dl (0,8−1,9); FT3: 9,8 pg/ml (1,8−4,2)
- TSH: 0,02 mIU/l (0,4−4); TRAK human: 11 IU/l (−1)
- LH: 16; FSH: 17 mU/ml
- Testosteron: 836 ng/dl (200−810), Östradiol: 55 pg/ml (< 56), SHBG: 156 nmol/l (13−71)
- LHRH-Test:          LH 0' 17 mU/ml; LH 30' 135 mU/ml
                     FSH 0' 18 mU/ml; FSH 30' 40 mU/ml
- TRH-Test:          Prol 0' 18 ng/ml; Prol 30' 39 ng/ml
- Beta-HCG i. S..    < 0.1 (< 5.0)

Diagnose:

- eindeutige Hyperthyreose vom Typ Basedow
- Struma I
- Gynäkomastie bds.
- Ungeklärte Hypersekretion von LH und FSH, kein sicherer Anhalt für einen primären Hypogonadismus

Verlauf:

Es wurde eine thyreostatische Therapie mit Thiamazol 20 mg/die durchgeführt, daraufhin rasche Normalisierung der Schilddrüsenwerte.

Labor (8/02):

- FT4: 0,81 ng/dl; FT3: 2,7 pg/ml
- TSH: 2,3 mU/l
- LH: 5,7 mU/ml, FSH: 12 mU/ml,
- Testosteron: 521 ng/dl, Östradiol: < 20 pg/ml, SHBG: 26 nmol/l

Klinischer Befund (8/02):

- weiterhin Struma I, klinisch jetzt Euthyreose,
- Gynäkomastie deutlich rückläufig,
- sonographisch DM rechts 8 × 16 × 17 mm, links 7 × 14 × 16 mm.

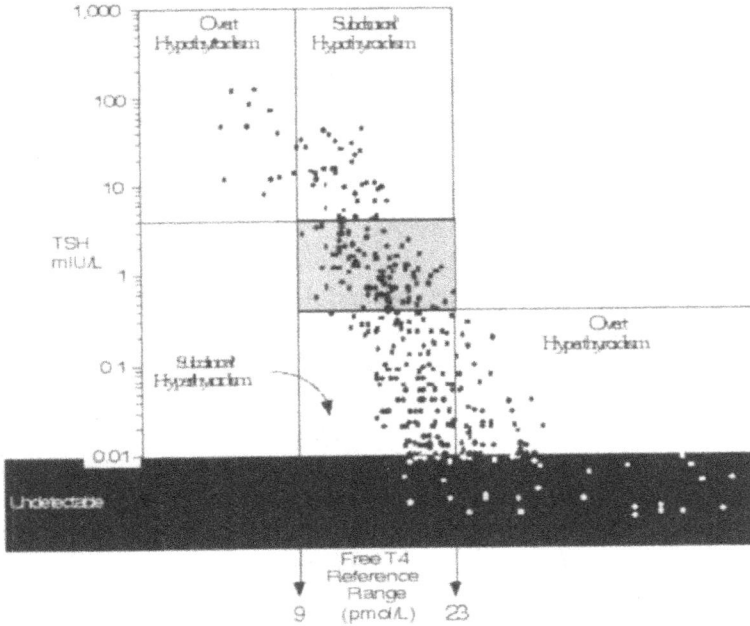

Fig. 1: Overt versus ‚Subclinical' Thyroid Dysfunction. Adapted from reference [8].

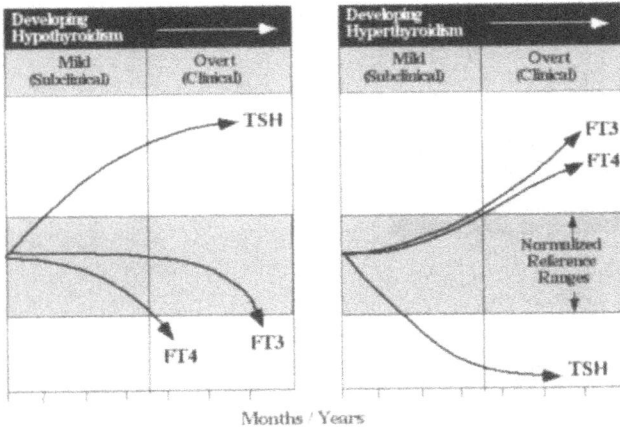

Fig. 2: Developing Hypo- and Hyperthyroidism.

Subclinical hyperthyroidism is less prevalent than subclinical hypothyroidism [3]. In fact, studies suggest that most cases of subclinical hyperthyroidism appear to be iatrogenic – i. e. are caused by treating hypothyroid patients with an excessive levothyroxine (L-T4) replacement dose [3, 12]. The improved sensitivity of the 3G TSH assays has allowed a more accurate determination of the lower TSH reference limit. The current lower limit of 0.3−0.4 mIU/l is supported by a number of clinical studies [2, 13, 14]. In contrast, the accuracy of the TSH upper reference limit − a critical determinant of early hypothyroidism, has been more difficult to reliably establish.

## TSH Reference Range Determinations

Improvements in the sensitivity of TSH methodology over the last three decades, from first-generation (1G) radioimmunoassays to current 3G immunometric assays (IMA), have facilitated the determination of the lower TSH reference limit (~ 0.3−0.4 mIU/l) and are responsible for a contraction of the upper limit from ~ 10 to ~ 4 mIU/l (1G to 3G, respectively) [15−17]. This contraction reflects a number of factors that include the adoption of IMA methodology with monoclonal capture antibodies to eliminate cross-reactivity with other glycoprotein hormones − a problem with the 1G RIAs, and the use of more sensitive and specific Thyroid Peroxidase Antibody (TPOAb) immunoassays that have replaced insensitive antimicrosomal antibody (AMA) tests for excluding individuals with autoimmune thyroid conditions from inclusion in TSH reference range calculations [8].

As shown in Fig. 3, there is a high degree of confidence that the median TSH value lies in the 1.0−1.5 mIU/l range and that the lower 2.5% limit approximates to 0.4 mIU/l. This being the case, the upper limit of the Gaussian distribution would

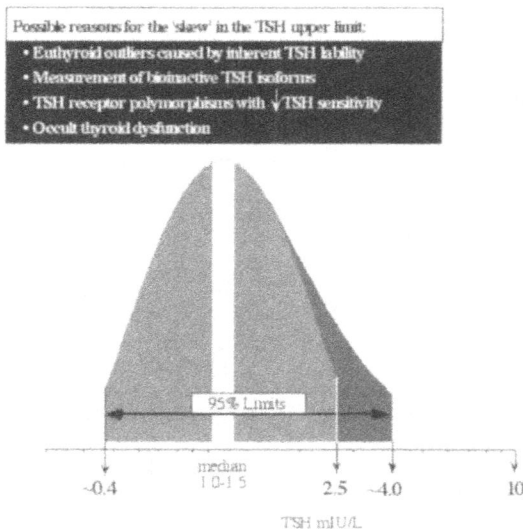

Fig. 3: TSH Population Reference Ranges (1990−2003).

TSH reference range data calculated for different ethnicities [Caucasian (C), Mexican American (MA) and African American (AA)] produced further evidence that TPOAb-negative individuals with occult thyroid dysfunction were likely the primary cause of the skewing the TSH upper reference limit. Specifically, the median and 95% TSH confidence limits for TPOAb-negative AA subjects were lower than for the comparable C or MA groups [3]. It is well known that ethnicity affects the prevalence of autoimmune thyroid dysfunction (AITD) and that both AITD and congenital hypothyrodism are less prevalent in AA compared with C populations [3, 21]. The inverse relationship between the TSH upper reference limit of the different ethnic groups (calculated from antibody-negative subjects) and the prevalence of TPOAb in the ethnic populations as a whole, provides further support to the contention that the inclusion of TPOAb-negative subjects with occult thyroid dysfunction is a major factor responsible for the persistent skewing of the upper TSH reference limit.

## TPOAb-Negative Occult Thyroid Insufficiency

It is increasingly evident from studies correlating thyroid ultrasound abnormalities with the presence of TPOAb that current TPOAb assays are only qualitative markers of thyroid autoimmunity and may be negative in some patients with occult disease [20, 22–24]. TPO antibodies are known to be heterogeneous and conformational. Whereas most TPOAb are targeted against the immunodominant region of the TPO molecule, some TPOAb is specific for epitopes on denatured TPO [25]. The role that TPOAb plays in disease pathogenesis is still unclear despite the strong association between the presence of TPOAb and autoimmune thyroid failure (Fig. 4) and reports that some TPO antibodies may be cytotoxic to thyroid follicular cells [26]. Until the pathologic TPOAb moiety can be identified, current TPOAb measurements will

| | TSH (mIU/L) | Free T4 | Free T3 |
|---|---|---|---|
| Euthyroid | 0.4 - 2.5 | within population reference | within population reference |
| Grade 1: | 2.6 - 4.0 (TPOAb+) | within population reference | within population reference |
| Grade 2: | 4.1 - 10 | within population reference | within population reference |
| Grade 3: | >10 | within population reference | within population reference |
| Grade 4: | >10 | low | within population reference |
| Grade 5: | ~ >30 | low | low |

Fig. 5: Grades of Hypothyroidism

likely fail to detect TPOAb in some individuals with occult disease. Inclusion of such individuals in TSH reference range determinations will continue to skew the TSH upper limit to a value above the expected Gaussian limit of ~ 2.5 mIU/l (Fig. 3).

## Progressive Autoimmune Thyroid Insufficiency

Hashimotos' thyroiditis, the most common thyroid condition encountered in clinical practice is associated with autoimmune destruction of thyroid follicular cells that progresses slowly and insidiously over time (sometimes decades) to produce thyroid insufficiency (Fig. 6) [1, 18, 27]. Longitudinal follow-up studies suggest that subclinical hypothyroidism progresses to overt disease at a rate of ~ 5%/year [1, 27−29]. Population studies report that by the age of sixty, there is a high prevalence of both overt and subclinical hypothyroidism in women [2−4].

There are five biochemically-defined grades of developing hypothyroidism:

- Grade-1: Serum TSH values between the Gaussian and population upper limits (2.6−4.0 mIU/l) associated with serum FT4 and FT3 concentrations that are within their respective population reference limits. Hypoechoic ultrasound patterns and abnormalities in TPOAb and/or an „exaggerated" thyroliberin (TRH) response have been used to support the presence of disease.
- Grade-2: Mildly elevated (4 to 10 mIU/l) basal serum TSH, usually associated with detetectable TPOAb and serum FT4 and FT3 concentrations within their respective population reference limits.
- Grade-3: Serum TSH markedly elevated >10 mIU/l with serum FT4 and FT3 concentrations within their respective population reference limits.
- Grade-4: Serum TSH overtly elevated > 10 mIU/l with a low serum FT4 but FT3 concentrations within population reference limits.
- Grade-5: Serum TSH overtly elevated > 30 mIU/l with low FT4 as well as low FT3 concentrations.

The existence of Grade-1 disease is still controversial and was first suggested as an explanation for the ‚exaggerated' TRH responses seen in some patients with ‚normal' basal TSH and FT4 status [6, 30−33]. Later, when more sensitive 3G TSH methods became available, ‚exaggerated' TRH responses were found to be associated with basal serum TSH levels above the 50th. centile of the population reference range (2.6−4.0 mIU/l) [34]. Once the predictable relationship between basal and TRH-stimulated serum TSH was revealed, TRH-testing was judged unnecessary and is now rarely performed [34]. The concept that a serum TSH above the 50th. centile of the population reference range may represent early, occult thyroid insufficiency is not new. The 20-year follow-up study of the Whickham cohort reported an increased odds ratio for developing hypothyroidism in individuals whose serum TSH value (in

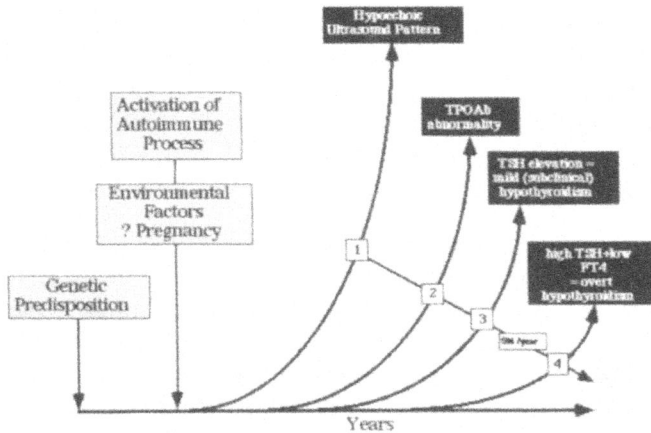

Fig. 6: Progressive Development of Hypothyroidism. Adapted from Reference [8].

1975) had been above ~ 2 mIU/l [1]. This was even the case even for AMA-negative individuals, some of whom would likely have had TPOAb detected by the more sensitive current assays [1, 35]. Recent studies suggest that a significant number of individuals with TSH in the 2.6 to 4.0 mIU/l range have hypoechoic ultrasound patterns suggestive of lymphcytic infiltration [22, 24]. One recent clinical study reported that low-dose L-T4 administration improved lipid profiles in hypercholesterolemic individuals with serum TSH between 2 and 4 mIU/l, especially when thyroid antibodies were detected [32].

Grade-2 disease. A high percentage of patients with Grade-2 profiles have TPOAb detected and/or have a hypoechoic ultrasound pattern suggestive of thyroid autoimmunity [3, 24]. However, there is still dispute concerning the clinical significance and need for therapy of Grade-2 disease [5, 6].

Grade-3, Grade-4 and Grade-5 profiles are generally accepted as indicating clinically significant hypothyroidism [5−7].

## Summary

The physiologic log/linear TSH/FT4 relationship dictates that a serum TSH abnormality is the earliest indicator of developing primary thyroid dysfunction. The accuracy of the TSH reference limits critically impacts the designation of what constitutes an „abnormal" serum TSH. Whereas there is broad agreement that the lower TSH reference limit approximates 0.3−0.4 mIU/l, the accuracy of the current upper limit of ~ 4.0 mIU/l is uncertain. Morphologic examination of the thyroid by ultrasound is currently the most sensitive way to determine early AITD [22, 24]. However,

TPOAb is the more readily accessible marker for risk factor for AITD although the pathologic component of TPOAb is still unknown and the specificity and sensitivity of current TPOAb immunoassays is suboptimal for detecting early disease in individuals with hypoechogenicity [24]. The current TSH reference range (~ 0.4 to ~ 4.0 mIU/l) is skewed towards high values largely as a result of including TPOAb-negative individuals with early occult thyroid failure.

The TSH reference range cited on laboratory reports should not be considered to be the ‚normal range'. The difference between the ‚reference' and the ‚normal' range is critical for physicians to understand. Unless a hypoechoic ultrasound pattern becomes used as an exclusion criteria for TSH reference range determinations it is unlikely that the skew in the TSH upper reference limit can be reduced to a value closer to the Gaussian projection [22, 24].

As shown schematically in Fig. 7 current TSH laboratory reference ranges are merely a crude parameter for evaluating thyroid status. Isolated TSH abnormalities suggestive of mild (subclinical) hyper- or hypothyroidism are commonly encountered in clinical practice [3]. A narrower TSH reference range (0.4–2.5 mIU/l is recommended by the new NACB consensus guidelines that state: ‚the majority (> 95%) of healthy euthyroid subjects have a serum TSH concentration between 0.4 and 2.5 mIU/l. Ambulatory patients with a serum TSH above 2.5 mIU/l, when confirmed by a repeat TSH measurement made after 3–4 weeks, may be in the early stages of thyroid failure, especially if TPOAb is detected' (Guideline #27) [8]. There is also broad agreement that the appropriate therapeutic target for titrating L-T4 replacement therapy for primary hypothyroidism is a serum TSH between 0.5 and 2.0 mIU/l (NACB Guideline #23) [8].

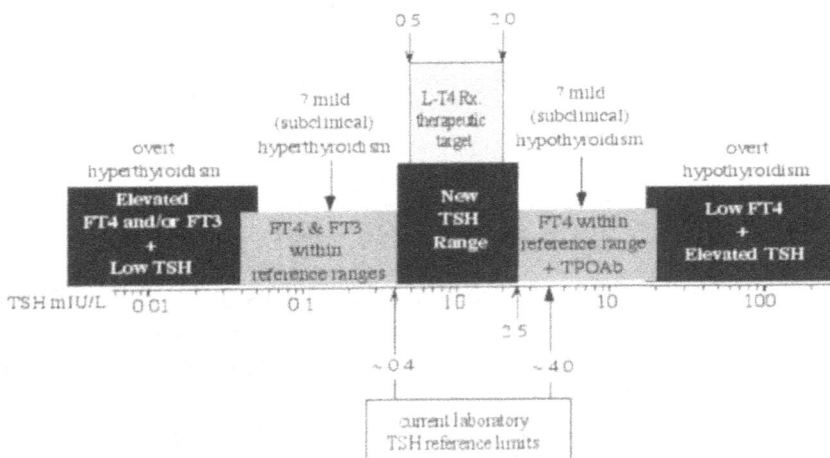

Fig. 7: Clinical Interpretation of TSH Values versus Laboratory Reference Limits.

It is likely that there will ever be an absolute TSH cut-off value that defines thyroid dysfunction with 100% certainty. It is important to interpret TSH values not merely with respect to the reference range, but also relative to clinical risk factors such as age, sex and family history and biochemical parameters such as TPOAb concentration and lipid status [8].

## References

[1] Vanderpump MPJ, Tunbridge WMG, French JM, Appleton D, Bates D, Rodgers H, Evans JG, Clark F, Tunbridge F, and Young ET. The incidence of thyroid disorders in the community; a twenty-year follow up of the Whickham survey. Clin Endocrinol (1995) 43: 55–68.

[2] Canaris GJ, Manowitz NR, Mayor G, and Ridgway EC. The Colorado thyroid disease prevalence study. Arch Intern Med (2000) 160: 526–34.

[3] Hollowell JG, Staehling NW, Hannon WH, Flanders WD, Gunter EW, Spencer CA, and Braverman LE. Serum thyrotropin, thyroxine, and thyroid antibodies in the United States population (1988 to 1994): NHANES III. J Clin Endocrinol Metab (2002) 87: 489–99.

[4] Sawin C. T., D. Chopra, F. Azizi, J. E. Mannix, and P. Bacharach. The aging thyroid: Increased prevalence of elevated serum thyrotropin levels in the elderly. JAMA (1979) 242: 247–50.

[5] McDermott MT, and Ridgway EC. Subclinical hypothyroidism is mild thyroid failure and should be treated. J Clin Endocrinol Metab (2001) 86: 1485–90.

[6] Chu JW, and Crapo LM. The treatment of subclinical hypothyroidism is seldom necessary. J Clin Endocrinol Metab (2001) 86: 4591–9.

[7] Ladenson PW, Singer PA, Ain KB, Bagchi N, Bigos ST, Levy EG, Smith SA, Daniels GH, and Cohen HD. American Thyroid Association guidelines for detection of thyroid dysfunction. Arch Intern Med (2001) 160: 1573–5.

[8] Demers LM, and Spencer CA. Laboratory Medicine Practice Guidelines: Laboratory Support for the Diagnosis and Monitoring of Thyroid Disease. Thyroid (2003) 13: 45–56.

[9] Spencer CA, LoPresti JS, Patel A, Guttler RB, Eigen A, Shen D, Gray D, and Nicoloff JT. Applications of a new chemiluminometric thyrotropin assay to subnormal measurement. J Clin Endocrinol Metab (1990) 70: 453–60.

[10] Meikle A. W., J. D. Stringham, M. G. Woodward, and J. C. Nelson. Hereditary and environmental influences on the variation of thyroid hormones in normal male twins. J Clin Endocrinol Metabl (1988) 66: 588–92.

[11] Andersen S, Pedersen KM, Bruun NH, and Laurberg P. Narrow individual variations in serum T4 and T3 in normal subjects: a clue to the understanding of subclinical thyroid disease. J Clin Endocrinol Metab (2002) 87: 1068–72.

[12] Ross, D., L. Ardisson, and M. Meskell. Measurement of thyrotropin in clinical and subclinical hyperthyroidism using a new chemiluminescent assay. J Clin Endocrinol Metab (1989) 69: 684–8.

[13] Sawin CT, Geller A, Kaplan MM, Bacharach P, Wilson PW, and Hershman JM. Low serum thyrotropin (thyroid-stimulating hormone) in older persons without hyperthyroidism. Arch Intern Med (1991) 151: 165–8.

[14] Parle JV, Maisonneuve P, Sheppard MC, Boyle P, and Franklyn JA. Prediction of all-cause and cardiovascular mortality in elderly people from one low serum thyrotropin result: a 10-year cohort study. Lancet (2001) 358: 861–5.

[15] Spencer CA, Takeuchi M, and Kazarosyan M. Current status and performance goals for serum thyrotropin (TSH) assays. Clinical Chemistry (1996) 42: 141–145.

[16] Hershman J. Utility of the radioimmunoassay of serum thyrotropin in man. Ann Intern Med (1971) 481−90.

[17] Mayberry W., H. Gharib, J. Bilstad, and S. GW. Radioimmunoassay for human thyrotropin. Ann Intern Med (1971) 74: 471−80.

[18] Bjoro T, Holmen J, Kruger O, Midthjell K, Hunstad K, Schreiner T, Sandnes L, and Brochmann H. Prevalence of thyroid disease, thyroid dysfunction and thyroid peroxidase antibodies in a large, unselected population. The Health Study of Nord-Trondelag (HUNT). Eur J Endocrinol (2002) 143: 639−47.

[19] Feldt-Rasmussen U, Hoin-Madsen M, Beck K, and e. al. Anti-thyroid peroxidase antibodies in thyroid disorders and non thyroid autoimmune diseases. Autoimmunity (1991) 9: 245−51.

[20] Bergoglio LM, Vílchez PE, Fatemi S, and Spencer CA. TPOAb Assay Limitations may be responsible for the skew in the TSH upper reference limit. Latin American Thyroid Society (2003), Cordoba, Argentina. Abstract # 123.

[21] Waller DK, Anderson JL, Lorey F, and Cunningham GC. Risk factors for congenital hypothyroidism: an investigation of infant's birth weight, ethnicity, and gender in California, 1990−1998. (2000) Teratology 62.

[22] Hansen D, Bennedbaek FN, Hoier-Madsen M, Hegedus L, and Jacobsen BB. A prospective study of thyroid function, morphology and autoimmunity in young patients with type 1 diabetes. Eur J Endocrinol (2003) 148: 245−51.

[23] Hansen D, Bennedbaek FN, Hoier-Madsen M, Jacobsen BB, and Hegedus L. Thyroid function, morphology and autoimmunity in patients with insulin-dependent diabetes mellitus. Eur J Endocrinol (1999) 140: 512−8.

[24] Pedersen OM, Aardal NP, Larssen TB, Varhaug JE, Myking O, and Vik-Mo H. The value of ultrasonography in predicting autoimmune thyroid disease. Thyroid (2000) 10: 251−9.

[25] Nishikawa T, Costante G, Prummel MF, McLachlan SM, and Rapoport B. Recombinant thyroid peroxidase autoantibodies can be used for epitopic „fingerprinting" of thyroid peroxidase autoantibodies in the sera of individual patients. J Clin Endocrinol Metab (1994) 78: 944−9.

[26] Guo J, Jaume JC, Rapoport B, and McLachlan SM. Recombinant Thyroid Peroxidase-Specific Fab Converted to Immunoglobulin G (IgG) Molecules: Evidence for Thyroid Cell Damage by IgG1, but Not IgG4, Autoantibodies. J Clin Endocrinol Metab (1997) 82: 925−31.

[27] Huber G, Staub JJ, Meier C, Mitrache C, Guglielmetti M, Huber P, and Braverman LE. Prospective Study of the Spontaneous Course of Subclinical Hypothyroidism: Prognostic Value of Thyrotropin, Thyroid Reserve, and Thyroid Antibodies. J Clin Endocrinol Metab (2002) 87: 3221−6.

[28] Parle JV, Franklyn JA, Cross KW, Jones SC, and Sheppard MC. Prevalence and follow-up of abnormal thyrotrophin (TSH) concentrations in the elderly in the United Kingdom. Clin Endocrinol (1991) 34: 77−83.

[29] Kabadi UM. ‚Subclinical hypothyroidism'. Natural course of the syndrome during a prolonged follow-up study. Arch Intern Med (1993) 153: 957−61.

[30] Bastenie P. A., M. Bonnyns, and L. Vanhaelst. Grades of subclinical hypothyroidism in asymptomatic autoimmune thyroiditis revealed by the Thyrotropin Releasing Test. J Clin Endocrinol Metab (1980) 51:163−6.

[31] Mojiminiyi OA, Rege V, Bolodeoku J, Wilcox AH, and Barron JL. Thyroid antoantibodies and the response to thyrotropin releasing hormone in patients with subclinical hypothyroidism. J Clin Pathol (1995) 48: 463−5.

[32] Michalopoulou G, Alevizaki M, Piperingos G, Mitsibounas D, Mantzos E, Adamopoulos P, and Koutras DA. High serum cholesterol levels in persons with ‚high-normal' TSH levels: should one extend the definition of subclinical hypothyroidism? Eur J Endocrinol (1998) 138: 141−5.

[33] Lindeman RD, Schade DS, LaRue A, Romero LJ, Liang HC, Baumgartner RN, Koehler KM, and Garry PJ. Subclinical hypothyroidism in a biethnic, urban community. J Am Geriatr Soc (1999) 47: 703−9.

[34] Spencer CA, Schwarzbein D, Guttler RB, LoPresti JS, and Nicoloff JT. TRH stimulation test responses employing third and fourth generation TSH assays. J Clin Endocrinol Metab (1993) 76: 494−498.

[35] Tunbridge WMG, Evered DC, Hall R, Appleton D, Brewis M, Clark F, Grimley Evans J, Young E, Bird T, and Smith PA. The spectrum of thyroid disease in a community: the Whickham survey. Clin Endocrinol (1977) 7: 481−93.

# 5 Befindlichkeitsstörungen und Lebensqualität bei Schilddrüsenfunktionsstörungen

## 5.1 Lebensqualität und Krankheitsbewältigung bei endokriner Orbitopathie

*U. T. Egle, F. Petrak, J. Hardt, G. Kahaly*

## Hintergrund und Zielsetzung

Im späten 18. Jahrhundert formulierte Thomas Jefferson für die amerikanische Verfassung den Begriff „pursuit of happiness[1]" und gab damit dem Konzept der Lebensqualität einen fest verankerten Wert. Im Jahre 1956, als die wirtschaftlichen Folgen des 2. Weltkrieges als politisches Thema in den Hintergrund gerieten, verwendete John F. Kennedy den Begriff „Quality of Life" als Schlagwort für seine Wahlkampagne. Willy Brandt führte den Gedanken unter der Bezeichnung „Lebensqualität" in den 70er Jahren ins Deutsche ein; in Abgrenzung zur damaligen konservativen Politik sprach Brandt von einer Verbesserung der Lebensqualität.

Für die Medizin lässt sich heute eine Werte-Rangfolge nennen, die inhaltlich mit dieser politischen Entwicklung verwandt ist. Nach [9] zielt medizinisches Handeln in der Regel zuerst auf die Lebenserhaltung, dann auf die Vermeidung von aktuellen oder späteren Gesundheitsschäden und erst danach auf die Lebensqualität der Patienten ab. Diese Reihenfolge ist aber nicht immer streng einzuhalten, etwa, wenn für den Fall einer Chemotherapie einer geringen lebensverlängernden Erwartung sehr starke, die Lebensqualität negativ beeinflussende Nebenwirkungen gegenüberstehen.

Die Bedeutung, die der Begriff Lebensqualität in der Medizin heute hat, lässt sich an der Anzahl der Veröffentlichungen ablesen, die man beispielsweise unter diesem Schlagwort aus der Literaturdatenbank Medline erhält: seit 1994 sind es über 2.000 pro Jahr, Tendenz steigend. Diese lassen sich vereinfacht in vier Kategorien einteilen. (A) Originalarbeiten, in denen die Lebensqualität jedes einzelnen Patienten erfragt wurde, (B) Originalarbeiten, in denen die Lebensqualität der Patienten pauschal vom Arzt eingeschätzt wurde — beispielsweise für eine bestimmte Behandlungsmethode, (C) konzeptuelle und methodische Arbeiten, insbesondere zu Erhebungsinstrumenten und Studiendesigns und (D) Übersichtsarbeiten. Es gibt im Deutschen bereits allgemeine Übersichten zur Lebensqualitätsforschung [2]. Spezielle Übersichtsarbei-

---

[1] Streben nach einem glücklichen Leben für Jedermann (frei übersetzt)

ten zur Lebensqualität bei Schilddrüsenfunktionsstörungen liegen bisher nicht vor, da hierzu – im Unterschied zu zahlreichen onkologischen Problemfeldern – bisher auch noch kaum Studien durchgeführt wurden.

## Definition und Messung von Lebensqualität

Lebensqualität ist abhängig von den Grundbedürfnissen der Menschen sowie dem Lebensstandard. In einer Gesellschaft, die ihren Mitgliedern kaum Nahrung oder Obdach gewähren kann, werden sicherlich andere Maßstäbe gelten als in den westlichen Kulturen, die hier vergleichsweise wenig Probleme haben. So kann man sich Lebensqualität als Erfüllung der Maslow'schen Bedürfnispyramide vorstellen: Angefangen von den Grundbedürfnissen nach Nahrung und Wärme über soziale Zuwendung bis hin zur Möglichkeit der Selbstverwirklichung [18]. Für medizinische Fragestellungen kann die Unterscheidung zwischen gesundheitsbezogener Lebensqualität und anderen die Lebensqualität beeinflussenden Faktoren in der Regel außer Acht gelassen werden [11], denn im Zusammenhang mit medizinischen Maßnahmen wird oft aber ein für alle Menschen wichtiges grundlegendes Gut verletzt: das der körperlichen und seelischen Unversehrtheit und Funktionsfähigkeit.

In der Medizin ist allerdings der Unterschied zwischen generischen oder allgemeinen versus krankheitsspezifischen Indikatoren der Lebensqualität zu beachten. Es gibt derzeit eine Vielzahl von Verfahren zur Messung der generischen Lebensqualität [21], die zum Teil unterschiedliche Dimensionen erfassen. Zentral sind meist Fragen zu drei Bereichen: körperliche Funktionsfähigkeit, psychisches Wohlbefinden und soziale Funktionen. Bekannte Fragebogen sind z. B. die von der European Organization for Research and Treatment of Cancer entwickelte QLQ-C-30 [1] oder das ähnlich aufgebaute SF-36 Health Survey [3, 22] von der WHO. Der besondere Vorteil generischer Indikatoren der Lebensqualität liegt in der Möglichkeit, einen Vergleich von Patienten einer bestimmten Erkrankung gegenüber Patienten anderer Erkrankungen sowie gegenüber gesunden Kontrollprobanden durchführen zu können[2]. Der Nachteil der generischen Instrumente zu Messung von Lebensqualität liegt in der fehlenden Sensitivität, Veränderungen oder Unterschiede hinsichtlich spezifischer Erkrankungen abzubilden. Eine Bestimmung der Lebensqualität mit generischen und krankheitsspezifischen Instrumenten wird heute allgemein empfohlen [4, 6, 9, 17].

---

[2] Rechnerisch lässt sich dies beispielsweise so durchführen: Man bestimmt die Differenz einer Patientengruppe zur Referenzpopulation aus der Normalbevölkerung in Form von Mittelwertsabweichungen geteilt durch die Standardabweichung und erhält so einfach zu interpretierende z-Werte, wie sie weiter unten berichtet werden. Unter Annahme einer annähernd normalverteilten Skala bedeutet ein z-Wert von −1 beispielsweise, dass ca. 15 % der Normalbevölkerung gleiche oder niedrigere Werte aufweisen, die übrigen 85 % höhere Werte. Die prozentualen Anteile zu anderen z-Werten sind in Tabellen enthalten.

Gelegentlich wird einer derart statistischen oder normativen Definition von Lebensqualität die Kritik entgegengebracht, dass gerade Lebensqualität etwas sehr Indivi-
duelles sei und sich nicht auf ein normalverteiltes Kontinuum abbilden lasse [8, 11].
Für den Einen seien z. B. sportliche, für den Anderen musische, für einen Dritten
soziale Aktivitäten wichtig im Leben – das Spektrum ist breit. Diese Kritik ist
grundsätzlich berechtigt. Wir kennen Situationen, in denen Patienten durch eine
schwere Belastung (z. B. die Diagnose eines Karzinoms) ihr bisheriges Leben reflektieren und aus dem Schicksalsschlag einen Gewinn an Lebensqualität ziehen konnten. In solchen Fällen wird eine einfache Fragebogenmessung, wie mit den oben
beschriebenen Verfahren, kaum die Komplexität des Geschehens abbilden können.
Diese Fälle sind aber selten, die Kritik geht am klinischen Alltag vorbei. Für die
meisten Menschen ist es wichtig, sich körperlich, psychisch und sozial wohl zu fühlen
und eine ausreichende Leistungsfähigkeit zu haben [2]. Wie unten gezeigt wird, er-
gänzen einfache Fragebogen zur Lebensqualität die übliche ärztliche Symptomerhe-
bung und stellen eine wichtige Bereicherung der Zielkriterien medizinischer Behandlung und Forschung dar.

## Krankheitsverarbeitung (Coping)

Krankheitsverarbeitung umfasst alle Bemühungen des Patienten, gegenwärtige oder
zukünftige Belastungen, die aus einer Krankheit resultieren, zu bestehen oder zumindest zu vermeiden und damit körperlich ebenso wie seelisch erträglich zu halten [10,
14] und sie letztlich dadurch zu meistern [16]. Ausgangspunkt dieser sogenannten
„Coping-Forschung" sind die Untersuchungen von H. Selye in den späten 30er und
40er Jahren des 20. Jahrhunderts, welcher die Grundlagen für die Stress-Forschung
legte. Unter Stress verstand er ganz wesentlich unspezifische körperliche Reaktionen
auf biologische oder psychosoziale Belastungssituationen, vor allem wenn jene unser
alltägliches Agieren und Reagieren überfordern [20]. Unterschieden wird dabei zwischen den drei Ebenen Handeln, kognitive sowie emotionale Verarbeitung [10, 19].

Die quantitative Erfassung der Krankheitsverarbeitung erfolgt im deutschsprachigen
Raum überwiegend mit dem Freiburger Fragebogen zur Krankheitsverarbeitung
(FKV) [16], einer deutschen Adaptation der „Ways-of-Coping-Checklist" von [14].

## Lebensqualität und Krankheitsverarbeitung bei endokriner Orbitopathie

Der Zusammenhang von Krankheitsverarbeitung und endokriner Orbitopathie (EO)
ist bisher nur in einer Arbeit von [13] und einer Untersuchung der Arbeitsgruppe
um [23] erwähnt worden. Die prospektive kontrollierte Studie von [13] mit 95 neu
diagnostizierten Patienten mit endokriner Orbitopathie hatte zum Ziel, einen Zusam-

menhang zwischen dem Auftreten von einschneidenden Lebensereignissen bzw. im Einfluss von Stress auf Patienten mit endokriner Orbitopathie zu untersuchen. In einer nebengeordneten Fragestellung ergab sich auch ein Aspekt bezüglich der Krankheitsverarbeitung. Dabei zeigte sich eine quantitative Vergleichbarkeit der Coping-Stile von Patienten mit negativen und positiven Lebensereignissen in der 12-Monatsperiode vor der Erstdiagnose. Eine qualitative Auswertung hinsichtlich der aktuellen Lebensqualität findet sich in dieser Untersuchung nicht. Auch [23] erwähnen die Krankheitsverarbeitung eher beiläufig und kommen dabei zu dem Ergebnis, dass Frauen mit endokriner Orbitopathie niedrigere Werte für problemorientierte Verarbeitungsstile aufweisen, während Männer weniger Frustrationstoleranz hinsichtlich des zeitlichen Verlaufs zeigen, jeweils im Vergleich mit einer Kontrollgruppe.

Untersuchungen zum Zusammenhang von Lebensqualität und endokriner Orbitopathie gibt es bis dato vor allem von der Arbeitsgruppe um [7] aus den Niederlanden. In einer Studie an 70 euthyreoten Niederländern mit endokriner Orbitopathie (50 Frauen, 20 Männer, durchschnittlich 53 Jahre alt) wurde mit einer verkürzten Form des SF-36 ein signifikant geringerer Lebensqualitätsscore im Vergleich zu den Mittelwerten der nordamerikanischen Normalbevölkerung gefunden. Es fanden sich keinerlei positive Zusammenhänge zwischen Lebensqualität und Krankheitscharakteristika, Dauer, Schwere oder dem Stadium der Erkrankung und auch nicht mit Alter und Geschlecht der Patienten. Verglichen mit anderen chronisch kranken Patienten (Diabetes mellitus, Emphysem, koronare Herzerkrankung) wiesen EO-Patienten in dieser Studie eine signifikant stärker reduzierte Lebensqualität auf. Problematisch bei dieser Studie ist allerdings der Vergleich mit den Mittelwerten einer nordamerikanischen Normalbevölkerung, da dabei mögliche kulturelle, vor allem jedoch auch Alters- und Geschlechtseffekte, welche bei den verwendeten Erhebungsverfahren bedeutsam sind, nicht hinreichend berücksichtigt werden können.

## Eigene Untersuchungsergebnisse

Eine eigene Untersuchung an 100 EO-Patienten mit einer Erkrankungsdauer von weniger als zwei Jahren erbrachte eine im Vergleich zu einer deutschen Normalbevölkerungsstichprobe deutlich reduzierte Lebensqualität sowohl in den vier Dimensionen des physischen (Skala 1 bis 4) als auch in den Dimensionen des psychischen (Skala 5 bis 8) Erlebens, wobei letzteres insgesamt noch ausgeprägter eingeschränkt war (vgl. Abb. 1). Die große Streubreite in den einzelnen Skalen macht die ausgeprägte Heterogenität der EO-Population hinsichtlich der subjektiv erlebten Einschränkung der Lebensqualität sehr deutlich. Darüber hinaus wurde auch ein signifikanter korrelativer Zusammenhang zwischen reduzierter Lebensqualität einerseits und depressiver Krankheitsverarbeitung andererseits deutlich. Auch sonst war auffällig, dass Einschränkungen der Lebensqualität bei endokriner Orbitopathie sehr viel ausgeprägter durch die untersuchten psychosozialen Faktoren (Angst, Depres-

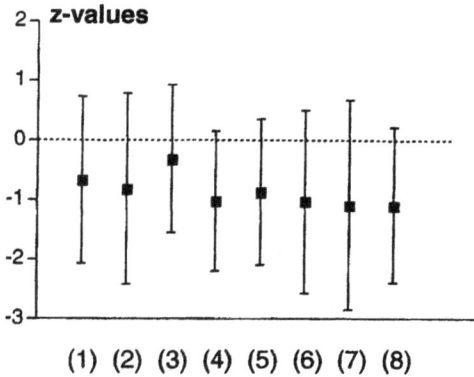

Abb. 1: Einschränkungen der Lebensqualität (SF-36) bei Patienten mit endokriner Orbitopathie (Egle et al. 1999). z-Wert von 0 entspricht dem Mittelwert der deutschen Normalbevölkerung, z = −1 bzw. −2 entspricht einer Einschränkung um 1 bzw. 2 Standardabweichung(en) usw. jeweils unter Berücksichtigung von Alters- und Geschlechtseffekten. (1) physisches Funktionieren, (2) Einschränkung der phys. Rollenfunktion, (3) Schmerz, (4) allgemeine Gesundheitswahrnehmung, (5) Vitalität, (6) soziales Funktionieren, (7) Einschränkung der emotionalen Rollenfunktion, (8) psychische Gesundheit.

sion, depressive Krankheitsverarbeitung) und nur in einem sehr geringen Ausmaß durch endokrinologische (Schilddrüsenfunktionen), immunologische und sonstige biologische Parameter beeinflusst wurde. So konnte z. B. keinerlei Zusammenhang zwischen eu-, hyper- oder hypothyreoter Stoffwechsellage einerseits und Coping-Stilen bzw. Einschränkungen der Lebensqualität andererseits gefunden werden.

## Schlussfolgerungen

Die Ergebnisse der Mainzer Untersuchung sprechen sehr eindeutig dafür, dass die durchaus erheblichen Einschränkungen der Lebensqualität von Patienten mit endokriner Orbitopathie nicht direkt mit ihrer Schilddrüsen-Funktionsstörung zusammenhängen, sondern sehr viel mehr durch die beim Auftreten der Erkrankung bereits bestehenden Persönlichkeitsstile und Lebenssituation bedingt sind, auf die das Krankheitsereignis dann als weiterer Stressor trifft und in deren Kontext es bewältigt werden muss. Diesen von der Grunderkrankung primär unabhängigen psychosozialen Belastungssituationen sollte − zumindest bei einer nicht unerheblichen Subgruppe von EO-Patienten − in der Betreuung dieser Patienten künftig stärker Rechnung getragen werden. Die Patienten neigen durchaus dazu, die beeinträchtigte Lebensqualität ursächlich mit ihrer Schilddrüsenerkrankung zusammenzubringen und dann ggf. auch mit der Behandlung bzw. dem Behandler unzufrieden zu sein.

# Literatur

[1] Aaronson NK, Cull AM, Stein K, Sprangers MAG. The european organisation for research and treatment of cancer (EORTC) modular approach to quality of life assessment in oncology: an update. In: Spilker B (ed.) Quality of life in pharmacoeconomics and clinical trials, 2$^{nd}$ edition. Philadelphia: Lippincott-Raven (1996) 179–190.

[2] Bullinger M. Gesundheitsbezogene Lebensqualität und subjektive Gesundheit. Psychother Psychosom med Psychol (1996) 47: 76–91.

[3] Bullinger M, Kirchberger I. SF-36 Fragebogen zum Gesundheitszustand. Göttingen: Hogrefe (1998)

[4] Cox D, Fitzpatrick R, Fletcher AE, Gore SM, Spiegelhalter DJ, Jones DR. Quality-of-life assessment: can we keep it simple? J R Statist Soc A (1992) 155 (3): 353–393.

[5] Egle UT, Kahaly GJ, Petrak F, Hardt J, Batke J, Best J, Rothenbacher M. The relevance of physical and psychosociel factors for the quality of life in patients with thyroid-adssociated orbitopathy (TAO). Exp Clin Endocrinol Diabetes (1999) 107 (Suppl 5): S168–71.

[6] Fitzpatrick R, Fletcher A, Gore S, Jones D, Spiegelhalter D, Cox D. Quality of life measures in health care. I: Applications and issues in assessment. BMJ (1992) 305 (6861): 1074–7.

[7] Gerding MN, Terwee CB, Dekker FW, Koornneef L, Prummel MF, Wieringa WM. Quality of life in patients with Graves' ophthalmopathy is markly decreased: measurement bei the Medical Outcomes Study Instrument; Thyroid (1997) 7: 885–89.

[8] Gill TM, Feinstein AR. A critical appraisal the quality of quality-of-life measurements. JAMA (1994) 272 (8): 619–26.

[9] Guyatt GH, Naylor CD, Juniper E, Heyland DK, Jaeschke R, Cook DJ. Users' guides to the medical literature. XII. How to use articles about health-related quality of life. Evidence-Based Medicine Working Group. JAMA (1997) 277 (15): 1232–7.

[10] Heim E, Augustiny K, Blaser A. Krankheitsbewältigung (Coping) – ein integriertes Modell; Zeitschrift für Psychotherapie, Psychosomatik, medizinische Psychologie (1983) 1083; 33: 35–40.

[11] Joyce CRB. Entwicklung der Lebensqualität in der Medizin. In: Schwarz R, Bernhardt J, Flechter H, Küchler T, Hürny C. Lebensqualität in der Onkologie. München: Zuckerschwert (1991) 11–22.

[12] Joyce CRB. Use, misuse and abuse of questionnaires on quality of life. Patient Education and Counselling (1995) 26: 319–323.

[13] Kung AW. Life events, daily stresses and coping in patients with Graves' disease. Clin. Endocrinol (Oxf); (1995) Mar; 42 (3): 303–308.

[14] Lazarus RS, Folkman S. Stress, appraisal and coping; New York; Springer (1984).

[15] MacDonagh, R. Quality of life and its assessment in urology. Br J Urol (1996) 78 (4): 485–496.

[16] Muthny FA. Freiburger Fragebogen zur Krankheitsverarbeitung, FKV; Manua; Belth GmbH; Weinheim (1989).

[17] Penson DF, Litwin MS. Health-related quality of life in patients with urologic cancers. AUA Update Series (1997) XVI (5): 34–38.

[18] Schipper H, Clinch JJ, Olweny CLM. Quality of life studies: definitions and conceptual issues. In: Spilker B, Editor. Quality of life and pharmacoeconomics in clinical trials, 2$^{nd}$ Edition. Philadelphia: Lippincott-Raven (1996) 11–24.

[19] Schüssler G. Psychosomatik/Psychotherapie systematisch; Uni-Med. Verlag AG, Lorch; (1995).

[20] Seyle H. Stress without distress; Vie-Medicale_Au-Canada_Francais. (1975) Aug; Vol. 4 (8): 964–968.

[21] Spilker B. Quality of life and pharmacoeconomics in clinical trials, 2$^{nd}$ Edition. Philadelphia: Lippincott-Raven. (1996).

[22] Ware JE, Jr., Kosinski M, Gandek B, Aaronson NK, Apolone G, Bech P, Brazier J, Bullinger M, Kaasa S, Leplege A, Prieto L, Sullivan M. The factor structure of the SF-36 Health Survey in 10 countries: results from the IQOLA Project. International Quality of Life Assessment. J Clin Epidemiol (1998) 51 (11): 1159−65.
[23] Yoshiuchi K, Kumano H, Nomura S, Yoshimura H, Ito K, Kanaji Y, Ohashi Y, Kuboki T, Suematsu H. Stressful life events and smoking were associated with Graves' disease in women, but not in men; Psychosom. Med. (1998); Mar−Apr; 60 (2) : 182−185.

## 5.2 Befindlichkeitsstörungen und Lebensqualität bei Schilddrüsenfunktionsstörungen − insbesondere bei Hypothyreose und Schilddrüsenkarzinom

*M. Langkafel, S. Tagay, N. Schöpper, A. Bockisch, W. Senf, R. Görges*

Während eine wachsende Anzahl von Studien die psychische Situation und Lebensqualität von Patienten mit Krebserkrankungen thematisieren, sind entsprechende Publikationen für das Schilddrüsenkarzinom selten [2, 3]. Das mag zum einen an der relativen Seltenheit dieser Krebserkrankung liegen (jährlich erkranken 1−3/ 100.000 an einem differenzierten Schilddrüsenkarzinom), zum anderen gilt die Prognose mit 10 Jahres-Überlebensraten von 90% als ausgesprochen gut [7]. Da es aber im Verlauf der Erkrankung bei 5−20% der Patienten zu lokalen Rezidiven und bei bis zu 13% zu Fernmetastasen kommt, ist eine Langzeitbeobachtung notwendig, in dessen Rahmen (Radiojoddiagnostik, Thyreoglobulinbestimmung) zumindest bisher kurzfristige hypothyreote Phasen zur endogenen TSH-Stimulation notwendig sind. Hypothyreote Stoffwechsellagen wiederum können zu vielfältiger psychischer und körperlicher Symptomatik führen, die potenziell die (gesundheitsbezogene) Lebensqualität herabsetzen.

## Das Konstrukt „Lebensqualität"

Das psychologische Konstrukt „Lebensqualität" ist eine wissenschaftliche Umsetzung der alten Frage des Arztes: „Wie geht es Ihnen?". Dieses Konstrukt bedeutet zum einen die „offizielle" Anerkennung des Subjektiven in der naturwissenschaftlich orientierten Medizin, zumal wenn die Lebensqualität als „Outcome-Parameter" akzeptiert wird. Zum anderen setzt sie sich aus vielen voneinander abhängigen Faktoren zusammen, da die Lebensqualität als die individuelle Sicht der eigenen Position im Kontext der Kultur und des Wertesystems, in dem die Person lebt, definiert wird

(WHO). Die Gesundheit spielt dabei eine wichtige Rolle neben anderen Faktoren wie Bildung, Einkommen, soziale Beziehungen, Güte des Arbeitsplatzes oder das Ausmaß der Unabhängigkeit. Im medizinischen Kontext meint die gesundheitsbezogene Lebensqualität Auswirkungen von Gesundheit, Krankheit und Behandlung auf das tägliche Leben hinsichtlich solcher anderer Faktoren.

## Lebensqualität bei Hypothyreose

Die häufig benutzten Ratingskalen zur Quantifizierung von durch Hypothyreose begründeten Symptomen [1, 8] fokussieren nahezu ausschließlich auf körperliche Symptome. Die Validität solcher Scores ist oft nicht befriedigend: die Billewicz-Skala [1] erkennt z. B. 62 % der Patienten „richtig", Patienten mit einer sog. „subklinischen" Hypothyreose werden zu 24 % erkannt [8].

Neben den körperlichen Symptomen kommt es bei der Hypothyreose aber auch zu vielfältigen psychischen Symptomen, das Zentralnervensystem gilt als das Organ mit der größten Empfindlichkeit für einen entsprechenden Hormonmangel [5]. So werden kognitive Störungen bei 66–90 % der Patienten mit Hypothyreose beschrieben, depressive Symptome bei etwa 40 %. Allgemein kommt es bei abfallenden Schilddrüsenhormonspiegeln zunächst zu einer psychischen Verlangsamung, dann zu einer Störung des Kurzzeitgedächtnisses, zur Dysphorie, zu einer Affektlabilität und zum emotionalen Rückzug. Es tritt Müdigkeit und Erschöpfung ein. Kommt es zu weiterem Hormonabfall sind auch – insbesondere bei rasch eintretendem Hormondefizit – Wahrnehmungsstörungen, Illusionen und Halluzinationen, sogar eine dementielle Entwicklung möglich.

Selbstverständlich wird durch solche Symptome die Lebensqualität negativ beeinflusst. Dabei werden psychische Faktoren als die Lebensqualität stärker vermindernd wahrgenommen als körperliche. [6] zeigten anhand eines selbstentwickelten Lebensqualitätsfragebogens, dass „allgemeine Erschöpfung", „Müdigkeit", „mentale und körperliche Verlangsamung" besonders häufig und „allgemeine Erschöpfung", „Verlangsamung", „allgemeines Unwohlsein", „sich depressiv fühlen" und „schlechtere Konzentration" als besonders beeinträchtigend von den befragten ehemals hypothyreoten (nun behandelten) Patienten erlebt wurden.

## Lebensqualität bei Schilddrüsenkarzinompatienten in Kurzzeithypothyreose

Im Rahmen der notwendigen Nachuntersuchungen (Radiojoddiagnostik und -therapie, Thyreoglobulinbestimmung) von Patienten mit (differenzierten) Schilddrüsenkarzinomen besteht immer wieder die Notwendigkeit, kurzfristig hypothyreote Zustände durch 4 wöchiges Absetzen des L-Thyroxins iatrogen hervorzurufen, um die endogene TSH-Produktion zu stimulieren (falls nicht alternativ unter Vermeidung solcher Kurzzeithypothyreosen das rekombinante TSH eingesetzt wird). Es liegt daher nahe, die Lebensqualität von Patienten unter solchen Schilddrüsenhormondefiziten zu untersuchen.

## Studiendesign

Es wurden dazu 136 konsekutive Patienten, die zur Radiojodtherapie bzw. zur -diagnostik stationär in der Klinik für Nuklearmedizin des Universitätsklinikums Essen aufgenommen wurden (T1), u. a. mit einem Fragebogen untersucht, der neben auf körperliche Symptome fokussierende Fragen (orientiert nach Zulewski) verschiedene Depressions- und Angstskalen (POMS, BDI, HADS-D), Fragen zur Sozialen Unterstützung (F-Sozu) und den Lebensqualitätsfragebogen SF-36 beinhaltete. Der SF-36 besteht aus 8 Unterskalen, von denen jeweils 4 zu einer körperlichen Summenskala und zu einer psychischen Summenskala führen.

Es konnten 126 Patienten in die Studie aufgenommen werden. 105 dieser Patienten beantworteten zusätzlich den gleichen Fragebogen noch einmal etwa 8 Wochen später, nachdem sie die Radiojodtheapie bzw. -diagnostik hinter sich gebracht hatten (T2) und mit L-Thyroxin substituiert wurden. Aus dieser Gruppe wiederum konnten bisher 38 Patienten erneut untersucht werden, als sie sich nach mindestens 1-jährigem komplikationsfreiem Verlauf der abschließenden Radiojodiagnostik unterzogen (T3). Randomisiert wurde diese bei 24 Patienten erneut unter Hypothyreose, bei 14 Patienten ohne Hypothyreose nach exogener TSH-Stimulation durch rekombinantes TSH durchgeführt.

## Ergebnisse und Diskussion

Dargestellt werden in diesem Rahmen die Ergebnisse der „Hospital Anxiety and Depression Scale – Deutschland", HADS-D (Quantifizierung von Angst und Depressivität), und der SF-36 (gesundheitsbezogene Lebensqualität).

a) Alle Patienten, die sich einer Radiojodtherapie bzw. -diagnostik unterzogen (T1 + T3) zeigten im Mittel unauffällige Depressivitätswerte, aber pathologisch erhöhte Angstwerte. So fanden sich in der Hypothyreosegruppe zu T1 bei über 60 % der Patienten auffällige Angstwerte (in der Normalbevölkerung 16,7 %). Beide Untersuchungsgruppen zum Zeitpunkt T3 (Abschlussdiagnostik unter Hypothyreose, Abschlussdiagnostik mit exogenem TSH) zeigten gleiche Angst- und Depressivitätswerte. Daher ist die erhöhte Angst eher auf situative (psychologisch bedingte) Faktoren und Belastungen zurückzuführen als auf metabolisch bedingte Ursachen in der Hypothyreose (Abb. 1).

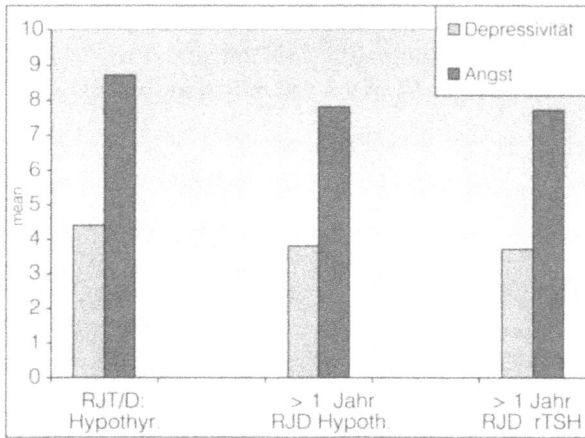

Abb. 1: HADS-D Werte in den untersuchten Gruppen. linke Säulen: initiale Radiojodtherapie bzw. -diagnostik (T1) unter Hypothyreose; mittlere Säulen: Nachuntersuchung T3 unter Hypothyreose; rechte Säulen: Nachuntersuchung unter L-Thyroxingabe und rTSH.

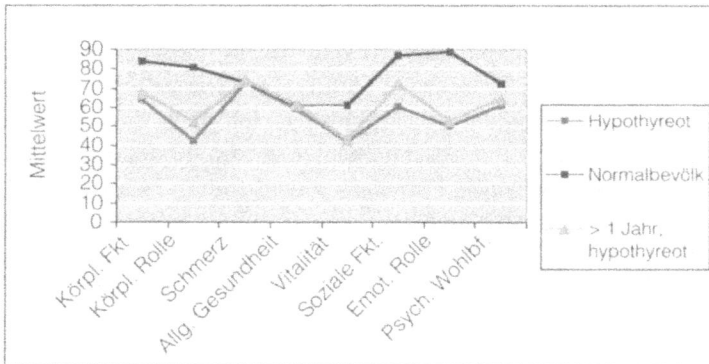

Abb. 2: SF-36-Subskalen: Patienten T1 u. 1 Jahr später, in Hypothyreose vs. Normalbevölkerung.

b) Die mittels SF-36 quantifizierte Lebensqualität war unter Hypothyreose sowohl zum Zeitpunkt T1 als auch bei der Nachuntersuchung zum Zeitpunkt T3 in 2 der 4 Subskalen zur körperlichen Summenskala und in allen 4 Subskalen zur psychischen Summenskala hochsignifikant und deutlich erniedrigt (Abb. 2). Die Lebensqualität der Patienten, die bei der Abschlussuntersuchung mit rTSH unter fortlaufender L-Thyroxingabe stimuliert wurden, war bis auf die Subskala „Emotionale Rollenfunktion" vergleichbar der der Normalbevölkerung (Abb. 3).

So zeigen Patienten mit (differenzierten) Schilddrüsenkarzinomen in der Kurzzeithypothyreose eine deutliche Verminderung ihrer gesundheitsbezogenen Lebensqualität. Dabei sind psycho-soziale Aspekte noch stärker betroffen als körperliche. Da solche

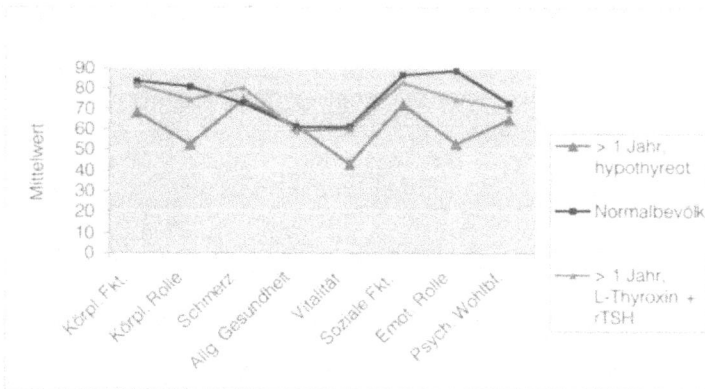

Abb. 3: SF-36-Subskalen: Pat. 1 Jahr später (Hypothyr.- + rTSH-Gruppe) vs. Normalbevölkerung

Einschränkungen der Lebensqualität unter exogener TSH-Stimulation mit rTSH nicht zu beobachten sind, treten hier wahrscheinlich situationsspezifische Faktoren in den Hintergrund, denn diese wären für beide Untersuchungsgruppen zum Zeitpunkt T3 identisch. Es spielen hier wohl am ehesten Belastungsfaktoren eine Rolle, die auf die hypothyreote Stoffwechselsituation zurückzuführen sind.

So sind auch für Schilddrüsenkarzinompatienten Angebote im Bereich der psychoonkologischen Beratung und Versorgung zu diskutieren. Die Daten sprechen dafür, bei „Risikopatienten" (psychische Erkrankungen in der Vorgeschichte, aktuelle psychische Komorbidität u. ä.) die Radiojoddiagnostik mit exogener TSH-Stimulation (r-TSH) durchzuführen, um die Belastungen durch die sonst notwendige Hypothyreose zu vermeiden.

## Literatur:

[1] Billewicz WZ, Chapman RS, Crooks J, Day ME, Gossage J, Wayne E, Young J. Statistical methods applied to the diagnisis of hypothyroidism. Q J Med 1969, 150, 255–266.
[2] Dow KH, Ferrell BR, Anello C. Quality-of-life changes in patientss with thyroid cancer after withdrawalof thyroid hormone therapy. Thyroid, 1997a, 7, 613–619.
[3] Dow K, Ferrell B, Anello C. Balancing demands of cancer surveillance among survivors of thyroid cancer. Cancer Practice 1997b, 5, 289–294.
[4] Görges R. The changing epidemiology of thyroid cancer. In Thyroid cancer (eds. Biersack HJ, Grünwald F), 2001, Springer, Berlin, Heidelberg.
[5] Haggerty JJ, Stern RA, Mason GA, Beckwith J, Morey CE, Prange AJ. Subclinical hypothyroidism: a modifiable risk factor for depression? Am J Psychiat 1993, 150, 508–510.
[6] Jaeschke R, Guyatt G, Cook D, Harper S, Gerstein HC. Spectrum of quality of life impairment in hypothyroidism. Quality of Life Research 1994, 3, 323–327
[7] Meier CA, Braverman LE, Ebner SA, Veronikas I, Daniels GH, Ross DS, Deraska DJ, Davies TF, Valentine M, Degroot LJ, Curan P, McEllin K, Reynolds J, Robbins J, Weintraub BD.

Diagnostic use of recombinant human thyrotropin in patients with thyroid carcinoma (Phase I/
II Study). J Clin Endocrinol Metab 1994, 78 (1): 188–196.

[8] Zulewski H, Müller B, Exer P, Miserez AR, Staub JJ. Extimation of tissue hypothyroidism by
a New Clinical Score: Evaluation of patients with various grades of hypothyroidism and controls.
J Clin Endocrinol Metab. 1997, 82 (3): 771–776.

## 5.3 Rekombinantes TSH und Lebensqualität in der Nachsorge des Schilddrüsenkarzinoms

*M. Luster, M. Dietlein*

Jedes Jahr erkranken 2. 500 bis 3. 000 Menschen in Deutschland an einem Schilddrü-
senkarzinom, etwa 90 % von ihnen an gut differenzierten papillären oder follikulären
Tumoren mit guten Heilungschancen. Die Prognose der Patienten ist nach operativer
Entfernung der Schilddrüse und anschließender Radioiodtherapie sehr gut. Weniger
als 3 % der Patienten sterben innerhalb der ersten fünf Jahre nach Primärtherapie,
nach 40 Jahren liegt die Mortalitätsrate bei etwa 10 %. Wichtig ist eine lebenslange
Nachsorge der Patienten, um Rezidive frühzeitig zu erkennen und zu behandeln.
Die Rezidivrate liegt in den ersten fünf Jahren bei 15 % und nach 30 Jahren bei
etwa 35 %.

Bei den hohen Heilungsraten des differenzierten Schilddrüsenkarzinoms rücken die
Aspekte der Lebensqualität in den Vordergrund. Indikation und Frequenz der Radioiodtherapie bzw. der Iod-131-Ganzkörperszintigraphie werden risikoadaptiert gestellt [1, 3]. Neben höherem Patientenalter und männlichem Geschlecht sind der
histologische Tumortyp (z. B onkozytäre Varianten), der Durchbruch der Schilddrü-
senkapsel (nach der 5. Auflage der UICC-Klassifikation $pT_4$, nach der 6. Auflage
$pT_3$ bei minimaler Weichteilinfiltration, $pT_4$ bei Organinfiltration) und insbesondere
das Vorliegen von Fernmetastasen die wesentlichen Risikofaktoren. Etwa drei Viertel
der Patienten mit einem differenzierten Schilddrüsenkarzinom gehören zur Low-
Risk-Gruppe. Nach Thyreoidektomie und einmaliger Radioiodablation der Restschilddrüse wird der Behandlungserfolg durch eine weitere Iod-131-Ganzkörperszin-
tigraphie unter TSH-Stimulation 3 bis 6 Monate später dokumentiert. Säulen der
nachfolgenden ambulanten Nachsorge sind die Messung des Thyreoglobulin(Tg)-
Spiegels im Verlauf und die Sonographie der Halsweichteile, ohne dass routinemäßig
eine Radioioddiagnostik erforderlich wird. Lediglich die Patienten der High-Risk-

Gruppe erhalten zurzeit im Rahmen der Standardnachsorge in ein- bis zweijährigen Intervallen Iod-131-Ganzkörperszintigraphien über etwa 5 Jahre. Neben der höheren Wahrscheinlichkeit einer Metastasierung in der High-Risk-Gruppe ist die begrenzte Sensitivität der Thyreoglobulin-Bestimmung unter TSH-Suppression zu berücksichtigen: Isolierte zervikale Metastasen gehen bei etwa 20 % der Patienten initial mit falsch negativen Tg-Werten einher und erst die TSH-Stimulation lässt den Tg-Spiegel im Falle einer Metastasierung ansteigen [9].

Voraussetzungen für die Radioiodtherapie und die Radioioddiagnostik sind neben der Iodkarenz (iodarme Diät über 1−2 Wochen) die Stimulation des TSH-Basalspiegels > 30 mU/l. Im Falle der therapeutischen Iod-131-Gabe (Ablation der Restschilddrüse, Behandlung von Metastasen) ist der Entzug der Schilddrüsenhormon-Medikation (etwa 4−5 Wochen für Levothyroxin, etwa 2 Wochen für Triiodthyronin) weiterhin Methode der Wahl. Im Einzelfall ist die Radioiodtherapie unter einer Stimulation mit rhTSH gerechtfertigt, insbesondere bei Komorbidität, bei reduziertem Allgemeinzustand, bei einem unzureichenden TSH-Anstieg unter einem Schilddrüsenhormon-Entzug oder bei Metastasen mit vermehrtem Kompressionseffekt in der Unterfunktion [8]. Hingegen stellt für die diagnostische Iod-131-Applikation die exogene TSH-Stimulation durch rekombinantes humanes TSH (rhTSH, Thyrogen®) eine diagnostisch gleichwertige Alternative dar, wobei den Patienten eine mehrwöchige Schilddrüsenunterfunktion erspart bleibt [6, 7]. Rekombinantes humanes TSH wird 2 Tage und 1 Tag vor der Iod-131-Gabe intramuskulär injiziert, es besteht eine gute Verträglichkeit, der Preis des Medikaments beträgt derzeit etwa 1000 €.

Neben der besseren Lebensqualität unter rhTSH belegten Fragebogen-gestützte Erhebungen aus den Niederlanden [10] und Deutschland [4], dass die gesamtgesellschaftlichen Kosten des Präparates durch den Erhalt der Arbeitsleistung kompensiert werden. In der niederländischen Studie führte der Schilddrüsenhormon-Entzug durch die Fehlzeiten der Erwerbstätigen zu einem Ausfall von 45 % der Arbeitsleistung und durch unproduktives Arbeiten zu einem weiteren Verlust von 14 % der Arbeitsleistung. Die Autoren Nijhuis et al. [10] bewerteten den Produktivitätsverlust mit 1090 € (Bezugsjahr 1999, 16 €/h). Auch für die unbezahlte Arbeit im Haushalt, Studium oder Ehrenamt gingen 28 % der Arbeitsleistung durch Ausfallzeiten und weitere 12 % durch unproduktives Arbeiten verloren. Zusätzliche medizinische Kosten entstanden durch die Konsultation des Hausarztes von 16 % der Patienten und durch eine Selbstmedikation (Schmerzmittel) von 24 % der Patienten. 48 % der Patienten berichteten über ausgeprägte Symptome der Hypothyreose.

Im Rahmen einer entsprechenden Befragung der Klinik und Poliklinik für Nuklearmedizin der Universität Würzburg [4] beeinträchtigte der Schilddrüsenhormon-Entzug bei 67 % der Patienten die Arbeitsleistung mäßiggradig oder ausgeprägt. 61 % der berufstätigen Patienten waren zeitweise nicht arbeitsfähig. Im Median aller Patienten wurden 11 Krankheitstage gemeldet. Die Empfehlung zum Verzicht auf das Steuern des eigenen Autos während der Schilddrüsenunterfunktion (wegen verlängerter Reaktions- und Reflexzeiten) wurde von immerhin 34% der befragten Patienten nicht befolgt. Damit wird auch die erhöhte Unfallgefahr im Straßenverkehr und im Haushalt während des Schilddrüsenhormon-Entzugs zu einem Argument für den Einsatz von rhTSH.

Multizentrische Untersuchungen an 229 Patienten, die im Rahmen des Zulassungsverfahrens von rhTSH zeitlich gestaffelt einer exogenen TSH-Stimulation durch rhTSH und dann einer endogenen TSH-Stimulation durch Schilddrüsenhormon-Entzug unterzogen wurden, zeigten unter rhTSH eine signifikant bessere Lebensqualität in Bezug auf die körperliche Aktivität, die Tagesbewältigung und die Emotionalität [6]. Zusätzlich wurden unter dem $T_4$-Entzug im Einzelfall Komplikationen wie Angina pectoris, Synkope und entgleister Diabetes mellitus beobachtet. Daher stellen schwere Begleiterkrankungen (z. B. koronare Herzerkrankung, Herzinsuffizienz, respiratorische Insuffizienz, Diabetes mellitus, Depression) neben der unzureichenden endogenen TSH-Produktion eine medizinisch zwingende Indikation für rhTSH dar [5].

## Literatur

[1] Deutsche Krebsgesellschaft und Deutsche Gesellschaft für Chirurgie (Informationszentrum für Standards in der Onkologie − ISTO) (2001) Maligne Schilddrüsentumoren. www.uni-duesseldorf.de/AWMF.

[2] Dietlein M., J. Dressler, J. Farahati et al.: Leitlinie zur Radioiodtherapie (RIT) beim differenzierten Schilddrüsenkarzinom. Deutsche Gesellschaft für Nuklearmedizin. Nuklearmedizin (1999) 38: 221−222.

[3] Dietlein M., J. Dressler, W. Eschner et al.: Verfahrensanweisung für die Iod-131-Ganzkörperszintigraphie beim differenzierten Schilddrüsenkarzinom (Version 2). Deutsche Gesellschaft für Nuklearmedizin. Nuklearmedizin (2003) 42: 123−125.

[4] Felbinger R., M. Luster, C. Reiners: Folgen der Hypothyreose nach Schilddrüsenhormonentzug − was kostet das? Nuklearmedizin (2003) 42,2: A13.

[5] Genzyme Europe B. V.: Thyrogen®, Fachinformation, Produktmonographie (2001).

[6] Haugen B. R., F. Pacini, C. Reiners et al.: A comparison of recombinant human thyrotropin and thyroid hormone withdrawal for the detection of thyroid remnant or cancer. J. Clin. Endocrinol. Metab. (1999) 84: 3877−3885.

[7] Ladenson P. W., L. E. Braverman, E. L. Mazzaferri et al.: Comparison of administration of recombinant human thyrotropin with withdrawal of thyroid hormone for radioactive iodine scanning in patients with thyroid carcinoma. N. Engl. J. Med. (1997) 337: 888−896.

[8] Luster M., M. Lassmann, H. Haenscheid et al.: Use of recombinant human thyrotropin before radioiodine therapy in patients with advanced differentiated thyroid carcinoma. J. Clin. Endocrinol. Metab. (2000) 85: 3640−3645.

[9] Mazzaferri E. L., R. J. Robbins, C.A. Spencer et al.: A consensus report of the role of serum thyroglobulin as a monitoring method for low-risk patients with papillary thyroid carcinoma. J. Clin. Endocrinol. Metab. (2003) 88: 1433−1441.

[10] Nijhuis T. F., W. van Weperen, J. M. H. de Klerk: Cost associated with the withdrawal of thyroid hormone suppression therapy during the follow-up treatment of well-differentiated thyroid cancer. Tijdschr. Nucl. Geneeskd. (1999) 1: 98−100.

## 5.4 Die Methode der Critical-Incidence-Technique (CIT) ermöglicht die Erhebung von Patientenzufriedenheit bei Schilddrüsenkarzinompatienten

*L. S. Freudenberg, R. Görges, R. Pink, A. Bockisch*

### Einleitung und Stand der Forschung

Im Laufe der letzten Jahre hat die Beschäftigung mit Patientenzufriedenheit im ärztlichen Alltag aus mehreren Gründen zunehmend Bedeutung gewonnen. Neben der erwiesenen Compliance-Erhöhung bei zufriedenen Patienten, die zu größeren Behandlungserfolgen führt [25], sind zahlreiche weitere Gründe aufzuführen. So ist im Rahmen der wachsenden Konkurrenzsituation auf dem Gesundheitsmarkt zunehmend auch von medizinischer Seite betriebswirtschaftliches Denken notwendig. Die Diskussion innerhalb der Ärzteschaft, ob Patienten in diesem Kontext als Kunden gesehen werden können, die es zu binden gilt, ist ein Beleg hierfür [15, 21, 23]. Wie man sich auch in dieser Diskussion positioniert, kann es als sicher gelten, dass auch im schulmedizinischen Gesundheitswesen Elemente eines Marktes nicht zu leugnen sind. Die Kriterien, nach denen Patienten ihre Ärzte bzw. Krankenhäuser meist nach vorheriger Information im familiären Umfeld aussuchen, können hier als Beispiel angeführt werden [8, 9, 12, 22]. Darüber hinaus gewinnt der Komplex von Patientenzufriedenheit im Rahmen der zunehmenden Zertifizierungen an Bedeutung, da hier oft die Servicequalität in die Bewertung ärztlicher Leistungen einfließt [16]. Ähnliches gilt auch für Modellvorhaben integrierter ambulanter und stationärer Versorgung, in denen Patientenzufriedenheit ein relevanter Faktor ist (vgl. §§ 65, 73 oder 140 SGB V) [2].

Vor diesem Hintergrund ist in der medizinischen Fachpresse eine steigende Zahl von Publikationen zu verzeichnen, die auf Patientenzufriedenheit fokussieren [1, 4, 19, 26 als nicht repräsentative Auswahl]. Diese Untersuchungen sind in der Regel quantitativ ausgerichtet und bedienen sich meist standardisierter Fragebögen. In dem Fachgebiet Nuklearmedizin wurde bisher nur in einer Studie die Patientenzufriedenheit und die Wahrnehmung von Servicequalität anhand eines etablierten quantitativen Fragebogens beleuchtet [5] – ein Vorgehen, welches zum Teil kritisch gesehen wird [10].

Die Kritik begründet sich in der Grundidee von quantitativer Forschung zur Erfassung von sozialen Phänomenen. Generell wird zwischen quantitativer und qualitativer Forschung unterschieden. Da in dieser Arbeit ein kombiniertes Vorgehen gewählt wurde, hierzu einige grundsätzliche Anmerkungen. Der quantitative Forschungsansatz orientiert sich an messbaren, reproduzierbaren „objektiven" Beobachtungen, die formalistisch dargestellt werden können. Die wesentlichen Nachteile, die sich hieraus ergeben [7], liegen in der Komplexität begründet, welche der Untersuchungssituation innewohnt. Sie in Zahlen oder ähnlichem auszudrücken ist oft unmöglich. Darüber hinaus stehen immer wieder dieselben Hypothesen zur Diskussion, da die Forschung in einem geschlossenen System agiert. Gleichzeitig existiert ein hoher Anteil an nicht-kontrollierter Hermeneutik, was bedeutet, dass bei der Interpretation oft auf subjektive Erklärungen von einzelnen Personen zurückgegriffen wird. Es liegen also immer „bereits interpretierte[n] Realitäten" vor, d. h. die subjektiven Einschätzungen der Untersuchten prägen nachhaltig das Bild der Realität, von der sie ein Bestandteil sind [14, S. 21]. Der Verzicht auf die Analyse vermittelnden Variablen führt dazu, dass eine Reihe von Zusammenhängen unklar bleiben.

Im Gegensatz hierzu wird im so genannten qualitativen Forschungsansatz versucht, durch intensive Interaktion mit Einzelpersonen (zum Beispiel anhand offener Interviews) ein möglichst umfassendes Bild der „Innenperspektive" der Personen zu erhalten und dieses auf andere Phänomene zu übertragen [3, 7, 11, 14]. Hier ist es Ziel, mit Schwerpunkt auf den offenen Zugang zur Lebenswelt von Einzelpersonen „Muster, generelle Strukturen, Ablaufformen, Regeln, Strukturtypen, Lösungsformen herauszuarbeiten." [11, S. 161]. Der Vorteil dieses Forschungsansatzes ist vor allem darin zu sehen, dass die Bedeutung von Phänomenen im Vordergrund steht. Daraus folgt die Möglichkeit zur Erfassung der Ganzheit sozialer Phänomene, da nicht nur die Daten geliefert werden, sondern gleichzeitig auch deren individuelle Bedeutung und Interpretation. Nachteile von qualitativer Forschung sind dagegen vor allem in der Aufwendigkeit und teilweise uferlosen Datenerhebung und -auslegung zu sehen. Außerdem kann die Frage nach Repräsentativität der Ergebnisse nicht beantwortet werden [3, 14].

Zweck dieser Untersuchung war es, mit Hilfe einer qualitativen Forschungsmethode die Patientenzufriedenheit in der Schilddrüsenkarzinom-Nachsorge einer nuklearmedizinischen Schilddrüsenambulanz zu untersuchen. In einem zweiten Untersuchungsteil gilt es dann zu überprüfen, ob auf Basis der Ergebnisse ein Fragebogen erstellt werden kann, der die quantitative Ausprägung der relevanten Faktoren ermöglicht. Es soll also ein Fragebogen aus der Gruppe der Patienten selbst generiert werden, der die speziellen Probleme im Kontext einer Schilddrüsenkarzinom-Nachsorge berücksichtigt. Zur Messung von Patientenzufriedenheit wurde hierzu die Methode der „Critical Incidence Technique" verwendet, auf die im folgenden kurz eingegangen wird.

## Methode

John C. Flanagan, der erste Psychologe in der U.S. Air Force, entwickelte die „Critical Incidence Technique" (CIT) und publizierte sie 1954 erstmals [6]. Die Methode der CIT wird heute in Untersuchungen zu psychologischen, pädagogischen, organisationsspezifischen, sozialwissenschaftlichen und gesundheitswissenschaftlichen Fragestellungen angewendet. Bei der CIT handelt es sich um ein primär qualitatives Befragungsverfahren. Mittels standardisierter, offener Fragen werden Auskunftspersonen zu außergewöhnlich negativen oder positiven Erlebnissen beispielsweise im Rahmen eines Dienstleistungsunternehmens befragt. Kritische Ereignisse sind dabei Vorkommnisse die als „especially satisfying or dissatisfying" empfunden werden [13, S. 214]. Diese Ereignisse sind so gravierend, dass sie entweder zu unmittelbaren Aktivitäten wie beispielsweise Beschwerden führen oder aber sich zumindest im Langzeitgedächnis verankern. „To be critical, an incident must occur in a situation where the purpose or intent of the act seems fairly clear to the observer and where its consequences are sufficiently definite to leave little doubt concerning its effects" [6, S. 327]. Die Grundidee der CIT besteht also darin, kritische Ereignisse in einem konkreten Kontext zu erfassen. So können beispielsweise qualitätsrelevante Merkmale aus „Kundensicht" identifiziert und dementsprechend zur Erhöhung der Kundenzufriedenheit berücksichtigt werden.

In unserer Untersuchung zur Patientenzufriedenheit in der Schilddrüsenkarzinom-Nachsorge zogen wir aus der Gesamtheit von Poliklinik-Patienten in der Schilddrüsenkarzinom-Nachsorge in den letzten 5 Jahren (n = 1576) eine zufallsgenerierte Auswahl von 5%. Von diesen 79 Patienten erklärten sich 54 (68%) bereit, an einem Telefoninterview zur Patientenzufriedenheit teilzunehmen. In halbstandardisierten Interviews wurden den Patienten von zwei Interviewern folgende Frage zum Teil in verschiedenen Abwandlungen gestellt (vgl. Anhang): „Wenn Sie an die Erfahrungen in der Ambulanz denken, können Sie sich an besonders positive oder negative Ereignisse erinnern?". Ziel der zweiten Stufe in der Befragung war die Erhöhung des Detaillierungsgrads der Geschichte, indem Zusatzfragen gestellt wurden [24]:

- Was passierte genau? (action)
- Wer genau machte was? (actor)
- Wer oder was war Gegenstand des Vorfalls? (object)
- Wo fand der Vorfall statt? (place)
- Wann fand der Vorfall statt? (time)
- Wie bewerten Sie das Ereignis? (evaluation)
- Was war es genau, das bei Ihnen (Un-)Zufriedenheit auslöste?
- Wie haben Sie reagiert bzw. haben Sie vor zu reagieren? (consequence)

Die Interviews wurden mit Tonband aufgezeichnet und anschließend transkribiert. Mittels einer inhaltsanalytische Auswertung erfolgte dann die Extraktion von kritischen Ereignissen und hierauf aufbauend die Ermittlung relevanter Kategorien. Beispielswiese gab ein Patient an: „Ja, gut, negativ beim ersten Mal war, dass zum Beispiel, dass man halt irgendwie zwischen den Untersuchungen auf dem Gang sitzen musste und nicht wusste was jetzt passiert, ob die einen nicht vergessen haben

..." (Interview 21). Aus dieser und ähnlichen Aussagen resultierte die Kategorie „Allgemeine Wartezeiten".

Neben diesen Daten wurde zusätzlich quantitativ die Zufriedenheit mit der medizinischen Behandlung und mit der Behandlung insgesamt evaluiert. Die Zufriedenheit konnte auf einer Skala mit der Spannweite 1 („trifft ganz und gar nicht zu") bis 7 („trifft voll und ganz zu") angeführt werden.

## Ergebnisse

Die Auswertung der quantitativen Befragung nach der Zufriedenheit ergab einen durchschnittlichen Wert der Zufriedenheit mit der medizinischen Behandlung von 5,74 und einen Wert der Zufriedenheit mit der Behandlung insgesamt von 5,06. Die lineare Regressionsanalyse der Daten zeigte ein R von 0,369. Es besteht also eine Abhängigkeit der Gesamtzufriedenheit vom wahrgenommenen medizinischen Ergebnis. Allerdings ist das Bestimmtheitsmaß $R^2$ mit 13,6 % relativ gering, so dass nicht erfasste Einflussfaktoren den größten Erklärungsbeitrag zur Gesamtzufriedenheit leisten. Die Zufriedenheit mit der medizinischen Versorgung bedeutet dementsprechend keine allgemeine Patientenzufriedenheit. Dieses Ergebnis unterstreicht zusätzlich die Notwendigkeit eines (ergänzenden) qualitativen Vorgehens, damit die entsprechenden Faktoren herausgearbeitet werden können.

Bei der Auswertung der CIT-Interviews wurden von den Patienten insgesamt 107 kritische Ereignisse geschildert, die 27 konsekutiven Kategorien zugeordnet werden konnten. Neun Kategorien wurden von mehr als drei Patienten genannt.

Dies waren die 1.) allgemeine Wartezeiten (14 % der Befragten), 2.) Freundlichkeit des Personals (12 %), 3.) fachliche Qualifikation (11 %), 4.) Gespräche führen / Patienten aufklären (9 %), 5.) Arztwechsel (9 %), 6.) Anmeldeformalitäten (9 %), 7.) Informationsfreudigkeit (6 %), 8.) spezifische Informationen nach ambulantem Termin (Tumormarker) (6 %) und 9.) eine Übersetzerin (Türkisch), die in der Anmeldung arbeitet (4 %). Hervorzuheben ist, dass ca. 30 % der Ereignisse spezifisch für die untersuchte Ambulanz erscheinen (Kategorie 5, 6, 8 und 9), was bedeutet, ein nicht unerheblicher Teil der Ereignisse würde durch herkömmliche Fragebögen zur Erfassung von Patientenzufriedenheit nicht erfasst werden.

Auf Basis der erhobenen Kategorien konnten jetzt Items für einen quantitativ auswertbaren Fragebogen generiert werden. Aus der Kategorie „Allgemeine Wartezeiten" wird beispielsweise die Aussage „Die Patienten müssen nicht lange warten bis sie zur Untersuchung bzw. zur Behandlung aufgerufen werden.", oder aus der Kategorie „Freundlichkeit des Personals", der Punkt „Das Personal ist insgesamt freundlich und zuvorkommend" abgeleitet. Die Items können dann im Fragebogen auf einer Skala von 1 („trifft ganz und gar nicht zu") bis 7 („trifft voll und ganz zu") vom Patienten bewertet werden.

## Diskussion und abschließende Betrachtung

Die CIT ermöglicht die objektive Erfassung von Patientenzufriedenheit bei Patienten in der Schilddrüsenkarzinom-Nachsorge. Der Vorteil dieser Technik liegt dabei in der Widerspiegelung der üblichen Denkweise der Patienten, da der Bewertungsmaßstab von den Patienten selbst generiert wird. Wie gezeigt werden konnte, liefert die CIT eindeutige und sehr konkrete Informationen über das untersuchte Feld. Die Stärken der untersuchten Ambulanz liegen in Kommunikation, Information und Kompetenz der Behandelnden, während insbesondere als lang empfundene Wartezeiten zu den am häufigsten geschilderten negativen kritischen Ereignissen gehören. Letzteres ist insbesondere deshalb relevant, da „Mundpropaganda" die negativen Aspekte des Erlebens betont − demzufolge speziell die negativen Erlebnisse nach außen getragen werden [20]. Die Methode der kritischen Ereignisse liefert insofern auch in unserem Beispiel handlungsrelevante Informationen, da als problematisch erkannte Zustände jetzt beseitigt werden.

Ausstehend sind die Evaluierung des mittels der „critical incidence technique" entwickelten spezifischen Fragebogens zur Patientenzufriedenheit sowie in einem weiteren Schritt der Vergleich mit anderen Kollektiven und den Ergebnissen von etablierten quantitativen standardisierten Fragebögen wie SERVQUAL [17, 18].

## Literatur

[1] Andaleeb, S. S.: Service quality perceptions and patient satisfaction: a study of hospitals in a developing country. Soc. Sci. Med. (2001) 52: 1359−1370.

[2] Auszüge aus dem Sozialgesetzbuch Fünftes Buch (SGB V) vom 20. 12. 1988 (BGBl. I S. 2477, Artikel 1), zuletzt geändert durch Gesetz vom 22. Dezember 1999 (BGBl I S. 2626). Änderungen durch die GKV-Gesundheitsreform 2000 [Internet am 23. 1. 2003: http://www.sozialgesetzbuch.de/gesetze/sgbv/].

[3] Brednich, R. W.: Quellen und Methoden. In: Ders. (Hrsg.): Grundriss der Volkskunde. Berlin (1988).

[4] Clemes, M. D., L. K. Ozanne, W. L. Laurensen: Patients' perceptions of service quality dimensions: an empirical examination of health care in New Zealand. Health. Mark. Q. (2001) 19: 3−22.

[5] De Man, S., P. Gemmel, P. Vlerick, et al.: Patients' and personnel's perceptions of service quality and patient satisfaction in nuclear medicine. Eur. J. Nucl. Med. (2002) 29: 1109−1117.

[6] Flanagan, J. C.: The Critical Incidence Technique. Psychological Bulletin (1954) 51: 327−358.

[7] Flick, U. (Hrsg.): Handbuch qualitative Sozialforschung. München (1991).

[8] Freudenberg, L. S.: Ärzte im Spannungsfeld Schulmedizin − Volksmedizin. Volkskunde in Niedersachsen (1996) 13: 68−74.

[9] Freudenberg, L. S.: „Ihr wollt mich zum Glühwürmchen machen" Subjektive Konzepte von Radioaktivität bei Patienten vor Therapie mit offenen radioaktiven Stoffen. Volkskunde und Historische Anthropologie (2002) 3: 27−44.

[10] Freudenberg, L. S., T. Beyer, A. Bockisch: Improving perceptions of the quality of service in nuclear medicine. Eur. J. Nucl. Med. (2003) 30: 472.

[11] Fuchs, W.: Biographische Forschung. Opladen (1986).

[12] Haubrok, M., N. Meiners, F. Albers: Krankenhaus-Marketing. Stuttgart (1998).

[13] Hentschel, B.: Dienstleistungsqualität aus Kundensicht. Vom merkmals- zum ereignisorientier-ten Ansatz. Wiesbaden (1992).

[14] Hopf, C., E. Weingarten (Hrsg.): Qualitative Sozialforschung. Stuttgart (1984).

[15] Kloiber O.: Patienten sind keine Kunden. Deutsches Ärzteblatt (2000) 97: A-229

[16] Meyer A., F. Dornach F: Kundenmonitor Deutschland. Jahrbuch der Kundenorientierung in Deutschland Band 2001. München (2001).

[17] Parasuraman A., V. A. Zeithaml, L. L. Berry: A Conceptional Model of Service Quality and ist Implications for Future Research. Journal of Marketing (1985) 49: 41−50.

[18] Parasuraman A., V. A. Zeithaml, L. L. Berry: SERVQUAL: A Multi-Item Scale for Measuring Costumers Perceptions of Service Quality. Journal of Retailing (1988) 64: 12−40.

[19] Raspollini E., M. Pappalettera, D. Riccardi, et al.: Use of SERVQUAL to assess clinicians' satisfaction with the blood transfusion service. Vox Sang. (1997) 73: 162−166.

[20] Riegl, G. F.: Warum heißt das Krankenhaus eigentlich nicht Gesundheitshaus? Neue Facetten der Aufenthalts-Qualität in der Klinik. führen und wirtschaften im Krankenhaus (1992) 9: 29−34.

[21] Rieser S.: Der Patient als Kunde: Irrweg oder Chance? Deutsches Ärzteblatt (1998) 95: A-2748−2749.

[22] Schaufelberger H., B. Cloetta, H. Noack: Der Patient in der ambulanten ärztlichen Versorgung. Medizin Mensch Gesellschaft (1987) 12: 51−59.

[23] Schlaudt H.-P.: Patient als Kunde. Jeden Tag besser werden Deutsches Ärzteblatt (2000) 97: A-1650−1652.

[24] Stauss, B.: Der Einsatz der Critical Incident Technique im Dienstleistungsmarketing. In: Tomc-zak, T./Ch. Belz (Hrsg.): THEXIS Fachbuch Marketing, Kundennähe realisieren. St. Gallen (1994) 233−250.

[25] Stubblefield C., S. Mutha: Provider-patient roles in chronic disease management. J. Allied. Health. (2002) 31: 87−92.

[26] Youssef F. N., D. Nel, T. Bovaird: Health care quality in NHS hospitals. Int. J. Health. Care. Qual. Assur. (1996) 9: 15−28.

## Leitfaden für Telefoninterview

| | |
|---|---|
| Pat.-Aufkleber | Nr.: |

## Teil A: Einleitung des Gespräches:

„Guten Tag Herr/Frau X. mein Name ist Freudenberg. Ich bin einer der Ärzte und wissenschaftlichen Mitarbeiter in der Klinik für Nuklearmedizin der Universität Essen. Im Rahmen eines interdisziplinären Projektes versuchen wir die Patientenzufriedenheit von Schilddrüsenkarzinompatienten in unserer Ambulanz zu untersuchen, um herauszufinden, an welchen Stellen wir Verbesserungen vornehmen können."

## Teil B: Befragung

1.  Wären Sie bereit, sich zu Ihren Erfahrungen in der Schilddrüsenambulanz zu äußern?

    ○ ja (weiter mit 2)            ○ nein

    Falls nein: Hinweis auf die Möglichkeit durch Meinungsäußerung positiven
    Einfluß auf die Handlungsabläufe zu nehmen.
    Bei weiterhin ablehnender Haltung Abbruch des Interviews, ggf. mit
    kurzer Begründung:

2.  Wie oft waren Sie etwa in der Schilddrüsenambulanz der Universität Essen in Behandlung?

3.  Erlebnis-Interview

3.1 Bitte versuchen Sie sich an die Besuche in der Schilddrüsenambulanz zu erinnern.

3.2  Wenn Sie an die Erfahrungen in der Ambulanz denken, können Sie sich an besonders positive oder negative Ereignisse erinnern?

    ◯  ja (weiter mit 3.2.2)         ◯  nein (weiter mit 3.3)

3.2.2  Bitte beschreiben Sie mir das Ereignis und die Beteiligten so genau wie möglich. Das Erlebnis wurde komplett geschildert ⇒ weiter 3.5
Wenn keine genaue Schilderung ⇒ ggf. Nachfrage: Können Sie sich noch genau erinnern, was damals genau passiert ist?
Wenn Ereignis nicht sicher als positiv oder negativ zu werten ist ⇒ Nachfrage: Überwiegt der positive oder der negative Eindruck?
Wenn nicht klar wird, was Ereignis ausgelöst hat ⇒ Nachfrage: Was genau hat den positiven bzw. negativen Eindruck ausgelöst?

3.3  Anders formuliert, habe Sie sich über die Behandlung in der Schilddrüsenambulanz einmal richtig gefreut oder geärgert?

    ◯  ja (weiter mit 3.2.2)         ◯  nein (weiter mit 3.4)

3.4  Wie ist es, wenn Sie an die Behandlung in der Universität Essen allgemein denken, können Sie sich an einen Besuch erinnern, der besonders erfreulich oder unerfreulich war?

    ◯  ja (weiter mit 3.2.2)         ◯  nein ⇒ Abbruch des Interviews

3.5  Können Sie sich an weitere besonders positive oder negative Ereignisse erinnern?

    ◯  ja (weiter mit 3.2.2)         ◯  nein (weiter mit 4)

---

4.  Abschließende Fragen

4.1  Mit wie vielen Personen haben Sie über Ihre Erfahrungen mit der Schilddrüsenambulanz gesprochen?

4.2  Haben Sie Ihrem Hausarzt davon erzählt?

    ◯  ja         ◯  nein

4.3  Was hat Sie veranlaßt, sich in der Klinik für Nuklearmedizin der Universität Essen behandeln zu lassen?

    ◯  eigene Wahl
    ◯  Rat von Verwandten/Bekannten
    ◯  ärztliche Überweisung

4.4    Würden Sie die Schilddrüsenambulanz weiterempfehlen?

    ○  ja                       ○  nein

4.5    Bitte nehmen Sie zu folgender Aussage Stellung: Ich war mit der rein medizini-
       schen Seite der Behandlung in der Schilddrüsenambulanz zufrieden:

    ○  trifft ganz und gar zu
    ○  trifft weitgehend zu
    ○  trifft eher zu
    ○  unentschieden
    ○  trifft eher nicht zu
    ○  trifft weitgehend nicht zu
    ○  trifft ganz und gar nicht zu

4.6    Bitte nehmen Sie zu folgender Aussage Stellung: Ich war insgesamt mit der
       Behandlung in der Schilddrüsenambulanz zufrieden:

    ○  trifft ganz und gar zu
    ○  trifft weitgehend zu
    ○  trifft eher zu
    ○  unentschieden
    ○  trifft eher nicht zu
    ○  trifft weitgehend nicht zu
    ○  trifft ganz und gar nicht zu

---

5.     Patientendaten

    Alter:

    Geschlecht:    ○  männlich         ○  weiblich

    Schulbildung:

    Beruf:

## 5.5 Einfluss der Schilddrüsenstoffwechsellage auf den psychosomatischen Status bei Schilddrüsenkarzinom-Patienten

*R. Görges, S. Tagay, K. Matyssek, L. Freudenberg, A. Bockisch, M. Langkafel*

## Einleitung

Bekanntlich zeichnet sich das differenzierte Schilddrüsenkarzinom gegenüber anderen malignen Erkrankungen durch einige Besonderheiten aus. Zum einen ist die Prognose mit durchschnittlichen 10-Jahres-Überlebensraten um 90 % vergleichsweise gut, zum anderen sind nur selten invasivere bzw. den Patienten stark beeinträchtigende Therapiemaßnahmen erforderlich, und schließlich kommt es im Verlauf mehrfach zu unphysiologischen Schilddrüsenhormon-Stoffwechsellagen: vor Radioiodgabe zu einer mehrwöchigen Hypothyreose zwecks endogener TSH-Stimulation, ansonsten zu einer TSH-suppressiven Schilddrüsenhormon-Langzeittherapie.

Patienten, die nach Absetzen ihrer Schilddrüsenhormone eine temporäre Hypothyreose durchlaufen, klagen in dieser Phase häufig über ein reduziertes Befinden. Seit einigen Jahren ist − zumindest für die Diagnostik − als Alternative zum vorübergehenden Schilddrüsenhormon-Entzug die Gabe von rekombinantem humanem TSH (rhTSH) möglich. Bei einem breiten Einsatz von rhTSH sind allerdings − insbesondere vor dem Hintergrund zunehmend beschränkter Ressourcen im Gesundheitswesen − die nicht unerheblichen Präparatkosten mit den Belastungen des Patienten abzuwägen.

Der prinzipielle Nutzen der suppressiven Schilddrüsenhormon-Langzeittherapie zur Tumorrezidiv-Protektion ist allgemein anerkannt und konnte auch in einer aktuellen Metaanalyse [1] belegt werden. Allerdings ist der anzustrebende Suppressionsgrad umstritten: während beispielsweise die Leitlinien der Deutschen Gesellschaft für Nuklearmedizin einen TSH-Zielwert von < 0,1 mU/l angeben [2], empfehlen in den USA zahlreiche Experten einen Zielwert von < 0,01 mU/l [3, 4].

Als mögliche somatische Nebenwirkungen einer stark suppressiven Stoffwechseleinstellung werden − auch wenn die Schilddrüsenhormonwerte selbst noch im Normbereich liegen − in der Literatur vor allem negative Auswirkungen auf Herzfunktion und Knochenstoffwechsel beschrieben, wenngleich deren klinische Relevanz von anderen Autoren hinterfragt wird [5−7]. Psychische Nebenwirkungen und Befinden bzw. HRQL wurden in diesem Zusammenhang noch nicht systematisch untersucht.

Mit unserer Studie verfolgten wir das Ziel, die Beeinträchtigungen des Befindens und der gesundheitsbezogenen Lebensqualität bei Schilddrüsenkarzinom-Patienten zu objektivieren und hierbei sowohl den Einfluss der temporären Hypothyreose als auch der Levothyroxin-Langzeittherapie mit unterschiedlichem TSH-Suppressionsgrad zu untersuchen.

## Studienprotokoll

Das Studienkollektiv bestand durchweg aus Patienten mit Zustand nach Thyreoidektomie wegen eines differenzierten (papillären, follikulären oder onkozytären) Schilddrüsenkarzinoms. In keinem Fall lag zum Untersuchungszeitpunkt eine ausgedehntere aktive Tumorerkrankung vor. Sämtliche Patienten füllten 16-seitige, anonymisierte Selbstbefragungsbögen aus, deren Bestandteile ein klinischer Hypothyreose-Score (bei den Patienten in temporärer Hypothyreose; in Anlehnung an [8]) bzw. Hyperthyreose-Score (bei den suppressiv eingestellten Patienten) sowie die etablierten Testinstrumente SF-36, HADS, POMS und BDI waren. Die statistische Auswertung erfolgte mittels deskriptiver Statistik und T-Test. Die Studie war mit dem positiven Votum der regionalen Ethikkommission versehen.

Bei dem SF-36 handelt es sich um einen Selbstbeurteilungsbogen zur gesundheitsbezogenen Lebensqualität (health-related quality of life, HRQL), der aus 8 Unterskalen besteht: körperliche Funktionsfähigkeit, körperliche Rollenfunktion, körperliche Schmerzen, allgemeine Gesundheitswahrnehmung, Vitalität, soziale Funktionsfähigkeit, emotionale Rollenfunktion und psychisches Wohlbefinden. Die HADS (Hospital Anxiety and Depression Scale) ist ein speziell für Menschen mit körperlichen Erkrankungen entwickelter Selbstbefragungsbogen. Er besteht aus 14 Fragen zu den beiden Unterskalen Depressivität und Angst. Zur Absicherung der Ergebnisse wurden ferner die Testinstrumente POMS (Profile of Mood States) und BDI (Beck Depression Inventory) eingesetzt.

Die initiale Untersuchung fand an 126 Patienten in temporärer manifester Hypothyreose (TSH > 20 mU/l; fT3 und/oder fT4 erniedrigt) unmittelbar vor Radioiodapplikation zu therapeutischen oder diagnostischen Zwecken auf unserer Therapiestation statt. Bei 105 der Patienten wurde die Selbstbefragung unter häuslichen Bedingungen wiederholt, nachdem bereits für mindestens zwei Monate wieder eine Schilddrüsenhormoneinnahme erfolgt war. 38 dieser Patienten füllten schließlich ein drittes Mal die Selbstbefragungsbögen aus, als sie sich im Rahmen einer Radioioddiagnostik mehr als ein Jahr nach der Erstdiagnose letztmalig auf unserer Therapiestation befanden (hiervon 24 in neuerlicher temporärer Hypothyreose und 14 unter fortlaufender Levothyroxineinnahme nach Injektion von rhTSH an den beiden Vortragen).

Zur Untersuchung der Auswirkungen eines unterschiedlich starken TSH-Suppressionsgrades wurden zunächst aus 100 konsekutiven Patienten, die unter laufender Levothyroxineinnahme unsere Poliklinik zur Schilddrüsenkarzinom-Nachsorge auf-

suchten, 73 selektioniert, bei denen ein TSH-Wert von $< 0,3$ mU/l vorlag und sich
sowohl das fT3 als auch das fT4 im Normbereich befand. Diese Patienten wurden
retrospektiv anhand Ihrer Laborwerte in zwei Gruppen aufgeteilt, deren Testergebnisse interindividuell verglichen wurden (Gruppe A, n = 48: starker Suppressionsgrad, TSH sowohl basal als auch nach TRH-Stimulation unter der Nachweisgrenze
von 0,1 mU/l; Gruppe B, n = 25: geringerer Suppressionsgrad, TSH noch im nachweisbaren, aber subnormalen Bereich).

Des Weiteren fand ein prospektiver intraindividueller Gruppenvergleich statt, indem
bei 16 ambulanten Patienten die Levothyroxindosis – je nach aktueller Schilddrüsenstoffwechsellage – um 25 µg abgesenkt oder erhöht und die Untersuchung nach
mindestens zweimonatiger Einnahme dieser veränderten Dosis wiederholt wurde.
Bei diesen Patienten erfolgte zusätzlich zum Ausfüllen der Selbstbefragungsbögen
eine laborchemische und eine kardiologische Diagnostik (Langzeit-EKG, Echokar-
diographie).

## Ergebnisse

### Gesundheitsbezogene Lebensqualität (HRQL) bei Schilddrüsenkarzinom

Hinsichtlich der körperlichen Symptome der transient hypothyreoten Patienten unseres Kollektivs sei auf den Beitrag von M. Langkafel in diesem Band verwiesen [9].
In Abb. 1 werden die Ergebnisse der Summenskalen für die HRQL (SF-36-Fragebo-
gen) der Allgemeinbevölkerung denen der Schilddrüsenkarzinompatienten unter den
o. g. verschiedenen Bedingungen und denen anderweitiger Tumorpatienten gegen-
übergestellt. Bei der Allgemeinbevölkerung liegt der Mittelwert bei 50,3 für die körperliche und bei 51,5 für die psychische Summenskala; bei nicht-thyreoidalen Krebserkrankungen liegen die entsprechenden Mittelwerte mit 45,3 (körperliche Summenskala) bzw. 46,1 (psychische Summenskala) signifikant niedriger [10].

Bei den Schilddrüsenkarzinom-Patienten finden sich im Vergleich zur Allgemeinbevölkerung in allen dargestellten Subgruppen (Ausnahme: Schmerz und allgemeine
Gesundheitswahrnehmung)  hochsignifikante  $(p < 0,001)$  Einschränkungen  der
HRQL. Die deutlichste HRQL-Minderung ist bei den Schilddrüsenkarzinom-Patienten in temporärer Hypothyreose zu beobachten. Hier liegen die Mittelwerte der körperlichen Summenskala in der Größenordnung anderweitiger Tumorpatienten, welche sich wesentlich invasiveren Maßnahmen unterziehen müssen und eine schlechtere
Prognose besitzen, und die der psychischen Summenskala sogar hochsignifikant darunter.

Aber auch unter laufender Levothyroxineinnahme bestehen noch signifikante, wenngleich geringer ausgeprägte HRQL-Einschränkungen. Dies ist sowohl der Fall, wenn

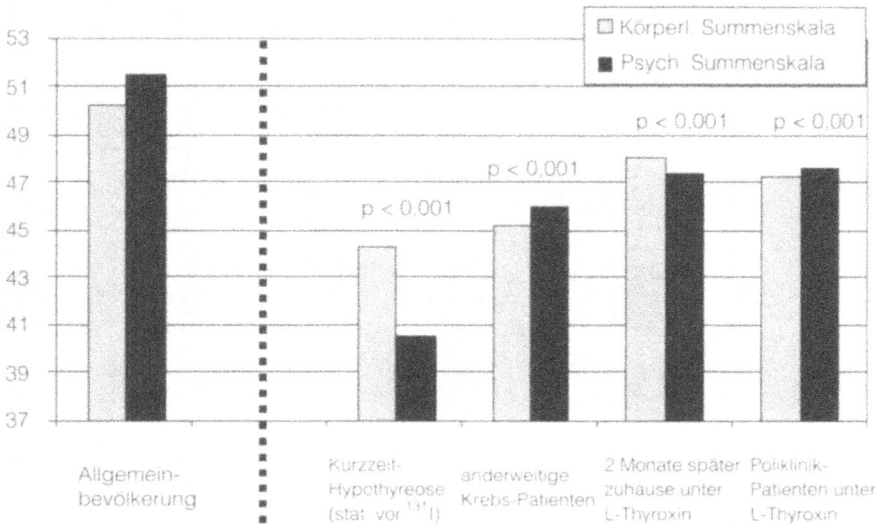

Abb. 1: Gesundheitsbezogene Lebensqualität bei der Allgemeinbevölkerung, bei Schilddrüsenkarzi-
nomspatienten unter verschiedenen Bedingungen sowie bei anderweitigen Tumorpatienten (SF-36,
Mittelwerte für die körperliche und psychische Summenskala).

die Erhebung im Rahmen der ambulanten Nachsorgeuntersuchung in der Poliklinik
erfolgt, als auch wenn sie unter häuslichen Bedingungen stattfindet. Bezüglich der
Ergebnisse der einzelnen Unterskalen sowie der Effekte der rhTSH-Gabe siehe Beitrag von M. Langkafel et al. in diesem Band [9].

## Depressivität und Angst bei Schilddrüsenkarzinom-Patienten

Abb. 2 veranschaulicht die Häufigkeit von Depressivität und Angst in den selben
Subkollektiven von Schilddrüsenkarzinom-Patienten im Vergleich zur Allgemeinbevölkerung. Dargestellt ist der prozentuale Anteil der Patienten, welche einen pathologischen Score von $\geq 8$ in der HADS aufwiesen (8−10: Borderline-Störung; $\geq 11$:
manifeste Störung).

In der Allgemeinbevölkerung liegt diese Quote bei 14 % für die Depressivität und
bei 17 % für die Angst. Im Vergleich hierzu trat bei den Schilddrüsenkarzinompatienten − gleichwohl in welcher Situation − nicht signifikant häufiger Depressivität auf.
Dieses Resultat wurde im übrigen durch andere Tools (BDI, POMS) abgesichert
(Daten hier nicht gezeigt). Ein deutlich anderes Ergebnis fand sich jedoch hinsichtlich des Merkmals Angst: von den Patienten in temporärer Hypothyreose waren
37 % Borderline- und 26 % definitive Angstpatienten, was sich allerdings auch nach
mindestens zweimonatiger Levothyroxineinnahme unter häuslichen Bedingungen

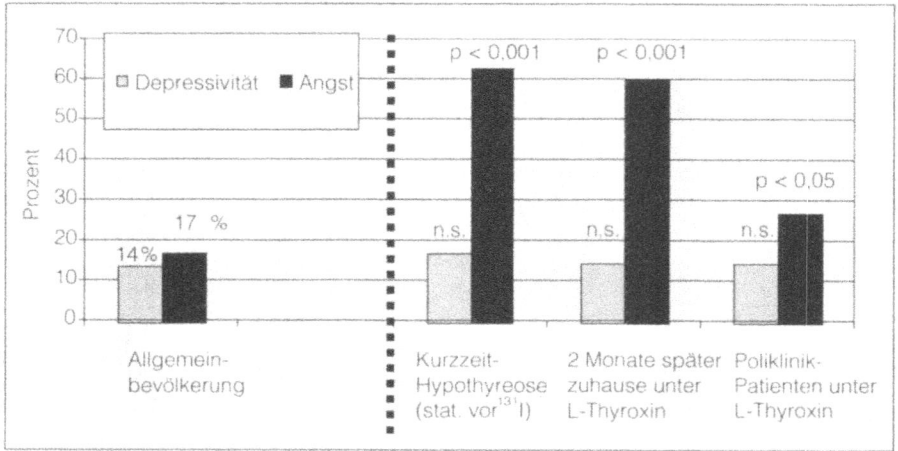

Abb. 2: Depressivität (graue Säulen) und Angst (schwarze Säulen): Quote der Schilddrüsenkarzinom-Patienten unter verschiedenen Bedingungen im Vergleich zur Allgemeinbevölkerung, welche mit einem pathologisch erhöhten Score in der HADS auffielen.

kaum geändert hatte. Bei den ambulanten Nachsorgepatienten, die größtenteils eine mehrjährige Latenz zu ihrer Erstdiagnose aufwiesen, lag diese Quote deutlich niedriger, aber immer noch signifikant über derjenigen der Allgemeinbevölkerung.

## Auswirkungen eines unterschiedlichen TSH-Suppressionsgrades

Bei den 73 tumorfreien Schilddrüsenkarzinompatienten aus der Nachsorgeambulanz mit im Normbereich liegenden fT3- und fT4-Werten lagen die mittleren Levothyroxin-Tagesdosen in der stark supprimierten Subgruppe (TSH sowohl basal als auch nach TRH $< 0{,}1$ mU/l) bei 175 µg und in der weniger stark supprimierten Subgruppe (TSH basal $0{,}12 \pm 0{,}06$ mU/l, TSH nach TRH $0{,}48 \pm 0{,}41$ mU/l) bei 150 µg. Im interindividuellen Vergleich zwischen diesen beiden Subgruppen fanden sich keine signifikanten Unterschiede hinsichtlich HRQL, Depressivität und Angst (SF-36, HADS und POMS).

In Tabelle 1 sind die Daten der 16 Patienten zusammengefasst, bei denen eine intraindividueller Vergleich der Untersuchungsergebnisse nach Dosisänderung vorgenommen haben. Unter der um 25 µg höheren Levothyroxindosis waren die Werte für fT4 und fT3 signifikant höher, ferner fanden sich im Langzeit-EKG eine signifikant höhere maximale Herzfrequenz sowie ein höherer Anteil tachykarder Ereignisse ($> 100$/min). Wiederum jedoch beobachteten wir keine signifikanten Unterschiede zwischen beiden Gruppen hinsichtlich HRQL, Depressivität und Angst; gleiches gilt für die Ergebnisse des klinischen Hyperthyreose-Scores.

Tabelle 1: Mittelwerte (Mediane) für die Levothyroxin-Tagesdosen, die basalen und TRH-stimulierten TSH-Werte (3. Generations-Assay), die fT3- und fT4-Werte sowie Langzeit-EKG-Parameter der 16 Schilddrüsenkarzinom-Patienten, bei denen die Levothyroxindosis im Verlauf um 25 µg variiert wurde.

|  | + 25 µg | − 25 µg |
| --- | --- | --- |
| Levothyroxin-Dosis [µg/die] | 175 | 150 |
| TSH basal [mU/l] | < 0,01 | 0,07 |
| TSH stim [mU/l] | 0,06 | 0,48 |
| fT4 [pmol/l]   Norm: 10−25 | 20,9 | 17,9 |
| fT3 [pmol/l]   Norm: 2,9−7,7 | 5,3 | 4,6 |
| Langzeit-EKG: max. Hf [min−1] | 154 | 132 |
| Anteil Tachykardie (> 100/min) | 19 % | 8 % |

## Schlussfolgerungen

● Die temporäre Hypothyreose vor Radioiodgabe führt zu einer hochsignifikanten Einschränkung der körperlichen und psychischen HRQL, was im Einklang mit den Ergebnissen von Dow et al. 1997 [11] und Haugen et al. 1999 [12] steht.

● Trotz der im allgemeinen guten Prognose des Schilddrüsenkarzinoms ist die psychische HRQL in temporärer Hypothyreose sogar noch stärker eingeschränkt als bei vielen Patienten mit prognostisch ungünstigeren und invasiver zu behandelnden Krebserkrankungen.

● Depressivität wird dagegen bei Schilddrüsenkarzinom-Patienten weder unter laufender Schilddrüsenhormoneinnahme noch in temporärer Hypothyreose signifikant häufiger als bei der Allgemeinbevölkerung beobachtet. Dieses Ergebnis konnten wir durch mehrere Testinstrumente absichern.

● Bei den Patienten unter laufender Levothyroxinbehandlung sind bei stärkerem Suppressionsgrad − im Vergleich zu moderater Suppression − eine höhere Tachykardieneigung, aber nicht signifikant häufiger Depressivität, Angst oder Beeinträchtigungen der HRQL zu beobachten.

● Unabhängig vom SD-Hormonstatus fanden wir bei Schilddrüsenkarzinom-Patienten im Vergleich zur Allgemeinbevölkerung vermehrt Angst sowie HRQL-Einschränkungen (inbesondere hinsichtlich der psychischen Unterskalen des SF-36). Einvernehmlich mit Zettinig et al. 2003 [13], die als bislang einzige Gruppe Ergebnisse einer Querschnittuntersuchung zur HRQL an substituierten Schilddrüsenkarzinom-Patienten publiziert haben, plädieren wir dafür, auch bei dieser vergleichsweise blanden Krebserkrankung psychoonkologischen und rehabilitativen Konzepten vermehrt Beachtung zu schenken.

## Literatur

[1] McGriff N. J., G. Csako, L. Gourgiotis et al.: Effects of thyroid hormone suppression therapy on adverse clinical outcomes in thyroid cancer. Ann. Med. (2002) 34: 554−564.

[2] Dietlein M., J. Dressler, J. Farahati et al.: Leitlinie zur Radioiodtherapie (RIT) beim differenzierten Schilddrüsenkarzinom. Nuklearmedizin (1999) 38: 221–222.

[3] Solomon B. L., L. Wartofsky, K. D. Burman: Current trends in the management of well differentiated papillary thyroid carcinoma. J. Clin. Endocrinol. Metab. (1996) 81: 333–339.

[4] Thyroid Carcinoma Task Force: AACE/AAES medical/surgical guidelines for clinical practice: management of thyroid carcinoma. American Association of Clinical Endocrinologists. American College of Endocrinology. Endocr. Pract. (2001) 7: 202–220.

[5] Khanna, C. M., Y. S. Dubey, R. Shankar et al.: Effects of long-term thyroid hormone suppressive treatment on the cardiac functions. Indian Heart J. (1997) 49: 289–292.

[6] Shapiro, L. E., R. Sievert, L. Ong, et al.: Minimal cardiac effects in asymptomatic athyreotic patients chronically treated with thyrotropin-suppressive doses of L-thyroxine. J. Clin. Endocrinol. Metab. (1997) 82: 2592–2595.

[7] Quan, M. L., J. L. Pasieka, O. Rorstad: Bone mineral density in well-differentiated thyroid cancer patients treated with suppressive thyroxine: a systematic overview of the literature. J. Surg. Oncol. (2002) 79: 62–69.

[8] Zulewski, H., B. Müller B., P. Exer et al.: Estimation of tissue hypothyroidism by a new clinical score: evaluation of patients with various grades of hypothyroidism and controls. J. Clin. Endocrinol. Metab. (1997) 82: 771–776.

[9] Langkafel, M., S. Tagay, A. Bockisch, R. Görges: Hypothyreose und Schilddrüsenkarzinom: Befindlichkeitsstörungen und Lebensqualität. In: Dietlein (Hrsg.): Schilddrüse 2003. Henning-Symposium. 16. Konferenz über die Menschliche Schilddrüse, pp 357–362 Walter de Gruyter, New York (2004).

[10] Bullinger, M., I. Kirchberger: SF-36 Fragebogen zum Gesundheitszustand, Handanweisung. Hogrefe, Göttingen, Bern, Toronto, Seattle (1998)

[11] Dow, K. H., B. R. Ferrell, C. Anello: Quality-of-life changes in patients with thyroid cancer after withdrawal of thyroid hormone therapy. Thyroid (1997) 7: 613–619.

[12] Haugen, B. R., F. Pacini F, C. Reiners, et al.: A comparison of recombinant human thyrotropin and thyroid hormone withdrawal for the detection of thyroid remnant or cancer. J. Clin. Endocrinol. Metab. (1999) 84: 3877–3885.

[13] Zettinig, G., R. Crevenna, C. Pirich et al.: Lebensqualität beim differenzierten Schilddrüsenkarzinom: eine Querschnittstudie bei 150 Patienten in Remission. Nuklearmedizin (2003) 42: A8–A9, Abstract V11.

## 5.6 Die Substitutionsbehandlung mit Levothyroxin plus Triiodthyronin (molares Verhältnis 14 : 1) zeigt keine Verbesserung der Lebensqualität im Vergleich zu einer Levothyroxinmonotherapie bei Hypothyreose

*W. Meng, K. Spieker, G. Kirsch, A. Hamm, G. Engel, T. Giessmann, T. Dabers, W. Siegmund*

### Hintergrund

Die Levothyroxin(T4)-Applikation betrifft eine große Patientenzahl. So fanden Saravanan et al. [10], dass in Großbritannien über 1% der Erwachsenen unter einer T4-Therapie stehen. Bei der Hypothyreose gilt die T4-Substitutionstherapie in Form einer Monotherapie heute weltweit als optimale Methode. Die Gabe als Einzeldosis morgens ca. 20−30 min vor dem Frühstück ist nicht nur bequem, sondern sichert auch eine gleichmäßige Hormonversorgung [7, 8, 9]. Die Compliance der Patienten ist in der Regel sehr gut. Die Kenntnis über die physiologischen Schilddrüsenhormonsekretionsraten und neue experimentelle und klinische Studien ließen Zweifel darüber aufkommen, ob die T4-Monotherapie bei Hypothyreose eine sichere Versorgung aller Gewebe mit Schilddrüsenhormon garantiert.

Die Substitutionstherapie mit Schilddrüsenhormonen begann mit der Anwendung von frischer Schilddrüse oder Schilddrüsenextrakten (Schiff 1884, Murray 1891, McKenzie 1892) quasi als Kombinationstherapie. Sie war trotz Entdeckung (Kendall 1915), Reindarstellung und Synthese (Harrington 1926/27) von T4 in Form von getrockneter Schweineschilddrüse (Thyreoideae siccatae) die Therapie bis in die sechziger Jahre. Nach der Entdeckung von Triiodthyronin (T3 − Gross, Pitt-Rivers 1952) wurden in Anlehnung an die Konzentration beider Hormone in der Schweineschilddrüse Kombinationspräparate überwiegend im Gewichtsverhältnis T4 : T3 von 4−5 : 1 (Ausnahmen 7 bzw. 10 : 1) eingeführt. Das molare Verhältnis entsprach 3,4−4,2 (8,5) : 1. Die Behandlung mit Kombinationspräparaten ging mit einer mehr oder weniger ausgeprägten Hypertriiodthyroninämie einher, die Ursache von Nebenwirkungen, insbesondere am Herz-Kreislauf-System war [7]. Die Entdeckung der Konversion von T4 zu T3 (Braverman 1970) leitete die Monotherapie mit T4 ein [7, 8, 9]. Sie erlaubte, einen konstanten T3-Spiegel einzustellen. Die Absenkung des TSH-Spiegels in den Normbereich scheint dabei ein gutes Maß für die erforderliche T4-Menge zu sein. Theoretische Zweifel an dieser Tatsache wurden früh geäußert. Es ist nicht gesichert, dass die Ansprechbarkeit des Hypophysenvorderlappens und der verschiedenen peripheren Gewebe und Organe in gleicher Weise erfolgt [2, 7]. Klinische Studien ergaben, dass das Wohlbefinden der hypothyreoten Patienten erst bei einer T4-Dosis erreicht wurde, die ca. 50 μg über der T4-Menge lag, die zur Einstellung eines normalen TSH-Spiegels erforderlich war [2]. Die Arbeitsgruppe um Staub [6] zeigte darüber hinaus, dass TSH ein schlechter Parameter für die Feineinstellung einer Hypothyreose ist. Die Arbeitsgruppe verglich TSH-Werte mit dem Befinden der Patienten und peripheren Parametern (u. a. Achillessehnenreflexzeit). Saravanan et al. [10] fanden in einer umfangreichen Studie, dass Patienten, die eine T4-Therapie erhielten, trotz einer adäquaten T4-Dosierung signifikante Einschränkungen ihres Befindens aufwiesen. Die Arbeitsgruppe von Toft [11] beobachtete bei Patienten mit Morbus Basedow, die nach definitiver Therapie hypothyreot waren, unter der TSH-gesteuerten Substitutionsbehandlung mit T4 eine deutliche Gewichtszunahme. Diese blieb bei Patienten mit einer suppressiven T4-Dosierung aus. Die Autoren schlussfolgerten aus diesen retrospektiv erhobenen Daten, dass nur die höhere T4-Dosierung eine ausreichende Schilddrüsenhormonversorgung der Gewebe sichert.

Die Auswirkungen relativ hoher T4-Spiegel unter T4-Monotherapie sind bisher aber nicht ausreichend untersucht. Die Rolle der T3-Serumkonzentration hinsichtlich metabolischer und regulativer Auswirkungen ist im Vergleich zum T4-Serumspiegel wesentlich größer [5].

Eine experimentelle Studie gab neue Impulse für eine kritische Betrachtung der schulmäßigen T4-Medikation. Escobar-Morreale et al. [3, 4] zeigten, dass bei thyreoidektomierten Ratten normale T3-Gewebekonzentrationen mit Ausnahme des Gehirns nur bei einer Gabe von beiden Hormonen erreicht werden konnten. Die alleinige T4-Gabe führte nur zur T3-Normalisierung, wenn überhöhte T4-Dosen verabfolgt wurden. Diese Beobachtung würde sich mit dem von der Arbeitsgruppe Toft beschriebenen Gewichtsverhalten unter optimalen bzw. suppressiven T4-Dosen nach definitiver Therapie decken (s. o. [11]).

Bunevicius et al. [1] verglichen die Wirkung von T4 mit einer Kombination aus T4 und T3 auf verschiedene biochemische, physiologische und psychologische Parameter bei Patienten mit einer Hypothyreose (Thyreoidektomie bei Schilddrüsenkarzinom, Autoimmunthyreoiditis). Die Patienten erhielten eine Monotherapie über 5 Wochen und wurden dann 5 Wochen auf eine Kombinationstherapie umgesetzt, wobei 50 μg der T4-Dosis durch 12,5 μg T3 ausgetauscht wurden. In einer Vergleichsgruppe erfolgte das Vorgehen in umgekehrter Therapiefolge. Unter Kombinationstherapie lagen erwartungsgemäß die T4-Spiegel niedriger als in der Monotherapiegruppe. Die TSH-Spiegel unterschieden sich nicht. Herzfrequenz und Sexualhormonbindendes Globulin – ein empfindlicher Parameter der Schilddrüsenhormonwirkung – waren unter Kombinationsbehandlung signifikant höher. Bei anderen Parametern (u. a. Achillessehnenreflexzeit, Cholesterin, Triglyceride) ergaben sich keine Differenzen. Die psychologischen Tests zeigten einen gewissen Vorteil für die

Kombinationstherapie, insbesondere hinsichtlich Lernfähigkeit, Aufmerksamkeit und mentaler Flexibilität, subjektiver Leistungsfähigkeit und Abnahme der Depressivität. Auch die subjektive Einschätzung der Patienten bezüglich der Befindlichkeit zeigte bei 10 von 15 der hierzu eingesetzten Bewertungskriterien einen Vorteil für die Kombinationsbehandlung. Von den 33 Patienten gaben 20 der Kombinationstherapie und 2 der Monotherapie den Vorzug. 11 Patienten hatten keine Präferenz. Die Kritik an der Studie zielt insbesondere auf die Kürze der Zeit (5 Wochen), die Auswahl der Probanden (Schilddrüsenkarzinompatienten erhalten im Vergleich zu anderen Hypothyreosen eine relativ hohe T4-Dosis), die relativ hohe T3-Dosis, die breite Streuung des Mischungsverhältnisses von T4:T3 (4:1 bis 20:1) und die Wichtung und Bewertung der psychologischen Testverfahren. Bunevicius et al. [1] fanden Vorteile der Kombinationstherapie überwiegend bei Parametern, die Leistungen des Gehirns reflektieren. Das steht im Widerspruch zu den tierexperimentell gewonnenen Resultaten von [3, 4]. Im Gegensatz zu anderen Geweben fand sich im Zentralnervensystem bei Ratten auch bei T4-Monotherapie eine ausreichende T3-Konzentration. Wenn beim Menschen ein ähnlicher Mechanismus existieren sollte, der das Gehirn bei Schwankungen des T4-Spiegels vor einem Hormonmangel schützt, dann sind die beobachteten Verbesserungen der Leistungen des Zentralnervensystems unter Kombinationstherapie überraschend. Andererseits lassen sich die tierexperimentellen Resultate nicht ohne Vorbehalte auf den Menschen übertragen.

Trotz aller Einschränkungen ließen die bisherigen klinischen Beobachtungen vor dem Hintergrund der physiologischen Bedingungen und den experimentellen Ergebnissen [3, 4] eine Renaissance der Kombinationsbehandlung in das therapeutische Blickfeld rücken. Dabei wird postuliert, dass die T3-Menge, die von der Schilddrüse direkt in das Blut abgegeben wird, eine physiologische Rolle zukommen könnte. Nach Pilo et al. beträgt die mittlere Inkretionsrate der Schilddrüse 101 µg T4 plus 6 µg T3/Tag [15]. Für eine „optimale" T4:T3-Kombination lässt sich danach ein molares Verhältnis von 14:1 kalkulieren.

## Material und Methoden

Wir führten eine randomisierte doppel-blind Studie durch. 26 Patienten (21 Frauen, 5 Männer, 23–69 Jahre, Körpermasse 58–120 kg), die mindestens zwei Jahre eine stabile Einstellung auf T4 hatten, wurden in die Studie einbezogen. Die Einstellung lag bei 100 µg (n = 5), 125 µg (n = 12), 150 (n = 8) bzw. 175 µg (8n = 1). 3 Patienten hatten eine Autoimmunthyreoiditis und 23 waren hypothyreot nach Operation oder Radioiodtherapie (Morbus Basedow 6, Knotenstruma mit und ohne Autonomie = 17). Es wurden folgende Messungen vorgenommen: TSH und fT4 (Brahms), fT3 und SHBG (DPC Biermann, Bad Nauheim). Ferner wurden Cholesterol, HDL-Cholesterol, LDL-Cholesterol, Triglyzeride, Herzfrequenz, systolischer und diastolischer

Blutdruck verfolgt. Bei 12 Patienten erfolgte eine pharmakokinetische Untersuchung mit Ermittlung der maximalen ($C_{max}$) und der minimalen ($C_{min}$) Konzentration sowie die Berechnung der „area under the curve ($AUC_{0-8h}$)" für fT3 und fT4 nach Applikation von T4 bzw. der T4/T3-Kombination. Um eine statistisch ausreichende Sicherheit zu erlangen wurden 24 Patienten kalkuliert. Die statistischen Angaben umfassen den arithmetischen Mittelwert und die Standardabweichung. Für die statistischen Auswertungen kamen der Mann-Withney U-Test, der Wilcoxon-Test sowie der Spearman-Test zur Anwendung.

## Neuropsychologische Untersuchungen

### Kognitive Funktionen

- Digit Span Test (increasing numbers, forward and backward recall)
- Digit Symbol Test (Wechsler Adult Intelligence Scale)
- Visual Scanning Test d2 (visual attention)

### Befindlichkeit (Mood states)

- Beck Depression Inventory (BDI)
- Spielberg State-Trait-Anxiety Inventory (STAIG-GX)
- Mood Scales (German version and standardized version/EWL 60)
- Symptom-Check-List-90 (SCL 90)

## Studienmedikation

Der Kalkulation für die T4/T3-Kombination lagen die Berechnungen von Pilo et al. zugrunde, die eine mittlere tägliche Inkretion von 101 µg T4 und 6 µg T3 ermittelten. Bei einer angenommenen Resorption von 80% für T4 und 100% für T3 errechnet sich ein T3-Gewichtsanteil von 5%. T4 bzw. die Kombination von T4 und T3 (5% des T4-Gewichtes wurde durch T3 ersetzt) wurden für jeden Patienten individuell aus Tablettenmasse (L-Thyroxin-Henning und Thybon Henning Berlin) hergestellt und als Kapseln verabfolgt. Die Konzentrationen und die Bioverfügbarkeit wurden nach den Standardverfahren überprüft.

Studienablauf: Nach Überprüfung der Ein- und Ausschlusskriterien folgte eine run-in Periode von 4 Wochen mit Verabfolgung der T4-Studienmedikation (entsprach der bisherigen T4 Dauermedikation). Am Ende der 4. Woche erfolgte die Basisuntersuchung. Nach Randomisierung erhielten die Patienten zunächst entweder die T4-Studienmedikation oder die T4/T3-Kombination. Nach 3 Monaten wurde ohne eine Auswaschphase die Medikation für 3 Monate getauscht (Cross-over-Studie).

## Ergebnisse und Diskussion

23 Patienten beendeten die Studie (20 Frauen, 3 Männer), Alter 23 bis 69 Jahre. 3 Patienten hatten eine AIT und 20 Patienten wiesen einen Zustand nach Operation bzw. nach Radioiodtherapie wegen Morbus Basedow (n = 6) oder einer nicht-immunogenen Erkrankung der Schilddrüse auf (n = 14). Die tägliche T4-Dosis belief sich auf 100 μg (n = 5), 125 μg (n = 10), 150 μg (n = 7) und 175 μg (n = 1).

Das Körpergewicht zeigte keine Veränderungen im Zusammenhang mit der Medikation.

Die von uns eingesetzten einfachen metabolischen und kardiovaskulären Parameter zeigten im Gegensatz zu den Befunden von Bunevicius et al. zu keinem Zeitpunkt der Studie Abweichungen zu den Messdaten zum Ausgangswert (Baseline, s. Tab. 1).

Die basalen fT4- und fT3-Spiegel waren gleichfalls zu keinem Zeitpunkt voneinander verschieden. Insbesondere zeigte sich unter der Kombinationstherapie kein erhöhter basaler fT3-Wert (Tab. 2). Die TSH-Spiegel sanken unter der Kombinationstherapie signifikant ab (p < 0,05) und 8 Patienten wiesen einen supprimierten TSH-Wert auf (Tab. 2). Das Verhalten von TSH unter den zwei Studienmedikationen geht aus der

Tabelle 1: Metabolische und kardiovaskuläre Parameter bei 23 Patienten nach der run-in-Periode unter T4-Therapie (baseline) und nach cross over-Therapie mit T4 bzw. T4/T3 nach 3 Monaten.

|  | Baseline | T4 | T4/T3 | Normbereich |
|---|---|---|---|---|
| Cholesterol (mmol/l) | 5.93 ± 1.36 | 5.92 ± 1.20 | 5.61 ± 1.93 | < 6.0 |
| LDL-Cholesterol (mmol/l) | 3.88 ± 1.24 | 3.57 ± 1.44 | 3.55 ± 1.47 | < 4,0 |
| HDL-Cholesterol (mmol/l) | 1.36 ± 0.35 | 1.35 ± 0.61 | 1.32 ± 0.62 | < 1.40 |
| Triglyceride (mmol/l) | 1.50 ± 0.68 | 1.47 ± 1.10 | 1.57 ± 1.17 | < 1.9 |
| SHBG (mg/l) | 4.71 ± 3.07 | 3.80 ± 2.16 | 4.27 ± 2.88 | F: 1.68−10.7 |
|  |  |  |  | M: 1.21−6.64 |
| Pulsrate (min$^{-1}$) | 69.3 ± 12.5 | 66 ± 5.4 | 67 ± 6.1 | − |
| Systolischer BP (mmHg) | 144 ± 19.4 | 118 ± 9.9 | 125 ± 16.2 | − |
| Diastolischer BP (mmHg) | 87.2 ± 9.5 | 77 ± 4.4 | 80 ± 9.1 | − |

Tabelle 2: Hormonelle Parameter von 23 Patienten nach der run-in-Periode unter T4-Therapie (baseline) und nach cross over-Therapie mit T4 bzw. T4/T3 nach 3 Monaten.

|  | Baseline | T4 | T4/T3 | Normalbereich |
|---|---|---|---|---|
| TSH (mU/l) | 1,72 ± 1,3 | 1,5 ± 1,3 | 0,5 ± 0,6* | 0,3−4,0 |
| TSH < 0,02 | 3 | 2 | 8 |  |
| fT3 (pmol/l) | 5,1 ± 1,48 | 4,53 ± 1,31 | 4,98 ± 1,60 | 3,4−7,1 |
| fT4 (pmol/l) | 22,1 ± 3,37 | 20,9 ± 2,31 | 20,14 ± 2,62 | 10−25 |

* p < 0,05

# p < 0.05 compare to baseline
* p < 0.05 compare to T4 before T4/T3

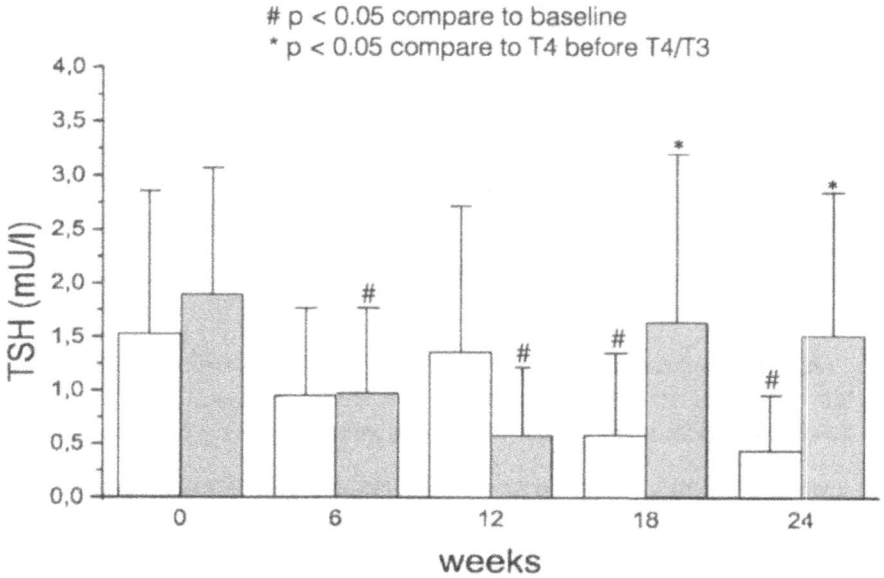

Abb. 1: Verlauf der TSH-Spiegel unter der Therapie (weiß: T4 vor T4/T3, grau: T4/T3 vor T4).

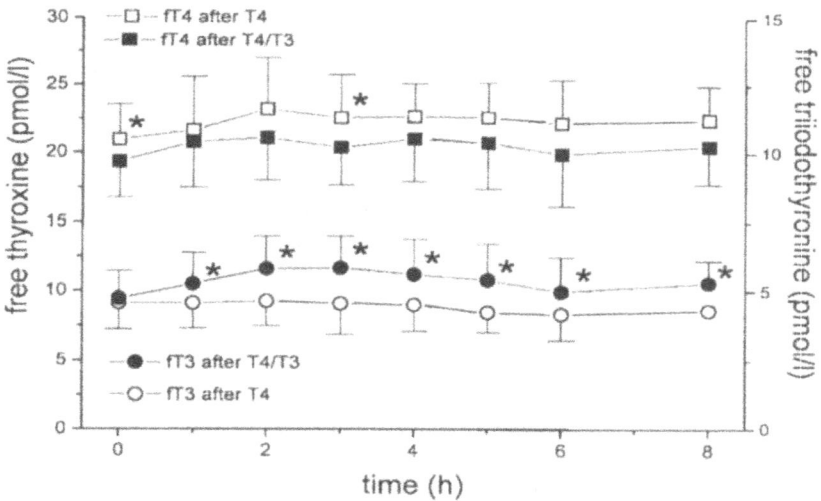

Abb. 2: Profile von fT4 und fT3 bei steady state (Basalwerte) sowie nach cross-over Therapie.

Abb. 1 hervor. Bunevicius et al. [1] fanden trotz einer realtiv hohen T3-Dosis überraschend keine Absenkung der TSH-Werte. Obwohl die basalen fT3-Spiegel unter der T4- und der T4/T3-Behandlung keine Differenzen zeigten, sahen wir bei den 12 pharmakokinetischen Untersuchungen zu allen Zeitpunkten signifikant erhöhte fT3-Werte

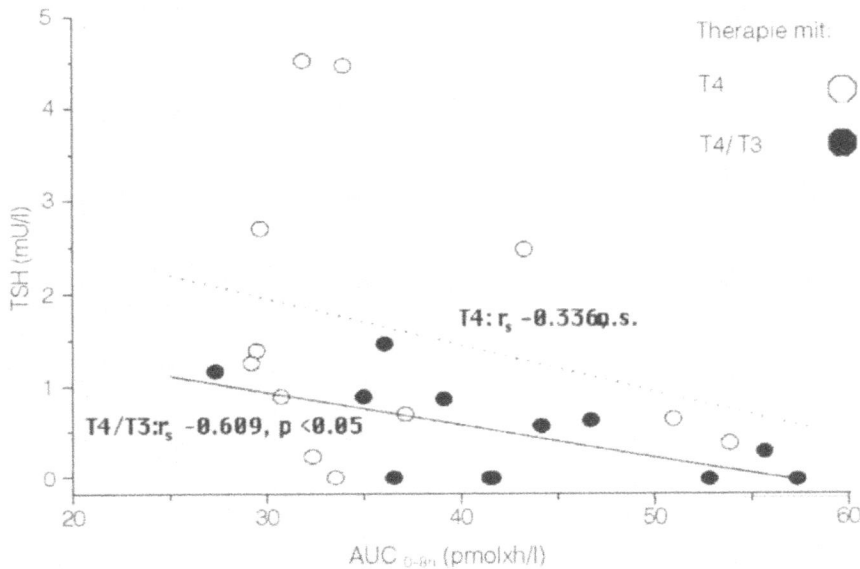

Abb. 3: Korrelation zwischen $AUC_{0-8h}$ con fT3 und TSH.

unter der Kombinationsbehandlung (Abb. 2). Die AUC von fT3 war signifikant höher unter der Kombinationstherapie als unter der T4-Monotherapie (42,8 + 9,03 pmol $\times$ h/l versus 36,3 + 8,50 pmol $\times$ h/l, p < 0,05) und war signifikant korreliert zum TSH-Spiegel ($r_s$ −0,609, p < 0,05, Abb. 3). Nach T4-Applikation zeigten sich keine signifikanten Veränderungen des fT3-Spiegels (Abb. 1 und 2). Patienten mit einer Autoimmungenese in der Anamnese hatten signifikant höhere fT3-Werte (die mit niedrigeren TSH-Werten korreliert waren) und Patienten mit nicht-immunogenen Grundkrankheiten hatten signifikant niedrigere fT4-Spiegel. Diese Unterschiede sind nicht Folge einer höheren Dosierung bei immunogenen Erkrankung. Die Differenzen müssen in peripheren Ursachen z. B. gestörten zellulären Transportmechanismen für Schilddrüsenhormone bei immunogenen Erkrankungen gesucht werden.

Die Therapie mit T4/T3 unterscheidet sich hinsichtlich der Befindlichkeit oder der kognitiven Funktionen nicht von der Therapie mit T4 allein (Ergebnisse nicht gezeigt). Auch in verschiedenen anderen Studien konnten im Hinblick auf die Lebensqualität keine besseren Therapieresultate unter einer Kombinationsbehandlung mit niedrigem T3-Anteil nachgewiesen werden [10b, 12, 13]. Bei den 8 Patienten mit einem TSH-Wert < 0,02 mU/l nach T4/T3-Medikation kam es zu Störungen der Befindlichkeit im Vergleich zu Patienten mit normalem TSH (Beck Depression Inventory: 8,25 + 5,01 versus 4,07 + 60, p = 0,026). In der Untergruppe der Patienten mit einem autoimmunen Hintergrund der Grunderkrankung (AIT, Morbus Basedow, n = 9) fanden sich unabhängig von der Therapieform häufiger Störungen der Befindlichkeit und der kognitiven Funktionen als bei Patienten mit nicht immunoge-

Tabelle. 3: Neuropsychologische Befunde bei Patienten mit autoimmuner (ATD) und nicht autoimmuner Schilddrüsenerkrankung (NTD) nach Therapie mit T4 und T4/T3

| Mood Scores | ATD (n = 9) | | NTD (n = 14) | |
|---|---|---|---|---|
| | T4 | T3/T4 | T4 | T3/T4 |
| Global mood score (Bf-S) | 12.9 ± 8.6 | 14.4 ± 17.4 | 8.89 ± 10.6 | 10.8 ± 11.5 |
| Beeck Depression Inventory (BDI) | 8.2 ± 6.6 | 8.4 ± 7.2 | 6.1 ± 7.0 | 3.7 ± 3.8 |
| State-Trait Anxiety Inventory (STAI-GX) | 35.9 ± 7.7 | 36.7 ± 9.1 | 32.7 ± 6.4 | 32.0 ± 6.6 |
| Symptom Check List (SCL 90) | 29.0 ± 20.9 | 28.9 ± 21.7 | 20.4 ± 15.9 | 19.3 ± 13.1 |
| Profile of Mood Scale (EWL 60 S) | | | | |
| • arousal | 9.9 ± 3.6 | 9.9 ± 3.5 | 9.9 ± 2.4 | 10.5 ± 2.7 |
| • fatigue | 6.4 ± 2.4 | 6.9 ± 4.1 | 6.0 ± 2.6 | 5.4 ± 1.8 |
| • anger | 4.9 ± 1.2 | 6.0 ± 3.6 | 4.5 ± 1.2 | 4.1 ± 0.4 |
| • anxiety | 5.7 ± 1.9 | 5.4 ± 1.9 | 4.6 ± 1.1 | 4.4 ± 0.9 |
| • depression | 6.0 ± 3.0 | 6.3 ± 3.8 | 5.3 ± 1.4 | 4.8 ± 1.4 |

Tabelle. 4: Neuropsychologische Befunde bei Patienten mit autoimmuner (ATD) und nicht autoimmuner Schilddrüsenerkrankung (NTD) nach Therapie mit T4 und T4/T3

| Cognitive performance | ATD (n = 9) | | NTD (n = 14) | |
|---|---|---|---|---|
| | T4 | T3/T4 | T4 | T3/T4 |
| memory (Digit Symbol Test) | 49,7 ± 12.6 | 49.2 ± 13.9 | 55.4 ± 11.6 | 55.5 ± 10.3 |
| short time memory (Digit Span Test) | | | | |
| • recall of digits | 12.4 ± 3.0 | 12.7 ± 3.9 | 11.9 ± 2.2 | 12.3 ± 1.9 |
| • forward recall of digits | 6.8 ± 1.5 | 7.0 ± 2.2 | 6.6 ± 1.2 | 6.8 ± 1.2 |
| • backward recall of digits | 5.7 ± 2.2 | 5.7 ± 2.2 | 5.3 ± 1.4 | 5.5 ± 1.5 |
| visual attention (Visual Scanning Test d2) | | | | |
| • time (sec) | 53.9 ± 25.6 | 55.2 ± 31.8 | 65.3 ± 29.5 | 72.2 ± 25.6 |
| • total correct | 87.2 ± 12.0 | 76.6 ± 24.5 | 67.6 ± 32.4 | 69.3 ± 28.5 |

nen Erkrankungen. Die Unterschiede waren allerdings nicht signifikant, was sicher an der Kleinheit der Subgruppen lag. Diese Unterschiede müssen bei der Patientenauswahl bei ähnlich gelagerten Studien Berücksichtigung finden.

## Schlussfolgerungen

Der von uns gewählte Versuchsansatz und die verwendeten Parameter haben keine Vorteile der T4/T3-Kombination (molares Verhältnis 14 : 1) gegenüber einer T4-Monotherapie erkennen lassen.

Die in der pharmakokinetischen Studie sichtbar erhöhten T3-Spiegel mit erhöhter AUC für fT3 sowie konsekutiver Absenkung des TSH-Spiegels unter der Kombinationstherapie lassen erkennen, dass auch die minimal erscheinende T3-Menge eine biologische Wirkung entfaltet. Eine Verabfolgung von rasch resorbierbarem T3 ist deshalb auch in dieser geringen Dosierung als Variante der Dauertherapie nicht zu empfehlen. Durch die neuropsychologischen Testergebnisse kann der T3-Applikation sogar eher ein negativer Effekt beigemessen werden, da die Patienten mit einer subklinischen Hyperthyreose Einschränkungen der Befindlichkeit aufwiesen. Auch Patienten mit einer Autoimmungenese der Schilddrüsenerkrankung zeigten ungünstigere Werte in den neuropsychologischen Untersuchungsbefunden. Diese Ergebnisse müssen an einer größeren Fallzahl überprüft werden. Sie weisen aber darauf hin, dass bei immunogenen Erkrankungen der Schilddrüse das Beschwerdespektrum offenbar nicht nur durch das Verhalten der Schilddrüsenhormonspiegel erklärt werden kann. Die Zusammensetzung der Patientenkollektive muss derartige, durch die Grundkrankheit bedingte Einflüsse, berücksichtigen und ausschließen.

Um eine resorptiv bedingte Hypertriiodthyroninämie mit konsekutiven unerwünschten Effekten zu vermeiden, wäre der Einsatz eines T3-Präparates mit Verzögerung der T3-Freisetzung erforderlich. Erste Erfahrungen mit einem slow-release-T3 wurden von Levitt und Silverberg mitgeteilt. Ob einer hoch selektierten Patientengruppe (z. B. mit einer nicht-immunogen bedingten Hypothyreose und trotz optimaler TSH-Werte persistierender Befindensstörungen sowie mit niedrig normalem T3) eine per slow-release-T3 zugeführte geringe T3-Menge Vorteile bringt, muss nach den bisher vorliegenden Daten bezweifelt werden. Verschiedene bisher vorliegende Studien stehen − wie unsere Daten − im Widerspruch zu diesen Vorstellungen und zu den von Bunevicius et al. [1] mitgeteilten Beobachtungen. Ein Vorteil der T4/T3-Kombination konnte bisher nicht belegt werden [10b, 12, 14].

## Fazit

Die Standardtherapie für die Substitutionsbehandlung der Hypothyreose ist die T4-Monotherapie.

## Literatur

[1] Bunevicius R., Kazanavicius G., Zalinkevicius R., Prange A. J.: Effect of thyroxine as compared with thyroxine plus triiodthyronine in patients with hypothyroidism. New England Journal of Medicine (1999) 340: 424−429.

[2] Carr D., McLeod D. T., Parry G., Thornes H. M.: Fine adjustment of thyroxine replacement dosage: comparison of the thyrotrophin releasing hormone test using a sensitive thyrotrophin assay with measurement of free thyroid hormones and clinical assessment. Clin. Endocrinol (Oxf.) (1988) 26: 325−333.

[3] Escobar-Morreale H. F., Obregon M. J., Escobar del Rey F., Morreale de Escobar G.: Replacement therapy for hypothyroidism with thyroxine alone does not ensure euthyroidism in all tissues, as studied in thyroidectomized rats. J.Clin.Invest (1995) 96: 2828−2838.

[4] Escobar-Morreale H. F., Escobar del Rey F., Obregon M. J., Morreale de Escobar: Only the combined treatment with thyroxine and triiodthyronine ensures euthyroidism in all issues of the thyroidectomized rat. Endocrinology (1996) 137: 2490−2502.

[5] Lisa H. F., Schwartz H. L., Cavanaugh J., Steffes M. W., Bantle J. P. Oppenheimer J. H.: Replacement dose, metabolism, and bioaivailability of levothyroxine in treatment of hypothyroidism. Role of triiodthyronine in pituitary feedback in humans. New Engl.J.Med. (1991) 316: 764−770.

[6] Meier Ch., Zulewski H., Galambos J., Guglielmetti M., Kunz M., Staub J.-J.: Das TSH ist ein schlechter Parameter zur Beurteilung der klinischen Wirkung einer manifesten Hypothyreose an peripheren Zielorganen. In: Reiners, Chr., B. Weinheimer: Iod und Schilddrüse. De Gruyter, Berlin−New York (1998), S.252−258.

[7] Meng W.: Schilddrüsenerkrankungen. 3. Auflg. Fischer, Jena−Stuttgart (1992).

[8] Meng W.: Schilddrüse. In: Meng W., Ziegler R. (Hrsg.): Endokrinologie. Fischer, Jena−Stuttgart−Lübeck−Ulm (1998).

[9] Meng W.: Die Krankheiten der Schilddrüse. Grundlagen-Klinik-Praxis, Urban&Fischer, München−Jena (2002).

[10] B. Saravanan P., Chau W.-F., Roberts N.: Psychological well-being in patients on „adequate" doses of L-thyroxine: results of a large, controlles community-based questionaire study. Clinical Endocrinol. (2002) 557: 577−585.

[10] B. Saravanan P., Simmons D. J., Greenwood R. et al.: Weston Area T4/T3 (thyroid hormone replacement) study: Psychological effects of combined T4/T3 therapy. 75. Jahrestagung der ATA, West Palm Beach, (2003) Abstract 87.

[11] Tigas S., Idiculla J., Beckett G. et al.: Is excessive weight gain after ablative treatment of hyperthyroidism due to inadaequate thyroid hormone therapy? Thyroid (2000) 10: 1107−1111−.

[12] Daniels G. H.: How to treat patients with thyroid h< ypofunction, „Early Riser" Symposium, 74th Annual Meeting of the ATA, Los Angeles 10−13. 10. 2002.

[13] Levitt A., Silverberg J.: T4 plus T3 treatment for hypothyroidism: A double-blind comparison with usual T4. 74th Annual Meeting of the ATA, Los Angeles 10.−13. 10. 2002, Abstract-Band, S. 112.

[14] Krenning E. P.: Optimizing thyroid hormone replacement therapy: T4 versus T3: Which one and how much? „Early Riser"-Symposium, 74th Annual Meeting od the ATA, Los Angeles 10.−13. 10. 2002.

[15] Pilo A., Iervasi G., Vitek F et al.: Thyroidal and peripheral production of 3,5,3'-triiodothyronine in humans by multicompartmental analysis. American Journal of Physiology (1990): 285: E715−E726.

## Addendum

Während der Drucklegung sind drei weitere Studien zu diesem Thema publiziert worden. Es konnte kein Vorteil der Kombinationstherapie abgelesen weren.

[1] Walsh, J. P., Shiels, L., Lim E. M. et al.: Combined thyroxine/liothyronine treatment does not improve well-beeing, quality of life, or cognitive function compared to thyroxine alone: a randomized controlled trial in patients with primary hypothyroidism. J. Clin. Endocrinol. Metab 88 (2003) 4543−4550.

[2] Sawka, A. M., Gerstein H. C., Marriot G. M. et al.: Does a combined regime of thyroxine (T4) and 3,5,3'-triiodothyronine improve depressive symptoms better than T4 alone in patients with hypothyroidism? Results of a double-blind, randomized, controlled trial. J. Clin. Endocrinol. Metab. 88 (2003) 4551−4555.

[3] Clyde, W. P., Haraqri A. E., Getka E. J. et al.: Combined levothyroxine plus liothyronine compared with levothyroxine alone in primary hypothyroidism: A randomized controlled trial. JAMA 290 (2003) 2952−2958.

# 6 Fortbildungsveranstaltung: Zufallsbefund Schilddrüsenknoten

## 6.1 Konsequenzen aus der verbesserten Iodversorgung in Deutschland

*R. Gärtner*

## Einführung

Die weltweiten Anstrengungen, den Iodmangel und seine Folgen für die menschliche Gesundheit zu beseitigen, haben sich gelohnt, allerdings ist keineswegs der Iodmangel beseitigt. Er kann auch nie wirklich beseitigt werden, denn fast alle Nahrungsmittel und Wasser, die nicht aus dem Meer bzw. heißen Quellen kommen sind iodarm, eine kontinuierliche Substitution der Bevölkerung mit iodiertem Speisesalz wird daher immer notwendig sein.

Die letzten Untersuchungen der WHO aus dem Jahre 1999 ergaben, dass immer noch 740 Millionen Menschen weltweit an einer endemischen Iodmangel-Struma leiden, 130 Millionen davon in Europa, und etwa 30 Millionen in Deutschland. Weltweit haben also immer noch etwa 13%, in Deutschland etwa 20−30% aller Menschen eine Iodmangelerkrankung [13].

## Epidemiologische Studien

Leider gibt es in Deutschland nur wenig wirklich epidemiologische Untersuchungen über die Iodzufuhr bzw. Iodausscheidung in den verschiedenen Altersgruppen [6, 7]. Nach den Ergebnissen der letzten deutschlandweiten epidemiologischen Untersuchung „Iodmonitoring 96" kommen etwa 40% aller Neugeborenen mit einem Iodmangel Grad I nach WHO-Definition auf die Welt [1]. Insgesamt hat sich aber die Iodversorgung in Deutschland über die letzten 20 Jahre deutlich gebessert (Tab. 1), die mittlere Iodaufnahme liegt bei etwa 100−120 µg pro Tag [9, 10].

In neueren regionalen Untersuchungen an Schulkindern in Deutschland konnte gezeigt werden, dass diese Gruppe zumindest in einigen Regionen keinen Iodmangel mehr aufweist (Tab. 1). So konnte Hampel et al. [4] an über 3000 Schulkindern in 128 verschiedenen Städten in Deutschland zeigen, dass die Iodausscheidung im Mittel bei 148 µg/l liegt, nur 6% hatten eine Iodausscheidung < 50 µg/l, 20% eine Iodausscheidung < 100 µg/l. Auch die Untersuchungen an 591 Schulkindern aus der Region

Tabelle 1: Tabellarische Übersicht über verschiedene Studien zur Iodversorgung in Deutschland in den letzten 20 Jahren. (modifiziert nach [8])

| Autor | Jahr | Region | | Gruppe | µg Iod / g Kreatinin | SD | Median |
|---|---|---|---|---|---|---|---|
| Habermann et al. | 1980 | Cottbus, Leipzig, Chemnitz, Dresden | | | 28,7 | | |
| | | Halle, Gera, Erfurt, Suhl | | | 22,4 | | |
| | | Schleswig-Holstein, Hamburg | | | 35 | | |
| | | Niedersachsen, Bremen | | | 29 | | |
| | | Nordrhein-Westfalen | | | 26 | | |
| | | Hessen, Rheinland-Pfalz, Saarland | | | 39 | | |
| | | Baden-Württ. | | | 22 | | |
| | | Bayern | | | 18 | | |
| Meng | 1981 | Berlin, Potsdam, Frankfurt-O., Magdeburg | | | 31,7 | | |
| Bauch | 1982 | Chemnitz | | n = 642 | 18 | | |
| Gutekunst | 1986 | Alte Bundesländer | | n = 1397 | 83,7 | 94 | 62,6 |
| Bauch | 1988 | Chemnitz | | n = 325 | 63 | | |
| VERA | 1988 | Westdeutschland | 18−88 Jahre | n = 2006 | 65,5 | 7,6 | |
| Kübler | 1989 | Alte Bundesländer | 18−65 Jahre | n = 1857 | 65,5 | | |
| | | | | Männer = 769 | 67,8 | | 35,7 |
| | | | | Frauen = 1088 | 64 | | 43,1 |
| Meng | 1989 | Neue Bundesländer | 7 Regionen | n = 476 | 76 | | |
| | | | | n = 875 | 48 | 25 | |
| Malmer | 1990 | Stuttgart | | n = 1119 | 52 | | |
| Meng | 1992 | Rostock, Schwerin, Neubrandenburg | | | 37,4 | | |
| Meng | 1992 | Neue Bundesländer | 12 Regionen | | 47 | 27 | |
| Gutekunst | 1992 | 36 Städte Deutschlands | | n = 2094 | | | 66 |
| Gärtner | 1992 | Bayern | Studenten | mit Iodsalz | | | |
| | | | | n = 720 | 72 | 69 | |
| | | | | ohne Iodsalz | | | |
| | | | | n = 154 | 66 | 65 | |
| Metges | 1994 | Bayern | Studenten | n = 1080 | 70,7 | | |
| Hampel | 1995 | 32 Regionen Deutschlands | | n = 4792 | 80,2 | 42 | 71,9 |
| Willgerodt | 1996 | Leipzig | | n = 148 | 114,4 | | |
| Iod-Monitoring | 1996 | 25 Regionen Deutschlands | 50−70 Jahre | n = 566 | 97,6 | 60 | 83 |
| | | | Wehrpflichtige | n = 772 | 65,4 | 40 | 56,7 |
| Hampel | 1999 | 126 Städte Deutschlands | Schulkinder | n = 3065 | 148 µg/L | | |
| Rendl | 2001 | Region Würzburg | Schulkinder | n = 591 | 189 µg/L | | |

Würzburg von Rendl et al. [16] kommen zu einem ähnlichen Resultat. In der „Greifswalder Studie" wurden vergleichbare Ergebnisse erzielt, die mittlere Iodausscheidung liegt bei Schulkindern in Mecklenburg-Vorpommern bei 122 µg/l [17]. Einschränkend muss allerdings dazu gesagt werden, dass diese Untersuchungen mit Ausnahme der Greifswalder Studie nicht nach streng epidemiologischen Gesichtspunkten durchgeführt wurden. Auch sind sie nicht repräsentativ für die Situation in Deutschland. Aber angenommen, die Generation der jetzt 6-bis 12-Jährigen hat keinen Iodmangel mehr, so sind die älteren Generationen nach wie vor von den Folgen des früher herrschenden Iodmangels betroffen, denn die Iodmangelerkrankungen sind erst nach drei Generationen wirklich eliminiert. Dies zeigt sich auch an den Untersuchungen, in denen Schilddrüsen von freiwilligen Probanden sonographisch untersucht wurden.

Hampel et al. [2] fanden 1995 bei 6815 Probanden in Deutschland eine Knoten-Prävalenz von 2,5 % bei Probanden unter 18 Jahren und 30 % bei Frauen im Alter zwischen 18 und 70 Jahren sowie 21 % bei Männern über 18 Jahren. In dieser Studie wurde auch eine eindeutige Korrelation zwischen Knotenbildungen und Volumen der Schilddrüse beschrieben. Bemerkenswert ist, dass offenbar im höheren Lebensalter, also bei über 50-Jährigen die Inzidenz von Knoten nicht mehr signifikant zunimmt.

In der jüngsten großen Feldstudie (Schilddrüsen-Initiative Papillon) wurde im Jahre 2001 bei mehr als 90.000 Beschäftigten in verschiedenen Betrieben Deutschlands die Schilddrüse sonographisch untersucht. Dabei konnte gezeigt werden, dass 26,7 % der Teilnehmer einen oder mehrere Knoten in der Schilddrüse aufwiesen und 17,3 % hatten eine Struma ohne Knoten. Frauen waren dabei signifikant häufiger als Männer betroffen. In der Altersgruppe der 18−30-jährigen Frauen lag die Inzidenz bei 12,1 % (Männer 7,7 %), in der Gruppe der 31−45-Jährigen bei 26,9 % (Männer 16,7 %) und in der Gruppe der 46−65-Jährigen bei 41,7 % (Männer 29,0 %).

Schilddrüsenerkrankungen infolge eines endemischen Iodmangels sind somit nach wie vor die häufigsten endokrinen Erkrankungen und zählen zu den Volkskrankheiten.

## Konsequenzen der verbesserten Iodversorgung

Die Iodversorgung der deutschen Bevölkerung hat sich durch die konsequenten Bemühungen des Arbeitskreises Iodmangel und der DGE und der daraus resultierenden gesetzlichen Bestimmungen (Tab. 2) gebessert [8, 9, 10, 13, 16, 17]. Es kann aber keinesfalls davon ausgegangen werden, er sei beseitigt. Im Mittel beträgt die Iodaufnahme immer noch nur etwa ⅔ der von der WHO/UNICEF/ICCIDD und DGE empfohlen Menge.

Nachdem die Verwendung von Iodsalz auf freiwilliger Basis beruht, müssen unsere Bemühungen weiter dahin gehen, dass die Verwendung von iodiertem Speisesalz sowohl im Haushalt als auch in der Industrie weiter zunimmt, oder zumindest kons-

Tabelle 2: Gesetzliche Maßnahmen zur Verbesserung der Iodversorgung in Deutschland [8]

| Neue Bundesländer (bis 1990: DDR) | | Alte Bundesländer | |
|---|---|---|---|
| | | 1959 | Diät-Fremdstoff- Verordnung: 3–5 mg NaJ, KJ bzw. CaJ/kg Speisesalz; Freiwilligkeitsprinzip |
| | | 1970 | Iodgehalt in Futtermitteln auf maximal 40 mg/kg festgesetzt |
| 1979 | Entwurf eines „Kropfbekämpfungsprogramms" | | |
| 1983 | Iodsalzprophylaxe für Südbezirke und Bezirk Cottbus (20 mg KJ/ kg) | 1981 | Neufassung der Diätverordnung Warnhinweises „nur bei ärztlich festgestelltem Iodmangel" entfällt; iodiertes Speisesalz mit 15–25 mg Iod/kg in Form von NaJO$_3$, KJO$_3$; Verwendung nur im Haushalt; Freiwilligkeitsprinzips |
| 1985 | Gründung der interdisziplinären Iodkommission: 84 % des Paketsalzes werden mit 32 mg KJO$_3$ /kg Salz (20 mg Iod/kg) iodiert; „Generelle Iodmangelprophylaxe" | 1984 | Gründung des Arbeitskreises Iodmangel: Verstärkte Öffentlichkeitsarbeit |
| 1986 | Iodierte Mineralstoffmischungen bei Nutztieren | 1989 | Iodiertes Speisesalz wird aus der Diätverordnung in die Zusatzstoff-Zulassungsverordnung überführt; Verwendung in Großküchen und Lebensmittelherstellung möglich |

| | |
|---|---|
| 1990 | Nach der Wiedervereinigung gelten in den alten und neuen Bundesländern die gleichen Gesetze, somit insbesondere auch das Freiwilligkeitsprinzip bei der Iodmangelprophylaxe; UNICEF Verpflichtungserklärung den Iodmangel bis zum Jahr 2000 erfolgreich zu bekämpfen. |
| 1991 | Iodierung des Sacksalzes |
| 1992 | Der europäische Binnenmarkt erleichtert Lebensmitteln aus gut iodversorgten Ländern den Weg nach Deutschland |
| 1993 | Wegfall der Doppeldeklarierungspflicht für iodiertes Speisesalz und Kennzeichnung für lose verkaufte Back-, Fleisch- und Wurstwaren; Verwendung von iodiertem Nitritpökelsalz in der Fleischverordnung und iodiertem Speisesalz in der Käseverordnung |
| 1996 | Einführung des Iodsiegels |
| 1997 | Änderung der Futtermittelverordnung insgesamt 10 mg Iod/kg Futtermittel |

tant bleibt. Bisher wird iodiertes Speisesalz im Haushalt nur von etwa 75 % der Haushalte wahrgenommen, und der Anteil von iodiertem Speisesalz in der Herstellung von Fertignahrungsmitteln, Brot und Wurstwaren beträgt nur 35 %, mit leider abnehmender Tendenz. Anzustreben ist eine Anhebung der Iodsalzverwendung auf mehr als 90 % in den Haushalten. Die Ängste vor Iod müssen weiter abgebaut werden und die Bedeutung der Iodprophylaxe als wesentlicher Baustein der Gesundheitsvorsorge weiterhin hervorgehoben werden.

Besondere Risikogruppen, wie Schwangere und Stillende müssen weiterhin mit Iodidtabletten substituiert werden, da der Gehalt an Iod in der Muttermilch deutschlandweit nach wie vor ohne zusätzliche Iodzufuhr immer noch zu gering ist [1, 9, 13, 18]. Rechtliche Grundlagen im Rahmen der Schwangerenbetreuung müssen daher geschaffen werden, und die Kosten der Iodidsubstitution von den Krankenkassen übernommen werden.

Häufig besteht die Angst vor einem Zuviel an Iod bzw. einer Überversorgung. Eine Überversorgung konnte bisher in keiner der vorliegenden Studien belegt werden. Es besteht die Angst, dass es zu einer erhöhten Prävalenz von Autoimmunerkrankungen der Schilddrüse kommen könnte. Hierzu gibt es aber keinerlei Hinweise. In einer Berliner Untersuchung wurde gezeigt, dass die Iodversorgung der Kinder zugenommen hat; sie betrug im Mittel 139 µg/l, und die Inzidenz von positiven TPOAK war mit 3,4 % identisch zu früheren Ergebnissen [5]. Zu ähnlichen Ergebnissen kam Meng [12], nur unter einer Substitution von 500 µg Iod war bei Patienten mit Struma eine erhöhte Inzidenz von Schilddrüsen-Autoantikörpern nachweisbar. Auch andere Studien aus Europa bestätigen, dass eine ausreichende Iodzufuhr nicht zu einer erhöhten Prävalenz von Autoimmunerkrankungen führt [14, 15].

Eine weitere Befürchtung ist eine Zunahme von Hyperthyreosen bei älteren Patienten mit Knotenstrumen und Autonomien. Hierfür gibt es bislang keine Hinweise. Von einer Gefährdung der Bevölkerung durch die bisher erreichte, verbesserte Iodzufuhr durch iodiertes Speisesalz kann daher keinesfalls ausgegangen werden.

Es besteht also kein Grund, die Bemühungen um die bessere Iodversorgung aufzugeben. Im Gegenteil, wir müssen weiterhin dafür Sorge tragen, die Akzeptanz einer ausreichenden Iodaufnahme in der deutschen Bevölkerung aufrecht zu erhalten. Hierzu ist neben der kontinuierlichen Aufklärung die Überwachung durch periodische epidemiologische Untersuchungen in ganz Deutschland notwendig. Etwa alle fünf Jahre sollten solche Studien durchgeführt werden, die sich an den Empfehlungen der WHO/UNICEF/ICCIDD anlehnen. Neben der Iodausscheidung sollte auch die sonographische Ermittlung des Schilddrüsenvolumens epidemiologisch erhoben werden.

Auch wenn sich die Iodversorgung in Deutschland gebessert hat, eine ausreichende Versorgung ist noch nicht gewährleistet. Eine kontinuierliche Iodsubstitution der Bevölkerung mit iodiertem Speisesalz muss aufrechterhalten werden und eine einheitliche Gesetzgebung auf EU-Ebene ist dringend notwendig, um vor allem auch eine zunehmende Verwendung von iodiertem Speisesalz in den industriell hergestellten Nahrungsmitteln zu gewährleisten. Ein Argument der Industrie, nicht mehr Iodsalz zu verwenden, ist nämlich die unterschiedliche Gesetzgebung in Europa.

Weltweit kann der Iodmangel nur behoben werden durch eine kontinuierliche Fortführung der Iodsalzprophylaxe.

# Literatur

[1] Gärtner R, Manz F, Grossklaus R. Representative data of iodine intake and urinary excretion in Germany. Exp Clin Endocrinol Diabetes (2001) 109: 2−7.

[2] Hampel R, Kulberg T, Klein K, Jerichow JU, Pichmann EG, Clausen V, Schmidt I. Goiter incidence in Germany is greater than previously suspected. Med Klin (1995) 90: 324−9.

[3] Hampel R, Gordalla A, Zollner H, Klinke D, Demuth M. Continuous rise of urinary iodine excretion and drop in thyroid gland size among adolescents in Mecklenburg-West-Pomerania from 1993 to 1997. Exp Clin Endocrinol Diabetes. (2002) 108: 197−201.

[4] Hampel R, Beyersdorf-Radeck B, Below H, Demuth M, Seelig K. Urinary iodine levels within normal range in German school-age children. Med Klin (2001) 96: 125−8.

[5] Kabelitz M, Liesenkotter KP, Stach B, Willgerodt H, Stablein W, Singendonk W, Jager-Roman E, Litzenborger H, Ehnert B, Gruters A. The prevalence of anti-thyroid peroxidase antibodies and autoimmune thyroiditis in children and adolescents in an iodine replete area. Eur J Endocrinol (2003) 148: 301−7.

[6] Kohlmeier M, Thefeld W, Stelte W, et al. Versorgung Erwachsener mit Mineralstoffen und Spurenelementen in der Bundesrepublik Deutschland. Niederkleen: Fleck; C24−C81, 1995.

[7] Kübler W, Balzter H, Grimm R, Schek A, Schneider R.: National food consumption survey (NVS) and co-operative study: nutrition survey and risk factors analysis (VERA): Synopsis and perspectives. Niederkleen: Fleck; (1997) A36−A37.

[8] Liesenkotter KP, Kiebler A, Stach B, Willgerodt H, Gruters A. Small thyroid volumes and normal iodine excretion in Berlin schoolchildren indicate full normalization of iodine supply. Exp clin Endocrinol Diabetes 105 Suppl 4: 46−50 (1997).

[9] Manz F, Anke M, Bohnet T, Gärtner R. Iod Monitoring 1996 − Verbundstudie zur Erfassung des Iodversorgungszustandes der Bevölkerung Deutschlands unter besonderer Berücksichtigung von „Risikogruppen" −, Abschlußbericht. Schriftenreihe des BGM, Bonn, 1998.

[10] Manz F, Böhmer Th, Gärtner R, Grossklaus R, Klett M, Schneider R. Quantification of iodine supply: Representative data on intake and urinary excretion of iodine from the German population in 1996. Ann Nutr Metab (2002) 46: 128−138.

[11] Meng W, Schindler A, Horack S, Lux E, Muche A. Renal iodine excretion by students in East Germany. A prospective study 1989 to 1996 Med Klin (1998) 93: 347−51.

[12] Meng W, Schindler A, Spieker K, Krabbe S, Behnke N, Schulze W, Blumel C. Iodine therapy for iodine deficiency goiter and autoimmune thyroiditis. A prospective study. Med Klin (1999) 94: 597−602.

[13] Meng W, Scriba PC. Iodversorgung in Deutschland. Deutsches Ärzteblatt (2002) 99: B2185−91.

[14] Papanastasiou L, Alevizaki M, piperingos G, Mantzos E, Tseleni-Balafouta S, Koutras DA. The effect of iodine administration on the development of thyroid autoimmunity in patients with non-toxic goiter. Thyroid (200) 10: 493−7.

[15] Petersen IB, Knudsen N, Jorgensen T, Perrild H, Ovesen l, Laurberg P. Thyroid peroxidase and thyroglobulin autoantibodies in a large survey of populations with mild to moderate iodine deficiency. Clin Endocrinol (2003) 58: 36−42.

[16] Rendl J, Juhran N, Reiners C.Thyroid volumes and urinary iodine in German school children. Exp Endocrinol Diabetes (2001) 109: 8−12.

[17] Schindler A, Spieker K, Meng W. Iodurie und Schilddrüsenvolumen Jugendlicher in Nord-Ostdeutschland 1989−1998. in: Seibl MJ, Weinheimer B, Ziegler R (eds): Die Schilddrüse und ihre Beziehung zum Organismus. Berlin, New York: de Gruyter 2000; 328−330.

[18] Seibold-Weiger K, Wollmann H, Rendl J, Ranke M, Speer C. Iodine concentration in the breast milk of mothers of premature infants. Z Geburtshilfe Neonatol (1999) 203: 81−85.

# 6.2 Epidemiologie und diagnostische Möglichkeiten bei Schilddrüsenknoten

*K. Mann, B. Quadbeck, O. E. Janssen*

## Einleitung

Aufgrund der inzwischen deutlich verbesserten Iodversorgung in der Bundesrepublik Deutschland hat die Strumahäufigkeit bei Kindern und Jugendlichen bereits deutlich abgenommen und liegt jetzt, wie in Ländern mit ausreichender Iodversorgung, in einem Prävalenzbereich um 5 %. Bei Erwachsenen und insbesondere der älteren Bevölkerung sind diffuse und knotig veränderte Strumen dagegen sehr häufig. Langfristig zu erwarten ist eine starke Veränderung epidemiologischer Daten mit Verminderung der Prävalenz von Schilddrüsenknoten und einer relativen Zunahme von Immunthyreopathien.

## Epidemiologie

Stellvertretend für die jetzt stattfindende Veränderung der Prävalenz von Schilddrüsenerkrankungen steht die Untersuchung von Zois et al. aus Griechenland, die zeigen konnte, dass seit der Verbesserung der Iodversorgung es zu einer Abnahme der Strumahäufigkeit von 21 auf 5 %, jedoch zu einer Zunahme der Prävalenz der Autoimmunthyreoiditis von 3,3 % auf 9,6 % gekommen ist (Tab. 1).

Im Rahmen des Schilddrüsenultraschall-Screenings (Papillon-Studie, n = 75980) wurde gezeigt, dass in der Altersgruppe der 18–30-Jährigen die Strumahäufigkeit bei 5,9 % und die Knotenhäufigkeit (mit oder ohne Strumen) bei 10,9 % liegt. In der älteren Bevölkerung im Alter zwischen 46–65 Jahren lag die Strumahäufigkeit bei 23,7 % und die Knotenhäufigkeit bei 39,5 %. In einer aktuellen nach streng epidemiologischen Kriterien prospektiv durchgeführten Studie in Greifswald an 3941 Personen im Alter von 20–79 Jahren war ebenfalls eine eindeutige Altersabhängigkeit der Knotenhäufigkeit zu sehen. Frauen weisen fast doppelt so häufig Knoten auf wie Männer (Tab. 1). Die mediane Iodurie lag bei 12,4 μg/dl, nur 37 % hatten < 10 μg/dl, 10,8 % < 5 μg/dl und 1,5 % < 2 μg/dl. Ein erniedrigtes TSH < 0,3 mU/l fand sich bei 11,3 %, < 0,1 mU/l bei 2,2 %. Bei 8 von 82 Patienten mit einem TSH < 0,1 mU/l bestand eine manifeste Hyperthyreose (9,7 %). Die Gesamtprävalenz der Hyperthyreose lag bei 0,4 %, der subklinischen Hyperthyreose bei 1,8 %. Insgesamt waren bei 8,1 % Schilddrüsenerkrankungen bei Einschluss in die Studie bekannt.

Tabelle 1: Sonographie-Screening, Knotenhäufigkeit (n = 791)

| Age group [years] | Nodules (n = 791) | |
|---|---|---|
| | Male (n = 354) [%] | Female (n = 437) [%] |
| 20–24 | 4.7 | 1.3 |
| 25–29 | 6.5 | 9.4 |
| 30–34 | 5.8 | 10.0 |
| 35–39 | 10.4 | 11.5 |
| 40–44 | 16.9 | 22.8 |
| 45–49 | 14.8 | 19.2 |
| 50–54 | 18.4 | 23.5 |
| 55–59 | 18.9 | 26.0 |
| 60–64 | 28.4 | 38.4 |
| 65–69 | 26.1 | 45.4 |
| 70–74 | 28.8 | 52.4 |
| 75–79 | 25.2 | 47.9 |

(Völzke H. 2003)

Grundsätzlich unterscheiden wir eine Struma uninodosa von einer Struma multino-dosa. Szintigraphisch besteht die Möglichkeit der Differenzierung in warme und kalte Knoten, die Zuordnung des Sonographiebefundes erlaubt eine nähere morphologische Charakterisierung.

Struma diffusa und nodosa sind ätiologisch und pathophysiologisch unterschiedlichen Krankheitsbildern zuzuordnen. Bevorzugt treten sie auf im Rahmen der Schwangerschaft, Stillzeit, aber auch in Lebensphasen einer hormonellen Umstellung, wie Pubertät und Postmenopause. Experimentelle und klinische Daten weisen darauf hin, dass Östrogene eine stimulierende Wirkung auf das Wachstum der Schilddrüse haben [1]. Die wichtigsten differenzialdiagnostisch zu unterscheidenden Schilddrüsenkrankungen mit Knoten sind die Schilddrüsenautonomie mit klonalen benignen Tumoren, polyklonale Knoten und Schilddrüsenkarzinome. Selten finden sich auch kleinknotige Veränderungen und regionale entzündliche Herde bei der Immunthyreoiditis und der akut-subakuten Thyreoiditis de Quervain. Besondere und seltene Erkrankungen mit Struma sind das TSHom, die Schilddrüsenhormonresistenz und trophoblastisch differenzierte Teratome (Hodentumoren, Blasenmolen), primäre Schilddrüsenlymphome und Schilddrüsenhormonsynthesedefekte.

Bei der Akromegalie ist die häufig zu beobachtende Struma und Knotenstruma durch eine vermehrte Bildung von Wachstumshormon und Insulin-like-Growth-Factor I (IGF-I) induziert. Bei 72 akromegalen Patienten mit aktiver Erkrankung betrug die Prävalenz 69,4 %, 26,4 % bei medikamentös gut eingestellten Patienten und 4,2 % bei geheilten Patienten. 76,4 % der aktiv akromegalen Patienten hatten Knoten

(26,4 % warme, 12,5 % kühle Knoten). Insgesamt fanden sich 4 Schilddrüsenkarzinome [3].

Prinzipiell ist das Wachstum von Schilddrüsenknoten [4] nicht von der Knotengröße abhängig und therapeutisch nur sehr beschränkt beeinflussbar. Kurzzeiterfolge innerhalb eines Jahres unter der Therapie mit Levothyroxin und/oder Iodid dürfen nicht darüber hinwegtäuschen, dass das langfristige Wachstum über Jahre kaum beeinflussbar ist.

## Diagnostik

Häufig macht die Struma keine Beschwerden. Typische Symptome sind Druck-, Enge- und Kloßgefühl, Schluckbeschwerden, Räusperzwang, selten auch Schmerzen bei Thyreoiditis. Spätsymptome einer massiven Raumforderung sind Luftnot, Stridor, Heiserkeit oder eine obere Einflussstauung. Das diagnostische Vorgehen ist in den Leitlinien der Deutschen Gesellschaft für Nuklearmedizin festgelegt [2]. Klinische Malignitätskriterien sind schnelles Knotenwachstum, plötzliche Heiserkeit, derbe, nicht schluckverschiebliche Knoten, zervikale Lymphknotenschwellungen und Fernmetastasen.

Zystisch degenerierte Knoten dürfen nicht grundsätzlich als benigne eingestuft werden. Die gezielte Punktion der soliden Knotenanteile kann am besten die Diagnose eines zystisch degenerierten Schilddrüsenkarzinoms erbringen. Die Indikation zur Feinnadelpunktion besteht bei klinischem Malignomverdacht. Eine punktionszytologische Untersuchung ist bei allen kalten Knoten > 1 cm erforderlich. Seltene Komplikationen sind Schmerzen, Blutungen, Hämatom, passagere Bradykardie, Nekrose des Knotens und nur in seltenen Einzelfällen Implantationsmetastasen im Stichkanal. Kontraindikation ist die hämorrhagische Diathese. Zur besseren Ausbeute der Zellpräparate eignet sich ein Thin-Prep®-Prozessor. Nach Zytolyse von Erythrozyten in einer speziellen Flüssigkeit wird das Punktionsmaterial niedrigtourig zentrifugiert und auf einen Filter aufgebracht. Die Säuberung und Anreicherung des Materials verbessert die zytopathologischen Ergebnisse.

Follikuläre Neoplasien befinden sich bei ca. 15−30 % aller Schilddrüsenoperationen. 4−10 % der follikulären Neoplasien sind follikuläre Karzinome. Follikuläre Adenome sind zytologisch nicht von minimal-invasiven follikulären Karzinomen zu unterscheiden. Die Suche nach geeigneten Markern zur besseren Abgrenzung der Krankheitsentitäten werden derzeit erarbeitet. Zur Diskussion stehen die in Tab. 2 aufgeführten Antigene. Der derzeit beste Marker ist Galectin 3. Allerdings ist auch hier die Sensitivität und Spezifität für eine endgültige Differenzierung und Diagnosesicherung nicht ausreichend.

Tabelle 2: Immunhistochemie der Schilddrüse

Nachweis der Follikelzelldifferenzierung
- Thyreoglobulin
- TTF-1

Nachweis der C-Zelldifferenzierung/MTC
- Calcitonin, Chromogranin A
- CEA

Primäre Lymphome der Schilddrüse
- Zytokeratin
- B- und T-Zellmarker, Leichtkettenantikörper

„Karzinomspezifische Marker"
- HBME-1
- Galectin 3

Zielproteine für Biochemotherapie
- Her2-neu
- Epithelial Growth Factor-Receptor (EGFR)

## Fazit für die Praxis

Schilddrüsenknoten finden sich bei fast 40% der 46–65-Jährigen. Die ätiologisch wichtigste Ursache ist bisher der Iodmangel mit Adaptation, erhöhter Proliferation und Mutagenese im Schilddrüsengewebe. Eine Sonderform der pathogenetisch erklärbaren Knotenbildung ist die bei Akromegalie. Sie ist häufig (76%) und durch GH/IGF-I vermittelt. Bei der differentialdiagnostischen Abklärung von Schilddrüsenknoten ist neben Sonographie und Szintigraphie die Punktionszytologie entscheidend. Neue immunzytologische Methoden (z. B. Galectin 3) in Verbindung mit dem neuen Anreicherungsverfahren des Thin-Prep-Prozessors gewinnen in der Dignitätsbeurteilung kalter Knoten an Bedeutung. Eine eindeutige Differenzierung zwischen follikulärem Adenom und minimal-invasivem follikulären Schilddrüsenkarzinom ist derzeit noch nicht möglich.

## Literatur

[1] Derwahl M, H. Studer: Multinodular goitre: much more to it than simply iodine deficiency. Baillieres Best Pract Res Clin Endocrinol Metab (2000) 14: 577–600
[2] Dietlein M., J. Dressler, K. Joseph, B. Leisner, E. Moser, C. Reiners, J. Rendl, H. Schicha, O. Schober. Guidelines in thyroid diagnosis. Nuklearmedizin (1999) 38: 215–8.
[3] Herrmann B. L., H. Baumann, O. E. Janssen, R. Görges, K. W. Schmid, K. Mann· Impact of Disease Activity on Thyroid Diseases in Patients with Acromegaly: Basal Evaluation and Follow up. Exp Clin Endocrinol Diab 2004 (in press).

[4] Quadbeck B., J. Prüllage, A. Wohlmuth, U. Roggenbuck, H. Hirche, K. Mann, R. Hoermann: Langzeitverlauf von Schilddrüsenknoten in euthyreoten Strumen. 42. Symposion der Deutschen Gesellschaft für Endokrinologie, Freiburg. Experimental and Clinical Endocrinology & Diabetes (1998) 106, Supp. 1: 61.
[5] Volzke H, J. Ludemann, D. M. Robinson, K. W. Spieker, C. Schwahn, A. Kramer, U. John, W. Meng. The prevalence of undiagnosed thyroid disorders in a previously iodine-deficient area. Thyroid, (2003) 13: 803–810.

# 6.3 Überdiagnostik bei Schilddrüsenknoten?

*G. Brabant*

## Einleitung

Obwohl unverändert epidemiologisch sauber erhobene Daten über die Häufigkeit von knotigen Veränderungen der Schilddrüse in der Bundesrepublik Deutschland fehlen, zeigen neue Studien, dass Schilddrüsenknoten und sonographisch erfassbare morphologische Änderung der Schilddrüse außerordentlich häufige Ereignisse sind. Dies ist vor allem aus den jüngst veröffentlichten Daten der „Papillon" Studie abzuleiten, aber auch aus der in einzelnen Vorberichten veröffentlichten Studie aus Vorpommern [1, 2]. Beide großen Untersuchungen lassen je nach Alter eine Prävalenz sonomorphologisch erfassbarer knotiger Veränderungen der Schilddrüse bei ca. 20–50% der Bevölkerung vermuten, wobei beide Studien nur Personen selektioniert hatten, welche keine vorbekannten Schilddrüsenerkrankungen aufwiesen, und nur Läsionen in der Größe von 0,5 cm und mehr in die Untersuchung einbezogen hatten.

Oft werden diese sonomorphologischen Schilddrüsenveränderungen als Zufallsbefunde, die bei der Abklärung anderer klinischer Probleme des Patienten durch Untersuchungsmethoden wie Computertomographie, Kernspin oder Gefäßdoppleruntersuchung der Halsgefäße entdeckt. Bei genauer Anamneseerhebung werden häufiger diskrete mechanische Symptome wie Druck- oder Globusgefühl am Hals oder diskrete Probleme beim Schlucken entdeckt. Im Gegensatz zu diesen als „Inzidentalome" bezeichneten Knoten sind die klassischen Zeichen eines fortgeschrittenen Schilddrüsenkarzinoms mit Schluckstörungen, Schmerz, Veränderung der Sprache insbesondere Heiserkeit, Dyspnoe oder Stridor selten. Andererseits können Probleme funktionsabhängiger Störungen wie Zeichen der klinischen oder subklinischen Form der Hyper- bzw. Hypothyreose Hinweise auf einen Schilddrüsenknoten darstellen.

## Diagnostisches Vorgehen bei Knoten der Schilddrüse

Diagnostisch wichtigstes Verfahren neben Anamnese und Klinik mit Palpation sowie Auskultation des Halses ist sicherlich der qualifizierte Ultraschall. Hierzu muss ein hochfrequenter Schallkopf mit einer Schallfrequenz von 7,5 MHz oder höher verwendet werden. Zwar ist die Schilddrüsensonographie nicht geeignet sichere Aussagen über Pathogenese und Dignität der Knoten zu machen, die Ultraschalluntersuchung ist aber geeignet Risikofaktoren zu definieren, welche untenstehend in der Risikostratifizierung diskutiert werden. Eine szintigraphische Untersuchung stellt eine häufige Ergänzung dieser Abklärung dar und hat wichtige Funktionen in der Therapieplanung.

Ergänzt wird diese Abklärung durch die Messung von Schilddrüsenhormonen, insbesondere von freiem Thyroxin und von TSH. Viele Daten aus großen Kollektiven belegen die log-lineare reziproke Beziehung von TSH zu freiem Thyroxin. Reicht eine Bestimmung von TSH als Suchreaktion für die Abklärung von Schilddrüsenfunktionsstörungen aus, so werden beide Hormone für eine erste genauere klinische Einordnung benötigt. Die NACB hat diese Relationen und deren notwendige Ergänzungen zur Abklärung bestimmter Krankheitsbilder kürzlich in Thyroid als Leitline publiziert und Normbereiche für eine Euthyreose festgelegt [3]. Auslenkungen aus diesem Normbereich finden sich bei erniedrigtem freien Thyroxin und erhöhten TSH-Spiegeln im Sinne einer overten oder subklinischen Hypothyreose, während bei erhöhtem freiem Thyroxin und supprimiertem TSH von einer subklinischen oder overten Hyperthyreose ausgegangen werden kann. Bei den seltenen Formen eines TSH-sezernierenden Hypophysenadenoms bzw. differentialdiagnostisch bei einer Mutation des T3-Rezeptors, liegen hohe TSH-Spiegel in Verbindung mit erhöhten Spiegeln von freiem Thyroxin vor. Bei hypothalamisch, hypophysärem Ausfall der TSH-Sekretion kommt es zu niedrigen oder erniedrigten TSH-Spiegeln bei gleichzeitig erniedrigtem freiem Thyroxin, einer Konstellation, die sich bei schweren Allgemeinerkrankungen ebenfalls nachweisen lässt.

Prospektive Studien an Patienten mit Knotenstrumen belegen zudem eine wichtige Bedeutung einer einmaligen Calcitoninbestimmung. Calcitonin kann danach als Marker für die Prädiktion medullärer Schilddrüsenkarzinome angesehen werden [4]. Voraussetzung hierfür ist allerdings, dass adäquate Testverfahren benutzt werden, Störmöglichkeiten berücksichtigt werden und die möglicherweise pathologischen Erhöhungen über 10 pg/ml Calcitonin durch einen Pentagastrinstimulations-Test mit 0,5 µg/kg Körpergewicht intravenös und Abnahme des Blutes basal, nach 2 und 5 Minuten überprüft werden. Erst dann kann die Diagnose eines medullären Schilddrüsenkarzinoms erwogen werden. Die weitere differentialdiagnostische Aufarbeitung fokussiert sich auf die Fragen nach einer möglichen Autoimmunerkrankung der

Schilddrüse. Hier können klinisch Hinweise bei Vorliegen von Vitiligo oder anderen Autoimmunerkrankungen zur Diagnose führen. Die Bestimmung von TPO-Antikörpern und TSH-Rezeptorantikörpern kann eine zusätzliche Hilfe sein.

## Risikostratifizierung in der Dignitätsbeurteilung eines Schilddrüsenknoten

Wichtigstes Ziel ist die Abklärung der Dignität des Schilddrüsenknotens. Hier existieren weiterhin keine verlässlichen Risikomarker, auch wenn anamnestische Daten und sonomorphologische Daten eine gewisse Wichtung der Befunde erlauben. Wie Tab. 1 zeigt, deutet eine positive Familienanamnese, die externe Radiatio am Hals in der Vorgeschichte, das Auftreten von Schilddrüsenknoten unter 20 Jahre oder jenseits von 60 Jahren als einzelne neu aufgetretene Knoten auf ein Karzinom hin. Knoten treten bei Männern seltener als bei Frauen auf, sind aber häufiger maligne entartet. Treten klinische Symptome, wie Schmerz, Dysphonie, Dysphagie oder Dyspnoe auf oder finden sich tastbare Lymphknoten am Hals, so ist das Risiko eines Schilddrüsenkarzinoms erhöht.

Auch sonographisch lassen sich Risikomarker definieren. Tab. 2 fasst diese sonomorphologischen Risikokriterien zusammen, welche allerdings ebenso wenig wie die anamnestischen und klinischen Kriterien die sichere Zuordnung der Dignität des Knotens erlaubt. Wichtiges zusätzliches Instrument der Risikostratefizierung ist die Zytopunktion der Schilddrüse. Neue Metaanalysen gehen von einer Frequenz maligner Befunde in 1–10 % der Punktate aus. Allerdings ist die Durchführung und Auswertung der Zytopunktionen nicht einfach und setzt eine gute Kooperation von Klinikern mit entsprechender Erfahrung mit Zytopathologen voraus. Trotzdem sind in den großen Analysen 15 bis 20 % der Punktate aufgrund eines nicht adäquaten Punktionsmaterials nicht aussagekräftig. Weitere 5–32 % können in der zytologischen Aufarbeitung nicht eindeutig als gutartig oder bösartig klassifiziert werden und bieten daher zusätzliche Unsicherheiten [5]. In besonders ausgewiesenen Zentren

---

Tabelle 1: Anamnestische und klinische Risikofaktoren eines Schilddrüsenkarzinoms

- positive Familienanamnese
- externe Radiatio am Hals
- Alter
- < 20 Jahre und > 60 Jahre
  - bei neu aufgetretenen (singulärem) Knoten
- männliches Geschlecht
- Schmerz
- Kompressionszeichen: Dyphonie, Dysphagie, Dyspnoe
- Lymphknoten

---

Tabelle 2: Sonomorphologische Hinweis auf ein Schilddrüsenkarzinom

* Echoarmer Knoten
* Verdickter, irregulärer oder fehlender Halo
* unregelmäßige Außengrenzen
* Mikrokalk
* invasives Wachstum
* regionale Lymphknoten
* hohe Flussrate innerhalb des Knotens

kann diese recht hohe Zahl von bis zu 43 % nicht diagnostisches Material auf ca.
15 % gesenkt werden. Trotzdem bleibt ein wesentlicher diagnostischer Unsicherheits-
faktor auf dem Boden allein der zytologischen Auswertung [5, 6].

## Risikostratefizierung nach histologischen Subtypen und klinischem Verlauf

Aufgrund der großen PCE-Studie (für Patient Care Evaluation Study), welche durch
Hölzer und Mitarbeiter 2000 publiziert wurde [7], ist klar, dass in der Bundesrepublik Deutschland $^2/_3$ aller Karzinome der Schilddrüse als papilläre Tumoren klassifiziert werden müssen. Der Anteil der follikulären Schilddrüsenkarzinome liegt bei
ca. $^1/_4$, während die restliche Zahl sich auf medulläre und anaplastische Karzinome
mit 2,8 resp. 3,6 % der Karzinome verteilt. Eine Reihe von Untersuchungen hat sich
in großen Fallanalysen mit dem langfristigen klinischen Verlauf bei differenzierten
Schilddrüsenkarzinomen auseinandergesetzt. Die größten Studien stammen aus den
USA. Hier wurden über 40.000 Patienten mit Schilddrüsenkarzinomen über mehr
als 10 Jahre untersucht [8]. Es zeigt sich, dass 7 % der Patienten mit papillären Tumoren und 15 % der Patienten mit follikulären Karzinomen nach 10 Jahren verstorben
waren, während Patienten mit medullären Karzinomen zu 25 % und Patienten mit
anaplastischen Karzinomen zu 86 % nicht mehr am Leben waren. Aus solchen Untersuchungen lässt sich ablesen, dass bei weniger als 1 auf 10.000 Fällen von Schilddrüsenknoten ein schlechter klinischer Verlauf über einen Zeitraum von 10 Jahren
antizipiert werden kann. Dies sind nur grobe Schätzungen und erlauben keine detail-
lierten Aussagen, zeigen aber das Problem und diagnostische Dilemma auf. Nur eine
sehr kleine Zahl von Patienten wird unter den Problemen eines Schilddrüsenkarzinoms leiden. Die Mehrzahl der Patienten wird keine wesentlichen Probleme im Verlauf aufweisen. Es existieren gegenwärtig keine klaren Zahlen zum Verlauf von
Schilddrüsenknoten. Publizierte retrospektive Daten lassen vermuten, dass diese
Knoten rascher wachsen als das umgebende Schilddrüsengewebe, ohne dass diese

Tabelle 3: Abschätzung der „Numbers needed to screen" bei V. auf Schilddrüsenkarzinom

- Erwartete Häufigkeit von Schilddrüsenkarzinomen
  - Inzidenz ca. 1/100−1/500 Knotenstrumen (siehe Papillon Subanalysen)
- Zahl der Patienten mit sonomorphologischen Schilddrüsenknoten in Deutschland
  - ca. 20 Mill. (Papillon Studie) → ca. 10.000 Karzinome
  - Klinisch problematische Karzinome → ca. 10 % [8]
- Verteilung punktable/nicht punktablen Schilddrüsenknoten ca. 60 %/40 %
- aussagefähiges Material 60−80 % [5]
- Notwendige Anzahl von Zytopunktionen zur Erkennung eines klinisch relevanten Schilddrüsenkarzinoms bis zu 10−10.000

Daten bislang durch prospektive Untersuchungen adäquat abgesichert wären. Das heißt wenige maligne veränderte Knoten mit der Potenz zu einem ungünstigen klinischen Langzeitverlauf stehen einer großen Zahl benigner Läsionen entgegen und von Knoten, welche selbst bei maligner Entartung langfristig kein klinisches Problem bieten. Diese Unsicherheit induziert in vielen Fällen einen inadäquat hohen diagnostischen und nachfolgend therapeutischen Einsatz. Tab. 3 gibt eine Modellrechnung der notwendigen Untersuchungen („numbers needed to screen"), um auf dem Boden der bisher existierenden Schätzungen den diagnostischen Aufwand zu charakterisieren. Bei allen Unsicherheiten zeigt sie die Limitationen unserer gegenwärtigen diagnostischen Möglichkeiten auf und macht deutlich, dass diagnostisch nicht eindeutige Verfahren sehr kritisch eingesetzt werden müssen.

## Einsatz verbesserter diagnostischer Möglichkeiten

Aktuelle Untersuchungen zeigen, dass der Einsatz neuer diagnostischer Möglichkeiten wie hoch auflösendem Ultraschall die Größe des Tumors zum Zeitpunkt der Diagnose signifikant verkleinert und auch die Zahl von Lymphknoten- und Fernmetastasen zum Zeitpunkt der Diagnose deutlich verringert [9]. Andere Untersuchungen kommen allerdings zu eher negativen Schlüssen im Hinblick auf die diagnostisch/therapeutischen Erfolge bei kleinen Schilddrüsentumoren nach Frühdiagnose [10]. Allerdings legen neue Untersuchungen nahe, dass durch den maximalen Einsatz der Diagnostik die Zuordnung der Befunde und die Prognose der Tumoren verbessert werden kann. Betrachtet man dagegen die Studie von Hölzer und Mitarbeitern [11] über die Treffsicherheit diagnostischer Verfahren, so spiegelt diese retrospektive Fragebogenaktion über die Vorhersagen im Verlauf diagnostizierter Schilddrüsenkarzinome eine ernüchternde Realität wider. In der Ultraschallevaluation wurde in dieser Untersuchung aus Deutschland nur in 39 % der Verdacht auf ein Karzinom gestellt, aber in 59 % ein solches Karzinom nicht vermutet und in 2 % ein Normalbe-

Tabelle 4: Treffsicherheit der unterschiedlichen diagnostischen Verfahren bei histologisch gesicherten Schilddrüsenkarzinomen (nach Hölzer et al. [10])

| | |
|---|---|
| Ultraschall | 39 % |
| Schilddrüsenszintigraphie | |
|    kalte Knoten und damit Karzinom verdächtig | 44.8 % |
| Zytopunktion | 64.9 % |

fund konstatiert. Der Einsatz eines Schilddrüsenszintigramms, welches lediglich eine Funktionsdiagnostik des Knotens darstellt, aber bei der großen Zahl von funktionell inaktiven, kalten Knoten keine sichere Aussage zur Dignität liefern kann, blieb bei 52,8 % der gesicherten Karzinome ohne Malignomhinweis und zeigte in 2,4 % einen Normalbefund. Die restlichen 44,8 % der Knoten wurden als kalt und damit suggestiv für ein Karzinom einstuft. Schließlich wurde in einer deutlich kleineren Subgruppe von 624 Patienten mit später gesichertem Schilddrüsenkarzinom eine Feinnadelbiopsie durchgeführt, welche in ca. $2/3$ der Fälle die Diagnose erhärtete. Dies zeigt, dass die oben angegebenen Größenordnungen zur Treffsicherheit der Schilddrüsenfeinnadelpunktion die Realität in dieser deutschen Erhebung wiedergibt (Tab. 4).

## Zusammenfassung

Gegenwärtig gibt es keine sicheren Differenzierungskriterien von benignen und malignen Läsionen der Schilddrüse. Nach allen vorhandenen Daten ist das Risiko für einen Schilddrüsenknoten, der in den nächsten 10 Jahren klinisch nicht beherrschbare Probleme auslöst, klein und unter 1 zu 10.000 Knoten anzusetzen. Diese Analyse schließt offensichtlich erkennbare Malignome mit ein. Eine diagnostische Sequenz, welche eine funktionelle Diagnostik mit TSH und freien Schilddrüsenhormonen sowie einen qualifizierten Ultraschall umfasst, erscheint als Initialdiagnostik adäquat. Bei Knoten jenseits von 1 cm erhöht in sonographisch unklaren Fällen die Zytopunktion die diagnostische Sicherheit. Bei unklarem Zytopunktionsergebnis (noduläre Hyperplasie) ist eine ergänzende Schilddrüsenszintigraphie hilfreich. Bei dem niedrigen Risiko einer malignen, klinisch relevanten Entartung und der hohen Zahl von Läsionen erscheint die genaue Analyse der diagnostischen Maßnahmen zentral. In vielen Fällen reichen Kontrollen von Funktionsdiagnostik (TSH, fT4) und Sonographie aus.

# Literatur

[1] Schumm-Draeger PM, Encke A, Usadel KH. [In Process Citation] Internist (Berl). (2003) Apr; 44 (4): 420−6, 429−32.

[2] Volzke H, Ludemann J, Robinson DM, Spieker KW, Schwahn C, Kramer A, John U, Meng W. The prevalence of undiagnosed thyroid disorders in a previously iodine-deficient area. Thyroid. (2003) Aug; 13 (8): 803−10.

[3] Baloch Z, Carayon P, Conte-Devolx B, Demers LM, Feldt-Rasmussen U, Henry JF, LiVosli VA, Niccoli-Sire P, John R, Ruf J, Smyth PP, Spencer CA, Stockigt JR; Guidelines Committee, National Academy of Clinical Biochemistry. Laboratory medicine practice guidelines. Laboratory support for the diagnosis and monitoring of thyroid disease. Thyroid. (2003) Jan; 13 (1): 3−126.

[4] W. Karges, H. Dralle, F. Raue, K. Mann, C. Reiners, M. Grussendorf, M. Hüfner, B. Niederle, G. Brabant, and the German Society for Endocrinology (DGE) − Thyroid Section Clinical utility of calcitonin measurement in thyroid disease: German evidence-based consensus recommendation Exp Clin Endocrinol Diab (in press).

[5] Hegedus L, Bonnema SJ, Bennedbaek FN. Management of simple nodular goiter: current status and future perspectives. Endocr Rev. (2003) Feb; 24 (1): 102−32.

[6] Soudah Beitrag Schilddrüse 2003.

[7] Hölzer S, Reiners C, Mann K, Bamberg M, Rothmund M, Dudeck J, Stewart AK, Hundahl SA. Patterns of care for patients with primary differentiated carcinoma of the thyroid gland treated in Germany during 1996. U. S. and German Thyroid Cancer Group. Cancer. (2000) Jul 1; 89 (1): 192−201

[8] Hundahl SA, Cady B, Cunningham MP, Mazzaferri E, McKee RF, Rosai J, Shah JP, Fremgen AM, Stewart AK, Hölzer S. Initial results from a prospective cohort study of 5583 cases of thyroid carcinoma treated in the united states during 1996. U. S. and German Thyroid Cancer Study Group. An American College of Surgeons Commission on Cancer Patient Care Evaluation study. Cancer. (2000) Jul 1; 89 (1): 202−17.

[9] Chow SM, Law SC, Chan JK, Au SK, Yau S, Lau WH. Papillary microcarcinoma of the thyroid-Prognostic significance of lymph node metastasis and multifocality. Cancer. (2003) Jul 1; 98 (1): 31−40.

[10] Verkooijen HM, Fioretta G, Pache JC, Franceschi S, Raymond L, Schubert H, Bouchardy C. Diagnostic changes as a reason for the increase in papillary thyroid cancer incidence in Geneva, Switzerland. Cancer Causes Control. (2003) Feb; 14 (1): 13−7.

[11] Hölzer S, Steiner D, Bauer R, Reiners C, Farahati J, Hundahl SA, Dudeck J. Current practice of radioiodine treatment in the management of differentiated thyroid cancer in Germany. Eur J Nucl Med. (2000) Oct; 27 (10): 1465−72.

## 6.4 Der Schilddrüsenknoten – Vorschläge für diagnostische Leitlinien

*M. Dietlein, H. Schicha*

Die Zielsetzung der Leitlinie liegt in der Standardisierung der Diagnostik von Schilddrüsenerkrankungen mit Labormethoden und bildgebenden Verfahren [3, 11, 13–15]. Grundlage jeder Schilddrüsenuntersuchung ist die sorgfältige Erhebung der Anamnese. Die häufig uncharakteristischen Beschwerden sind im Hinblick auf eine mögliche Schilddrüsenfunktionsstörung richtig zu bewerten und Hinweise auf eine Struma maligna rechtzeitig zu erkennen. Von besonderer Bedeutung ist die Erhebung der Medikamentenanamnese, da zahlreiche Arzneimittel und Nahrungsergänzungsstoffe mit Iodzusätzen auf die Schilddrüse einwirken und die Ergebnisse von Schilddrüsenfunktionstests beeinflussen können. Die klinische Untersuchung umfasst die Inspektion und Palpation von Schilddrüse und Hals sowie eine orientierende internistische Untersuchung (Ruhepuls, Blutdruck, ggf. kardiale Auskultation, Beurteilung der Haut, gezielte Suche nach Tremor). Die ausschließliche Größeneinteilung der Struma nach dem Palpationsbefund ist nicht mehr adäquat und muss durch die sonographische Volumetrie ersetzt werden. Des Weiteren ist nach Symptomen einer Hyper- oder Hypothyreose gezielt zu suchen.

## In-vivo Diagnostik

### Schilddrüsensonographie

Die Schilddrüsensonographie stellt wegen der einfachen Durchführbarkeit und wegen der fehlenden Belastung für den Patienten das wichtigste und als erstes einzusetzende bildgebende Verfahren in der Schilddrüsendiagnostik dar. Die Sonographie ist immer indiziert, wenn aufgrund der Anamnese, der Klinik oder der Laborparameter der Verdacht auf eine Schilddrüsenerkrankung besteht. Wegen der hohen Prävalenz von Strumen und Schilddrüsenknoten in der Bevölkerung ist die Sonographie grundsätzlich auch für den asymptomatischen Patienten empfehlenswert. Verwendung finden Schallköpfe mit Sendefrequenzen von mindestens 7,5 MHz. Das nach der Formel für das Rotationsellipsoid [Volumen (cm$^3$) = Länge (cm) × Breite (cm) × Tiefe (cm) × 0,5] errechnete Schilddrüsenvolumen ist zu dokumentieren, wobei die Interobserver-Varianz 10–30% beträgt. Bei der Dokumentation des sonographischen Befundes sind neben dem Schilddrüsenvolumen Besonderheiten von Lage und Form, die Binnenstruktur, umschriebene Herdbefunde und benachbarte Strukturen zu beschreiben. Bei solitären oder dominanten Herdbefunden ist ihre Lokalisation, ihr Durchmesser, ihre Echogenität und ihre Begrenzung anzugeben. In einer multinodulären Struma werden sich die Größenangaben auf die führenden Knoten und auf Knoten mit einer von der Grundtextur abweichenden Echogenität beschränken. Methoden wie die farbkodierte Dopplersonographie, die 3D-Sonographie oder die Peak-Flow-Messung an der Arteria carotis/A. thyreoidea superior besitzen keinen gesicherten Stellenwert in der Diagnostik und Verlaufskontrolle von Schilddrüsenerkrankungen. Die Dopplersonographie kann allerdings hilfreich bei der Abgrenzung von knotigen Schilddrüsenveränderungen sein. Eine erhöhte Perfusion im Knoteninneren ist aber unspezifisch und sowohl bei funktionell aktiven Knoten als auch bei hypofunktionellen Knoten (Malignomen!) zu finden [1, 10]. Die Faustregel, wonach echogleiche/echoreiche Knoten als unverdächtig und echoarme Knoten als abklärungsbedürftig zu bewerten sind, ist in der individuellen Entscheidungssituation nicht ausreichend zuverlässig. Zudem bietet die sonographische Verlaufskontrolle keine verlässliche Differenzierung zwischen der Wachstumsrate von hoch-differenzierten Karzinomen und benignen Knoten. Daher ist grundsätzlich jeder Schilddrüsenknoten $\geq$ 1 cm bezüglich

- der Stoffwechselrelevanz (TSH, ggf. fT4 und fT3, Schilddrüsenszintigraphie) und
- der Dignität (Schilddrüsenszintigraphie, ggf. Feinnadelpunktion)

weiter abzuklären. Diese Schwelle von 1 cm ist eine pragmatische Grenze, da die Sensitivität der weiterführenden Diagnostik (Szintigraphie, ggf. Feinnadelpunktion) bei kleineren Knoten abnimmt. Durch die konsequente Durchführung der Szintigraphie wird sichergestellt, dass der hypofunktionelle (kalte) Knoten als solcher erkannt wird und bei der hohen Knotenprävalenz in einem Strumaendemiegebiet gezielt einer weiteren Abklärung (Feinnadelpunktion und Zytologie, ggf. histologische Abklärung) zugeführt werden kann.

## Schilddrüsenszintigraphie (Basisszintigraphie)

Die quantitative Schilddrüsenszintigraphie erlaubt eine Beurteilung des globalen und regionalen Funktionszustandes der Schilddrüse und des Funktionszustandes der Schilddrüsenknoten. Zur Verfügung stehen die Radiopharmaka $^{99m}$Tc-Pertechnetat (Standard) und für Spezialindikationen $^{123}$I-Natriumiodid (Nachweis ektop gelegenen Schilddrüsengewebes, Differenzialdiagnose der konnatalen Hypothyreose, Nachweis von Organifizierungsdefekten [Depletionstest], Diagnostik der retrosternalen Struma) und $^{131}$I-Natriumiodid (in Verbindung mit dem Radioiodtest vor geplanter Radioiodtherapie, Nachsorge des Schilddrüsenkarzinoms). Die Referenzaktivitäten liegen für $^{99m}$Tc-Pertechnetat bei 75 MBq, für $^{123}$I-Natriumiodid bei 10 MBq und für $^{131}$I-Natriumiodid bei 3 MBq. Der Technetium Thyroid Uptake (TcTU) wird als Parameter der Iodidclearance 5–25 min p. i. gemessen. Der TcTU einer normal großen Schilddrüse bei ausreichender Iodversorgung liegt zwischen 0,5 und 2,0%. Bei der Dokumentation auf Röntgenfilm oder als Papierausdruck ist die kontinuierliche Grauwertskala bzw. die kontinuierliche monochromatische Farbskala gegenüber einer diskontinuierlichen Farbskala zu bevorzugen. Indikationen für eine Schilddrüsenszintigraphie mit $^{99m}$Tc-Pertechnetat sind [3]:

- der tastbare und/oder sonographisch abgrenzbare Herdbefund (Knoten $\geq$ 1cm),
- der Verdacht auf eine fokale oder disseminierte Autonomie bei manifester oder latenter Hyperthyreose,
- diagnostisch unklare Fälle in der Abgrenzung eines M. Basedow gegen eine chronisch lymphozytäre Thyreoiditis,
- die Dokumentation des Therapieerfolgs nach definitiver Therapie (Radioiodtherapie, Operation),
- ggf. die Verlaufskontrolle fokaler Autonomien.

In Regionen mit mildem Iodmangel kann die Synthese von Schilddrüsenhormonen selbst bei vorhandener Autonomie zu gering verändert sein, um die Regulation über das TSH messbar zu beeinflussen [2, 8]. In Regionen mit gehäuftem Auftreten von Iodmangelerkrankungen und Knotenstrumen (Strumaendemiegebiet) sollte daher die Schilddrüsenszintigraphie vor der Feinnadelpunktion (FNP) erfolgen:

- Die Differenzierung von heißen (hyperfunktionellen) und kalten (hypofunktionellen) Knoten durch die Szintigraphie ist für die Therapieberatung (konservativ/ Radioiod/Operation) wesentlich und kann in Strumaendemiegebieten nicht durch die Bestimmung des basalen TSH ersetzt werden. (Die Relation von etwa 60.000 Radioiodtherapien pro Jahr in Deutschland gegenüber etwa 100.000 Schilddrüsenoperationen ist ein indirekter Hinweis auf die weiterhin hohe Prävalenz von Schilddrüsenautonomien in Deutschland.)
- Die Szintigraphie erlaubt im Falle des Nachweises eines kalten Knotens eine praktikable Selektion der Patienten für die FNP.
- Bis zu 20% aller FNP ergeben aus zytologischer Sicht ein nicht repräsentatives Ergebnis [7].
- Die zytologische Diagnose ist nicht mit einer histologischen Diagnose gleichzusetzen. Die Rate zytologisch suspekter Befunde liegt statistisch bei 15–30% der Feinnadelpunktionen. Mehrheitlich handelt es sich bei den suspekten Befunden um die zytologische Beschreibung einer „follikulären Neoplasie", worunter sich überwiegend mikrofollikuläre Adenome verbergen, die Wahrscheinlichkeit eines follikulären Schilddrüsenkarzinoms beträgt hierbei hingegen nur etwa 10%.

Die Schilddrüsenszintigraphie ist in der Schwangerschaft kontraindiziert. Bei Kindern und Jugendlichen ist die Indikation streng zu stellen. Im Rahmen der Verlaufsdiagnostik unter Therapie kann die Szintigraphie meist durch die Sonographie ersetzt werden.

## Suppressionsszintigraphie

In den Technetium-Uptake ohne Suppression des TSH gehen die Iodid-Clearance sowohl des normalen als auch des autonomen Schilddrüsengewebes ein. Der Uptake ist vom Schilddrüsenvolumen, von der Iodversorgung und – in geringerem Maße – vom Patientenalter abhängig. Aus diesen Gründen ist eine Suppressionsszintigraphie indiziert, wenn bei peripherer Euthyreose und nicht supprimiertem basalem TSH der Verdacht auf eine fokale oder disseminierte Autonomie besteht. Zur effektiven Suppression werden 2 µg Levothyroxin pro kg Körpergewicht über 4–6 Wochen, alternativ 150–200 µg Levothyroxin über 14 Tage bzw. 60–100 µg Liothyronin über 8–10 Tage empfohlen. Bei bereits niedrig-normaler TSH-Konzentration ist die Schilddrüsenhormon-Dosis zu reduzieren. Die Gabe von Schilddrüsenhormonen bei bereits endogen supprimiertem TSH ($\leq$ 0,1 mU/l) ist obsolet. Der obere Grenzwert des TcTU unter Suppressionsbedingungen (TcTUs) ist regional unterschiedlich und liegt zwischen 1,0 und 2,0%. Bei funktionell relevanten Autonomien liegen üblicherweise TcTUs > 2% vor. Aus der verbesserten alimentären Iodversorgung resultieren niedrigere Werte für den TcTU und den TcTUs. In Bezug auf einen Schilddrüsenknoten ergeben sich aus der Suppressionsszintigraphie folgende Zusatzinformationen für die Beurteilung von Funktionalität und Dignität:

- Bei nuklidmehrbelegten Knoten im Ausgangsszintigramm steht die Beurteilung des Autonomiegrades im Vordergrund (Funktionalität). Hiermit ist es möglich, Menge und Aktivität des autonomen Schilddrüsengewebes abzuschätzen.
- Indifferente Schilddrüsenknoten in der Basisszintigraphie können sich in der Suppressionsszintigraphie als ein wenig stoffwechselrelevantes autonomes Areal demarkieren, womit von einer Benignität des Knotens auszugehen ist (Dignitätszuordnung).

Bedeutung des Technetium-Uptakes für die Dosimetrie vor Radioiodtherapie: Bei multifokaler oder disseminierter Schilddrüsenautonomie ist die sonographische Volumetrie des autonomen Gewebes nicht exakt möglich. Als dosimetrischer Kompromiss wird das gesamte Schilddrüsenvolumen zum Zielvolumen und die Zieldosis auf 150 Gy reduziert. Eine verlässliche Beseitigung der Schilddrüsenautonomie wurde in Studien bis zu einem Technetium-Uptake unter 3,2% erzielt. Umgekehrt waren höhere Therapieaktivitäten erforderlich, wenn die Menge an autonomen Gewebe diesen Grenzwert überstieg [4, 12]. Die Technetium-adaptierten Dosiskonzepte benutzen als Zielvolumen weiterhin das Schilddrüsenvolumen und erhöhen stufenweise die Zieldosis zwischen 150 Gy und 300 Gy, abhängig vom prätherapeutischen Technetium-Uptake unter Suppression [9].

## Feinnadelpunktion

Die Feinnadelpunktion (FNP) ist bei kalten Knoten $\geq 1$ cm bereits in der Primärdiagnostik anzustreben, sofern technisch möglich. Diese Empfehlung bezieht sich sowohl auf den solitären kalten Knoten als auch auf den kalten Knoten in einer Struma multinodosa. Auch wenn die Entscheidung zur Operation bereits getroffen ist, kann durch die präoperative Zytologie die operative Strategie optimiert werden (subtotale Strumaresektion versus Thyreoidektomie, Calcitonin, ggf. Schnellschnitt, nach histologischer Begutachtung des Schnellschnitts ggf. Restthyreoidektomie, ggf. systematische Lymphknotendissektion). Ein kalter Knoten als Resultat der Radioiodtherapie einer fokalen Autonomie ist normal und sollte nicht punktiert werden. Die Punktion heißer Knoten ist grundsätzlich nicht erforderlich. Karzinome in heißen Knoten sind Raritäten, meistens handelt es sich um die Koinzidenz eines heißen Knotens und eines dicht benachbarten kleinen zweiten Schilddrüsenknotens, der dann einem okkulten Schilddrüsenkarzinom entsprach. Die Entscheidung über eine FNP szintigraphisch indifferenter Knoten wird von klinischen Risikofaktoren und vom sonographischen Befund abhängig zu machen sein. Sofern sich kein konkreter Malignomverdacht ergibt, ist eine FNP hier nicht obligat.

Knoten unter 1cm Durchmesser stellen nur in Ausnahmefällen eine Indikation zur Punktion dar. Solche Indikationen sind der Verdacht auf intrathyreoidale Metastasen sowie umschriebene Herdbefunde in Kombination mit andernorts vorliegenden Metastasen und unbekanntem Primärtumor.

Auch schnell wachsende umschriebene Veränderungen in der Schilddrüse oder diagnostisch unklare Fälle bei vermuteter subakuter oder chronisch lymphozytärer Thyreoiditis begründen eine Indikation zur FNP.

Voraussetzung zur FNP ist ein in der Durchführung erfahrener Arzt und ein mit der Interpretation erfahrener Pathologe. Die Komplikationsrate einer FNP liegt bei einem Außendurchmesser der Einmalkanülen von 0,6–0,7 mm äußerst niedrig mit 0,015% für relevante Blutungen, 0,014% für Infektionen und 0,003% für FNP-induzierte Operationen. Hierbei sind die Kontraindikationen wie klinisch relevante Gerinnungsstörungen und die Einnahme einer gerinnungshemmenden Medikation zu beachten. Die Einnahme von 100 mg Acetylsalicylsäure täglich gilt nicht als Kontraindikation.

Eine Wiederholung der Punktion eines kalten Knotens wird bei repräsentativer Zytologie ohne Malignitätsverdacht in der Standardsituation nicht empfohlen. Bei der Interpretation eines zytologischen Befundes ist aber stets das klinische Risiko zu berücksichtigen. Erfährt der Schilddrüsenknoten morphologische Veränderungen oder ist das Karzinomrisiko statistisch erhöht (z. B. frühere Strahlenbehandlung des Halses, Patienten unter 20 Jahre, Schilddrüsenkarzinom in der Familienanamnese, Knotenwachstum), kann eine Kontrollpunktion oder eine Entscheidung zur Operation empfehlenswert sein.

## Tracheazielaufnahme, schnittbildgebende Diagnostik (CT, MRT)

Die Tracheazielaufnahme, die Computertomographie (CT) oder die Magnetresonanztomographie (MRT) haben ihren Platz bei retrosternalen und mediastinalen Strumen, insbesondere vor geplanter Operation oder Radioiodtherapie, sowie in der Nachsorge des Schilddrüsenkarzinoms. Bei der Dignitätsbeurteilung kalter Schilddrüsenknoten bzw. bei der Primärdiagnostik von Karzinomen sind die CT oder MRT meist entbehrlich. Solange die Diagnose und die Therapiestrategie nicht geklärt sind, sollte auf die Applikation iodhaltiger Röntgenkontrastmittel verzichtet werden.

## In-vitro Diagnostik

Eingangsparameter der Schilddrüsenlabordiagnostik ist das mit einem ausreichend sensitiven Assay bestimmte basale TSH (funktionelle Assay-Sensitivität < 0,1 mU/l). Die Bestimmung des basalen TSH ist Bestandteil jeder Schilddrüsenfunktionsdiagnostik. Bei klinischer Euthyreose und normalem TSH ist eine zusätzliche Bestimmung der Schilddrüsenhormone nicht nötig.

Im Falle pathologischer Veränderungen des basalen TSH müssen Bestimmungen der Schilddrüsenhormone im Serum erfolgen. Hierbei sind Messungen der freien Schilddrüsenhormone fT3 und fT4 gegenüber den Gesamthormon-Bestimmungen heute Standard.

Bei diffus echoarmer Binnenstruktur können Bestimmungen von Schilddrüsen-Autoantikörpern (TSH-Rezeptor-Antikörper, TRAK/Antikörper gegen die thyreoidale Peroxidase, TPO-AK/Thyreoglobulin-Antikörper, TAK) zur Klärung der Differenzialdiagnose einer Autoimmunthyreoiditis beitragen. Bei bereits basal deutlich erhöhtem TcTU bestätigen erhöhte TRAK den Verdacht auf eine Immunthyreopathie vom Typ M. Basedow. Nur bei fehlendem Nachweis von TRAK und erhöhtem TcTUs darf eine disseminierte Autonomie als Ausschlussdiagnose festgestellt werden. Die Kombination eines erniedrigten TcTU mit erhöhten TPO-AK und sonographisch echoarmer Binnenstruktur spricht für eine floride Immunthyreoiditis vom Typ Hashimoto. Bei entsprechender Konstellation von Szintigraphie und Sonographie und fehlendem Nachweis von Schilddrüsen-Antikörpern ergibt sich der Verdacht auf eine subakute Thyreoiditis de Quervain.

Geeignete Kriterien, wann bei einem Schilddrüsenknoten eine Bestimmung des basalen Calcitonin-Spiegels durchzuführen ist, sind Gegenstand der Diskussion. Ist das basale Calcitonin erhöht, sollte eine Kontrollbestimmung und ggf. eine Calcitonin-Bestimmung nach Pentagastrin-Stimulation erfolgen. Neben einem medullären Schilddrüsenkarzinom sind als Differenzialdiagnosen die C-Zell Hyperplasie, aber auch eine Niereninsuffizienz, paraneoplastische Syndrome z. B. beim kleinzelligen Bronchialkarzinom, Karzinoid und anderen neuroendokrinen Tumoren sowie eine Autoimmunerkrankung der Schilddrüse, eine Hypergastrinämie, eine Hyperkaliämie oder eine Medikation mit einem Protonen-Pumpen-Inhibitor (Omeprazol) zu bedenken. Durch eine konsequente Calcitonin-Bestimmung bei Patienten mit Schilddrüsenknoten konnte in Schilddrüsenzentren das medulläre Schilddrüsenkarzinom mit einer mittleren Prävalenz von 0,6 % festgestellt werden, wobei meistens ein kurativ behandelbares Tumorstadium pT1 vorlag. Molekulargenetische Untersuchungen sind bei jeder Erstmanifestation eines medullären Schilddrüsenkarzinoms zur Suche nach Mutationen (RET-Proto-Onkogen) durchzuführen. Die hereditäre Form des medullären Schilddrüsenkarzinoms macht ein Familienscreening erforderlich.

Der Thyreoglobulin-Spiegel ist abhängig von der Masse des Schilddrüsengewebes, von der TSH-Stimulation und wird durch Verletzungen des Schilddrüsengewebes (Operation, Radioiodtherapie, Feinnadelpunktion, Entzündung) beeinflusst. Eine präoperative Bestimmung des Thyreoglobulinspiegels vor oder 2 Wochen nach einer Feinnadelpunktion ist zur Bestimmung der Thyreoglobulin-Sekretion des Tumors bei Tg-Antikörper negativen Patienten hilfreich. Ein hilfreicher Referenzwert ist, dass ein Gramm normalen Schilddrüsengewebes bei normalem TSH-Spiegel etwa 1 ng/ml Thyreoglobulin in das Serum abgibt, bei supprimiertem TSH-Spiegel (< 0,1 mU/l) etwa 0,5 ng/ml. Ein erhöhter präoperativer Thyreoglobulin-Spiegel wird bei zwei Drittel der Patienten mit einem differenzierten Schilddrüsenkarzinom beobachtet [5]. Bei vorhandener Schilddrüse ist dieser Parameter nur im Einzelfall bei deutlicher Erhöhung oder bei einem Anstieg im Verlauf von Bedeutung. Ein normaler Thyreoglobulin-Spiegel schließt ein differenziertes Schilddrüsenkarzinom nicht aus.

Der akute postoperative Abfall des Thyreoglobulin-Spiegels korreliert mit der Vollständigkeit der Resektion bei einer Halbwertszeit des Serum-Thyreoglobulins von 2−4 Tagen [6]. Diese Halbwertszeit gilt für den Fall einer Hormon-Medikation und fehlender TSH-Stimulation. Jegliches Thyreoglobulin, welches aus den Resektionsrändern freigesetzt wird, ist mit Sicherheit 2 Monate nach der Operation nicht mehr nachweisbar. So ist nach einer subtotalen Schilddrüsenresektion mit einem Schilddrüsenrest von 2 Gramm ein Thyreoglobulin-Spiegel unter 2 ng/ml zu erwarten, sofern eine Suppression des TSH-Spiegels besteht. Eine TSH-Stimulation führt sowohl bei Schilddrüsenresten als auch bei gut differenzierten Schilddrüsenkarzinomen zu einem Anstieg des Thyreoglobulin-Spiegels um das 3- bis 10-fache.

Die Thyreoglobulin-Bestimmung wird in den Leitlinien zur Verlaufskontrolle des differenzierten Schilddrüsenkarzinoms sowie zur Differenzialdiagnose der konnatalen Hypothyreose und der Hyperthyreosis factitia empfohlen [3].

## Diagnostische Algorithmen

### Struma mit euthyreoter Stoffwechsellage (Erstuntersuchung)

Obligate Erstuntersuchungen sind

- eine Schilddrüsensonographie und
- die Bestimmung des basalen TSH, ggf. ergänzt durch die Bestimmung der Schilddrüsenhormone fT4 und fT3 (T3).

Ergänzend sind ggf. erforderlich

- eine Schilddrüsenszintigraphie mit $^{99m}$Tc-Pertechnetat bei Vorliegen von tastbaren und/oder sonographisch abgrenzbaren Knoten (Durchmesser $\geq$ 1 cm),
- eine Suppressionsszintigraphie bei Verdacht auf eine fokale oder disseminierte Autonomie bzw. zum Ausschluss einer Autonomie vor Einleitung einer langdauernden medikamentösen Therapie,
- eine Feinnadelpunktion bei Vorliegen eines szintigraphisch kalten Knotens > 1cm oder eines anderweitig malignomverdächtigen Knotens,
- eine diagnostische und therapeutische Feinnadelpunktion als Entlastungspunktion bei großen, mechanisch wirksamen Zysten sowie
- eine weiterführende Diagnostik (z. B. Trachea-Zielaufnahme, CT, MRT, Lungenfunktionsdiagnostik etc.) bei Verdacht auf das Vorliegen mechanischer Komplikationen oder bei Vorliegen retrosternaler oder mediastinaler Strumaanteile.
- Die Bestimmung von Calcitonin in der Abklärung echoarmer oder hypofunktioneller Schilddrüsenknoten ist Gegenstand der Diskussion.

### Struma mit euthyreoter Stoffwechsellage (Kontrolluntersuchungen)

Nach Einleitung einer medikamentösen Therapie und günstiger Einstellung der Schilddrüsenfunktion ist bei der Struma mit euthyreoter Stoffwechsellage eine Verlaufskontrolle in der Regel nach 3 Monaten und im weiteren Verlauf mindestens einmal jährlich erforderlich. Nach Beendigung der medikamentösen Therapie bzw. unter alleiniger Iodprophylaxe sind Kontrolluntersuchungen nach 1 bis 2 Jahren in den meisten Fällen ausreichend. Im Rahmen der Kontrolluntersuchungen sollen

- eine Bestimmung des basalen TSH, ggf. fT4 und fT3 (T3) und
- eine Schilddrüsensonographie

durchgeführt werden.

## Kalter (hypofunktioneller) Knoten (Erstuntersuchung)

Obligate Erstuntersuchungen sind:

- die Bestimmung des basalen TSH, ggf. ergänzt durch die Bestimmung der Schilddrüsenhormone fT4 und fT3 (T3),
- eine Schilddrüsensonographie,
- eine Schilddrüsenszintigraphie mit $^{99m}$Tc-Pertechnetat sowie
- eine Feinnadelpunktion bei Vorliegen eines szintigraphisch kalten Knotens > 1 cm oder eines anderweitig malignomverdächtigen Knotens.

Ergänzend sind ggf. erforderlich

- eine Suppressionsszintigraphie, sofern zusätzlich zu dem hypofunktionellen Knoten der Verdacht auf eine fokale oder disseminierte Autonomie besteht,
- eine diagnostische und therapeutische Feinnadelpunktion als Entlastungspunktion bei großen, mechanisch wirksamen Zysten sowie
- eine weiterführende Diagnostik (z. B. Trachea-Zielaufnahme, CT, MRT, Lungenfunktionsdiagnostik etc.) bei Verdacht auf das Vorliegen mechanischer Komplikationen oder bei Verdacht auf retrosternale oder mediastinale Strumaanteile.
- Die Bestimmung von Calcitonin bei der Abklärung echoarmer oder hypofunktioneller Schilddrüsenknoten ist Gegenstand der Diskussion.
- Bestimmung des Thyreoglobulins im Einzelfall.

Weitere Untersuchungen (z. B. Schilddrüsenszintigraphie mit dem radioaktiven Arzneimittel $^{99m}$Tc-MIBI) können im Einzelfall hilfreich sein. Solche Konstellationen bestehen, wenn der Knoten einer Punktion schwer zugänglich ist, eine FNP abgelehnt wird oder kontraindiziert ist bzw. wenn bei supprimiertem TSH die Differenzierung von supprimierten gegen hypofunktionelle Knotenareale erschwert ist.

Der Patient ist durch den behandelnden Arzt über die Bedeutung eines kalten Knotens aufzuklären, hierbei kann die Verwendung eines Merkblatts das Aufklärungsgespräch unterstützen. Der Patient sollte in die Entscheidungsfindung (Operation, kontrolliertes Zuwarten) einbezogen werden.

## Kalter (hypofunktioneller) Knoten (Kontrolluntersuchungen)

Besteht bei Nachweis eines hypofunktionellen Knotens keine zwingende Indikation für eine Operation, sind Kontrolluntersuchungen in der Regel in halbjährigen bis 1-jährigen Abständen erforderlich.

Im Rahmen der Kontrolluntersuchungen sollten

- die Bestimmung des basalen TSH, ggf. ergänzt durch die Bestimmung der Schilddrüsenhormone fT4 und fT3 (T3) und
- eine Schilddrüsensonographie

durchgeführt werden.

Eine erneute Schilddrüsenszintigraphie ist in der Regel nur bei einer Befundänderung erforderlich.

Ergänzend sind ggf. erforderlich

- eine Wiederholung der Feinnadelpunktion bei nicht repräsentativer Zytologie nach erstmaliger Feinnadelpunktion, bei morphologischer Befundänderung oder bei erhöhter Malignomwahrscheinlichkeit;
- Bestimmung des Thyreoglobulins im Einzelfall.

## Heißer (hyperfunktioneller) Knoten, Schilddrüsenautonomie (Erstuntersuchung)

Obligate Erstuntersuchungen sind:

- die Bestimmung des basalen TSH, ggf. ergänzt durch die Bestimmung der Schilddrüsenhormone fT4 und fT3 (T3). Bei erniedrigten TSH-Spiegeln (< 0,4 mU/l) ist in jedem Fall die Bestimmung der Schilddrüsenhormone erforderlich, um das Vorliegen einer manifesten Hyperthyreose nachzuweisen oder auszuschließen;
- eine Schilddrüsensonographie und
- eine Schilddrüsenszintigraphie mit $^{99m}$Tc-Pertechnetat.

Durch die Szintigraphie wird bei erniedrigtem oder supprimiertem basalem TSH-Spiegel eine fokale oder disseminierte Schilddrüsenautonomie belegt. Bei euthyreoter Stoffwechsellage und normalem TSH ist zur Sicherung einer Autonomie die Durchführung eines Suppressionsszintigramms sinnvoll. Die Durchführung der Szintigraphie bei supprimiertem TSH-Spiegel erlaubt es, Menge, Aktivität und regionale Verteilung des autonomen Gewebes abzuschätzen. Bei tastbaren und/oder sonographisch abgrenzbaren Knoten wird bei normalem basalem TSH in der Regel vor dem Suppressionsszintigramm eine Schilddrüsenszintigraphie ohne Suppressionsbedingungen durchgeführt, um regionale Minderspeicherungen auszuschließen oder zu erkennen.

Ergänzend kann erforderlich sein

- die Bestimmung von Antikörpern gegen den TSH-Rezeptor (TRAK), ggf. auch die Bestimmung von Antikörpern gegen die Schilddrüsenperoxidase (TPO-AK), wenn Differenzialdiagnostisch die Möglichkeit einer immunogenen Hyperthyreose besteht, sowie

- eine weiterführende Diagnostik (z. B. Trachea-Zielaufnahme, CT, MRT, Lungenfunktionsdiagnostik etc.) bei Verdacht auf das Vorliegen mechanischer Komplikationen oder bei Verdacht auf retrosternale oder mediastinale Strumaanteile

## Heißer (hyperfunktioneller) Knoten, Schilddrüsenautonomie (Kontrolluntersuchungen)

Wird beim Nachweis einer Schilddrüsenautonomie keine definitive Therapie (Radioiodtherapie, Operation) durchgeführt, sind Kontrolluntersuchungen in der Regel in 1-jährigen Abständen erforderlich. Zusätzliche Untersuchungen können z. B. vor und nach Gabe iodhaltiger Substanzen erforderlich sein.

Im Rahmen der Kontrolluntersuchungen sollten

- die Bestimmung des basalen TSH, ggf. ergänzt durch die Bestimmung der Schilddrüsenhormone fT4 und fT3 (T3) und
- eine Schilddrüsensonographie

durchgeführt werden.

Eine erneute Schilddrüsenszintigraphie ist in der Regel nur bei Befundänderung erforderlich. Weitere Untersuchungen können im Einzelfall erforderlich sein.

## Literatur

[1] Becker D., H. J. Bair, W. Becker et al.: Thyroid autonomy with color-coded image-directed Doppler sonography: internal hypervascularization for the recognition of autonomous adenomas. J. Clin. Ultrasound. (1997) 25: 63–69.

[2] Becker W., W. Börner, G. Gruber: Szintigraphie und Sonographie bei der Diagnostik der Schilddrüsenautonomie. Dtsch. Med. Wochenschr. (1986) 111: 1630–1635.

[3] Dietlein M., J. Dressler, F. Grünwald et al.: Leitlinie zur Schilddrüsendiagnostik (Version 2). Nuklearmedizin (2003) 42: 109–115.

[4] Emrich D., M. Reinhardt: Ergebnisse der definitiven Behandlung der Autonomie bei Jodmangelstruma. Nuklearmedizin (1989) 28: 11–16.

[5] Ericsson U. B., L. Tegler, S. Lennquist et al.: Serum thyroglobulin in differentiated thyroid carcinoma. Acta Chi. Scand. (1984) 150: 367–357.

[6] Feldt-Rasmussen U., P. H. Petersen , J. Date, C. M. Madsen. Serum thyroglobulin in patients undergoing subtotal thyroidectomy for toxic and non-toxic goiter. J. Endocrinol. Invest. 5 (1982) 161–164.

[7] Gharib H. J. R. Goellner: Fine-needle aspiration biopsy of the thyroid: an appraisal. Ann. Intern. Med. (1993) 118: 282–289.

[8] Hillenhinrichs H., D. Emrich: Jodmangelstruma mit und ohne funktionelle Autonomie in der euthyreoten Phase: Ein Vergleich. Nuklearmedizin (1998) 37: 95–100.

[9] Oexle C., M. Reinhardt, E. Moser: Erste Ergebnisse der Radioiodtherapie bei multifokaler und disseminierter Autonomie der Schilddrüse unter Verwendung eines TcTU-adaptierten Dosiskonzepts. Nuklearmedizin (1998) 37: 192–196.

[10] Rago T., P. Vitti, L. Chiovato et al.: Rolle of conventional ultrasonography and color flow-doppler sonography in predicting malignancy in „cold" thyroid nodules. Eur. J. Endocrinol. (1998) 138: 41−46.

[11] Reiners Chr.: Leserbrief zu dem Beitrag Diagnostik des Schilddrüsenknotens: Voreiliger Optimismus. Dtsch. Ärztebl. 2002; 99A: 948.

[12] Reinhardt M., D. Emrich, T. Krause et al.: Improved dose concept for radioiodine therapy of multifocal and disseminated functional thyroid autonomy. Eur. J. Endocrinol. (1995): 132: 550−556.

[13] Saller B., I. Esser, K. Horn et al. (für die Sektion Schilddrüse der Deutschen Gesellschaft für Endokrinologie): Diagnostik und Therapie von Schilddrüsenkrankheiten – Empfehlungen zur Qualitätssicherung – Teil I. Internist (1997) 38: 177−185.

[14] Schicha H., O. Schober: Nuklearmedizin – Basiswissen und klinische Anwendung. 5. Aufl., Schattauer, Stuttgart, 2003.

[15] Schuppert F., G. Brabant, H. Dralle et al. (für die Sektion Schilddrüse der Deutschen Gesellschaft für Endokrinologie): Diagnostik und Therapie von Schilddrüsenkrankheiten – Empfehlungen zur Qualitätssicherung – Teil II. Internist (1997) 38: 272−280.

# 6.5 Der Schilddrüsenknoten – Übertherapie?
## Stellungnahme aus chirurgischer Sicht

*H. Dralle*

Die Gefahr einer chirurgischen Über- oder Untertherapie des Schilddrüsenknotens umfasst zwei Entscheidungsbereiche, die zudem zeitlich unterschiedlichen Phasen des Behandlungspfades zuzuordnen sind: 1. die Indikationsstellung zur Operation (Selektion) und 2. die Durchführung der Operation (Resektionsausmaß). Während das Therapieziel der ersten Phase die Vermeidung „unnötiger" Operationen darstellt, ist das Therapieziel der zweiten Phase nach Entscheidung für eine operative Therapieoption die Vermeidung „unnötiger" chirurgisch-bedingter Morbidität durch Vermeidung einer zu ausgedehnten Resektion bei benignen Knoten bzw. die Vermeidung einer Zweitoperation mit erhöhtem Risiko bei malignen Knoten. Auch wenn beide Phasen nicht nur zeitlich voneinander getrennt sind, sondern auch der Dominanz unterschiedlicher Fachdisziplinen unterstehen, sollten in beiden Phasen Therapieentscheidungen interdisziplinär getroffen werden: synchrone interdisziplinäre Behandlungspfade statt metachrone monodisziplinäre Therapiewahl.

## Indikationsstellung zur Operation durch diagnostisch begründete Selektion

Die Selektion von Schilddrüsenknoten (Phase 1) für ein expektatives, nicht-operatives oder operatives Behandlungskonzept setzt ein individuell ausgerichtetes diagnostisches Stufenprogramm voraus, das im Falle der Therapieentscheidung Operation in manchen Fällen auch eine zusätzliche, kontrolliert expektative oder nicht-operative Behandlungsphase einschließen kann. Die Aufgabe des Chirurgen in dieser Phase ist es, (a) das potenzielle individuelle operative Risiko im Falle der Therapieentscheidung Operation zu definieren und (b) die Bedeutung spezieller bzw. neuer Operationsverfahren zur Risikominimierung einzubringen, um bei Vorliegen alternativer Behandlungsoptionen für den individuellen Patienten das für ihn effizienteste Behandlungsverfahren herauszufinden.

Die Begründungen für einen solchen interdisziplinären Selektionsprozess sind folgende:

1. angesichts einer Knotenhäufigkeit von ca. 25% in der deutschen Bevölkerung (Papillon-Studie) [8] ist aktuell von einer Häufigkeit von ca. 20 Millionen Knotenträgern in Deutschland auszugehen;
2. auch wenn Metaanalysen und neuere Daten aus prospektiv randomisierten Studien zur Größenreduktion von Schilddrüsenknoten unter TSH-suppressiver Schilddrüsenhormonsubstitution nach Kurzzeit-Follow-up (6−18 Monate) einen leichten Vorteil für die Gruppe der Thyroxin-behandelten Patienten nachweisen konnten [4, 17], lassen zumindest prospektive, nicht-randomisierte Langzeitstudien vermuten, dass dieser Behandlungseffekt, wenn überhaupt, nur vorübergehend ist [16]. Langfristig kommt es auch unter einer Thyroxin-Therapie bei den meisten Patienten zu einer Größenzunahme nicht nur der Knoten, sondern auch der Gesamtschilddrüse;
3. das klinisch manifeste Schilddrüsenkarzinom ist trotz Publikation von Leitlinien zur Therapie der Struma maligna im Jahre 1996 [5] in Deutschland noch immer ein Stiefkind der Schilddrüsenchirurgie, da sich gezeigt hat, dass über die Hälfte aller Operationen wegen eines Karzinomes nicht leitliniengerecht durchgeführt werden [1]. Im Falle eines präoperativ als malignitätsverdächtig eingestuften Schilddrüsenknotens bedeutet Selektion somit nicht nur Therapiewahl Operation, sondern auch Zentrumswahl, da inzwischen hinreichend Daten vorliegen, die zeigen, dass Schilddrüsenoperationen beim Karzinom in erfahrenen Zentren mit besserer Qualität operiert werden, als in weniger erfahrenen Zentren [9].

Operationsindikationen sind bei folgenden Schilddrüsenerkrankungen mit unterschiedlicher Wertigkeit alternativer, nicht-operativer Behandlungsverfahren gegeben (Tab. 1):

Bei Malignomverdacht oder Knoten mit malignomzell-positivem Punktat gibt es keine zur Operation sinnvolle Behandlungsalternative. Alle klinisch (Anamnese,

Tabelle 1: Operationsindikationen bei Schilddrüsenknoten

| Art des Schilddrüsenknotens | Therapieoption |
| --- | --- |
| Malignitätsverdacht oder malignomzell-positives Punktat | Operation |
| Autonomer Solitärknoten oder autonome Knotenstruma mit Hyperthyreose | Alternativ: <br> – Operation <br> – Radioiodtherapie |
| Euthyreoter Schilddrüsenknoten oder euthyreote Knotenstruma ohne Malignitätsverdacht | Alternativ: <br> – expektativ <br> – medikamentöser Behandlungsversuch mit TSH-suppressiver L-Thyroxin-Behandlung <br> – Operation <br> – Radioiodtherapie |

Palpation) oder sonographisch malignitätsverdächtigen Knoten sollten punktionszytologisch untersucht werden, um Patienten mit karzinomzell-positiven
Knoten gezielt einer onkologisch-adäquaten Operation durch einen entsprechend
erfahrenen Chirurgen zuweisen zu können. Welche Schilddrüsenknoten auch
dann punktiert werden sollten, wenn klinisch oder sonographisch kein Malignomverdacht besteht, wird kontrovers beurteilt, da angesichts der großen Zahl von
Knotenträgern dies nicht nur eine konzeptionelle, sondern auch kapazitäre Frage
ist. Aus chirurgischer Sicht sollten mit Ausnahme des malignitätsunverdächtigen
autonomen Knoten über 1 cm große Solitärknoten oder sonographisch auffällige
Knoten punktionszytologisch untersucht werden, um klinisch und bildgebend
malignitätsverdächtige Knoten weiter zu differenzieren und Zufallsbefunde eines
Karzinoms möglichst frühzeitig zu erkennen. Dieses Vorgehen ist geeignet, die
postoperative Rate von Zufallskarzinomen und damit auch die Rate und Morbidität von Komplettierungsoperationen zu senken.

Außer einem karzinomzell-positiven Punktat begründen folgende Befunde einen
konkreten Malignomverdacht:

– Bildgebend intra- oder extrathyreoidale Organinfiltration
– Malignomverdächtige Lymphknotenvergrößerungen
– Primäre Recurrensparese bei Organinfiltration
– Fernmetastasen thyreoidaler Karzinome
– Kalzitoninerhöhung im Serum (basal > 100 pg/ml, Pentagastrin-stimuliert >
– 500) [7]
– Schilddrüsenknoten nach früherer Halsbestrahlung

2. Autonome Solitärknoten und autonome Knotenstrumen mit Hyperthyreose sollten definitiv, d. h. radiojodtherapeutisch oder operativ behandelt werden. Andere
Therapieoptionen (Thyreostatikatherapie oder z. B. Ethanolinjektion) kommen

nur in Ausnahmefällen in Betracht. Knoten mit Hyperthyreose können dann radiojodtherapeutisch behandelt werden, wenn außer der Funktionsstörung keine
weiteren Beschwerden oder malignitätsverdächtigen Befunde vorliegen. Mit zunehmender Knoten- und/oder Strumagröße gewinnt die operative Therapieoption
allerdings an Bedeutung. In der Praxis muss der Patient nach entsprechender
interdisziplinärer Beratung selbst entscheiden, welcher Behandlungsoption er auf
der Basis seiner Befunde den Vorzug gibt.

3. Auch bei euthyreoten Schilddrüsenknoten oder euthyreoter Knotenstruma ohne
   Malignitätsverdacht ist vor Beginn eines expektiven oder aktiv therapeutischen
   Vorgehens eine interdisziplinäre Diskussion und Beratung des Patienten zu empfehlen, damit der Patient angesichts der meist alternativen Behandlungsmöglich-
   keiten die für ihn günstigste Therapiewahl treffen kann. Wie bei der hyperthyreoten ist auch bei der euthyreoten Knotenstruma das Alter des Patienten unter
   Berücksichtigung des zu erwartenden Spontanverlaufs eine wesentliche Stellgröße
   der ärztlichen Therapieempfehlung. Höheres oder hohes Alter allein ist in den
   seltensten Fällen eine Kontraindikation zur Schilddrüsenoperation.

In Kombination mit der Häufigkeit von Schilddrüsenknoten in der Bevölkerung
bedeutet die Tatsache, dass es bis heute kein diagnostisches Verfahren gibt, welches
die Frühdiagnose eines Schilddrüsenmalignoms zweifelsfrei ermöglicht, ein diagnostisches Dilemma, das nur durch gezielten Einsatz diagnostischer Methoden in Verbindung mit klinischer Erfahrung in ein befundadäquates, kostengünstiges Therapiekonzept umgesetzt werden kann. Der Kombination von Sonographie und Feinnadel-
aspirationszytologie (FNAZ) kommt hierbei eine ausschlaggebende Bedeutung zu.
Die Aussagekraft der FNAZ ist am größten bei benignen und bei malignen Knoten,
am geringsten bei verdächtigen Knoten [6]. Abhängig von der Zahl der Knoten, der
Knotenanamnese, dem Alter des Patienten, dem sonographischen und zytologischen
Befund ist die Basis der interdisziplinären Therapieempfehlung, eine individuelle,
auf das Malignitätsrisiko und die zu erwartende Spontanentwicklung ausgerichtete
fokussierte Diagnose zu stellen, um unnötige Operationen zu vermeiden, die Chance
jedoch einer auch für die Prognose der Schilddrüsenkarzinome ausschlaggebenden
Frühdiagnose nicht zu verpassen.

Die Kalzitoninbestimmung im Serum ist derzeit die einzige Methode, durch quantitative Analyse eines Tumormarkers Frühformen eines Schilddrüsenkarzinoms (medulläres Karzinom) zu erkennen und damit einer potenziell kurativen Operation
zuzuführen. Leider ist jedoch die „Grauzone" zwischen dem Vorliegen einer C-Zell-
hyperplasie (CCH) und einem medullären Frühkarzinom groß (stimuliertes Kalzitonin 100−500 pg/ml) [7]. Zum anderen ist bis heute unklar, ob nicht nur die hereditäre, sondern auch die sporadische CCH eine Präneoplasie darstellt. Der von einer
Expertenkommission der Deutschen Gesellschaft für Endokrinologie (DGE) erar-
beitete Konsensusvorschlag empfiehlt daher, bei sporadischen Knotenstrumen mit
Erhöhung des basalen Kalzitonins über den Normbereich von 10 pg/ml eine Kalzito-

```
Knotenstruma          Diffuse Struma
(Knoten > 5 mm)       (nur praeop)
    └────────────┬────────────┘
                 │
          basales Calcitonin
            (Cis, Nichols)
           │              │          ┌── bCt 10–30 ──────── Kontrolle
   < 10 pg/ml      > 10 pg/ml        │   sCt < 100          nach ca. 3 Mon.
           │              │          │
   individuelle Ther.   PG-Test ─────┤
   (entspr. klin. Ind.)              │
                                     └── bCt > 30 ──────── tot. Thyreoidekt.
                                         sCt > 100         (plus LA bei
                                                            sCt > 200)

   CCH    C-Cell-Hyperplasie
   MTC    medulläres Schilddrüsenkarzinom
   PG     Pentagastrintest
```

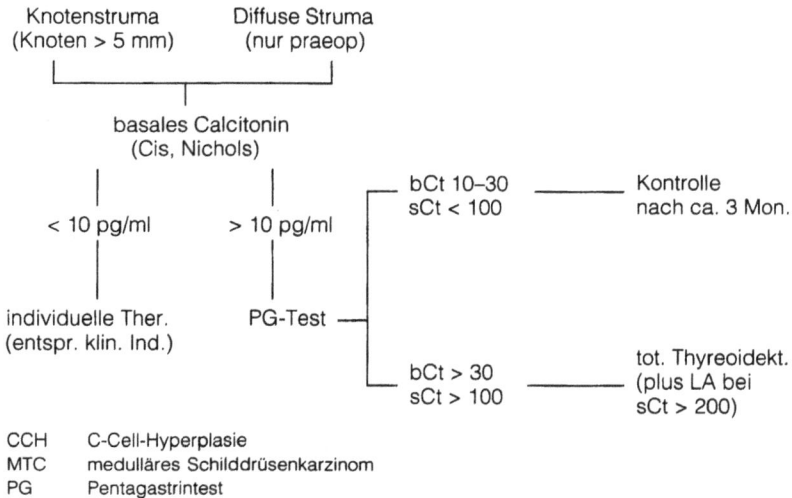

Abb. 1: Kalzitoninbestimmung zur Frühdiagnose sporadischer C-Zell-Erkrankungen (CCH, MTC), Konsensus-Konzept der DGE

ninstimulation mit Pentagastrin durchzuführen. Bei einem maximalen Stimulationswert über 100 pg/ml wird eine Operation (totale Thyreoidektomie), bei einem Wert darunter ein expektatives Vorgehen empfohlen (Abb. 1), falls nicht andere Gründe für eine Operation sprechen. Das Übersehen eines medullären Frühkarzinoms ist bei diesem Vorgehen äußerst unwahrscheinlich. Auf der anderen Seite werden hierbei Operationen bei Vorliegen lediglich einer CCH nicht vermeidbar sein, so dass insbesondere in dem genannten Graubereich eine eingehende Aufklärung über das pro und kontra eines operativen Vorgehens erforderlich ist.

## Befund-orientiertes Resektionsausmaß zur Minderung des operativen Risikos

Die wesentlichen Risiken operativ-bedingter Morbidität bei Schilddrüsenknoten/Knotenstrumen sind: Knoten- und Schilddrüsengröße, Knotenlage in Bezug zum Nervenverlauf, Nervenverlauf einschließlich Varianten, Dignität der Knoten, und, in letzter Zeit durch multizentrische Evaluationsstudien am besten untersucht, das Resektionsausmaß, die Erfahrung des Operateurs und die Art der Darstellung des N. recurrens und der Nebenschilddrüsen.

Zusammengefasst haben vor allem die prospektiv an über 16.500 konsekutiven Schilddrüsenoperationen in den Jahren von 1998−2001 von der Deutschen Gesellschaft für Chirurgie (Studienzentrum Halle) multizentrisch durchgeführten Evaluati-

Tabelle 2: Einfluß der Art der Nervendarstellung auf die Rate permanenter unilateraler Recurrensparesen nach subtotaler versus totaler Lappenresektion

|  | Art der Nervendarstellung | | |
|---|---|---|---|
|  | keine (Gruppe 1) | nur visuell (Gruppe 2) | IONM (Gruppe 3) |
| Lobektomie (n = 7320)* | 3.2** | 1.7 | 1.2 |
| subtotale Lappenresektion (n = 21536) | 0.9*** | 0.7 | 0.6 |

Prospektive multizentrische Evaluationsstudie Ostdeutschland und Berlin (67 Kliniken, 1998–2001, 16517 Operationen mit 29997 nerves at risk)

    * $p < 0.001$ Lobektomie vs. subtotale Resektion

  ** $p < 0.001$ keine Darstellung (Gruppe 1) vs. nur visuelle Darstellung (Gruppe 2) vs. Darstellung visuell mit intraoperativem Neuromonitoring (Gruppe 3)

*** $p < 0.045$ keine Darstellung (Gruppe 1) vs. nur visuelle Darstellung plus IONM (Gruppen 2 und 3)

onsstudien folgende Risikofaktoren hinsichtlich Recurrensparese und Hypokalzämie ermitteln können [10, 11, 12, 13, 14, 15]:

1. die Recurrenspareserate (RPR, permanente unilaterale Recurrensparesen) bei Rezidivoperationen benigner Strumen ist signifikant höher ($p > 0.0001$) als nach Erstoperationen wegen multinodulärer Struma oder Immunthyreopathie. Die RPR bei Rezidivoperationen beträgt, abhängig von der Art der Nervendarstellung (keine Darstellung, nur visuelle Darstellung oder visuelle Darstellung in Verbindung mit intraoperativem Neuromonitoring (IONM)), das Vierfache (3.3–4.3%) gegenüber Erstoperationen bei benigner Struma (0.2–1.2%). Unter Einsatz des IONM ist die RPR jeweils am niedrigsten.

2. Die RPR nach Hemithyreoidektomie ist signifikant höher ($p < 0.001$) als nach subtotaler Resektion (Tab. 2). Die Art der Nervendarstellung hat vor allem bei der totalen Lappenresektion eine wesentlichen Einfluss auf die RPR: die RPR ist nach fehlender Darstellung signifikant höher ($p < 0.001$) (3.2%), als nach ausschließlich visueller Darstellung (1.7%) oder nach visueller Darstellung in Verbindung mit IONM (1.2%).

3. Auch bei Schilddrüsenoperationen im Kindesalter [2, 3] und bei atypischem, nonrecurrentem Nervenverlauf [2, 3] kann das IONM das Recurrenspareserisiko durch frühzeitige und sichere Nervenidentifikation senken.

4. Die Recurrenspareserate bei Operateuren mit mehr als 25 Thyreoidektomien pro Jahr war deutlich niedriger (0.6–0.8%, je nach Art der Darstellung), als bei Operateuren mit weniger als 25 Thyreoidektomien/Jahr (1.0–1.1%) ($p < 0.05$). Durch Einsatz des intraoperativen Neuromonitorings konnte die Recurrenspareserate gegenüber der alleinigen visuellen Darstellung bei „low volume"-Chirurgen

Klinik
Anamnese
|
FNAZ

benigne                    verdächtig                    maligne
|                          |
kons.      oper.           oper.              oper.
           |
           MUF             HemiTx + IOSS
           IOSS fakult
           (makrosk. Mal. Vd.)      ben.          mal.
           |                        |            |
           Paraffinhistologie       Paraffinhistologie   **einzeitige**
           |                        |            **KOP (TT + K1)**
           **zweizeitige**          **zweizeitige**
           **KOP bei Karzinom**     **KOP bei Karzinom**

| | |
|---|---|
| FNAZ | Feinnadelaspirationszytologie |
| HemiTx | Hemithyreoidektomie |
| IOSS | intraoperativer Schnellschnitt |
| MUF | morphologie- und funktionsgerechte Resektion |
| KOP | Komplettierungsoperation |

Abb. 2: Operatives Konzept beim malignitätsverdächtigen Knoten

(1.0% vs. 1.3%), nicht jedoch bei „high volume"-Chirurgen signifikant gesenkt werden.

5. Signifikante Risikofaktoren einer permanenten Hypokalzämie nach beidseitiger Schilddrüsenresektion sind: Rezidivstruma ($p < 0.04$), zentrale Ligatur der A. thyreoidea inferior ($p < 0.001$), totale Thyreoidektomie ($p < 0.0001$) und die Anzahl von weniger als 2 identifizierten Nebenschilddrüsen ($p < 0.001$) [13, 14].

Zusammenfassend ergibt sich aus diesen Ergebnissen die Schlussfolgerung, dass ausgedehnte, insbesondere totale Lappenresektionen mit einem höheren Morbiditätsrisiko an Stimmbandnerven und Nebenschilddrüsen als subtotale Resektionen einhergehen, und dass die Operateurserfahrung auf die Recurrenspareserate einen erheblichen Einfluss hat. Hierauf basierend wird folgendes Therapiekonzept empfohlen (Abb. 2):

1. Malignitätsunverdächtige Knoten sind Läsionen, bei denen weder klinisch, noch bildgebend oder zytologisch konkreter Malignitätsverdacht besteht. Sie können und sollten, wenn nicht technisch oder durch multiple weitere Knoten ein erweitertes Resektionsausmaß begründet ist, bei gegebener Operationsindikation durch subtotale Resektion behandelt werden. Die Durchführung einer intraoperativen Schnellschnittuntersuchung ist nur dann erforderlich, wenn intraoperativ überraschender Malignitätsverdacht besteht.

2. Malignitätsverdächtige Knoten sind Läsionen, bei denen aufgrund anamnestischer, klinischer, bildgebender oder zytologischer Befunde Malignitätsverdacht besteht. In diesem Fall sollte eine ipsilaterale Hemithyreoidektomie mit intraoperativer Schnellschnittuntersuchung (IOSS) vorgenommen werden. Der IOSS entscheidet über das weitere Vorgehen: bei Malignitätsnachweis einzeitige Komplettierung zur totalen Thyreoidektomie und zentralen Lymphadenektomie (Ausnahme: papilläres Karzinom, kleiner 1 cm im Durchmesser, ohne Metastasen).

3. Schilddrüsentumoren mit prae- oder intraoperativ zweifelsfrei erkennbaren Malignitätskriterien erfordern ein primär onkologisches Vorgehen (en bloc Thyreoidektomie mit zentraler Lymphadenektomie, bei Befall weiterer Strukturen erweiterte Resektion). Bei lediglich zytologischem Befund eines Karzinomzell-positiven Punktates ohne dringend karzinomverdächtige Sonomorphologie ist im Einzelfall zu entscheiden und mit dem Patienten unter Berücksichtigung des Morbiditätsrisikos praeoperativ zu besprechen, welches Vorgehen bei intraoperativ nicht sicher nachweisbarem Karzinom zu wählen ist: totale Thyreoidektomie als potentielle „Übertherapie" oder zweizeitige Komplettierungsoperation bei primärer „Untertherapie". Wenn das geplante operative Vorgehen eine Hemithyreoidektomie ist und intraoperativ schnellschnitthistologisch ein Karzinom nicht nachweisbar ist, wäre eine Hemithyreoidektomie mit Paraffinschnelleinbettung in den meisten Fällen wahrscheinlich die günstigste Therapiewahl. Bei geplanter beidseitiger Resektion wäre dagegen zu überlegen und mit dem Patienten zu besprechen, ob nicht eine primäre totale Thyreoidektomie in diesem Falle günstiger ist.

## Fazit

Nicht-autonome Schilddrüsenknoten oder Knotenstrumen beinhalten ein sehr unterschiedliches Malignitätsrisiko, das nur durch eine fokussierte Diagnostik (Anamnese, Klinik, Bildgebung, Zytologie) in ein befundbasiertes, dem Alter und der individuellen Präferenz des Patienten adjustiertes Therapiekonzept umgesetzt werden kann. Hauptziel eines solchen Vorgehens ist aus chirurgischer Sicht die Minimierung des operativen Morbiditätsrisikos, da in den letzten Jahren anhand umfangreicher Studien belegt werden konnte, dass zumindest auf der Versorgungsebene ausgedehnte Resektionen, insbesondere totale Lappenresektionen mit einer signifikant höheren Recurrenspareserate verbunden sind als subtotale Resektionen. Bei gegebener Operationsindikation ist bei malignitätsunverdächtigen Knoten daher die subtotale Resektion als Verfahren der Wahl anzusehen. Malignitätsverdächtige Knoten sollten praeoperativ zytologisch untersucht und in Kliniken mit chirurgischer und pathohistologischer Expertise behandelt werden, um die Rate zweizeitiger Komplettierungsoperationen mit erhöhtem Risiko bestmöglichst zu minimieren.

# Literatur

[1] Biermann M, Pixberg MK, Schuck A, Heinecke A, Köpcke W, Schmid KW, Dralle H, Willich N, Schober O: Interim results of the international Multicenter Study Differentiated Thyroid Carcinoma (MSDS): Adjuvant external beam radiotherapy of differentiated thyroid cancer Nuklearmedizin (accepted).

[2] Brauckhoff M, Walls G, Brauckhoff K, Nguyen Thanh P, Thomusch O, Dralle H: Identification of the non-recurrent inferior laryngeal nerve using intraoperative neurostimulation. Langenbecks Arch Surg (2002) 386: 482–487.

[3] Brauckhoff M, Gimm O, Nguyen Thanh P, Brauckhoff K, Ukkat J, Thomusch O, Dralle H: First experiences in intraoperative neurostimulation of the recurrent laryngeal nerve during thyroid surgery of children and adolescents. J Ped Surg (2002) 37: 1414–1418.

[4] Castro MR, Caraballo PJ, Morris JC: Effectiveness of thyroid hormone suppressive therapy in benign solitary thyroid nodules: a meta-analysis. JCEM (2002) 87: 4154–9.

[5] Hartel W, Junginger Th: Leitlinien der Therapie maligner Schilddrüsentumoren, Grundlagen der Chirurgie G 70, Beilage zu den Mitteilungen der Deutschen Gesellschaft für Chirurgie, Heft 3/1996.

[6] Rodriguez JM, Parrilla P, Sola J, Bas A, Aguilar J, Moreno A, Soria T: Comparison between preoperative cytology and intraoperative frozen-section biopsy in the diagnosis of thyroid nodules. BJS (1994) 81: 1151–4.

[7] Scheuba C, Kaserer K, Weinhäusl A, Pandev R, Kaider A, Passler C, Prager G, Vierhapper H, Haas O, Niederle B: Is medullary thyroid cancer predictable ? A prospective study of 86 patients with abnormal pentagastrin tests. Surgery (1999) 126: 1089–1096.

[8] Schumm-Draeger 2003, zur Publikation eingereicht.

[9] Sosa JA, Bowman HM, Tielsch JM, Powe NR, Gordon TA, Udelsman R: The importance of surgeon experience for clinical and economic outcomes from thyroidectomy. Ann Surg (1998) 228: 320–330.

[10] Thomusch O, Machens A, Sekulla C, Ukkat J, Lippert H, Gastinger I, Dralle H: Multivariate analysis of risk factors für postoperative complications in benign goiter surgery: prospective multicenter study in germany. World J Surg (2000) 24: 1335–1341.

[11] Thomusch O, Sekulla C, Ukkat J, Gastinger I, Lippert H, Dralle H: Qualitätssicherungsstudie benigne und maligne Struma. Prospektive multizentrische Erhebungsstudie mit 7617 Patienten. Zentralbl Chir (2001) 126: 664–671.

[12] Thomusch O, Sekulla C, Walls G, Machens A, Dralle H: Intraoperative neuromonitoring of surgery for benign goiter. Am J Surg (2002) 183: 673–678.

[13] Thomusch O, Machens A, Sekulla C, Ukkat J, Brauckhoff M, Dralle H: The impact of surgical thechnique on postoperative hypoparathyroidism in bilateral thyroid surgery: A multivariate analysis of 5846 consecutive patients. Surgery (2003) 133: 180–185.

[14] Thomusch O, Sekulla C, Dralle H: Rolle der totalen Thyreoidektomie im primären Therapiekonzept der benignen Knotenstruma. Ergebnisse einer prospektiven Qualitätssicherungsstudie in 45 Kliniken unterschiedlicher Versorgungsstufen. Chirurg (2003) 74: 437–443.

[15] Timmermann W, Dralle H, Hamelmann W, Thomusch O, Sekulla C, Meyer T, Timm S, Thiede A: Reduziert das intraoperative Neuromonitoring die Recurrenspareserate bei Schilddrüsenoperationen? Zentralbl Chir (2002) 127: 395–399.

[16] Quadbeck B, Pruellage J, Roggenbuck U, Hirche H, Janssen OE, Mann K, Hoermann R: Long-term follow-up of thyroid nodule growth. Exp Clin Endocrinol Diabetes (2002) 110: 348–54.

[17] Wémeau JL, Caron P, Schvartz C, Schlienger JL, Orgiazzi J, Cousty C, Vlaeminck-Guillem V: Effects of thyroid-stimulating hormone suppression with levothyroxine in reducing the volume of solitary thyroid nodules and improving extranodular nonpalpable changes: a randomized, double-blind, placebo-controlled trial by the french Thyroid Research Group JCEM (2002) 87: 4928–34.

## 6.6 Der Schilddrüsenknoten: Vorschläge für Leitlinien zur medikamentösen Therapie des Knotenkropfes

*W. Meng*

## Zusammenfassung

Die Iodversorgung konnte in Deutschland zwar in den letzten 10 Jahren deutlich verbessert werden, eine optimale Iodversorgung von 150–200 µg/Tag ist jedoch noch nicht in allen Regionen und nicht in allen Lebensphasen gesichert. Die Verbesserung der Iodversorgung wird durch den deutlichen Rückgang der Schilddrüsenvolumen bei Kindern und Jugendlichen reflektiert. Die Strumen und Schilddrüsenknoten älterer Personen bilden sich jedoch durch diese prophylaktischen Maßnahmen nicht zurück. Nach dem 45. Lebensjahr finden sich bei ca. 40 % der Frauen und bei ca. 28 % der Männer Schilddrüsenknoten.

Die medikamentöse Therapie der Knotenstruma muss unter verschiedenen Aspekten betrachtet werden: Therapie der Struma und Therapie des Schilddrüsenknotens mit dem Ziel der Verkleinerung oder der Erhaltung des „Status quo" (kein Knoten- bzw. kein Strumawachstum, keine Neubildung von Knoten).

Die Therapie der Iodmangelstruma erfolgt bei Jugendlichen und Erwachsenen mit 200 µg Iod/Tag. Die Kombination von 100–200 µg Iod mit 50–125 µg Levothyroxin/Tag bietet Vorteile und ist bei Erwachsenen und bei Jugendlichen mit großen Strumen vorzuziehen. TSH wird dabei nicht supprimiert, sondern in einen Bereich von 0,3–0,8 mU/l eingestellt. Vor dem Hintergrund der Pathogenese und dem weiterhin existierenden marginalen alimentären Iodmangel ergeben sich für eine L-Thyroxin-Monotherapie der unkomplizierten Iodmangelstruma keine ausreichenden Argumente. Da sich die Schilddrüse bei Iodmangel mit zunehmendem Alter weiter vergrößert, knotig umwandelt und die Knoten ein stetiges Wachstum zeigen, sind prophylaktische und therapeutische Maßnahmen auch bei Strumen älterer Personen und bei Knoten angebracht.

Bei Schilddrüsenknoten kann man in einem geringen Umfang eine Volumenreduktion erzielen, das Wachstum aufhalten und der Neubildung von Knoten entgegenwirken.

Bei Patienten mit einem nicht malignomverdächtigen kalten Knoten oder einer funktionell nicht relevanten Autonomie sowie fehlender Indikation zu einer definitiven

Therapie sollte eine medikamentöse Therapie bzw. Prophylaxe erfolgen. Unter den Bedingungen des marginalen Ioddefizits in Deutschland ist eine Iod/Levothyroxin-Kombinationstherapie zu empfehlen.

## Der Knotenkropf ist eine Massenerkrankung

Die Iodversorgung konnte in Deutschland in den letzten 10 Jahren deutlich verbessert werden (Abb. 1). Eine optimale Iodversorgung (150−200 µg/Tag) ist jedoch noch nicht in allen Regionen und nicht in allen Lebensphasen gesichert [15]. Verschiedene, überwiegend regionale Studien zeigen, dass die aktuelle Iodaufnahme bei etwa 150 µg/Tag liegt, etwa 120 µg Tag werden renal ausgeschieden. Etwa 70 Prozent der untersuchten Urinproben liegen im Bereich einer ausreichenden Iodversorgung (≥100 µg/Tag), aber etwa 30 Prozent der Urinproben weisen eine Iodkonzentration auf, die einem milden bis moderaten Iodmangel entsprechen. Hauptaufgabe ist die weitere Optimierung und Stabilisierung der Iodsupplementierung sowie die Kontrolle der prophylaktischen Maßnahmen durch eine repräsentative epidemiologische Studie nach den Empfehlungen der WHO [6, 8, 14, 15, 22].

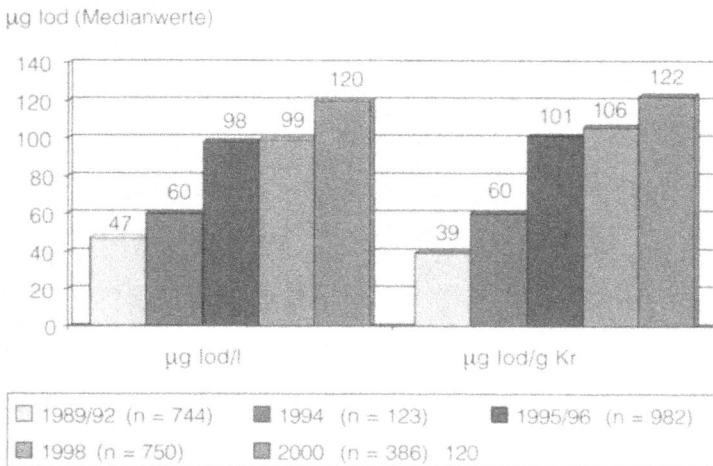

Abb. 1: „Greifswalder Studie": Renale Iodausscheidung bei 11−17-Jährigen 1989−2000

Die Verbesserung der Iodversorgung wird durch den deutlichen Rückgang der Schilddrüsenvolumen bei Kindern und Jugendlichen reflektiert (Abb. 2). Bei den 6−10-jährigen Schülern finden sich Schilddrüsenvergrößerungen nur noch in weniger als 5%. Das entspricht einer Prävalenz, wie sie in Regionen mit ausreichender Iodversorgung zu erwarten ist [14, 15]. Auch die jüngeren Erwachsenen haben offenbar schon von der Prophylaxe profitiert (Abb. 3 und Abb. 4).

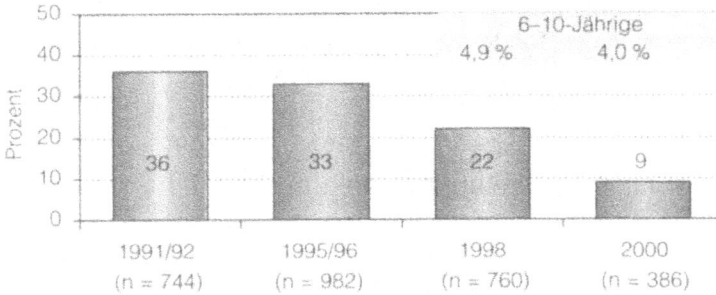

Abb. 2: „Greifswalder Studie": Strumaprävalenz bei 11–17-Jährigen 1991–2000

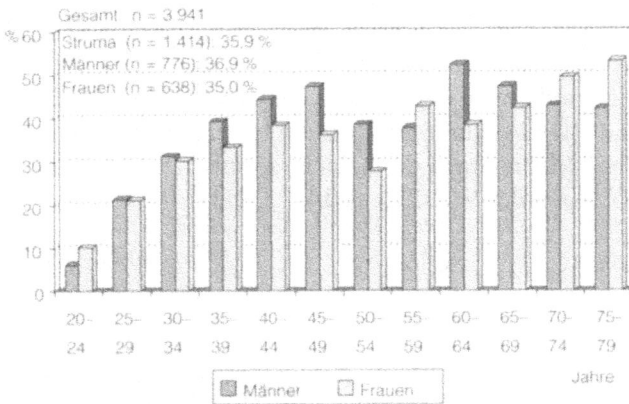

Abb. 3: „SHIP-Studie": Kropfprävalenz in Vorpommern in Abhängigkeit vom Alter und vom Geschlecht [22].

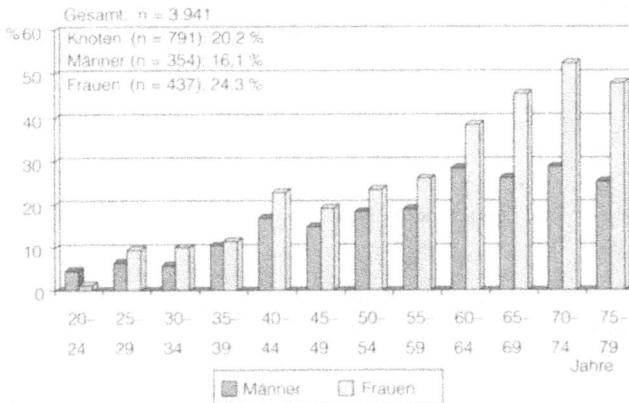

Abb. 4: „SHIP-Studie": Knotenprävalenz (>1,0 cm) in Abhängigkeit vom Alter und vom Geschlecht [22].

Dieses erfreuliche Ergebnis der Strumaprophylaxe mit Iodsalz darf aber nicht darüber hinweg täuschen, dass das Kropfproblem in Deutschland noch längst nicht gelöst ist. Die vergrößerten und oft knotig umgewandelten Schilddrüsen der Erwachsenen bilden sich durch den Iodsalzverzehr nicht zurück. Es darf aber erwartet werden, dass eine optimale alimentäre Iodversorgung das weitere Wachstum dämpfen oder sogar aufhalten kann. Wie die aktuellen Ergebnisse der „Initiative Papillon" belegen ([17], vergl. auch Infoline Schilddrüse unter www:multimedica.de), hat jeder fünfte Deutsche im arbeitsfähigen Alter eine vergrößerte Schilddrüse und nach dem 45. Lebensjahr betrifft das sogar jeden Vierten. Bei fast 20 % lassen sich Knoten nachweisen. Knotige Prozesse finden sich nach dem 45. Lebensjahr und bei Frauen häufiger als bei Männern. So fanden sich in dieser Altersgruppe bei fast 40 % der Frauen und bei ca. 28 % der Männer Schilddrüsenknoten. Die Ergebnisse der „Initiative Papillon" werden durch eine regionale epidemiologische Studie in Vorpommern (SHIP-Studie: „Study of Health in Pomerania") nachdrücklich unterstrichen (Abb. 3 und Abb. 4).

Durch eine frühe Diagnostik und eine frühe Therapie könnten Folgeschäden vermieden und die Kosten gesenkt werden.


## Wie entsteht eine Struma?

Therapeutische Überlegungen verlangen einen Einblick in ätiopathogenetische und pathophysiologische Vorgänge. Der Pathomechanismus der Strumagenese ist komplex [5]. Iodmangel führt zu einer tendenziellen Minderproduktion von Schilddrüsenhormonen. Über den Regelkreis erfolgt eine verstärkte thyreotrope (TSH) Stimulation der Schilddrüse, die zur Hypertrophie der Thyreozyten und zur funktionellen Kompensation führt, d. h. die Euthyreose kann dadurch meist aufrecht erhalten werden. Bei ausgeprägtem Iodmangel reicht dieser Mechanismus nicht aus und es kommt zur Hypothyreose. Zellhypertrophie und vermehrte Durchblutung lassen das Schilddrüsenvolumen ansteigen. Ein direkt TSH-vermitteltes Wachstum konnte aber nicht gesichert werden. Für das Wachstum, d. h. die Zellvermehrung (Hyperplasie) sind lokale Wachstumsfaktoren und Iodlipide verantwortlich. Dabei spielt die intrathyreoidale Iodkonzentration eine entscheidende Rolle. Sinkt der Iodgehalt der Schilddrüse ab, erlangen wachstumsstimulierende Faktoren (besonders IGF I) das Übergewicht gegenüber wachstumshemmenden Stoffen (z. B. Iodlaktone). Diese Balancestörung führt zur Proliferation. Steigt der Iodgehalt an, wird das Wachstum durch Iodlaktone vermittelt gehemmt und Wachstumsfaktoren werden vermindert formiert. Ein normaler Iodgehalt der Schilddrüse wirkt darüber hinaus begünstigend auf die Apoptose (Abb. 5).

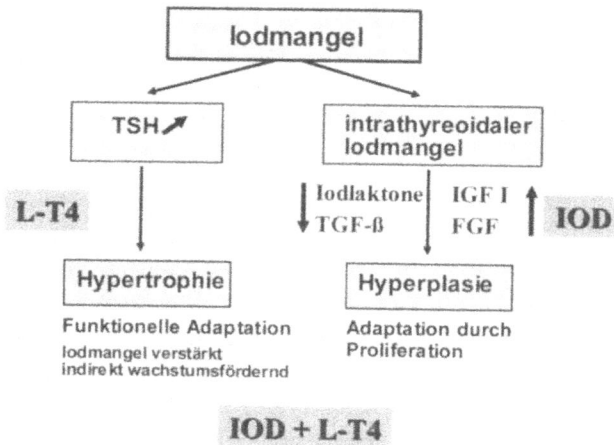

Abb. 5: Pathogenese der Iodmangelstruma (in Anlehnung an Gärtner) und therapeutische Ansatz-
punkte [5, 14].

Die medikamentöse Therapie der Knotenstruma muss unter zwei Hauptaspekten
betrachtet werden:

- Therapie der Struma
- Therapie des Schilddrüsenknotens

## Strumatherapie

Ziel der konservativen Therapie ist die Verkleinerung des Schilddrüsenvolumens und
die Erhaltung des erreichten Therapieergebnisses (sekundäre Prophylaxe).

Die Ansprechbarkeit der Struma hängt von verschiedenen Faktoren ab. Besonders
gute Erfolgsaussichten bestehen: bei jungen (noch gut reagiblen) Kröpfen, bei jungen
Patienten, bei diffusen Strumen, bei kleinen und mittelgroßen Strumen (< 40 ml)
und je weniger nodöse und regressive Prozesse vorliegen. Grundsätzlich gilt die Regel, dass die Therapie so früh wie möglich einsetzen muss. Nur dann kann das Ideal-
ziel, die Volumennormalisierung, erreicht werden. In der Regel kann man nur mit
einer Volumenreduktion von 25–30 % rechnen. Bei Kindern und Jugendlichen können die Ergebnisse besser (40 %), bei Patienten > 40 Jahren ungünstiger sein. Das
Ergebnis wird innerhalb von 6–12 Monaten erreicht, nach 12 Monaten ist keine
weitere Verkleinerung mehr zu erwarten. Eine Erhaltung des Therapieergebnisses
erfordert eine sekundäre Prophylaxe [14].

## Welche Therapie?

Iod: Iod wirkt kausal, die Ursache der endemischen Struma wird beseitigt, der intra-thyreoidale Iodgehalt wird normalisiert und damit das Wachstum (Hyperplasie, Späteffekt) gehemmt. Die Apoptose wird gefördert. Gleichzeitig wirkt Iod auf die Hypertrophie (Früheffekt). Die Iodtherapie ist damit aus pathogenetischer Sicht gut begründet [5].

Die Therapiedosis liegt bei Jugendlichen und Erwachsenen bei 200 μg/Tag. Wir be-vorzugen die Iodtherapie bei Kindern und bei Jugendlichen mit einer nur gering vergrößerten Schilddrüse [14].

L-Thyroxin: L-Thyroxin greift nicht kausal an, TSH ist nicht der entscheidende Wachstumsfaktor, die Volumenreduktion beruht auf einer Rückbildung der Zellhy-pertrophie und der verminderten Durchblutung, die Hyperplasie wird nicht beein-flusst, der Iodmangel nicht beseitigt und die Schilddrüse verarmt weiter an Iod. Letzteres führt zu einem rasch einsetzenden Rezidivwachstum nach Absetzen der Medikation.

Vor dem Hintergrund der heutigen Vorstellungen zur Pathogenese und dem weiter-hin existierenden marginalen alimentären Iodmangel ergeben sich für eine L-Thyro-xin-Monotherapie der unkomplizierten Iodmangelstruma keine ausreichenden Argu-mente [14].

L-Thyroxin plus Iod: Experimentelle Untersuchungen weisen darauf hin, dass die Kombinationstherapie Vorteile hat, da einerseits eine ausreichende Iodaufnahme der Schilddrüse auch dann gewährleistet ist, wenn eine TSH-Absenkung vorliegt und andererseits zur Rückbildung von Hypertrophie und Hyperplasie sowohl eine TSH-Absenkung als auch eine Anhebung des Iodgehaltes des Schilddrüsengewebes not-wendig ist. Auch klinische Studien unterstreichen den Vorteil der Kombinationsthe-rapie (Abb. 6). Als besonders effizient hat sich ein Verhältnis von Iod: L-Thyroxin von 2 : 1 erwiesen [18].

Die Kombination von Levothyroxin mit Iod erlaubt die Nutzung synergistischer Effekte beider Therapieprinzipien bei Einsatz relativ niedriger Einzeldosen, so dass mögliche Nebenwirkungen einer Levothyroxinüberdosierung oder höherer Ioddosen vermieden werden können [11, 12, 14, 18, 19].

Es konnte gezeigt werden, dass die Absenkung des TSH-Spiegels offenbar eine pro-tektive Wirkung hinsichtlich möglicher unerwünschter Iodeffekte hat. So konnten tierexperimentell durch hohe Ioddosen ausgelöste Zellnekrosen durch Levothyroxin-gaben verhindert werden und in klinischen Studien wurde die Induktion von TPO-

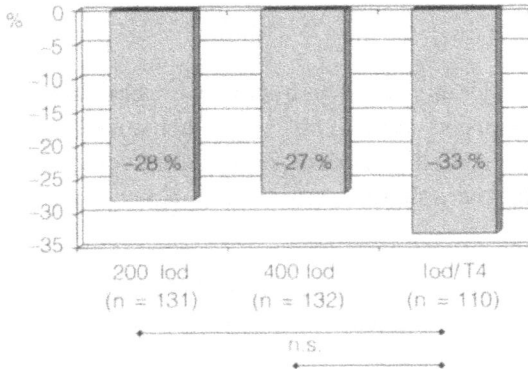

Abb. 6: Volumenreduktion (%) bei Iodmangelstrumen unter verschiedenen Therapieformen (200 µg bzw. 400 µg Iod/Tag, 150 µg Iod kombiniert mit einer TSH gesteuerten Levothyroxingabe. TSH Zielbereich 0,3−0,8 mU/l) (Piotrowski, D., Inaugural-Dissertation, Greifswald, 2003, in Vorbereitung).

Tabelle 1: Konservative Therapie der Iodmangelstruma: Wann, was?

| | |
|---|---|
| Iod<br>Jugendliche und Erwachsene | 200 µg/Tag |
| Levothyroxin | (50–150 µg/Tag) |
| Iod/Levothyroxin<br>Jugendliche und Erwachsene | 150 µg Iod<br>plus<br>50–125 µg L-Thyroxin/Tag |

Antikörpern signifikant gedämpft [11, 12, 18]. Praktisch bedeutsam ist die gute Verträglichkeit.

Zu empfehlende Kombinationen sind 150 µg Iod plus 50−125 µg L-Thyroxin. Die L-Thyroxindosis wird nach dem TSH-Spiegel ausgerichtet. Der TSH-Zielbereich liegt bei etwa 0,3-0,8 mU/l. Eine völlige TSH-Suppression ist nicht erforderlich und sollte vermieden werden. Bei weiterer Verbesserung der Iodversorgung kann deren additiver Effekt Berücksichtigung finden, was zu einer Reduktion der Ioddosis führen kann.

Wir bevorzugen die Kombinationstherapie bei Erwachsenen, bei größeren Strumen auch bei Jugendlichen und immer bei einem unzureichenden Effekten der Iod-Monotherapie [14].

Schwangerschaft und Stillperiode: In der Schwangerschaft ist der Iodbedarf um ca. 40 % gesteigert. Es ist zu fordern, dass auch Schwangere und Stillende ohne eine nachweisbare Schilddrüsenvergrößerung prophylaktisch 100 µg Iod/Tag erhalten.

Bei einer Struma empfiehlt sich die Gabe von $100-200$ µg Iod plus $50-100$ µg L-Thyroxin. L-Thyroxin ist nur in Spuren plazentagängig, während Iod ungehindert die Plazentaschranke überwindet und für das Kind verfügbar ist. Die Kombination beider Therapieprinzipien hat sich in der Gravidität besonders gut bewährt [14].

## Therapie des benignen Schilddrüsenknotens

Grundsätzlich gilt:

- die Schilddrüse vergrößert sich bei Fortbestehen des Iodmangels stetig (Abb. 7), so dass die Strumaprävalenz mit dem Alter zunimmt ([17, 22] − Abb. 3).
- je älter Strumen sind, um so schlechter sprechen sie auf eine medikamentöse Therapie an. Regressive und nodöse Veränderungen sind wesentliche Gründe für die unbefriedigenden Resultate [14].
- es bilden sich mit zunehmendem Alter neue Knoten, so dass die Knotenprävalenz eine signifikante Abhängigkeit vom Lebens- bzw. Strumaalter zeigt ([17, 22] − Abb. 4).
- auch benigne Knoten weisen ein stetiges Wachstum auf ([1] − Abb. 8).

Aus diesen Kenntnissen muss abgeleitet werden, dass nicht nur eine Frühtherapie zu fordern ist, sondern dass auch prophylaktische und therapeutische Maßnahmen bei älteren Personen (bzw. Strumen) und bei Knoten angebracht sind.

Grundproblem: Knoten ist nicht gleich Knoten. Die Knoten unterscheiden sich hinsichtlich ihrer Funktion und Morphologie beträchtlich. Sie können aktiv (warm,

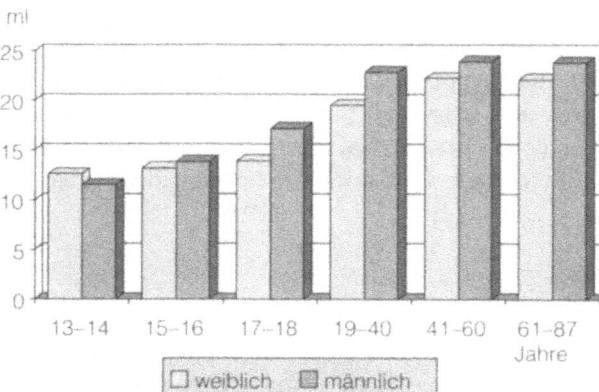

Abb. 7: Schilddrüsenvolumen in Abhängigkeit vom Alter und Geschlecht. Die Volumenzunahme nimmt erst zwischen dem 40. und 60. Lebensjahr ab (n = 1156, 13−87 Jahre, Greifswald 1992−1993).

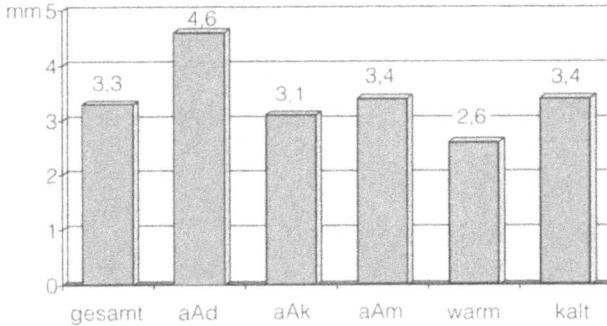

Abb. 8: Jährliche Zunahme des Knotendurchmessers (mm) bei 783 Knoten in Rezidivstrumen (Beobachtungszeit 1–30 Jahre). aAd: autonomes Adenom/dekompensiert, aAk: kompensiert, aAm: multifokal (Kirsch, M., Inaugural-Dissertation, Greifswald 1999).

heiß = autonom) oder inaktiv (hypofunktionell, kalt) sein. Sie unterscheiden sich auch hinsichtlich ihrer Ätiopathogenese. Knoten können monoklonalen (primäre und sekundäre TSH-Rezeptormutationen oder Zellen mit primär hoher Wachstumspotenz) und polyklonalen (funktionelle Heterogenität) Ursprungs sein. Der Besatz mit TSH-Rezeptoren differiert und die Aktivität des Natrium-Iod-Symporters ist gleichfalls sehr unterschiedlich ausgeprägt. Es kann somit eine breite Variabilität hinsichtlich der funktionellen und proliferativen Potenz der Thyreozyten bzw. der Follikel bestehen. Mikroblutungen, klinisch erkennbare Einblutungen (Blutungszysten), unterschiedliche Blutgefäßversorgung, Vernarbungen, entzündliche Prozesse und zystische Degenerationen führen zusätzlich zu einer erheblichen morphologischen Vielfalt. Die Prozesse können zudem parallel in der gleichen Schilddrüse ablaufen, so dass bei multinodösen Strumen auch bei einem gleichen diagnostischen Bild völlig unterschiedliche Knotentypen vorliegen können [3, 4, 7, 10, 14, 17, 20].

Die Hoffnungen auf eine positive medikamentöse Beeinflussung sind somit generell nur sehr begrenzt. Die Ergebnisse von klinischen Studien sind aus den genannten Gründen schwer vergleichbar, da eine optimale Selektion von vergleichbaren Knoten kaum möglich ist. Daten aus den USA und anderen gut iodversorgten Regionen sind gleichfalls wegen des von den deutschen Verhältnissen abweichenden Präsentationsbildes der knotigen Veränderungen nicht oder nur schwer übertragbar.

## Therapie bei kalten Knoten

Bei kalten (hypofunktionellen) Knoten muss zunächst ein Karzinomverdacht entkräftet und eine zwingende Operationsindikation ausgeschlossen werden [14, 16]. Wichtige Hinweise auf einen malignen Prozess sind u. a. externe zervikale Bestrahlung in der Anamnese, solitäre Knoten, rasches Wachstum, Lymphknotenschwellun-

Tabelle 2: Ist Levothyroxin bei kalten Knoten wirksam?

| Ja | Celani | 1990 | Acta Endocr 123, 603 |
|---|---|---|---|
| | Belfiore | 1991 | Ann endocr 52, 146 |
| | Papini | 1993 | Clin Endocrinol (Oxf) 38, 507 |
| | La Rosa | 1995 | Ann Intern Med 122, 1 |
| | Lima | 1997 | Thyroid 7, 1 |
| | Zelmanowitz | 1998 | JCEM 83, 3881 |
| | Wémeau | 2002 | JCEM 87, 4928 |
| | Baldini | 2002 | J Intern Med 251, 407 |
| Positiver Trend | Castro | 2002 | JCEM 87, 4154 |
| Nein | Gharib | 1987 | NEJM 317, 70 |
| | Cheung | 1989 | World J Surg 13, 818 |
| | Reverter | 1992 | Clin Endorinol 36, 25 |
| | Mainini | 1995 | J Endocr Invest 18, 796 |
| | Papini | 1998 | JCEM 83, 780 |
| | Larijani | 1999 | Endocr Pract 5, 251 |
| | Quadbeck | 2002 | Exp Clin Endo Diab 110, 348 |

gen, Echoarmut des kalten Knotens, zentrale Durchblutungsvermehrung, unscharfe Begrenzung und Mikroverkalkungen. Eine zytologische Abklärung ist Pflicht.

Bei den verbleibenden Patienten mit einem nicht malignomverdächtigen kalten Knoten und fehlender Indikation zu einer Operation gelten folgende Ziele:

- Verkleinerung einer gleichzeitig bestehenden Struma
- Verkleinerung des kalten Knotens
- Erhaltung des „Status quo" (kein Knoten- bzw. kein Strumawachstum, keine Neubildung von Knoten)

Es liegt eine große Zahl von Studien vor, die sich mit der medikamentösen Therapie des Knotens beschäftigen. Die Knotenauswahl (z. T. warme und kalte Knoten vermischt), die Studiendurchführung u. a. Kriterien lassen die Vergleichbarkeit oft nicht zu, die Ergebnisse differieren nicht unerwartet erheblich und sind oft von unzureichender Aussagekraft (Tab. 2). Randomisierte, Plazebo-kontrollierte und doppelblind durchgeführte Studien sind rar (Tab. 3). Auch hier ergeben sich durch die meist zu kurze Beobachtungszeit, die Gruppengröße und die Dosierungen noch wesentliche Einschränkungen.

Bei vorsichtiger Beurteilung kann insgesamt ein geringer positiver Effekt auf die Knotengröße sowie ein geringer protektiver Effekt bezüglich des Wachstumsverhaltens und der Neubildung von Knoten abgelesen werden. Drei Studien sollen besonders herausgestellt werden, da sie zeigen, dass die Kombination einer ausreichenden Iodversorgung mit einer TSH-Absenkung gute Voraussetzungen für einen positiven Effekt bieten, wobei die TSH-Absenkung nicht suppressiv sein muss.

Tabelle 3. Wirksamkeit von Levothyroxin bei Knoten. Randomisierte und sonografisch kontrollierte Studien.

| Erstautor | Jahr | Patienten n | Therapie (Mon.) | Placebo-kontroll. | Doppel-blind | Reduktion signifikant |
|-----------|------|-------------|-----------------|-------------------|--------------|----------------------|
| Gharib | 1987 | 53 | 6 | Ja | Ja | Nein |
| Reverter | 1992 | 40 | 11 | Nein | Nein | Nein |
| Papini | 1993 | 101 | 12 | Ja | Ja | Ja |
| La Rosa | 1995 | 45 | 12 | Nein | Nein | Ja |
| Zelmanovitz | 1998 | 45 | 12 | Ja | Ja | Nein |
| Papini | 1998 | 83 | 60 | Nein | Nein | Nein |
| Larijani | 1999 | 62 | 12 | Ja | Ja | Nein |
| Wémeau | 2002 | 123 | 18 | Ja | Ja | Ja |
| Baldini | 2002 | 89 | 24 | Ja | Nein | Ja |

Papini et al. (1998) behandelten mit suppressiven L-Thyroxindosen und beobachteten die Patienten 5 Jahre. Die Iodversorgung der Region wird als normal beschrieben. Unter L-Thyroxin kam es nicht zur signifikanten Knotenverkleinerung, allerdings konnte das Wachstum aufgehalten werden und es kam nur in wenigen Fällen zur Neubildung von Knoten. In der unbehandelten Gruppe nahmen die Knoten an Größe zu und es bildeten sich in vielen Fällen neue Knoten. Baldini et al. (2002) sahen eine signifikante Reduktion der Knotenvolumen unter L-Thyroxin, wobei bemerkenswert ist, dass die TSH-Absenkung nicht suppressiv erfolgte. In der Studie von La Rosa et al. (1995) wurde auch die Wirksamkeit von Iod geprüft. Immerhin fand sich bei jedem 5. Patienten unter Iodtherapie eine Volumenreduktion von mehr als 50 %. In der L-Thyroxingruppe war die Erfolgsrate etwa doppel so hoch, allerdings unter suppressiver Therapie.

Fazit: Bei kalten Knoten kann man in einem geringen Umfang eine Volumenreduktion erzielen, das Wachstum aufhalten und der Neubildung von Knoten entgegenwirken. Der Hauptnutzen der Kombinationstherapie ist dabei nicht im Verkleinerungseffekt auf den Knoten zu sehen, der sich trotz statistischer Signifikanz oft nur in einem für die Praxis bescheidenen Umfang bewegt, sondern er liegt in der protektiven Wirkung.

Unter den Bedingungen des marginalen Ioddefizits in Deutschland ist eine Iod/Levothyroxin-Kombinationstherapie zu empfehlen. Die Dosierung entspricht den Regeln bei der Strumabehandlung, das TSH sollte in den unteren Normbereich abgesenkt und nicht supprimiert werden, um Folgen einer iatrogenen subklinischen Hyperthyreose zu vermeiden.

Zu beachten ist, dass auch differenzierte (speziell papilläre) Schilddrüsenkarzinome durch eine L-Thyroxinbehandlung im Wachstum gehemmt werden können und dass somit maligne Prozesse maskiert werden können.

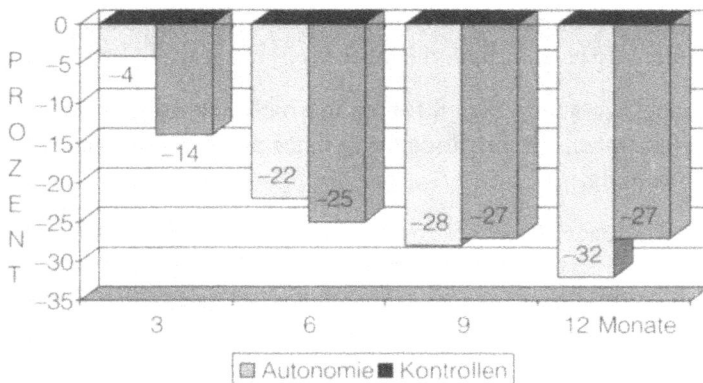

Abb. 9: Volumenreduktion unter 200 µg Iod/Tag bei Strumen mit funktionell nicht relevanter fokaler Autonomie ([13], Schulze, W., Inaugural-Dissertation, Greifswald 1996).

## Therapie bei warmen Knoten

Die Studienlage ist ungünstig. Zum Teil wurden warme Knoten in den Patientengruppen der in den Tab. 2 und 3 genannten Publikationen subsumiert. Die morphologischen und funktionellen Unterschiede können erheblich sein. Hinsichtlich der Knotenverkleinerung und der Neubildung von Knoten gelten ähnliche prognostische Einschätzungen wie bei den kalten Knoten. Insbesondere der Ausgleich des Iodmangels gilt als wichtige Voraussetzung zur Verhinderung der Formierung von autonomen Knoten. Dieser Effekt ist aus den Erfahrungen im Rahmen der Prophylaxe der endemischen Iodmangelstruma hinreichend bekannt [14]. In Regionen mit guter Iodversorgung sind funktionelle Autonomien relativ selten (z. B. USA) und die Autonomieprävalenz ist nach Ausgleich des Ioddefizits rückläufig (z. B. Schweiz).

Wesentlich für die Therapieentscheidung ist die funktionelle Relevanz der Autonomie. Hier kann die Adenomgröße nur begrenzt herangezogen werden. Homogene, nicht degenerativ veränderte Adenome mit einem Durchmesser > 2,5 cm gelten als relevant und ab 3,0 cm liegt ein deutlich erhöhtes Risiko für die Manifestation einer Hyperthyreose vor. Bei multifokalen Autonomien ist die Suppressionsszintigrafie zur Abschätzung der funktionellen Aktivität am besten geeignet [9]. Ein Tc-Uptake unter Suppressionsbedingungen von >1,8 % weist auf eine hohe funktionelle Potenz hin, ein Tc-Uptake von 3 % belegt ein funktionell kritisches Volumen [9, 14].

Iodmengen, wie sie zur Prophylaxe und Therapie verwendet werden, führen bei funktionell nicht relevanten Autonomien nicht zur Hyperthyreose [9, 14].

In einer prospektiven Studie [13] konnte gezeigt werden, dass bei Patienten mit funktionell nicht relevanten autonomen Adenomen die Volumenreduktion der Struma unter einer zweijährigen Therapie mit 200 µg Iod/Tag das gleiche Ausmaß aufwies wie bei Patienten ohne Autonomie (Abb. 9). Das gleiche Ergebnis zeigte sich auch bei Patienten mit einem TSH unterhalb der unteren Normgrenze.

Es bestehen – der Logik folgend – bei Strumen mit nicht relevantem Autonomieanteil keine Kontraindikationen für eine Iodgabe in einer prophylaktischen bzw. therapeutischen Größenordnung.

Fazit: Bei warmen Knoten muss abgeklärt werden, ob eine funktionelle Relevanz vorliegt. Strumagröße, ggf. zusätzlich vorliegende kalte Knoten und Begleiterkrankungen müssen in die differenzialtherapeutischen Überlegungen mit einbezogen werden [9, 14, 21].

Bei Knoten mit hoher Aktivität ist eine definitive Therapie angezeigt. Bei grenzwertiger Aktivität bzw. Aktivität in der „Grauzone" ist bei Risikopatienten (z. B. kardiale Erkrankungen, diagnostische oder therapeutische Iodbelastung abzusehen) eine frühe Ausschaltung der Autonomie anzuraten.

Bei funktionell nicht bedeutsamen Autonomien ohne Notwendigkeit einer definitiven Therapie, sollte eine medikamentöse Therapie bzw. Prophylaxe mit einer Iod/Levothyroxin-Kombination durchgeführt werden (Tab. 1).

## Literatur

[1] Alexander E. K., Hurwitz S., Heering J. P., Benson C. B., Frates M. C., Doubilet P. M., Cibas E. S., Larsen P. R., Marqusee E.: Natural history of benign and cystic thyroid nodules. Ann.Intern.Med. (2003) 138: 315–318.

[2] Castro M. R., Caraballo P. J., Morris J. C.: Effectivness of thyroid hormone suppressive therapy in benign solitary thyroid nodules: a meta-analysis. J Clin Endocrinol Metab (2002) 87: 41–4159.

[3] Derwahl M.: Von der diffusen Struma zur Knotenstruma. Internist (1998) 39: 577–583.

[4] Derwahl K.-M., Studer H.: Nodular goiter and goiter nodules: Where iodine deficiency fallsshort of explaining the facts. Exp.Clin.Endocrinol.Diabetes (2001) 109: 250–260.

[5] Gärtner R., Dugrillon A.: Vom Iodmangel zur Struma. Pathophysiologie der Iodmangelstruma. Internist (1998) 39: 566–573.

[6] Gärtner R., Manz F., Grossklaus R.: Representative data of iodine intake and urinary excretion in Germany. Exp Clin Endocrinol Diabetes (2001) 109: 2–7.

[7] Gerber H., Bürgi U., Peter H. J.: Pathogenese der Struma. Klinikarzt (1994) 23: 237–239.

[8] Hampel R., Beyersdorf-Radeck B., Below H., Demuth M., Seelig K.: Iodidurie bei Schulkindern in Deutschland 1999 im Normbereich. Med Klin (2001) 96: 125–128.

[9] Joseph K.: Iod und Autonomie.In: Bauch K. (Hrsg.), Interdisziplinäres Iodsymposium, Blackwell Wissenschafts-Verlag, Berlin-Wien 2000, 122–134.

[10] Krohn K., Paschke R.: Causes of hot thyroid nodules. Hot Thyroidology, www.hotthyroidology.com

[11] Meng W., Schindler A., Spieker K., Krabbe S., Behnke N., Schulze W., Blümel Chr.: Iodtherapie der Iodmangelstruma und Autoimmunthyreoiditis. Med.Klin. (1999) 94: 597–602.

[12] Meng W., Schindler A., Spieker K., Krabbe S., Behnke N., Schulze W., Blümel Chr.: Iodthera-pie und Autoimmunthyreoiditis – eine prospektive Studie. In: Bauch K.(Hrsg.), Interdisziplinä-res Iodsymposium, Blackwell Wissenschafts-Verlag, Berlin–Wien (2000) 116–121.

[13] Meng W., Schindler A., Spieker K., Krabbe S., Kirsch G., Schulze W.: Iodtherapie bei euthyreo-ter Iodmangelstruma mit funktioneller Autonomie führt auch bei supprimiertem TSH zur Volu-menreduktion der Struma. In: Bauch, K.: Interdisziplinäres Iodsymposium, Blackwell-Wissen-schafts-Verlag, Berlin–Wien (2000) 140–143.

[14] Meng W.: Schilddrüsenerkrankungen, 4. Auflg., Urban & Fischer, München–Jena 2002.

[15] Meng W. Scriba P. C.: Iodversorgung in Deutschland. Probleme und erforderliche Maßnahmen: Update 2002. Dtsch. Ärztebl. (2002) 99: A 2560–2564 (Heft 39).

[16] Reiners C.: Die Diagnose des Schilddrüsenkarzinoms Nuklearmediziner (2001) 24: 149–154.

[17] Reiners C., Schumm-Draeger P.-M., Geling M., Mastbaum C., Schönberger J., Laue-Savic A., Hackethal K., Hampel R., Heinken U. Kullak W., Linke R., Uhde W.: Schilddrüsenultraschall-screening (Initiative Papillon). Bericht über 15 zufällig entdeckte Schilddrüsenkarzinome. Inter-nist (2003) 44: 412–419.

[18] Schumm-Draeger P.-M., Grünwald, F.: Aspekte der Kombinationstherapie, Deutsch. Ärztebl. (2003) 100: A 528–530.

[19] Schumm-Draeger P.-M., Encke, A., Usadel, K.-H.: Optimale Rezidivprophylaxe der Iodman-gelstruma nach Schilddrüsenoperation. Internist (2003) 44: 420–432.

[20] Spitzweg C.; Der Natrium-Iodid-Symporter (NIS). Internist (2003) 44: 396–411

[21] Tuschy U.: Latente Hyperthyreose. UNI-MED-Verlag, Bremen-London-Boston 2000.

[22] Völzke H., Lüdemann J., Robinson D. M., Spieker K. W., Schwahn C., Kramer, A., John, U., Meng, W.: Undiagnosed thyroid disorders in a former iodine deficient area, Thyroid 13, (2003) 803–810.

# 6.7 Latente Funktionsstörungen – Therapie?

*M. Grußendorf*

## „Latente Hypothyreose"

Die folgende Kasuistik soll die Problematik veranschaulichen:
56-jährige Patientin A. F.

Anamnese:

- seit 6 Monaten zunehmende Müdigkeit
- Abgeschlagenheit, Gewichtszunahme 4 kg
- Mutter Hypothyreose

Lokalbefund:

- Struma I, kein Druckschmerz,
- klinisch Euthyreose, RR 140/85, Puls 72
- intern. Befund sonst unauffällig

Schilddrüsensonogramm:

- Bds. vergrößerte, inhomogen strukturierte Schilddrüse, Volumen rechts 12, links 13 ml
- Eindeutig diffuse Echoarmut, keine umschriebenen Areale

Labor:

- fT4 1,1 ng/dl (0,8−1,9), fT3 2,3 pg/ml (1,8−4,2)
- TSH 5,3 uU/ml
- TPO Ak 960 U/ml (−35) TG − Ak neg.

Diagnose:

- chronische Autoimmunthyreoiditis
- Struma I
- Latente Hypothyreose

Therapie?

In den letzten 20 Jahren ist die TSH-Messung immer mehr in das Zentrum der laborchemischen Schilddrüsendiagnostik gerückt: Während man früher allgemein der Meinung war, dass die sogenannte latente Hypothyreose (erhöhter TSH-Wert bei normalen peripheren Schilddrüsenhormonkonzentrationen) per se noch keine Behandlungsindikation darstellt, hat sich diese Einstellung in den letzten Jahren deutlich geändert. Auch die Häufigkeit (s. Tab. 1) der latenten Hypothyreose wurde unterschätzt.

In diesem Buch wird ausführlich auf die Ursache und Auswirkung der latenten Hypothyreose eingegangen [3, 7, 9]: Wie bei der manifesten Hypothyreose gibt es Aus-

Tabelle 1: Praevalenz der latenten Hypothyreose: Studienergebnisse

| 2,5−10%, deutliche Altersabhängigkeit!! | |
|---|---|
| Wickham Study (n = 2780) Frauen: 7,5% Männer: 3% (Tunbridge 1977 (10)) | Rotterdam study 10,8% (Hak 2000 (2)) |
| Colorado Disease Prev. Study 9% (Canaris 2000 (1)) | Frankreich: 3,4% (Steinmetz 2000 (8)) |

wirkungen auf den Lipidstoffwechsel, auf das Herz-Kreislaufsystem, auf den weiblichen Menstruationszyklus, auf die Fertilität- und Abortrate. Insbesondere wurde auf die Problematik der mütterlichen latenten Hypothyreose in der Schwangerschaft auf den späteren I. Q. des Feten hingewiesen.

Allerdings ist die Datenlage insgesamt sehr unbefriedigend, da in der Regel kontrollierte prospektive Studien fehlen.

Hervorzuheben ist der Beitrag von C. Spencer [7], die eine Neuordnung der Terminologie fordert: sie zeigte eindrucksvoll, dass der allgemein akzeptierte und gebräuchliche Normbereich von TSH (0,4−4,0 mU/l) nicht einer Gauss'schen Normalverteilung entspricht. Es spricht vieles dafür, dass die obere Normwertgrenze eher bei 2,5 mU/l anzusiedeln ist. In logischer Konsequenz spricht sie daher nicht mehr von der „latenten" Hypothyreose, sondern von verschiedenen Typen der Hypothyreose und richtet sich dabei vornehmlich nach dem TSH-Wert:

- Typ I (TSH 2,6−4,0 mU/l, normale periphere Werte),
- Typ II (TSH 4,1−10, normale periphere Werte),
- Typ III (TSH > 10, normale periphere Werte)
- Typ IV ((TSH > 10, erniedrigte periphere Werte)
- Typ V ((TSH > 30, erniedrigte periphere Werte)

## Fazit

1. Eine Substitutionstherapie sollte bereits bei der Typ I Hypothyreose (TSH zwischen 2,6 und 4,0 mU/l) diskutiert werden.
2. Insbesondere bei Kinderwunsch-Patientinnen und Schwangeren sollte auf eine Einstellung des TSH-Wertes zwischen 0,4 und 2,5 mU/l geachtet werden.

Die Patientin der Kasuistik 1 wird man somit sicher niedrig dosiert mit Thyroxin behandeln.

## „Latente Hyperthyreose"

Kasuistik 2:
67-jähriger Patient H. E.

Anamnese:

- Seit 5 Jahren rezidivierende Herzrhythmusstörungen, meist im Sommer beim Aufenthalt im Meer:
- Im EKG dann absolute Arrhythmie bei Vorhofflimmern, in Stuttgart wieder Sinusrhythmus.

- Ab und zu Druckgefühl im Halsbereich, ansonsten keine Beschwerden.
- Keine wesentlichen Vorerkrankungen.

Lokalbefund:

- Struma nodosa I mit kirschgroßem Knoten links zentral, kein Rauschen, Sinusrhythmus
- klinisch Euthyreose, Puls 80

Schilddrüsensonogramm:

- Bds. vergrößerte, inhomogen strukturierte Schilddrüse, Volumen rechts 26, links 31 ml,
- Dem palpablen Knoten links entspricht ein echoarmes Areal, Volumen 8 ml

Schilddrüsenszintigramm:

- Bds. vergrößerte Schilddrüse, Technetium-Uptake mit 2,4% normal.
- Zweidrittel der gesamten Aktivität wird in dem echoarmen palpablen Knoten links gespeichert, Bild eines kompensierten, autonomen Adenoms.

Labor:

- fT4 1,1 ng/dl (0,7−2,0), fT3 1,1 ng/ml (0,6−1,9)
- TSH  0,1 uU/ml (0,4 −4,0)
- Anti-TG-AK < 50 U/ml (< 200)
- Anti-TPO-AK 50 U/ml (< 150)
- TRAK < 5 U/l (< 10)

Diagnose:

- Struma nodosa I−II
- Kompensiertes autonomes Adenom links
- Latente Hyperthyreose

Therapie?

Auch die Probleme der latenten Hyperthyreose (Laborkonstellation eines supprimierten TSH bei normalen peripheren Werten) wurde lange unterschätzt: Früher war die latente Hyperthyreose das Ziel einer jeden Strumatherapie.

1994 erkannte Sawin als erster, dass Patienten mit latenter Hyperthyreose ein 3-fach erhöhtes Risiko haben, ein Vorhofflimmern zu entwickeln [6]. Die deutlichen Auswirkungen der latenten Hyperthyreose auf das Herz-Kreislaufsystem (deutlich erhöhte Mortalität durch vermehrtes Risiko für Vorhofflimmern, Thromboembolien, etc.) werden in diesem Buch ausführlich von G. Kahaly besprochen [4], er weist u. a.

auch auf die interessante Tatsache hin, dass Patienten mit latenter Hyperthyreose, deren Ursache eine Autonomie ist, sehr viel häufiger Herzprobleme haben, als Patienten, deren latente Hyperthyreose durch eine Autoimmunthyreopathie bedingt ist.

Die Auswirkungen der latenten Hyperthyreose auf den Knochenstoffwechsel werden in diesem Buch von J. Pfeilschifter dargestellt [5], er berichtet, dass nach einer prospektiven Studie das relative Risiko für eine LWK-Fraktur bei Patienten mit latenter Hyperthyreose um 3,5fache gesteigert ist, am Schenkelhals gar auf das 4,5fache.

## Fazit

Aus diesem Grund ist eine latente Hyperthyreose (sowohl endogen als auch exogen durch Thyroxin-Therapie) auf Dauer nicht mehr tolerabel, dies bedeutet,

1. dass eine Thyroxin-Therapie auf keinen Fall mehr voll suppressiv sein sollte (inwieweit dies auch für Patienten gilt, die nach Operation und Radiojodtherapie eines differenzierten Schilddrüsencarcinoms in der Remission sind, müssen zukünftige Studien noch klären),
2. dass bei Vorliegen einer Autonomie möglichst rasch eine definitive Therapie erfolgen sollte und
3. dass die Problematik einer latenten Hyperthyreose bedingt durch eine Autoimmunthyreopathie (gerade auch unter thyreostatischer Therapie) neu überdacht werden muss: auch hier müssen zukünftige Studien abgewartet werden.

Der Patient der Kasuisitik 2 sollte natürlich einer Radiojodtherapie (oder evtl. Operation) zugeführt werden.

## Literatur

[1] Canaris GJ, Manowitz NR, Mayor G, Ridgway EC: The Colorado thyroid disease prevalence study. Arch Intern Med (2000) 160: 526–534.
[2] Hak AE, Pols HA, Visser TJ et al.: Subclinical hypothyroidism is an independent risk factor for atherosclerosis and myocardial infarction in elderly women: the Rotterdam Study. Ann Intern Med (2000) 132: 270–278.
[3] A. Hamann A., M. Morcos.: Subklinische Hypothyreose und kardiovaskuläres Risiko. In: Dietlein, M., H. Schicha: Schilddrüse 2003. de Gruyter, Berlin (2004).
[4] Kahaly G. J.: Latente Hyperthyreose und Herzbeschwerden. In: Dietlein, M., H. Schicha: Schilddrüse 2003. de Gruyter, Berlin (2004).
[5] Pfeilschifter J.: Latente Hyperthyreose und Osteoporose. In: Dietlein, M., H. Schicha: Schilddrüse 2003. de Gruyter, Berlin (2004).
[6] Sawin CT, Geller A, Wolf PA, Belanger AJ, Baker E, Bacharach P, Wilson PW, Benjamin EJ, D'Agostino RB. Low serum thyrotropin concentrations as a risk factor for atrial fibrillation in older persons. N Engl J Med. (1994) Nov 10; 331 (19): 1249–52.

[7] Spencer C. A.: Subclinical Hypothyroidism and TSH-New Insights on TSH Reference Values. In: Dietlein, M., H. Schicha: Schilddrüse 2003. de Gruyter, Berlin (2004).

[8] Steinmetz J, Spyckerelle Y, De Talance N, Fournier B, Boulange M, Leclere J, Giordanella JP. Factors of variation and reference values for TSH in 45−70 year old women. Ann Endocrinol (Paris). (2000) Dec; 61 (6): 501−507.

[9] Strowitzki T.: Latente Hypothyreose − Einfluss auf Fertilität/Gravidität. In: Dietlein, M., H. Schicha: Schilddrüse 2003. de Gruyter, Berlin (2004).

[10] Tunbridge WM, Evered DC, Hall R, Appleton D, Brewis M, Clark F, Evans JG, Young E, Bird T, Smith PA: The spectrum of thyroid disease in a community: the Whickham survey: Clin Endocrinol (Oxf). (1977) Dec; 7 (6): 481−93.

# Sachregister

www.ingramcontent.com/pod-product-compliance
Lightning Source LLC
Chambersburg PA
CBHW081523190326
41458CB00015B/5439